U0378475

性心理生理学

[美] 艾瑞克·杰森（Erick Janssen） 著

陈俊汇 王少刚 主译

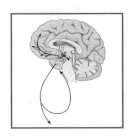

清华大学出版社
北京

The Psychophysiology of Sex edited by Erick Janssen

ISBN-13: 978-0-253-34898-2

Copyright © 2007 by the Kinsey Institute for Research in Sex, Gender and Reproduction, Inc.

This simplified Chinese language edition is licensed from the original English language
 publisher, Indiana University Press

Simplified Chinese rights arranged through CA-LINK International LLC

北京市版权局著作权合同登记号　图字：01-2021-3639

本书封面贴有清华大学出版社防伪标签，无标签者不得销售。

版权所有，侵权必究。举报：**010-62782989，beiqinquan@tup.tsinghua.edu.cn**。

图书在版编目（CIP）数据

性心理生理学 /（美）艾瑞克·杰森（Erick Janssen）著；陈俊汇，王少刚主译 .—北京：清华
大学出版社，2022.10

书名原文：The Psychophysiology of Sex

ISBN 978-7-302-58539-8

Ⅰ.①性…　Ⅱ.①艾…　②陈…　③王…　Ⅲ.①性心理学　②性生理　Ⅳ.① R167

中国版本图书馆 CIP 数据核字（2021）第 126946 号

责任编辑：李　君
封面设计：何凤霞
责任校对：李建庄
责任印制：丛怀宇

出版发行：清华大学出版社
　　　　　网　　　址：http://www.tup.com.cn, http://www.wqbook.com
　　　　　地　　　址：北京清华大学学研大厦 A 座　　　邮　　编：100084
　　　　　社 总 机：010-83470000　　　　　　　　　邮　　购：010-62786544
　　　　　投稿与读者服务：010-62776969, c-service@tup.tsinghua.edu.cn
　　　　　质量反馈：010-62772015, zhiliang@tup.tsinghua.edu.cn
印 装 者：三河市东方印刷有限公司
经　　销：全国新华书店
开　　本：185mm×260mm　　　印　张：24.5　　　字　数：582 千字
版　　次：2022 年 11 月第 1 版　　　　　　　印　次：2022 年 11 月第 1 次印刷
定　　价：298.00 元

产品编号：086602-01

译 者 名 单

主译　陈俊汇　王少刚

译者　陈俊汇　王少刚

　　　张　园　肖　凡

中文版序言

"没有全民健康，就没有全面小康"，健康中国，开创了中华民族健康的新纪元。性健康，是人类文明的重要标志，是人们身心健康的显著特征。过去，我们"谈性色变"。如今，"性"福生活已成为人们对爱及美好生活的向往和追求。

《性心理生理学》一书，是在美国金赛研究所主持下的首届国际性心理生理研讨会上，近50位学术精英研究成果的结晶。全书分六部分，共19章，以心理和生理交互融合的方式，深入、系统地阐述人类"性"的生理和神经生物学机制，讨论性动机、性唤起、性欲望和性行为之间的相互关系及性反应过程中表现出的个体和性别差异，介绍性功能障碍的形成原因和治疗手段，以及性欲倒错现象与应对策略，融入最新认知心理学研究成果，令人耳目一新。

过去数十年，性心理研究和性生理研究若即若离。目前，学者意识到只有二者有机融合，才能科学、系统地认识人体性功能及性功能障碍。为此，Erick Janssen教授邀请世界范围内的顶尖学者，回顾性分析既往心理生理学研究成果，探讨性心理生理研究方法和理论，在梳理传统性功能概念和诊治的分歧中达成共识，极大地推动了性功能障碍的心理、生理研究和药物治疗，有助于更好地探索人类基本的心理、生理和情感变化过程，了解它们之间的相互作用和相互影响，值得国内同行借鉴。

该书由武汉从事男科学研究的翘楚陈俊汇博士和王少刚博士执笔，他们在日复一日的辛勤耕耘中，攻坚克难，完成翻译工作。两位专家齐心协力，在与原著作者和国内多名专家反复交流和沟通过程中，易稿十余次，在充分尊重和忠实原著的基础上，力求完美、精益求精。最终，《性心理生理学》译著由清华大学出版社付梓出版，着实可喜可贺。

刘继红

2022年5月

中文版前言

性爱与性福，是人类社会永恒的主题之一。随着科技的发展、人工智能的应用、社会的进步、人们生活水平的提高以及人类寿命的不断延长，性爱质量的提升已成为人们高质量生活的"标配"。

当前，青少年群体中的性迷茫、成年人群体中的性饥渴、夫妻生活中的性挫败、中老年人的性忐忑和残障人士中的性无奈等问题的存在比较常见，使得"性"已成为必须面对的重要社会课题。

不仅如此，在文化领域、社会伦理和认知层面等诸多因素影响下，"性"往往被披上了神秘的面纱，只可意会不可言传，更遑论研究。其实，性与人类生活息息相关，它不仅是人类生存和繁衍的需要，也是个人人际交往、自信心体现和情感表达的重要方式。性知识的普及、宣教，不仅体现了人文关怀，也关系到家庭和睦、社会稳定。而且，系统、科学地了解性知识，有助于解决由此引发的各类心理障碍、身心疾患、性传播疾病和社会问题等。当前，由于互联网的"无所不及"和自媒体的"无所不能"，性欲倒错现象也多见报道，性传播疾病也不再羞于启齿。如何引导人们科学地看待"性"、正确认识非典型性性兴趣、纠正认知上的误区，指导少数人群融入社会、正常生活，以及减少艾滋病等疾病的传播等，也是当前亟待解决的问题。

当下，性功能障碍已成为男性和女性人群普遍关注的问题。一项权威调查显示，50%的男性受访者有一定程度的勃起困难。其中，完全勃起功能障碍，即性刺激时阴茎完全不能勃起，约见于10%的受访者；轻度和中度勃起功能障碍的发病率也分别达到17%和25%。并且，在巨大社会压力下，轻度勃起功能障碍的发病率增加了1倍、完全勃起功能障碍的发病率增加了2倍。保守估计，我国至少有300万～500万男性受到勃起功能障碍的折磨。

心理效应在人类性反应过程中具有重要作用。临床实践中，性功能障碍与心理因素的关系更为密切，性心理学在男科疾病的诊治中具有重要作用。不可否认，正确了解人类性行为、性反应的心理生理学知识，性生活必将更加和谐，生活质量必定不断提高，人生也将更美好！

过去数十年，国际上性心理生理学研究虽取得巨大进展，但并未广泛应用于临床，对性功能障碍的临床诊治更多依赖"促性功能"药物，而忽视了性心理生理的作用。本着进一步推动性功能障碍心理、药理学治疗，以及解决传统性功能概念模式和诊断分类中诸多分歧的目的，美国金赛研究所 Erick Janssen 教授召集全世界性学研究顶尖专家编著此书，为我们奉献了最前沿的性心理生理学知识。而且，每章之后还邀请与会者进行讨论，使我们能够与性学大咖 Bancroft、Heiman、Geer 和 Everaerd 等"面对面"地交流，分享学术成果。

目前，国内已有不少有关"性学"方面的专著出版。其中，半个多世纪以前潘光旦先生翻译的《性心理学》一书，仍不断再版，说明此类书籍的社会需求和读者认可度很高。不过，大多已出版的此类书籍多从性心理或者性生理的角度研究、阐释性活动，尚未发现全面完整地从心理、生理学交互融合方式，科学系统地阐述人类"性"的形成和演变过程，以及性反应的个体和性别差异乃至个体与社会之间的复杂关系的书籍。本书对性心理学、性生理学知识进行了充分整合，分六部分进行全面论述：①性反应生理和神经生物学；②性反应研究模式和理论观点；③性反应学习过程、主观经验和生殖器反应；④性动机与性唤起；⑤性功能与性功能障碍；⑥性别、性取向和倒错型性兴趣。不论是从专业理论、性反应水平检查方法，还是性功能障碍的治疗手段及性欲倒错的应对策略等角度，本书均采用科学的论证方法，旁征博引、引经据典，集科学性、系统性、社会性和可读性于一体。本书不仅可作为大专院校心理学、医学、社会学等专业学生的学习手册，也可作为性心理学研究的参考资料，以及妇科和男科医生临床工作的诊疗指南。不仅如此，它也为广大读者在工作之余了解与自己的健康状况、家庭生活乃至人际关系密切相关的性行为，增添了可读性。

本书翻译过程中得到北京师范大学心理学部张厚粲教授和 Robert N. Portnoy 教授、中国科学院心理研究所认知科学专家李兴珊教授、湖北省第三人民医院葛林通教授和本书主要著者之一 Erick Janssen 教授的悉心指导和无私帮助。例如，本书第 7 章 "sexual unconscious"，由于惯性思维而先译为"性潜意识"，但当遇到 "sexual subconscious" 一词时，经过反复斟酌认为应该译为"性无意识"更准确，在与几位教授反复沟通后得到认可。个人理解，性无意识并非意识不能或没有意识（昏迷），而是人体对待"性"的一种经济型方式，只有面临全新挑战或事态难以预料时，人体才启动有意识的注意力，以便投入更多心理资源。即无意识的性，有意义的性生活。本书为方便读者，尊重原版书，文献格式不作调整。

我们两位虽均从事泌尿外科和男科工作近 30 年，但对心理学知识的理解还较肤浅。尽管翻译过程中多方查阅资料和词典，求证最新心理学、生理学文献，力求表达准确、忠实原著，但仍难免存在偏差和谬误，恳请各位专家、教授和同仁批评和斧正。

在此，对奉献如此前沿、精彩学术盛宴的世界 40 多位杰出性学研究精英，献上最诚挚的感谢！

最后，衷心感谢李莉荣女士和汪朝晖女士不遗余力的支持！每天，她们都会告诫，追逐梦想并不是一种安乐和享受，但生活却从此变得有意义。

陈俊汇　王少刚

2022 年 3 月

编写介绍

Erick Janssen 教授亲自执笔"编写介绍",具体如下。

本书的编撰,归功于首次成功举办的国际性心理生理研讨会上众多专家、教授报告的研究成果。该研讨会于 2003 年 7 月在美国印第安纳州布卢明顿召开,与会者多为从事性心理生理研究的专业人员。会议主题是回顾最新性心理生理研究进展、讨论研究方法和概念上的共性与个性问题,并为未来此领域的研究提供新的思路和带来新的启迪。其次,讨论性心理生理研究过程中检测和分析方法的标准化问题。为了与广大读者分享最前沿的性心理生理学术研究成果,我们将研讨会上专家教授的发言稿汇编成书,大多数内容更新至 2006 年。

一、背　　景

过去几十年,尽管性心理生理领域研究取得长足进步,但学者并未投入足够精力整合相关研究成果或进行研究方法和理论方面的广泛交流。最后一次回顾性分析,可追溯到 20 年前(Rosen,Beck,1988)。与其他心理和社会学的亚学科不同,性心理生理学至今还未成立相应的学科机构、出版相关的学术杂志或举办相关的学术年会。

当然,召集性心理生理领域的众多专家和教授进行这样一次研讨,还有其他重要任务有待完成。首先,借此性心理生理学学术交流契机,进一步推动性功能障碍心理、药理学治疗工作的开展;其次,讨论传统性功能概念模型和诊断分类系统的作用及其有效性(《精神疾病的诊断和统计手册》,美国精神医学协会,2000 版)。

此前越来越多的文献报道了情绪和情感在性无关决策中的作用、情绪和性唤起的作用、人际关系中个体差异对性行为的影响(例如情绪对性功能的影响),近期开始探讨的性相关决策和行为的作用等,均表明性心理生理学研究已不断深入和全面,能够帮助涉猎范围更广的性相关疾患,如艾滋病(AIDS)及其他性传播疾病(sexually transmitted diseases,STIs)、性成瘾或性强迫症、避孕药的使用、性背叛和冒险性行为等。性心理生理研究的开展,也有助于更好探索人类基本的心理、生理和情感变化过程,更重要的是有助于理解它们之间相互作用和相互影响。

科学技术的日新月异,使得科研人员能够通过互联网构建虚拟场景进行性刺激的相关研究(如线上或线下性互动的方式)。同时,互联网亦对人类的性生活产生了正、反两方面的影响,例如,正确性行为态度的形成或技巧的获得,或者难以预测的性成瘾的形成、两性关系问题的出现,或者风险性线上和线下性行为的发生等。所有这一切,都迫使人们要更好去了解和理解性的欲望、唤起和行为之间复杂的相互关系。

暂且撇开最近药理学研究和科学技术所取得的巨大进步不谈,我们认为仍有充分理由举办这样一次学术研讨会议,首次以批判性态度评估当今性心理生理学中的研究成果。理论上，心理生理研究方法适用面广泛，可用于由于年龄、疾病、残障、药物、激素及情绪等对性生活和性健康影响的评估。临床中，心理生理方法还可用于性犯罪、性功能异常诊断和有效性的评价。尽管研究过程中，学者采用的检查手段相同，选择的理论假说相似，运用的研究模式大致相同，但是研究人员相互之间却缺乏足够的学术沟通与交流，因而某种程度上限制了整合及相互渗透作用在性心理生理研究领域中的良好应用。

二、流　　程

为使本次会议效率最大化并增进学者之间互惠交流，我们采用了研讨会邀请方式。金赛研究所曾采用类似方式成功举办一系列会议，积累了丰富的研讨会经验（例如，性发展和性研究的理论作用）。性心理生理会议主要包括两部分内容：首先，商讨性心理生理相关的检测议题，邀请相关研究人员一起共同讨论，最终制定性反应研究的检测指南。其次，资深专家和教授进行广泛学术交流和讨论，并将诸多学者精彩和重要的学术成果汇编成书。会议全程录像，参加人员的身份包括演讲者、讨论人员、观察参与者和少数观摩者。演讲者按要求在会议前提交草稿以便参会者能够及时阅读，进行简短的学术演讲（约15min），然后专题评论及专家讨论。讨论内容从各自的专业或学科角度全面展开，讨论人员包括所有演讲者、讨论人员和观察参与者。

会后，演讲者和讨论人员按要求完善会议讨论稿，更新内容至 2006 年。所有讨论内容编辑成册，以供审查。

三、专　　题

研讨会围绕 6 项主要议题进行专题报告，主要包括性反应的神经生理、主观和生理反应之间关系、性动机和性唤起之间关系、性动机 / 性唤起和性行为之间关系、性功能和障碍，以及上述各种关系中体现出的性别和个体差异。目的在于评价当前性心理生理领域内各种重要作用机制和反应过程（例如，中枢和周围机制、认知和情感过程），更好地预测和解释人类性功能障碍、性兴趣和性行为的形成与原因等。本书内容顺序按照会议先后进行编排。

第 1 部分，性反应生理和神经生物学。回顾最前沿人类性欲望和性反应过程中基本神经生理过程和机制。研究方式主要基于神经解剖方法、动物模型和心理生理方法，如正电子发射计算机体层扫描术（PET）、功能性磁共振成像（fMRI）、阴茎和阴道光电容积扫描术等。具体包括：

Serge Stoléru 和 Harold Mouras 著第 1 章"男性性欲望和性唤起大脑功能影像学研究"。

Roy J. Levin 著第 2 章"人类性反应过程中男、女生殖器解剖和功能上的异同——执着追求即可发现宝藏"。

Cindy M. Meston 和 Andrea Bradford 著第 3 章"自主神经系统功能：交感神经系统在女性性唤起中的作用"。

Till mann H. C. Krüger，Manfred Schedlowski 和 Michael S. Exton 著第 4 章"性唤起和

性高潮中神经内分泌的作用"。

Julia R. Heiman 和 Kenneth R. Maravilla 著第 5 章"连续磁共振成像与阴道光电容积扫描初步比较及其在女性性唤起反应评估中的作用：总结和评价"。

John Bancroft 对第 1、2 章进行评论，Roy J. Levin 对第 3、4、5 章进行评论。

第 2 部分，性反应研究模式和理论观点。主要讨论性动机、唤起、高潮和行为研究中重要的认知 / 情感和心理生理模型研究方法。具体包括：

Markus Wiegel，Lisa A. Scepkowski 和 David H. Barlow 著第 6 章"性唤起中认知－情感作用和性功能障碍"。

Mark Spiering 和 Walter Everaerd 著第 7 章"性无意识"。

Erick Janssen 和 John Bancroft 著第 8 章"双元控制模型：性抑制与兴奋在性唤起和行为中的作用"。

David L. Rowland，Wendi L. Tai 和 Klynt H. Brummett 著第 9 章"射精障碍中两种神经系统的相互作用：心理生理考量"。

James H. Wendi L. Geer，Serge Stoléru 和 Donald S. Strassberg 对这 4 章进行评论。

第 3 部分，性反应学习过程、主观经验和生殖器反应。主要讨论基本的学习过程、习性和条件反射（传统、操作和评估条件反射）及其对生殖器反应和主观性唤起的影响。具体包括：

Heather Hoffmann 著第 10 章"性唤起过程中经典条件反射的作用"。

Ellen Laan 和 Erick Janssen 著第 11 章"男、女如何感受：性唤起过程中主观经验的决定因素"。

Donald S. Strassberg 著第 12 章"生殖器反应、性唤起和高潮的自主调控"。

James G. Pfaus 和 Walter Everaerd 对这 3 章进行评论。

第 4 部分，性动机与性唤起。重点讨论性动机、欲望、唤起和行为相互关系中各种理论观点和实验方法，重新审视传统概念的意义，如性欲望和性唤起之间是否是线性或单向关系？具体包括：

Stephanie Both，Walter Everaerd 和 Ellen Laan 著第 13 章"源于兴奋的欲望，性动机心理生理学观点"。

James G. Pfaus 著第 14 章"性动机模型"。

Erick Janssen 对这 2 章进行评论。

第 5 部分，性功能与性功能障碍。重点讨论正常和异常性功能的心理生理研究，以及临床上对性动机、唤起、高潮和性满足之间相互关系和决定因素的理解。具体包括：

Raymond C. Rosen、Markus Wiegel 和 Isaias Noel Gendrano Ⅲ 著第 15 章"性功能障碍、性心理生理及精神药理学研究"。

Marca L. Sipski 著第 16 章"残疾与性功能心理生理研究"。

Julia R. Heiman 对这 2 章进行评论。

第 6 部分，性别、性取向和倒错型性兴趣。探索心理生理和认知心理学研究方法在性反应中性别差异上的应用，以及性欲倒错和性取向的心理生理研究。具体包括：

James H. Geer 和 Jason L. Hicks 著第 17 章"性活动中认知过程和性别差异"。

Meredith L. Chivers 和 J. Michael Bailey 著第 18 章"性取向心理生理学研究"。

Michael C. Seto 著第 19 章"倒错型性兴趣心理生理评估"。

Raymond C. Rosen 和 David L. Rowland 对这最后 3 章进行评论。

参 考 文 献

Rosen R. C., Beck J. G. (1988). Patterns of sexual arousal. New York: Guilford Press.

目 录

第1部分 性反应生理和神经生物学

第 2 部分　性反应研究模式和理论观点

第 3 部分　性反应学习过程、主观经验和生殖器反应

第 4 部分 性动机与性唤起

第 5 部分　性功能与性功能障碍

第 6 部分　性别、性取向和倒错型性兴趣

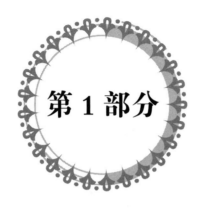

第 1 部分

性反应生理和神经生物学

第 1 章

男性性欲望和性唤起大脑功能影像学研究

一、功能影像学研究性欲望和性唤起的原因

1．大脑与性欲望和性唤起的关系

几个世纪以来，大脑和思维之间的复杂关系一直是伦理和科学争论的主题。任何精神活动，不论是智力、情感或动机，都包含着两个密不可分的部分：心理与大脑。通常，大脑被理解为心理作用机制和身体生理反应过程中的双向衔接点，就此意义而言，大脑可能在性心理、生理过程中发挥关键作用。任何精神活动都涉及两个重要方面，即心理作用和大脑功能。但是，这并不意味着大脑和心灵之间存在任何双向的因果关系。相反，我们可将所观察到的心理表现和大脑活动看作是统一现实中不可分割的两个方面。这与 Spinoza 伦理学中提出的有关身体和心灵的观点非常一致。

依据最新社会生物学研究（Rolls，1999），生物自然选择导致人类大脑神经系统的形成。在这一复杂过程中，性行为由于可提高人体的适应性而得到奖励。这种适应性，也可理解为将基因代代相传的能力。因此，进化压力选择了具有奖励机制的大脑神经生理功能，这种系统不仅涉及人类交配本身，同时亦与性欲望、性唤起（SDA）乃至反映个体适应性的特质产生了密切联系。

中枢神经系统（central nervous system，CNS）作用，贯穿于人类性活动的所有连续阶段（Meisel，1994）。在接受外在刺激的初始阶段，哺乳动物（特别是猴子）激素水平决定了雌性动物的特质，如气味（Baum，1977）和视觉信号（Bielert，1982），可诱导雄性动物性欲望的产生。这些特质，经由动物感官信息中枢进行评估。人类中的性吸引力则受到多种因素影响（Buss，1989）。其中，对性有诱惑力的外在刺激的评估，决定了性反应的启动与否。尽管大脑参与了这些因素及其潜在奖励机制的评估过程，但我们对大脑内复杂作用机制，仍缺乏系统的研究。

目前，越来越多的学者报道了认知在性欲望和性唤起（SDA）后期的作用。有学者提出，只有充分重视某一性反应过程中认知标签和主观经验的关键作用，才可准确定义人类性欲望和性唤起（Rosen，1988）。同样，Bancroft（1989）提出的中枢性唤起概念，意指性刺激心理过程中的中枢神经系统激活和注意力作用。学者认为，至少对人类而言，性欲望和性唤起（SDA）具有情感反应和动机主导的特点，对性欲望的有意识感知在性反应后期发挥作用。最近，有学者对以大脑为基础的各类情感反应和动机产生进行了大量研究，并取得巨大进展。就某种意义而言，大脑内性欲望和性唤起的相关性研究，仅是广泛情感

和动机神经研究领域内某一具体方面（Phan，2002）。

2．功能影像学技术研究大脑功能

目前，功能影像学技术已成为研究人类精神活动中大脑生理作用的有效方法。这种技术出现前，人类性动机的大脑基础性研究多依赖动物模型。在动物模型中，学者发现大脑皮质下结构在性行为调节中发挥重要作用，特别是伏隔核、杏仁核和下丘脑核（前内侧视前区、下丘脑视旁核和腹内侧核），文献均有记载（Meisel，1994）。动物研究成果有助于更好地理解人类性活动的某些方面。然而，人类性行为具有与其他物种同源性行为显著不同的特征。相对其他物种而言，性行为认知作用（如性意象）在人类性活动中的意义显得尤为突出。因而，单纯动物研究对于完全理解人类特异的性行为，是远远不够的。人类性行为研究，必须涉及其物种特异的、性活动中大脑内特殊区域的功能。

对人类性欲望和性唤起过程中大脑内神经区域重要功能的传统认识，多源于神经系统疾病的研究。例如，癫痫发作或性功能障碍患者异常性行为与大脑局部病变的关系。尽管这些发现很重要，病理研究仍难以描述健康人群性欲望和性唤起时大脑活动的物质基础。庆幸的是，对尸体大脑的解剖为研究性欲望和性唤起提供了极其重要的佐证。例如，已有学者通过尸检得以比较不同性取向男性下丘脑核结构的不同特征。

如今，大脑功能影像学技术已达到了微创水平，可在健康志愿者中顺利完成。最常用技术为正电子发射断层显像（positron emission tomography，PET）和功能磁共振成像（functional magnetic resonance imaging，fMRI）检查。最初，性行为研究主要通过单光子发射计算机断层显像（single photon emission tomography，SPECT）神经影像学技术来完成，但其分辨率往往较低（Tiihonen，1994）。另一种检查方法，脑磁图（magnetoencephalography，MEG）技术，亦难以达到准确研究性唤起的要求。现在，性唤起研究更多依赖于PET和fMRI技术。其空间瞬时分辨率已经达到1mm精确度，可在宏观水平进行相当令人满意的大脑结构分析。但是，二者的时间分辨率（temporal resolution）却有所不同，PET的时间分辨率为1min，fMRI的时间分辨率为1～2s。简单地说，通过PET技术可测量人体局部大脑血流（regional cerebral blood flow，rCBF）速度。借助小剂量放射活性分子（通常为^{15}O-H_2O）技术（注射后经由血流抵达大脑），PET能够进行一种所谓的"活性研究"。这种情况下，局部放射活性，其实就是一种与血流相关的大脑内不同区域活性的外在表现。这种放射性示踪剂内正电子可与大脑组织内电子结合，产生伽马（γ）射线（与X射线相同）。PET扫描器内的一种特殊晶体，即光电倍增管－闪烁探测器，能够检测到这种伽马射线。摄像机记录大脑内发射出的数百万条伽马射线，然后通过计算机信息处理绘制大脑放射性物质的3D图像。

大脑内磁性水分子，在其氧分子耗尽时与新鲜氧合的血管部位之间存在着细微变化。据此特性，可采用fMRI探测大脑内不同区域神经活动情况。通常，神经活动放电后局部能量的需求主要通过提高氧代谢方式完成，而氧释放量增加能满足这种要求，表现为短暂（数秒）的局部血流增加（血流动力学反应）。因此，神经活动变化致使大脑局部氧合水平改变时，便可通过fMRI检测到的信号强度的变化幅度，间接了解神经元的兴奋状态（通常与细胞放电率密切相关）。大脑内神经活动增加时，fMRI扫描便可显示信号强度的轻度增加（Parry，2002）。

对以神经影像学技术观察健康人群性唤起的研究方式，有学者进行了首次回顾性报告（Sumich，2003）。在此基础上，笔者回顾性分析此领域内前沿、详尽的研究成果，包括性唤起障碍患者的研究。

二、各类相关研究

为更好地阐释性欲望和性唤起的激活和失活方式，通过 Medline 期刊检索，搜寻了1985 年 1 月至 2003 年 6 月期间有关性欲望和性唤起的 PET 和 fMRI 研究。除个案专题研究论文外，搜寻到 10 项健康男性的相关研究，按字母顺序依次排列为 Arnow，2002；Beauregard，2001；Bocher，2001；Holstege，2003；Karama，2002；Mouras，2003；Park，2001；Rauch，1999；Redoute，2000；Stoléru，1999。此外，以下学者的研究主要探讨疾病对性欲望和性唤起的影响：Cohen，2002；Hagemann，2003；Hendricks，1988；Montorsi，2003；Stoléru，2003。

1．健康男性研究

既往各种研究方法学特征详见表 1-1。

表 1-1　回顾性研究方法学特征

研究	数量	性取向	年龄／岁	精神／心理检查	生物学评估	影像学技术	性刺激类型／持续时间	对照刺激	模式	性唤起检测
Stoléru，1999	8 例男性	异性恋	23（23～25）	完成	未完成	PET	性爱影片6min 刺激，PET扫描 90s刺激	中性＋幽默	观看	自我报告
Redouté，2000	9 例男性	异性恋	31（21～39）	完成	完成	PET	性爱影片和图片1min 刺激，PET扫描 60s刺激	中性＋幽默	观看	自我报告、阴茎测量、心率、呼吸和血浆睾酮
Mouras，2003	8 例男性	异性恋	26（24～29）	完成	未完成	fMRI	图片 21s刺激	中性	观看	自我报告、阴茎测量、心率和血浆睾酮
Park，2001	12 例男性	未报道	23（21～25）	完成	未报道	fMRI	性爱影片2min 刺激	纪录片	观看	自我报告
Bocher，2001	10 例男性	异性恋	27（24～32）	未完成	未完成	PET	性爱影片30min 刺激，PET扫描 10、20、30min刺激	中性＋交谈	观看	自我报告

续表

研究	数量	性取向	年龄/岁	精神/心理检查	生物学评估	影像学技术	性刺激类型/持续时间	对照刺激	模式	性唤起检测
Rauch, 1999	8例男性	未报道	25（21～32）	未报道	未报道	PET	个人事件脚本刺激30～40s	运动	心理意象	自我报告、心率、皮肤电导和侧额肌肌电图
Karama, 2002	20例男性	异性恋	23（21～29）	未完成	未完成	fMRI	性爱影片179s刺激	中性	观看	自我报告
Arnow, 2002	14例男性	异性恋	25（18～30）	完成	未完成	fMRI	性爱影片108～543s刺激	放松＋运动	观看	阴茎测量、心率、呼吸
Beauregard, 2001	10例男性	未报道	23.5（20～42）	未完成	未完成	fMRI	性爱影片39s刺激	中性	观看与情感反应抑制	自我报告
Holstege, 2003	11例男性	异性恋	33（19～45）	未完成	未完成	PET	伴侣手动刺激	阴茎刺激、伴侣手动刺激	感知射精/刺激	实验人员射精视觉控制

1）样本

通常，样本量大小为 8～20。某些研究要求受试者为异性恋、另一些研究则无性取向特殊要求。目前，尚无男同性恋的相关研究。受试者多为年轻志愿者，平均年龄 23～33 岁。大多数研究未检查受试者身体健康状况，可能存在某些不足。例如曾检查发现并剔除 1 例泌乳素水平升高的受试者。当然，志愿者也可根据自己的性健康状况选择是否参加这类研究。否则，有可能对研究结果产生一定程度的影响。例如，很大部分志愿者报告有包茎史，儿童时期时可能存在心理障碍。其中一些成年人，不论有意或无意，均拒绝参加这种研究。

2）技术

其中，5 项研究基于 fMRI 和 PET 影像学检查结果。

3）设计模式

通常，大多数研究选择观看一系列性刺激影片的方式进行研究。此外，一项研究为观察神经系统对性欲望和性唤起的抑制作用（Beauregard，2001），要求受试者通过某种方式抑制自己的情感反应而达到研究目的。一项研究采用脚本诱导性幻想研究方式（Rauch，1999）。最后一项研究通过受试者伴侣手动刺激阴茎方式，诱导性唤起和射精（Holstege，2003）。

4）刺激

有六项研究均选择了具体的性刺激方式。其中，一项研究采用视频＋图片刺激（Redouté，2000），一项研究仅采用图片刺激（Mouras，2003），一项研究通过心理意象刺激（mental imagery）（Rauch，1999），一项研究通过伴侣手动刺激阴茎（Holstege，2003）。功能影像学研究中，学者检测与基准条件对比下局部大脑对性刺激反应水平增加或降低。所谓基准条件，即无性刺激状态时性反应水平。目前，几乎所有研究都选择一种"情感中立（emotionally neutral）"刺激。此外，还包括与性无关的、情感情景的视觉刺激方式和（或）社交互动场景，如幽默（Redouté，2000）和运动（Arnow，2002）集锦等。Holstege 等在研究过程中（2003），详细比较射精与射精前（性刺激时）大脑内活动的特点。

显然，"情感中立"刺激这一表达方式有些用词不妥。因为，这些刺激只是相对性刺激而言缺乏情感，并非完全没有情感。而且，这些刺激还必须能吸引受试者注意力以至于不太乏味。否则这种乏味刺激会诱导受试者产生某种非预期的情感状态。当然，研究人员为控制性欲望和性唤起的情感部分，有时选择一种与性无关的基准状态。尽管如此，他们仍未尝试控制其动机成分。目前，学者仍不断探索，试图寻找一种诱导时与性无关、"情感中立"的动机状态。

视觉性刺激（visual sexual stimuli，VSS）持续时间长短，可能是决定受试者性欲望和性唤起强度的主要因素，可进一步影响记录到的神经活性水平。为此，必须区别两种变量：数据获取阶段时间长短和数据获取前视觉性刺激持续时间长短。后者可理解为一种"预热时间（warm-up period）"，研究中很少运用这类方法。例如，在一项研究中（Hagemann，2003），学者采用视觉性刺激停止后立即收集数据的方法。在另一项研究中（Mouras，2003），学者又采用短时间段的刺激方式，即 21s 性刺激。在几乎无任何"预热时间"条件下收集数据，以便更好地显示性欲望和性唤起早期阶段的神经关联性。相对而言，另一项研究中（Stoléru，1999），数据收集在视觉性刺激 6min 后开始并持续 90s，这种研究方式可更好地显示完整的性欲望和性唤起神经关联性。

5）结果

性唤起条件下大脑激活和失活情况，详见表 1-2 和表 1-3。

表 1-2　性唤起时大脑内"激活"情况

研究	顶下小叶	顶上小叶	前扣带回	前运动区	脑岛	屏状核	下丘脑	眼窝前额皮质	尾状核	豆状核	丘脑	颞枕区	下颞区
Stoléru, 1999	否	否	是	否	是	是	否	是	是	否	否	是	否
Redouté, 2000	是	是	是	是	否	是	是	是	是	是	否	否	否
Mouras, 2003	是	是	否	是	否	否	否	否	否	否	否	是	是
Park, 2001	否	否	是	不确定	是	否	否	不确定	是	否	是	否	是
Bocher, 2001	是	是	否	否	是	否	否	否	否	否	否	是	是
Rauch, 1999	否	否	是	否	否	是	否	否	否	否	否	是	是
Karama, 2002	否	否	否	是	是	否	是	是	否	否	否	是	是
Arnow, 2002	否	否	是	是	是	否	是	否	是	否	否	是	是
Beauregard, 2001	否	是	是	否	否	否	否	否	否	否	否	是	是
Holstege, 2003	是	否	否	否	是	是	否	否	是	否	否	否	是

表 1-3　性唤起条件下大脑"失活"记录

研究	后扣带回	内侧眼窝前额皮质	颞枕区	下颞区
Stoléru，1999	是	否	否	否
Redouté，2000	是	是	是	是
Mouras，2003	是	否	是	是
Park，2001	否	否	否	否
Bocher，2001	是	是	是	是
Rauch，1991	否	否	否	否
Karama，2002	否	否	否	否
Arnow，2002	否	否	否	否
Beauregard，2001	否	否	否	否
Holstege，2003	否	否	否	否

（1）颞枕皮质：目前，8 项研究报道了大脑内与"腹侧通路"视觉处理相关视觉区域的激活情况（图 1-1）。通常，腹侧通路处理与视觉刺激强度相关的信息；部分顶叶区域在内的背侧通路则处理与视觉刺激来源相关的信息。但是，颞枕视觉区域的激活可能与性刺激特质并无特异性关系。一项回顾性研究（Phan，2002）表明，大多数研究（60%）报道视觉诱导的情感（与性无关）状态可激活纹状体外枕叶皮质，这种视觉刺激内容多种多样，包括各种愉悦和厌恶图像。这一结果表明，枕中下回区域激活并非性刺激的特异表现。其实，视觉性刺激本身就是一种兼具情感因素的刺激方式。Reiman 等（1997）推测：这些视觉相关区域可能参与情感有关、复杂视觉性刺激的评估过程。同时，这些视觉相关区域还可能受到一种由上至下调控方式的影响，以至于人体在对视觉性刺激关注度更高条件下，视觉相关区域的激活更明显（Corbetta，1993）。

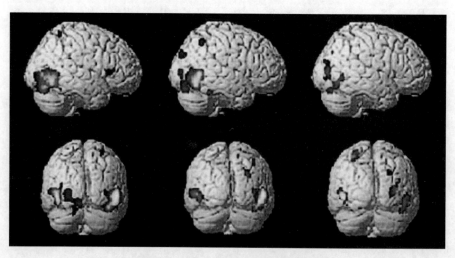

图 1-1　颞枕皮质局部大脑血流图

性刺激时局部大脑血流量的体素簇高于基础（白十字）、中性（纪录片）

和脱口秀状态（第 1 例、第 2 例和第 3 例）（Bocher et al. 2001）

（2）眼窝前额皮质：眼窝前额皮质（OFC，图 1-2），位于眼眶上方，分为内侧和外侧两部分。灵长类动物和人类研究结果表明，OFC 在性刺激动机评估过程中发挥了重要作用（Rolls，1999）。最初，学者发现视觉性刺激可激活右侧 OFC，更准确地说是右侧 OFC 外侧部分（Stoléru，1999）。随后，Karama 等（2002）发现右侧和左侧 OFC 外侧部分亦可被激活。另一项研究（Redouté，2000）报道，每当性爱电影及性感图片刺激时受试者右侧 OFC 也被激活。最后，研究结果显示右侧 OFC 的激活部位位于其稍外侧而非内侧（与之前研究比较）。其中，一次研究结果显示距离矢状面 52mm，另一次研究结果显示距离矢状

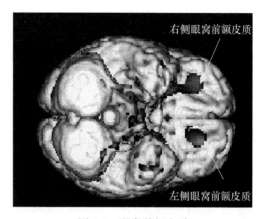

图 1-2　眼窝前额皮质

性刺激时（右侧眼窝前额皮质）局部大脑血流水平，高于幽默情况下（左侧眼窝前额皮质）局部大脑血流水平。

（法国布龙 / 法国国家健康与医学研究所供图）

面 20mm。更重要的是，学者发现了右侧 OFC 局部大脑血流（rCBF）变化的独特表现方式：轻度性感图片即可达到最大局部大脑血流状态，高度性感图片条件下激活作用反而降低。这意味着此大脑区域激活与 SDA 的自身水平并无明显关系。而且，此区域内局部大脑血流变化对女性相关刺激最敏感，超过其他类型刺激，如无女性对象的纪实电影、幽默电影。也就是说，只要涉及女性图片的刺激，便可诱导不同程度性唤起。观看情感中立类型电影时，即使受试者无性唤起，亦可导致其右侧 OFC 明显激活。那么，究竟哪种刺激因素导致 OFC 激活？通过 PET 扫描检测方式，学者发现轻度性唤起图片（即能够诱导右侧 OFC 最高反应）刺激时，男性受试者对图片中女性颜值感兴趣的现象，反映了人类性刺激的评估方式。这一信息处理后大脑内 OFC 激活，与性唤起本身无明显关系。为进一步解释这种现象，Aharon 等采用 fMRI 检测方式证实，大脑内确实存在着感知颜值的区域，与右侧 OFC 的激活密切相关（Aharon，2001）。而且，O'Doherty 等（2003）完成了另一项与颜值相关、神经激活的 fMRI 研究，再次证明 OFC 的激活确实与颜值感知相关。实验中，学者采用造影剂增强方式检测 OFC 内区域激活状态与女性颜值水平高、低的关系，最后确定，靠近右侧 OFC 的腹外侧前额皮质（vLPFC）的反应最明显（$P<0.05$）。

某些类型精神错乱是否影响 OFC 在性行为中的作用，也成为学者高度关注的问题。最近，Burns 等（2003）报道一例获得性恋童癖病例。尽管存在普遍的道德意识约束，患者仍难以抑制其性冲动而表现出性欲倒错性行为。最后，检查发现此人患有右眶肿瘤。因此，作者认为，右侧 OFC 在抑制性冲动和性取向选择中发挥了一定作用。但是，由于肿瘤体积巨大，肿瘤并非单独压迫患者右侧 OFC。因此，我们尚不能确定右侧 OFC 中各个部分的作用。此外，Dressing 等（2001）报道一例恋童癖患者 fMRI 的研究，与健康对照不同，这位恋童癖患者对穿内衣的儿童产生异常性兴趣，检测到性兴趣对象出现时其右侧 OFC 激活。

（3）顶上小叶：回顾性研究发现，在注意力信息处理过程中，大脑内顶上小叶（SPLs）

被激活。因此，学者推测它可能参与人类注意力的形成过程（启动－控制－警惕－多模式竞争）。最近，研究（Mouras，2003）发现，在性感与中性刺激的对照实验中，受试者双侧SPL被激活（图1-3）。性感与非性感图片呈现后，受试者大脑反应水平不同。性感图片呈现时，大脑血氧水平依赖（blood oxygenation level dependent，BOLD）信号在初始500ms内即出现改变，持续时间不超过5s。除了这种BOLD信号增强的变化外，学者还发现在第一张性感图片呈现后大脑活动短暂升高，提示SPL参与早期性刺激的信息处理过程。更准确地说，早期SPL激活意味着人类注意力水平的增加，成为视觉性刺激评估过程中不可分割的一部分，即人类性唤起过程中的认知作用。SPL早期神经反应与性行为反应的时间，也十分吻合。在涉及性感和中性图片的分类实验中，发现人类对性感图片的平均反应时间为526～738ms（Spiering，2002），提示SPL可能参与早期视觉性刺激的评估过程。在另一项情感相关研究中，Pizzagalli等（2002）发现，顶叶区域参与情感相关信息的早期（112～164ms）处理过程，如对喜好与厌恶脸谱的反应及其差异性。但是，Adolphs（2002）报道，刺激出现100ms后大脑内枕部和颞叶皮质仅能对脸部表情进行粗略分类，或者由于时间短暂难以对情感反应进行调节。

（4）调节运动想象（motor imagery）和运动准备（motor preparation）的神经网络：从认知神经学角度而言，Decety（1999）认为，运动想象可定义为一种动态状态，此期间尽管无明显的运动输出，但在工作记忆中已对给定运动行为的表象进行了内在演练。这一模拟过程与我们日常生活中经历的许多有意识活动相似，如以模仿愿望观看他人行动、对预测行动的结果、准备或打算移动与否，以及对行动的记忆等。所有都与运动表象（motor representation）有关，通过动员与行动计划相关的神经机制来完成。由于行动计划、移动准备及模拟和观察行动等运动想象与运动表象的神经化学底物（neurochemistry substrates）相同，因而学者认为二者的功能对等。运动表象主要包括两部分：一种将身体作为动力发生器的表象和一种以语用代码编码行动目标的表象。研究发现，视觉性刺激时大脑内许多区域的激活归属调节运动想象的神经网络，如顶下小叶、左腹侧运动前区、前扣带回和尾状核区域的神经活动。

在4/10项回顾性研究中，学者均报道顶下小叶（图1-3和图1-4）被激活的现象。运动想象任务（受试者想象移动右手）执行时，左顶下小叶（Decety，1994）或双侧顶下小叶被激活（Stephan，1995）。

3/10项回顾性研究中，学者报道左腹侧运动前区（图1-4）被激活的现象。但是，性欲望低下性功能障碍（hypoactive sexual desire disorder，HSDD）患者，视觉性刺激时左腹侧运动前区无反应。与健康对照组相比，发现二者大脑内相关区域反应水平呈现显著性差异（Stoléru，2003）。因此认为，健康人群视觉区域调节运动想象功能与腹侧运动前区的激活相关，表现出高反应性的特点（Decety，1994）。研究表明，周围环境中视觉性刺激一旦出现，健康人群便可做好运动行为准备。但是，性欲望低下性功能障碍患者却难以达到这种要求。

7/10项回顾性研究中，学者报道一侧或双侧前扣带回（ACG）（图1-5）被激活现象。前扣带回是大脑内一个延伸的复杂区域，具有多种调节功能，包括认知、情感、动机和信息自动处理等（Bush，2000）。前扣带回尾部区域，由于在运动功能中作用与前运动区和

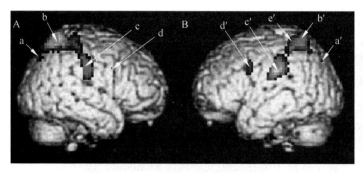
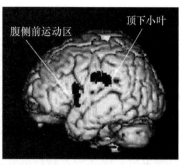

图 1-3　大脑区域功能磁共振图像

相对中性图片刺激而言，性刺激时大脑功能磁共振信号更高，
A 和 B 的高度阈值：$P<0.05$。
A. 大脑右侧观：a- 顶叶枕骨沟，b- 顶上小叶，c- 中央后回，
d- 中央前回；B. 大脑左侧观：a′- 上枕骨回，b′- 顶上小叶，
c′- 顶下小叶，d′- 中央前回，e′- 顶内沟。

图 1-4　腹侧前运动区和顶下小叶

性刺激时大脑内左腹侧前运动区和顶下小
叶激活情况。

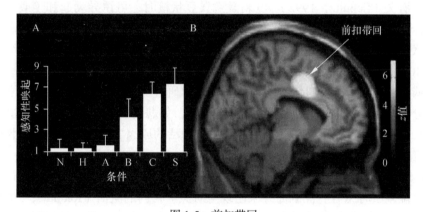

图 1-5　前扣带回

A. 感知性唤起（PSA）时左侧前扣带回内局部大脑血流（rCBF）
PSA 平均值和标准差；B. 旁矢状切面（4mm），显示 rCBF 与 PSA 之间正相关关系。
高度阈值：z＝3.71，P＜0.0001，未校正。

辅助运动区皮质作用非常相似，其功能已引起学者的极大兴趣（Dum，1993）。学者推测，视觉性刺激时前扣带回尾部区域的激活反应，可能是性唤起运动行为准备过程中的一种神经调节作用（Redouté，2000）。

4/10 项回顾性研究中，有学者报道尾状核被激活（图 1-6）的现象。为更好理解尾状核的激活作用，研究方案设计时需防止明显行为反应出现，以确保研究对象是运动前区以及与扣留行为（withholding behavior）相关区域的性反应。最近，Rolls（1999）建立了一个动机行为（motivated behavior）的基底节功能模型，有助于更好地诠释右侧尾状核头部在性唤起与局部大脑血流关联性中的作用（Redouté，2000）。根据模型原理，一旦 OFC 内神经元解码刺激的动机意义，奖励相关信号便不必直接与"动机行为"对接，而是通过一种裁决机制考虑获取奖励的代价。Rolls 认为，基底节参与了这一调节过程，即接受包括 ACG 在内大脑皮质许多区域的输入信息，并与尾状核和豆状核去掉的功能密切相关。

在大脑皮质内各种输入信息的竞争性作用下，尾状核内行为信息输出。尾状核规划每种特殊输入信息合适的输出路径，通过基底节和运动前区/前额皮质回路，发挥功能调节作用。目前，这种模型与神经影像学研究结果十分吻合，具体表现：

（i）豆状核和（或）尾状核的激活，是运动反应需求与扣留行为需求相互冲突的过程（Pardo，1990）；

（ii）尾状核头部的激活，经由Tourette综合征中意识抑制进行调控（Peterson，1998）。

此外，临床中发现性欲亢进患者尾状核头部存在病变表现（Richfield，1987）。

以上结果强有力地说明在性唤起相关神经学模型中，必须纳入性唤起运动表达的调控部分，与性行为调控的双元模型理论一致（Bancroft，1999，2000）。

（5）豆状核：4/10项回顾性研究中，学者发现双侧豆状核（图1-6）被激活现象。与尾状核一样，豆状核属于基底节，或更准确地属于纹状体。研究发现，它具有扣留运动输出信息的作用，与尾状核功能相同。但是，亦有研究指出豆状核腹侧与预期奖励信号的享乐属性有关（Schultz，1992）。电刺激猕猴豆状核时，可诱导勃起和（或）生殖器反应（Robinson，1968）。在其他两项有关阴茎充血肿胀与局部大脑反应关系的研究中，学者发现豆状核内局部大脑血流（rCBF）或BOLD信号与阴茎充血肿胀程度呈线性相关性（Arnow，2002；Redouté，2000）。

（6）脑岛：脑岛激活，是性唤起神经影像学研究中结果最为一致的部位。研究表明，这部分区域的激活与各种情感状态密切相关，如悲伤、快乐、愤怒、恐惧和厌倦等（Damasion，2000；Phillips，1997）。因此，脑岛激活的原因之一，可能是参与性唤起情感成分的调控。

此外，脑岛激活可能还存在另一种可能性。最近，在一项有关性欲低下的研究中，学者发现视觉性刺激时患者右侧脑岛并未出现与对照组相同的激活（Redouté，2005）。激素替代治疗后，患者右侧脑岛的反应基本达到对照组水平。有趣的是，神经形态学研究结果（Gerendai，2000；Lee，2002）显示，中枢神经系统与睾丸之间可能存在神经通路，大脑内相关神经元由此参与睾丸神经支配并调控睾丸分泌功能。研究人员将嗜神经病毒注射睾丸内，随后采用免疫细胞化学方法检测发现病毒感染的神经元。病毒标记的神经元出现在大脑各种部位，包括导水管周围灰质、下丘脑室旁核、外侧下丘脑，以及端脑结构内视前区、终纹床核、杏仁核的中央核、脑岛和额叶皮质。脑岛皮质内病毒标记显示，病毒感染主要局限在锥体细胞。

（7）屏状核：屏状核（图1-6）是脑岛下方被白质分开的一层灰质结构，乃人类大脑内最神秘结构之一。其胚胎来源问题一直存在争议。4/10项回顾性研究中，学者报道视觉性刺激时屏状核被激活现象。目前，屏状核在性唤起中作用尚不清楚，学者推测屏状核可能以交叉传输模式，将视觉输入信息转变为想象中的触觉刺激（Arnow，2002）。

（8）杏仁核：令人惊讶的是，尽管狗研究表明性兴奋时杏仁核明显激活，但仅有极少数研究（Beauregard，2001；Karama，2002；Redouté，2000）显示性唤起时人类杏仁核激活表现（图1-7A、图1-7B）。

（9）下丘脑：4/10项回顾性研究中，学者报道性唤起过程中下丘脑被激活（图1-7C）

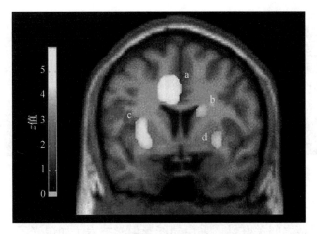

图 1-6　性唤起时大脑内血流变化

冠状面显示局部大脑血流（rCBF）与感知性唤起（PSA）呈线性相关性

a- 前扣带回；b- 尾状核头部；c- 屏状核；d- 豆状核

截面位于距前联合线喙部 4mm。高度阈值：$z=4.40$，$P<0.0001$，未校正。

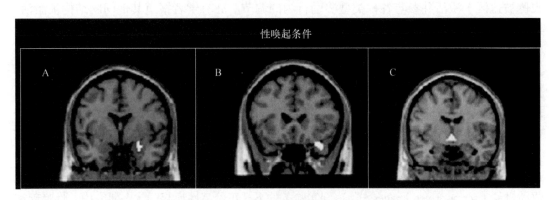

图 1-7　性唤起时大脑内结构变化

右杏仁核冠状面

A- 右前颞区；B- 下丘脑；C- 与图像右侧相关大脑右半球。

现象。有趣的是，两项研究显示阴茎充血肿胀程度（体积测量方法）与下丘脑反应强度（PET 或 MRI 测量方法）呈线性相关性（Arnow，2002；Redouté，2000）。

（10）失活颞区：4/10 项回顾性研究中，学者报道性唤起过程中颞叶皮质外侧或下方数个部位失活（图 1-8），与之前提及的视觉性刺激时颞枕叶皮质的激活表现不同。在猴模型中，Kluver（1939）发现颞叶切除后动物表现出性欲亢进现象。在另一项研究中，当要求受试者主动抑制视觉性刺激的性唤起感觉时，某些颞叶区域呈现激活表现（Beauregard，2001）。这些结果提示，大脑颞叶区域抑制作用降低条件下，性唤起得以出现。换言之，大脑内颞叶区域处于正常功能状态时，能以一种张力形式持续抑制性唤起。相对而言，基底节则表现为扣留当前性唤起过程中的行为表达。

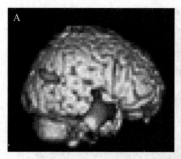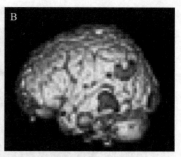

图 1-8　大脑结构左、右侧观

A. 失活颞区左侧观；B. 失活内侧眼窝前额皮质右侧观。

（11）大脑与射精之间关联性：采用功能影像学技术（如单光子发射 CT 技术）研究性高潮时大脑神经变化，学者发现除右侧前额皮质血流显著增加外，所有皮质区域血流减少。最近，Holstege 等（2003）采用 PET 技术研究健康男性射精（女性伴侣刺激阴茎方式）时大脑反应，并与射精前性唤起阶段大脑神经系统的活性比较，发现间脑移行区（包括腹侧被盖区）激活并参与各种类型奖励行为的调节。亦有学者报道其他间脑结构被激活，具体包括中脑中外侧被盖部分、未定带（ZI）、子束旁核及丘脑板内核群。同时，在豆状核外侧和邻近屏状核附近亦出现活性升高现象。在顶叶（BA7/40）、枕叶（BA18）、颞叶（BA21）、后扣带（BA23）和眼眶外侧区（BA47），特别是大脑右侧部分，学者还发现一种新皮质活动。犬模型研究显示，视前区内侧、终纹床核和杏仁核可能参与射精调节，但却未发现该区域局部大脑血流增加。相反，在杏仁核和邻近内嗅皮质区域观察到活性降低表现。最后，射精时小脑亦出现明显和广泛的局部大脑血流增加现象。

6）研究结果差异性

并非所有研究报道顶下小叶（IPLs）性唤起时被激活现象。例如，在一项采用"脚本驱动想象（script-driven imagery）"达到实验条件下"正价高性唤起"状态研究中，性唤起和中性情感竞争下的性唤起均未导致顶下小叶激活（Rauch，1999）。由于这类研究重点在性唤起效价，各种实验条件性唤起（包括中性情感）均采用这种"脚本驱动想象"刺激方式。因此，即使顶下小叶未被激活，也不能否定它在运动想象调节中的作用。更令人惊讶的是，与中性条件相比，性唤起条件下右侧顶下小叶（布罗德曼分区 40）局部血流明显降低。

尽管 Redouté 等（2000）报道，顶下小叶局部大脑血流与阴茎肿胀之间存在明显关联，Arnow 等（2002）研究时却未发现这种关联性。

此外，调控持续注意力的顶上小叶（SPLs），亦出现实验结果不一致现象。在 Stoléru 等（1999）研究中，并未发现顶上小叶被激活现象。分析原因，可能是由于 PET 扫描时轴向视野（7.2cm）的限制使得观察目标体积缩小：从塔莱拉什（Talairach）大脑图谱中前后联合线（穿过大脑的前联合与后联合的连线）上坐标 z 轴＝－28mm 的范围，减少至联合线上坐标 z 轴＝＋40mm 的范围（Talairach，1988）。同样，与"中性"意象相比，"性"意象条件下顶上小叶活性降低，也让人感到惊讶（Rauch，1999）。

关于前扣带回的激活情况，研究结果似乎较为一致。正如 Mouras 等（2003）研究结果一样，通过视觉性刺激初始阶段反应，发现前扣带回的激活取决于性唤起的阶段与程度。然而 Bocher 等并未报道相同研究结果。相反，与基础条件相比，性唤起条件下前扣带回局部大脑血流相对降低。与其他对照相比，如自然剪辑和脱口秀影片，则未观察到前扣带回神经失活的表现。实验中，持续放映性爱影片 30min，然后分别在第 10 分钟、第 20 分钟和第 30 分钟进行 PET 检查。Bocher 等发现，视觉性刺激时间延长后前扣带回的局部大脑血流反而出现降低这一有趣现象。如果情况确实如同 Bocher 等实验结果一样，初始局部大脑血流升高可能被后期局部大脑血流降低所抵消；另一种可能性，学者推测左、右两侧前扣带回的作用相反。因为，发现当要求受试者在性爱影片中主动抑制性唤起反应水平时，仅右侧前扣带回被激活（Beauregard，2001）。

不论采用何种影像学技术，几项研究均报道屏状核被激活。为什么另一些研究未发现，原因尚不十分清楚。同样，性唤起时下丘脑激活表现亦不完全一致。大多数下丘脑激活的范例，依赖于下丘脑反应与阴茎肿胀之间的关联性进行验证（Arnow，2002；Redouté，2000）。相对而言，仅分析不同实验条件下造影剂原因似乎难以揭示下丘脑反应（Bocher，2001；Mouras，2003；Park，2001；Rauch，1999；Stoléru，1999）。当然，也有 2 例情况例外（Beauregard，2001；Karama，2002）。

犬模型研究结果显示性唤起过程中杏仁核活性增加，但研究结果并非完全一致，仅有 3 项研究报道杏仁核激活（Beauregard，2001；Karama，2002；Redouté，2000），不一致的原因，可能是杏仁核的快速适应性以及现有影像学技术空间分辨率较低的缘故。另一种原因，则可能是犬模型中杏仁核功能已部分被人类其他区域的作用所取代。最近，学者研究发现屏状核和杏仁核的基底外侧复合体具有相同的胚胎起源（Swanson，1998）。而且，杏仁核的基底外侧复合体可能参与信号奖励的调节过程（Everitt，1991）。确切地说，杏仁核基底外侧复合体可能与腹侧纹状体中多巴胺依赖的神经活动相互作用，共同参与条件刺激对工具性行为（instrumental behavior）的调控作用。只不过在初级刺激线索诱导的非条件完成反应（unconditioned consummatory responses）调控中，它相对不重要而已（Everitt，1990）。因此，人类屏状核可能完成了低等哺乳类动物基底外侧杏仁核的功能。

7）性唤起神经关联特异性

综上所述，性唤起是与大脑内多个功能区域激活和失活状态密切关联的一种复合心理、生理状态。同时，大多数功能区域也与人类情感或动机的形成密切相关。例如，前扣带回和屏状核可在数种情感状态下被激活，包括消极情感状态（Benkelfat，1995；Dougherty，1999）。性唤起的神经解剖特异性表现：

（i）是大脑内区域激活 / 失活的特征性表现方式。

（ii）可显示大脑内广泛区域中某一具体的激活 / 失活部位。例如，ACG 喙部可能参与动物阴茎勃起的调控，躯体感觉皮质（somatosensory cortex）可能与阴茎充血肿胀的感知有关。

（iii）现有神经影像学技术，仍难以记录大脑内微小区域的活性变化。

2．性功能障碍患者性欲望或性唤起研究

目前，用于性唤起障碍研究的大脑功能影像学技术仍处于早期阶段。在一项恋童癖研

究中（Hendricks，1988），通过与对照组相比，学者发现恋童癖患者不仅大脑灰质总体脑血流量降低，而且大脑内相关功能区域的局部血流量亦降低。此外，Cohen等（2002）采用氟脱氧葡萄糖（FDG）示踪剂技术，对7位恋童癖患者进行正电子发射断层扫描代谢显像（PDG-PET）检查，了解其大脑局部代谢活动。与7位健康男性对比，即使中性刺激条件下，这些男性恋童癖患者右侧眼窝前额皮质（OFC）的代谢活性也升高。但是，女性恋童癖性线索或成年女性非恋童癖性线索存在时，其代谢活性并未升高。

最近，在一项心因性勃起功能障碍研究中，通过受试者舌下含服阿扑吗啡（apomorphine）的方法了解大脑对性爱刺激的反应性。阿扑吗啡是一种用于治疗勃起功能障碍的多巴胺激动剂。在一项对比研究中，10位心因性勃起功能障碍患者与6位健康受试者，通过fMRI检查观察受试者服用阿扑吗啡的疗效（Montorsi，2003a）。研究结果显示，性爱刺激时（与中性刺激对比）阿扑吗啡可诱导健康对照组枕顶区和颞下区、前运动额叶皮质、颞叶皮质边缘以及下丘脑等这些神经网络中的双侧激活，而性爱刺激时勃起功能障碍患者服用安慰剂仅出现扣带回、额叶内侧和OFC区域神经的激活，与健康对照组有明显差异。服用阿扑吗啡后，勃起功能障碍患者基本达到健康对照组的水平。由此说明，阿扑吗啡能够诱导前额皮质顶叶和运动前区的双侧激活，以及皮质下深部结构，如伏隔核、下丘脑和中脑的单侧激活，激活效果与安慰剂明显不同。同时，额基底部和颞叶皮质边缘的fMRI信号降低，提示这些区域神经结构未被激活。目前，由于缺乏大脑内具体激活和失活区域的坐标簇数据，精确评估这些影像学检查结果显得较为困难。

Montorsi等（2003b）对8位性功能障碍患者和4位健康受试者进行一项对照研究，为大脑内激活部位的坐标点定位提供了重要信息。而且，发现仅性功能障碍患者内侧OFC表现为激活状态，与其他学者报道健康对照组的失活状态形成明显对比（见表1-2），表明阿扑吗啡可有效逆转性功能障碍患者内侧OFC激活并诱导失活状态。其他可被阿扑吗啡诱导失活的部位包括左侧额极区、右侧额内侧皮质、脑岛、尾状核、海马和下丘脑等。

此外，Hagemann等（2003）也进行一项PET研究，将12位性功能障碍患者随机分成阿扑吗啡组（$n=6$）与安慰剂组（$n=6$），未设置健康对照组。设计方案：视觉性刺激后立即进行PET检查；服用药物前进行2次PET检查（一次中性视频刺激后、一次性刺激后）；服用药物＋性刺激后，再行另外2次PET检查。通过阴茎硬度测量仪检查阴茎勃起硬度。研究结果显示，与中性刺激相比，性刺激导致额叶下皮质布洛德曼区（BA 47、10、11）和ACG喙部（BA 32）的大脑活性明显升高，而颞下皮质（BA 20）的活性降低。与安慰剂相比，4/6位患者服用阿扑吗啡后阴茎勃起硬度明显增强，PET检查发现服用阿扑吗啡后患者右侧额上区（BA 6）大脑活性升高，安慰剂组则无反应。而且，服用阿扑吗啡后均未出现大脑局部血流明显降低的现象。因此，认为阴茎勃起硬度与右侧ACG和右前额皮质的大脑活性增加以及颞叶皮质的大脑活性降低相关。

尽管上述有关额叶基底和颞叶皮质边缘大脑活性的两项研究结果并不一致，但阿扑吗啡可提高视觉性刺激时前额皮质（BA 6）运动前区反应的结论却基本相同。性唤起模型中，运动前区激活属于性唤起的动机部分。阿扑吗啡之所以能够激活这些大脑功能区域，可能通过阴茎勃起感知效应提高患者性欲望，并与运动前区的激活相关。

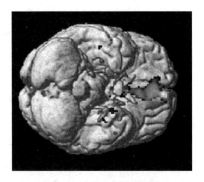

图 1-9　大脑的前视图

视觉性刺激时，性欲低下的性功能障碍患者左侧脑血回活性维持，与对照组的失活相反。

此外，亦有学者采用大脑功能影像学技术，对性欲望低下的性功能障碍（HSDD）患者进行相关研究。通过 PET 方式，比较 7 位男性患者和 8 位健康对照者在分级强度视觉性刺激下大脑内局部血流的变化（Stoléru，2003）。学者发现，作为动机行为的抑制区域（如内侧 OFC），视觉性刺激时对照组表现为失活，而性欲望低下患者则处于异常活性状态（图 1-9），说明性欲望低下的性功能障碍患者内侧 OFC 参与动机行为的抑制调控；相比之下，作为调节情感和运动想象的二级躯体感觉皮质（secondary somatosensory cortex）和顶叶小叶，以及参与前运动调节的 ACG 和额叶皮质，则表现为一种对立的方式，健康对照组激活，性欲望低下的性功能障碍患者失活或活性不变。

更重要的是，大脑内侧 OFC 还参与某种特定情况下奖励"缺失"的编码，如同灭活程序一样，即奖励被扣留时可记录到内侧 OFC 神经元的放电（Rosenkilde，1981）。因此，动物内侧 OFC 结构损伤时，将表现出灭活模式中一种持续反应的明显倾向（Butter，1969）。同样，腹内侧前额皮质神经元也在灭活程序的记忆中发挥作用（Quirk，2000）。尽管灭活程序结果和性欲望低下是两种明显不同状态，但二者具有重要的共同特征，即两种情况下刺激的动机意义降低和运动反应不再得到保证。性欲望低下患者内侧 OFC 神经元的持续活性状态，表明内侧 OFC 可能编码性刺激时奖励的习得性抑制和（或）对下游动机过程的更高抑制。

性欲望低下障碍和心因性勃起障碍患者的病理生理表现十分相似，即均缺乏内侧 OFC 的失活。或者说，这种共同特征与这些功能障碍患者的常见并发症直接相关。一组 113 例男性性欲望低下障碍患者中，53 例（47%）合并勃起障碍（Segraves K.，1991）。同样，我们研究的 7 例性欲望低下的性功能障碍患者中，4 例合并勃起障碍（Stoléru，2003）。Montorsi 等也报道了性欲望低下患者合并勃起障碍的现象，具体比例不十分清楚。尽管如此，根据现有研究数据尚不能得出内侧 OFC 异常与性欲望低下或勃起障碍相关的结论。相信不久的将来，随着性唤起病理生理学研究成果的不断涌现，将极大推动与性唤起有关的性功能障碍的治疗。

3．健康男性性唤起拟议模型

Redouté 等（2000）提出一种由认知、动机、情感和自主神经成分构成的四要素神经行为研究模型。而且，每一因素均受到抑制作用的调控。其中，认知因素包括：

（ⅰ）一种将刺激归类为性刺激并进行定量评价的评估过程；

（ⅱ）对评估为性刺激的注意力增加；

（ⅲ）与性行为相关的运动想象。

　　笔者认为右外侧 OFC、双侧颞下皮质、SPLs 以及调控运动想象区域（顶下叶、左腹侧运动前区）的激活，属于调控运动想象的神经网络，与模型认知成分具有神经关联性（Stoléru，2003）。其中，评估过程出现最早，是其他下游调节作用的基础。因此，性刺激认知评估并非早于性唤起，仅是性唤起激活整个过程的第一步。

　　情感成分，包括性唤起中特异的享乐特质，如性唤起以及身体特殊变化（阴茎充血肿胀）所带来的愉悦感。其中，右侧脑岛激活是情感成分，神经关联性的表现之一。

　　动机成分，即将行为向某一性目标引导的过程，包括感知到的表达外显性行为的冲动。我们认为，通常左侧 ACG 尾部以及双侧屏状核是这种动机成分的神经学基础。

　　自主神经和内分泌成分，包括为性活动做好生理准备的各种生理反应（如心血管、呼吸和生殖器反应）。通常，ACG 喙部、右侧脑岛前部和下丘脑后部参与性唤起时自主神经反应的调控。

　　以上模型四要素之间紧密关联、相互协调。例如，情感成分一定程度上依赖自主神经成分对身体生理变化的感知。

　　最后，各种抑制作用主要体现：

　　（i）性唤起之间抑制反应的激活，起到预防性唤起反复出现的作用。笔者认为，颞叶区域行使这种类型抑制调控功能，导致视觉性刺激时性反应水平降低。

　　（ii）至少在性欲望低下患者中，认知过程可起到降低视觉性刺激性意义的作用。笔者认为，内侧 OFC 负责这项调控功能（Stoléru，2003）。

　　（iii）一旦性唤起出现，一种控制性唤起行为外显表达的机制产生。笔者认为，右尾状核的头部和双侧壳核负责这项调控。

　　图 1-10 和图 1-11 图解式地初步解析了模型中行为和神经的关联性。

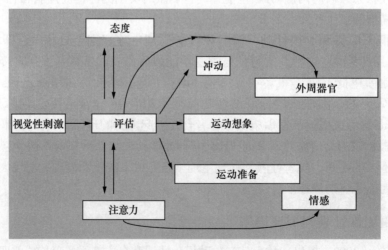

图 1-10　性唤起神经行为模型中行为作用示意图

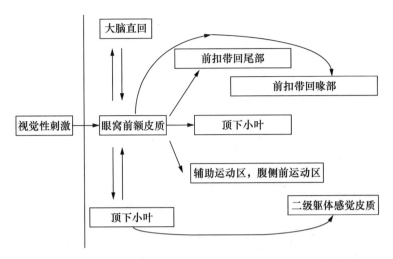

图 1-11　性唤起神经行为模型中神经关联示意图

三、方法学问题、注意事项和局限性

采用 fMRI 技术观察性唤起时大脑神经关联性的常见问题之一，是如何选择理想模块频率。通常，最佳"块长度"应该在 14～20s（Zarahn，1997）。这种最佳"块长度"由血流动力学反应函数（HRF）内在特性决定，体现了大脑内相关神经元组件激活后局部血流变化的时间进程。因此，fMRI 记录前，神经活动信号须经由血流动力学滤器以达到修饰和延迟信号的作用。模块持续时间为 14～20s 时，既允许刺激强度一定程度变化（时间足够长），亦可避免低频率下噪声出现（时间足够短）。因此，"块长度"调整为 14～20s 时可将敏感度与噪声之间权重达到最佳状态。而"块长度"过长时，由于噪声升高而导致假阴性结果（falsely negative findings）出现。

Canli 和 Amin（2002）指出，所谓大脑某一部位的激活，指这一区域某种条件下（如观察悲伤脸谱）的激活明显高于同一区域对照条件下（如观察中性脸谱）的激活。某种程度上，显著激活状态只是旁观者的角度。从定量分析角度，激活与否的判断常依据统计学分析：当超过某一具体统计学阈值时，这一条件下激活具有显著意义。因此，阈值降低时更多区域将达到统计学意义上的激活；升高阈值则又减少激活区域的数量。当然，阈值的选择更大程度上取决于研究者所选择的研究方法，并不是一项绝对标准。所以，学者报道的大脑激活状态，基本上是一项非常复杂数据集的统计学分析结果，表明不同研究者选择的解释方式不同而已。

视觉性刺激时人体表现出的大脑神经区域反应，并不意味它们一定是性欲望或性唤起的结果。同样，也不能肯定性欲望或性唤起是这些反应的原因。目前，仅能肯定的是，这些大脑反应与视觉性刺激诱导的性欲望或性唤起相关或具有某种关联性。为更好地说明这一点，至少可在理论层面上这样解释：激活的大脑神经区域，由于部位太小而难以通过现代技术方式得以显示。这也正是借助 PET 和 fMRI 方法更好显示性欲望和性唤起，以及其他大脑反应的真正原因。

在临床工作中需要牢记，尽管大脑功能影像学技术（至少目前）对于理解神经和精神障碍的病理生理非常重要，但它并不适用于这些疾病的诊断。而且，有关性功能障碍的病理生理结果主要基于群体患者，而其诊断决定却往往与个体患者相关。因此，当前这些技术尚不能用于性功能障碍个案的诊断。

参 考 文 献

Adolphs, R. (2002). Neural systems for recognizing emotion. Current Opinion in Neurobiology, 12, 169-177.

Aharon, I., Etcoff, N., Ariely, D., et al (2001). Beautiful faces have variable reward value: fMRI and behavioral evidence. Neuron, 32, 537-551.

Arnow, B. A., Desmond, J. E., Banner, L. L., et al (2002). Brain activation and sexual arousal in healthy, heterosexual males. Brain, 125, 1014-1023.

Bancroft, J. (1989). Human sexuality and its problems. London: Churchill Livingstone.

Bancroft, J. (1999). Central inhibition of sexual response in the male: A theoretical perspective. Neuroscience and Biobehavioral Reviews, 23, 763-784.

Bancroft, J., & Janssen, E. (2000). The dual control model of male sexual response: A theoretical approach to centrally mediated erectile dysfunction. Neuroscience and Biobehavioral Reviews, 24, 571-579.

Baum, M. J., Everitt, B. J., Herbert, J., et al (1977). Hormonal basis of proceptivity and receptivity in female primates. Archives of Sexual Behavior, 6, 173-192.

Beauregard, M., Levesque, J., & Bourgouin, P. (2001). Neural correlates of conscious self-regulation of emotion. Journal of Neuroscience, 21, RC165.

Benkelfat, C., Bradwejn, J., Meyer, E., et al (1995). Functional neuroanatomy of CCK4-induced anxiety in normal healthy volunteers. American Journal of Psychiatry, 152, 1180-1184.

Bielert, C. (1982). Experimental examinations of baboon (Papio ursinus) sex stimuli. In C. T. Snowdown, C. H. Brown, & M. R. Pctcrscn (Eds.), Primatc communication (pp. 373-395). London: Cambridge University Press.

Bocher, M., Chisin, R., Parag, Y., et al (2001). Cerebral activation associated with sexual arousal in response to apornographic clip: A 15 O-H 2 O PET study in heterosexual men. NeuroImage, 14, 105-117.

Burns, J. M., & Swerdlow, R. H. (2003). Right orbitofrontal tumor with pedophilia symptom and constructional apraxia sign. Archives of Neurology, 60, 437-440.

Bush, G., Luu, P., & Posner M. I. (2000). Cognitive and emotional in®uences in anterior cingulate cortex. Trends in Cognitive Science, 4, 215-222.

Buss, D. M. (1989). Sex differences in human mate preferences: Evolutionary hypotheses tested in 37 cultures. Behavioral and Brain Sciences, 12, 1-14.

Butter, C. (1969). Perseveration in extinction and in discrimination reversal tasks following selective frontal ablations in Macaca mulatta. Physiology and Behavior, 4, 163-171.

Canli, T., & Amin, Z. (2002). Neuroimaging of emotion and personality: Scientific evidence and ethical considerations. Brain and Cognition, 50, 414-431.

Cohen, L. J., Nikiforov, K., Gans, S., et al (2002). Heterosexual male perpetrators of childhood sexual abuse: A preliminary neuropsychiatric model. Psychiatric Quarterly, 73, 313-336.

Corbetta, M., Miezin, F. M., Shulman, G. L., et al (1993). A PET study of visuospatial attention. Journal of Neuroscience, 13, 1202-1226.

Damasio, A. R., Grabowski, T. J., Bechara, A., et al (2000). Subcortical and cortical brain activity during the feeling of self generated emotions. Nature Neuroscience, 3, 1049-1056.

Decety, J., & Grèzes, J. (1999). Neural mechanisms subserving the perception of human actions. Trends in Cognitive Sciences, 3, 172-178.

Decety, J., Perani, D., Jeannerod, M., et al (1994). Mapping motor representations with positron emission tomography. Nature, 371, 600-602.

Dougherty, D. D., Shin, L. M., Alpert, N. M., et al (1999). Anger in healthy men: A PET study using script-driven imagery. Biological Psychiatry, 46, 466-472. Brain Functional Imaging Studies l31.

Dressing, H., Obergriesser, T., Tost, H., et al (2001). Homo-sexual pedophilia and functional networks-An fMRI case report and litera-ture review. Fortschritte der Neurologie Psychiatrie, 69, 539-544.

Dum, R. P. (1993). Cingulate motor areas. In B. A. Vogt & M. Gabriel (Eds.), Neurobiology of the cingulate cortex and limbic thalamus (pp. 415-441). Boston: Birkhäuser.

Everitt, B. J. (1990). Sexual motivation: A neural and behavioural analysis of the mechanisms underlying appetitive and copulatory responses of male rats. Neuroscience and Biobehavioral Reviews, 14, 217-232.

Everitt, B. J., Morris, K. A., O'Brien, A., et al (1991). The basolateral amygdala-ventral striatal system and conditioned place preference: Further evidence of limbic-striatal interactions underlying reward-related processes. Neuroscience, 42, 1-18.

Gerendai, I., Tóth, E., Boldogkoi, Z., et al (2000). Central nervous system structures labeled from the testis using the transsynaptic viral tracing method. Journal of Neuroendocrinology, 12, 1087-1095.

Hagemann, J. H., Berding, G., Bergh, S., et al (2003). Effects of visual sexual stimuli and apomorphine SL on cerebral activity in men with erectile dysfunction. European Urology, 43, 412-420.

Hendricks, S. E., Fitzpatrick, D. F., Hartmann, K., et al (1988). Brain structure and function in sexual molesters of children and adolescents. Journal of Clinical Psychiatry, 49, 108-112.

Holstege, G., Georgiadis, J. R., Paans, A. M., Meiners, L. C., van der Graaf, F. H., & Karama, S., Lecours, A. R., Leroux, J. M., et al (2002). Areas of brain activation in males and females during viewing of erotic fillm excerpts. Human Brain Mapping, 16, 1-13.

Klüver, H., & Bucy, P. C. (1939). Preliminary analysis of functions of the temporal lobes in monkeys. Archives of Neurology and Psychiatry, 42, 979-1000.

Lee, S., Miselis, R., & Rivier, C. (2002). Anatomical and functional evidence for a neural hypothalamic-testicular pathway that is independent of the pituitary. Endocrinology, 143, 4447-4454.

Meisel, R. L., & Sachs, B. D. (1994). The physiology of male sexual behavior. In E. Knobil & J. D. Neill (Eds.), The physiology of reproduction (Vol. 2, pp. 3-105). New York: Raven Press.

Montorsi, F., Perani, D., Anchisi, D., et al (2003a). Brain activation patterns during video sexual stimulation following the administration of apomorphine: Results of a placebo-controlled study. European Urology, 43, 405-411.

Montorsi, F., Perani, D., Anchisi, D., et al (2003b). Apomorphine-induced brain modulation during sexual stimulation: A new look at central phenomena related to erectile dysfunction. International Journal of Impotence Research, 15, 203-209.

Mouras, H., Stoléru, S., Bittoun, J., et al (2003). Brain processing of visual sexual stimuli in healthy men: A functional magnetic resonance imaging study. NeuroImage, 20, 855-869.

O'Doherty, J., Winston, J., Critchley, H., et al R. J. (2003). Beauty in a smile: The role of medial orbitofrontal cortex in facial attractiveness. Neuropsychologia, 41, 147-155.

Pardo, J. V., Pardo, P. J., Janer, K. W., et al (1990). The anterior cingulate cortex mediates processing selection in the Stroop attentional conflict paradigm. Proceedings of the National Academy of Sciences, USA, 87, 256-259.

Park, K., Seo, J. J., Kang, H. K., et al (2001). A new potential of blood oxygenation level dependent (BOLD) functional MRI for evaluating cerebral centers of penile erection. International Journal of Impotence Research, 13, 73-81.

Parry, A., & Matthews, P. M. (2002). Functional magnetic resonance imaging: A window into the brain. Retrieved June 2003 from http: //www. psy. vanderbilt. edu/faculty/blake/214 F2002/fMRI/fmri intro. html.

Peterson, B. S., Skudlarski, P., Anderson, A. W., et al (1998). A functional magnetic resonance imaging study of tic suppression in Tourette syndrome. Archives of General Psychiatry, 55, 326-333.

Phan, K. L., Wager, T., Taylor, S. F., et al (2002). Functional neuroanatomy of emotion: A meta-analysis of emotion activation studies in PET and fMRI. NeuroImage, 16, 331-348.

Phillips, M. L., Young, A. W., Senior, C., et al (1997). A specific neural substrate for perceiving facial expressions of disgust. Nature, 389, 495-498.

Pizzagalli, D. A., Lehmann, D., Hendrick, A. M., et al (2002). Affective judgments of faces modulate early activity (approximately 160 ms) within the fusiform gyri. NeuroImage, 16, 663-677.

Quirk, G. J., Russo, G. K., Barron, J. L., et al (2000). The role of ventromedial prefrontal cortex in the recovery of extinguished fear. Journal of Neuroscience, 20, 6225-6231.

Rauch, S. L., Shin, L. M., Dougherty, D. D., et al (1999). Neural activation during sexual and competitive arousal in healthy men. Psychiatry Research, 91, 1-10.

Redouté, J., Stoléru, S., Grégoire, M. C., et al (2000). Brain processing of visual sexual stimuli in human males. Human Brain Mapping, 11, 162-177.

Redouté, J., Stoléru, S., Pugeat, M., et al (2005). Brain processing of visual sexual stimuli in treated and untreated hypogonadal patients. Psychoneuroendocrinology, 30, 461-482.

Reiman, E. M., Lane, R. D., Ahern, G. L., et al (1997). Neuroanatomical correlates of externally and internally generated human emotion. American Journal of Psychiatry, 154, 918-925.

Richfield, E. K., Twyman, R., & Berent, S. (1987). Neurological syndrome following bilateral damage to the head of the caudate nuclei. Annals of Neurology, 22, 768-771.

Robinson, B. W., & Mishkin, M. (1968). Penile erection evoked from forebrain structures in Macaca mulatta. Archives of Neurology, 19, 184-198.

Rolls, E. T. (1999). The brain and emotion. New York: Oxford University Press.

Rosen, R. C., & Beck, J. G. (1988). Patterns of sexual response. In R. C. Rosen & Brain Functional Imaging Studies 1 33 J. G. Beck (Eds.), Patterns of sexual arousal: Psychophysiological processes and clinical applications (pp. 23-52). New York: Guilford.

Rosenkilde, C. E., Bauer, R. H., & Fuster, J. M. (1981). Single cell activity in ventral prefrontal cortex of behaving monkeys. Brain Research, 209, 375-394.

Schultz, W., Apicella, P., Scarnati, E., et al (1992). Neuronal activity in monkey ventral striatum related to the expectation of reward. Journal of Neuroscience, 12, 4595-4610.

Segraves, K., & Segraves, R. (1991). Hypoactive sexual desire disorder: Prevalence and comorbidity in 906 subjects. Journal of Sex and Marital Therapy, 17, 55-58.

Spiering, M., Everaerd, W., & Elzinga, B. (2002). Conscious processing of sexual information: Interference caused by sexual primes. Archives of Sexual Behavior, 31, 159-164.

Stephan, K. M., Fink, G. R., Passingham, R. E., et al (1995). Functional anatomy of the mental representation of upper extremity movements in healthy subjects. Journal of Neurophysiology, 73, 373-386.

Stoléru, S., Grégoire, M. C., Gérard, D., et al (1999). Neuroanatomical correlates of visually evoked sexual arousal in human males. Archives of Sexual Behavior, 28, 1-21.

Stoléru, S., Redouté, J., Costes, N., et al (2003). Brain processing of visual sexual stimuli in men with hypoactive sexual desire disorder. Psychiatry Research: Neuroimaging, 124, 67-86.

Sumich, A. L., Kumari, V., & Sharma, T. (2003). Neuroimaging of sexual arousal: Research and clinical utility. Hospital Medicine, 64, 28-33.

Swanson, L. W., & Petrovich, G. D. (1998). What is the amygdala? Trends in Neurosciences, 21, 323-331.

Talairach, J., & Tournoux, P. (1988). Co-planar stereotaxic atlas of the human brain. Stuttgart: Thieme.

Tiihonen, J., Kuikka, J., Kupila, J., et al (1994). Increase in cerebral blood flow of right prefrontal cortex in man during orgasm. Neuroscience Letters, 170, 241-243.

Zarahn, E., Aguirre, G., & D'Esposito, M. (1997). A trial-based experimental design for fMRI. NeuroImage, 6, 122-138.

第 2 章　人类性反应过程中男、女生殖器解剖和功能上的异同——执着追求即可发现宝藏

一、历史介绍

1. 胚胎"性分化"

初看，男、女生殖器似乎明显不同，以至于人们总是习惯于比较二者之间的异同。然而，尽管男、女生殖器外在差异十分明显，但早期阴道解剖特征与向内翻转拉长的阴茎却有着惊人的相似之处。最近，随着人体 X 和 Y 染色体的相继确定和受精卵研究的不断深入，学者发现原始组织来源相同（生殖原基）的男、女生殖器，其分化均由 Y 染色体控制。Y 染色体编码了一种称之为睾丸决定因子（testis determining factor，TDF）的基因，促使胎儿性腺（卵睾体）转变为功能性睾丸。同时，睾丸局部分泌抗苗勒因子（Mullerian），防止女性苗勒导管系统的出现。睾酮这种雄激素，则维持男性中肾（Wolffian）导管系统和外生殖器的发育（Jost，1973；Wilson，1978）；缺乏 Y 染色体时，由睾丸决定的旁路不能被启动。此时，胎儿性腺随即发育为卵巢，胚胎性分化经由女性途径完成。简单地说，女性发育被认为是人体性别分化的默认方式。Y 染色体存在时将引导胚胎性别分化按男性途径完成，即使胚胎中雌激素存在也不能成为女性生殖器形成的必要条件（Jost，1973；Wilson，1978）。

2. 胚胎外生殖器分化

从外表上看，泌尿生殖结节结构可形成女性阴唇和阴蒂。但是，如果胚胎分泌大量睾酮（在前列腺和阴茎内通过 5α 还原酶将睾酮转变为活性的 5- 脱氢睾酮），这些结构将优先转变为阴囊和阴茎。事实上，许多男、女生殖器基本结构来源于相同的原始组织，这有助于我们更好理解男、女生殖器的功能。因此，即使单从学术角度比较二者解剖和功能上的异同，亦将使我们受益匪浅。

在总结男、女性反应中生殖器解剖结构异同的基础上，Kinsey 等（1953）得出结论："一言以蔽之，对于性反应和高潮形成必不可少的男、女生殖器解剖结构而言，二者区别甚微。在某种程度上，男、女性反应的差异，更多体现在各自生殖过程中。就男、女性反应和高潮的起源和发展而言，并无明显差异"。

希伯来语 chiddush 一词，即"温故知新"，本章目的便在于此。

二、男、女生殖器的神经支配

通常两性生殖系统的神经主要通过自主神经系统的副交感神经和交感神经控制。其中，前者神经递质（neurotransmitter）为已知的乙酰胆碱（阿托品和筒箭毒阻断），后者神经递质为熟悉的去甲肾上腺素（α阻断剂酚妥拉明、β阻断剂普萘洛尔）。简单地说，两种系统的作用基本相反，副交感神经兴奋、交感神经抑制。但是，随着非肾上腺素非胆碱能（NANC）和氮能神经系统的相继发现，这种简单的传统观点必须被抛弃。显然，神经系统在其神经末梢中可能包含和释放了多种神经递质。过去，许多公认的神经递质被发现是一种多肽物质［如血管活性肠肽（VIP）、P物质、降钙素基因相关肽（CGRP）和内皮素］，数量接近40种。随着周围神经内一氧化氮（NO）神经递质的发现，其范围不断拓展。神经调节的概念也随之出现，即某些情况下神经末梢释放的一种物质可能并不发挥具体作用，仅表现为影响另一种神经递质的释放或活性。这种概念的提出，使我们对生殖器神经调控复杂性的理解更加深入，完全改变了过去神经递质的传统理念。

毫无疑问，最近涌现的各种研究成果不断丰富生殖器神经支配的理论。欣然接受这种最新、最前沿神经调节概念的同时，很有必要复习某些神经生理学的传统理念，做到温故知新。通常，一种候选神经递质的确定必须满足许多标准。目前，这些既定和苛刻的标准仍有实际意义。具体而言，这些必备条件包括：

（i）存在于某一部位；

（ii）合成于某一部位；

（iii）某一部位释放时发挥生理功能；

（iv）分解酶存在于某一部位；

（v）被某一部位的特异拮抗剂阻断。

实践中，对生殖器神经控制的描述往往忽略了这些关键性步骤的作用与意义，有时甚至可能已被抛在脑后。在此，仍有必要重申这些基础理论。在所有神经递质中，气态神经递质是一种例外。例如，NO和一氧化碳（CO）不能达到上述标准要求，即它不存在具体部位（根据需要制备）、不通过酶分解和无神经递质受体部位（神经肌肉连接处）、无NO拮抗剂和CO拮抗剂阻断等。这一点，必须清楚。

三、阴茎勃起和松弛

1．坐骨海绵体肌和球海绵体肌

1573年，Varolius最早提出阴茎勃起的解剖机制，认为阴茎基部两种横纹肌［坐骨海绵体肌（ischiocavernosus muscle）和球海绵体肌（bulbocavernosus muscle）］共同参与性反应时阴茎的收缩过程（Gerstenberg，1990）。这些肌肉收缩后可阻断阴茎静脉回流，使得阴茎内动脉血液迅速饱满性地充盈，导致阴茎勃起。500年来，这种机制被反复引用却未得到研究证实，许多学者和教科书也不断重复这种口头语，即两种肌肉收缩是阴茎勃起的基础。肌电图（EMG）检查方式的出现，能够如实地记录到视觉性刺激时两种肌肉的收缩状况。学者发现，阴茎勃起过程中男性对象无自主愿望时，这两种肌肉并无明显收缩表现（Gerstenberg，1990）。为检测尿道和阴茎海绵体压力与坐骨海绵体肌和球海绵体肌之间的关系，实验中学者分别电刺激两种肌肉，结果发现坐骨海绵体肌收缩可导致阴茎海绵体压力升高、球海绵体肌收缩仅导致尿道海绵体压力升高，说明球海绵体肌在阴茎勃起过程中作用并不十分重要（仅在射精过程中发挥部分作用而已），而坐骨海绵体肌仅在自主性收缩时才辅助升高阴茎海绵体压力（Shafik，1995a）。某些男性发现，有意收缩球海绵体肌和坐骨海绵体肌，有助于维持勃起状态、短暂增加阴茎勃起硬度。睡眠时，球海绵体肌和坐骨海绵体肌似乎在夜间阴茎勃起时被激活，与有意识的阴茎勃起不同。由于两种情况下（夜间勃起和清醒勃起）坐骨海绵体肌和球海绵体肌收缩机制可能不同，这在选择一种正常、有意识的阴茎勃起模型时必须注意。

2．阴茎勃起神经递质

探寻阴茎从疲软排尿状态至坚硬性反应状态的作用机制中，学者很快排除了乙酰胆碱的调节作用，因为阴茎勃起对阿托品不敏感。随后，生殖器内 VIP 的发现又使学者继续验证这种神经递质的可能性。虽能满足上述神经递质的 1 和 2 项标准，但注射至人体海绵体组织时 VIP 并不能够形成真正的阴茎勃起，仅达到一种肿胀而非坚硬的阴茎状态（Adaikan，1986；Wagne，1987）。由此认为，VIP 可能不是唯一的神经递质。经过不懈研究和难得机遇，学者发现了一氧化氮合酶（NOS）- 精氨酸 -NO- 鸟苷酸环化酶 -cGMP 旁路，能更好解释阴茎勃起过程中海绵体平滑肌的松弛效应（Burnett，1992），诠释阴茎充血肿胀和坚硬勃起的复杂机制。西地那非药物的相继发明，进一步印证了这种理论的正确性，即通过抑制磷酸化蛋白激酶 G（PKG），使离子通道磷酸化，进而激活钙离子通道，最终导致动脉和阴茎海绵体膜超极化，从而达到肌肉松弛效果。目前，许多学者已经认可神经源性 NO 的作用，是一种调节阴茎勃起的主要神经递质（Cartledge，2001）。当然，海绵体组织内还存在其他许多血管活性物质，但它们在阴茎勃起和松弛中作用仍不十分清楚（Hedlund，2000）。

目前，对阴茎如何维持疲软的排尿状态的长效机制，尚不十分清楚。普遍观点认为，高交感张力维持了阴茎海绵体平滑肌的收缩状态，它主要通过神经末梢 N- 苄基肾上腺素的释放，作用于 α_1 肾上腺素能受体而发挥效应。性唤起 / 勃起时可部分降低这种张力，但这仍不足以解释上述原因。因为，很少遇到男性由于缺乏多巴胺 β 羟化酶（DβH）而不能形成 N- 苄基肾上腺素的病例。这些男性虽然射精延迟或不能射精，但其阴茎勃起过程中却不会出现阴茎异常勃起的情况（Mathias，1990）。显然，其他血管收缩机制而非 N- 苄基肾上腺素参与了阴茎松弛的长效调节过程，包括内皮素 1、血管紧张素、血栓素 A_2 和前列腺素（PGF_2）等。

四、阴道和阴蒂的性功能

1．阴道

男性中无任何器官可与阴道比拟。虽然阴茎与阴蒂是同源性器官，但奇怪的是所有早期女性生殖器血流的研究都集中在阴道，完全忽略了阴蒂的作用。这可能是光电容积扫描（vaginal photoplethysmography）技术出现后，学者更容易对阴道进行血流变化研究的缘故（Levin，1997）。直至多普勒超声技术出现（以 cm/s 为单位测量血流速度而不是真正流速 mL/s），阴蒂"血流"的检测才变得更为便捷。事实上，现已有学者报道了这项技术（Khalife，2003）。目前，这种技术应用的主要困难在于手握探头直角方式对准阴蒂时较困难，且易诱导受试者性唤起。

2．增加阴道血流神经递质

学者一度提出乙酰胆碱作为性唤起中阴道血管收缩主要神经递质的观点，受到 Wagner 和 Levin（1980）研究的质疑，即阿托品（主要抗毒蕈碱胆碱能拮抗剂）并不能阻断性唤起时阴道血流的增加或性高潮的出现。早期免疫组化研究结果显示，阴道平滑肌和血管神经末梢中存在一种 VIP 物质（Levin，1991）。随后，在对有意识女性的功能研究中，学者发现 VIP 可增加阴道血流，诱导神经性阴道漏出液的产生（润滑液）。因此，学者推断 VIP 很可能是生殖器兴奋的一种神经递质，能增加动脉血供，形成组织液（增加动脉静水压）进入组织间隙，最终通过阴道上皮分泌至腔道表面，成为阴道润滑液（Levin，1999a）。目前，尚无人体研究结果（甚至动物）证明，VIP 拮抗剂可单独、有效阻断性唤起时阴道血流增加。最近，兔模型阴道抑制剂研究发现，一种中性内肽酶（NEP，EC 3.4.24.11）可分解这种 VIP 物质（Wayman，2002）。现在，学者正在研究这种物质在提高人体阴道血流中的作用。如上所述，学者已经找到男性性唤起时阴茎血流变化的主要调节剂即 NO，因而学者希望研究发现同样重要的调控女性性唤起时阴道血流变化的物质。目前，免疫组化检查发现，停经前阴道组织中存在非常少量的 NOS，停经后基本不存在（Hoyle，1996），与阴蒂中丰富的 NOS 完全不同（Burnett，1997）。与男性阴茎一样，女性阴蒂是一种雄激素依赖组织。相对而言，阴道基本上是一种雌激素依赖组织。

为证明 NOS- 精氨酸 -NO- 鸟苷酸环化酶 -cGMP 旁路是否在阴道血流调控中发挥重要作用，Laan 等（2002）分别在基础和性唤起状态下，通过光电容积扫描西地那非（PDE5 抑制剂）作用后阴道血流的变化。研究结果显示，西地那非治疗并不能改变女性受试者的基础血流水平，光电容积扫描记录阴道信号幅度［阴道脉冲幅度（VPA）］仅轻度增加 20%。事实上，作为阴道血流体积变化的非特异性指标，并非 VPA 增加 20% 就意味着阴道血流增加 20%（详见附录中学者提出的 VPA 检测意义的 10 个关键性问题）。因此，必须进行更准确的西地那非药物作用下阴道血流变化的测量（间接证明 NOS- 精氨酸 -NO- 鸟苷酸环化酶 -cGMP 旁路作用机制的方式）。显然，实验结果表明，环化 GMP 在阴道血流中的效果轻微，与其在阴茎中的作用不匹配，这一点也在学者意料之中。正如本章开始所述，阴道和阴茎是非同源器官，而阴蒂和阴茎才是同源的。

回顾有关阴道周围循环神经支配的文献报道，目前仍缺乏对阴道功能的深入研究。尽管 Hoyle 等在 1996 年进行了完美的免疫组化实验，显示神经肽存在于阴道不同血管中的事实。但多年之后，仍然不清楚这些神经是运动神经还是感觉神经，亦不知晓这些神经递质在是如何在相应部位发挥作用的，神经递质功能的研究明显滞后于部位的研究。

3．促甲状腺素释放激素在女性性反应中作用之谜

静脉注射三肽中枢神经递质（促甲状腺素释放激素）时，男、女性反应的不同表现一直令许多学者费解和痴迷。通常，男、女受试者均出现短暂的副作用，如面部潮红和身体温暖、恶心、尿急迫和舌尖金属味等。实验中 6 位男性受试者静脉内注射 200mg TRH 后，阴茎勃起无任何变化且维持一种松弛状态，亦无性唤起感觉。女性受试者静脉注射 TRH 后，虽然副作用与男性基本相同，7 位受试者（44%）却表现为短暂阴道温暖、润滑和压力升高等变化，与轻度性唤起的表现十分相似（Blum，1980）。随后一项实验中，Levin 和 Wagner（1986）在 9 位女性受试者静脉内注射 200mg TRH 和生理盐水安慰剂，然后通过光电容积扫描和加热氧电极测量阴道血流变化。学者发现，部分女性阴道温暖（78%），部分女性面部温暖（22%），部分女性阴道血流轻度增加（75%）。但是，对照组却未出现上述生理变化。此外，由于检查时受试者身体移动使得阴道光电容积扫描检测相对困难。因此，尽管 33% 的受试者 VPA 明显升高、44% 的受试者 VPA 升高，统计学分析却无显著性差异。最后，学者得出结论，200mg TRH 静脉注射时，可诱导轻度的女性阴道血流增加及其阴道激活感觉的变化。

绵羊动物模型研究结果显示，阴道动脉注射 TRH（未扩散至全身循环前）时可增加阴道血流，表明 TRH 在阴道水平的直接作用方式。但是，反复注射后又可迅速诱导一种耐受现象。因此，TRH 似乎对女性（非男性）表现出一种独特的生殖器效应和中枢性唤起调节作用。那么，我们不禁会问：

（ i ）TRH 是否为女性生殖器内另一种神经递质？

（ ii ）TRH 为什么对男性无调节作用？

（ iii ）TRH 是否通过阴道血流增加或大脑内某一部位激活，导致轻度性唤起？

（ iv ）TRH 是否参与女性正常性唤起过程？

上述这些问题，有待学者进一步研究后给出明确答复。

4．阴蒂

长久以来，阴蒂一直是女性性反应愉悦的焦点（Levin，2001）。过去阴蒂解剖和组织结构研究甚少，直至最近才开始对阴蒂进行正规的研究。得益于尸体解剖研究成果，学者相继揭开阴蒂在性反应中的作用之谜。例如，Van Turnhout 等（1995）发现，阴道两侧前庭腺组织最终抵达阴蒂头；Toesca 等（1996）报道，阴蒂海绵体与阴茎海绵体具有同源性，相比之下阴蒂仅缺乏白膜下层和勃起组织。阴茎在性唤起时通过组织充血、压迫白膜，形成明显硬度的阴茎，即勃起状态。相对而言，阴蒂由于缺乏这种血管丛组织，虽可充血或肿胀，却难以达到阴茎的坚硬勃起状态。因此，性兴奋时阴蒂不能真正勃起，仅能达到一种充血状态。当然，亦有少数文献（Medina，2002）报道阴蒂异常勃起的现

象，并声称阴蒂可形成并维持一种勃起状态。尽管如此，此时阴蒂只不过是一种持续充血状态。阴蒂与阴茎明显不同之处在于，两种器官结构的悬韧带形状、范围和方向显著不同（Rees，2000）。在 10 例女性尸体解剖研究基础之上，O'Connell 等（1998）对阴蒂总体结构进行了再评估，并将女性阴蒂描述为一种三维复合体：位于正中矢状平面的中线阴蒂海绵体（宽 1～2cm、长 2～4cm）和由此发出与耻骨坐骨支平行的两侧阴蒂脚（长 5～9cm），以及海绵体后方新月或三角形的尿道球部（长 3～7cm）。这种复杂的勃起组织围绕尿道且被称为尿道球腺的结构并未形成传统描述中的阴唇核心，只是阴蒂组织的一部分。因此，阴蒂复合体实际大小可能较平常描述的体积更大，只不过当前尚不能采用现代体视学技术（stereological techniques）进行精确的体积测量。有学者报道采用 MRI 技术研究经期女性阴蒂解剖结构，发现尿道球腺位于尿道两侧，前行一段距离后在中线部位汇合却不融合。目前，它们在阴蒂基础结构或性唤起中的作用尚不十分清楚（O'Connell，2005）。

在高交感张力影响下，阴茎海绵体平滑肌收缩导致阴茎疲软。性唤起时这种张力降低，肌肉松弛使得血液迅速充盈阴茎勃起腔隙。采用"同心电极"技术记录阴茎内平滑肌肌电活动时可检测到这种平滑肌功能状态的变化（从收缩至松弛状态）：收缩时可产生一种自发的肌电活动、松弛时则无表现。Gerstenberg 等（1989）最先报道这种原位海绵体平滑肌的肌电活动，随后其他学者相继报道这种特有表现（Vardi，2000）。最近，Yilmaz 等（2002）报道，采用这种方法可记录到交感张力下与阴茎活动十分相似的阴蒂肌电活动方式。由此可见，高交感张力条件下，阴茎和阴蒂均保持一种松弛状态（Levin，2005）。

5．性高潮

性高潮时，男、女在呼吸、循环和肌肉系统上的变化基本相同。虽不能确定既往有关男、女性高潮的文献报道，是由男性或女性人员记载、评估（Vance，1976），但性高潮过程中男、女心理体验过程基本一致。尽管如此，男、女性高潮的表现特点却各自不同，所谓"性高潮类型学（typology of orgasm）"似乎仅为女性而设（Levin，1981；Mah，2002；Mesyon，2004）。分析其原因，可能是由于女性性高潮可出现在许多不同部位，与男性主要集中在阴茎的表现不同。文献未曾报道，前列腺（通过直肠）刺激与阴茎刺激所致男性性高潮是否存在差异（如同男、女性高潮的区别一样），如性高潮的持续时间、效果强弱或愉悦程度是否不同。需要说明的是，尽管男性"性高潮类型学"的结论缺乏理论依据，并不表明男性"性高潮类型学"完全不存在（Levin，2004）。

男、女性高潮似乎存在明显区别，具体表现如下：

（i）与男性不同，女性性高潮不仅反复多次，且间隔时间短（Master，1996）。

（ii）与男性不同，女性性高潮时间持续更长（性高潮状态）（Master，1996）。

（iii）盆腔肌肉收缩记录显示，男性表现为节律不同的肌肉收缩方式，在女性中则未观察到这种特征（Bohlen，1982）。

（iv）性高潮开始后即使性刺激中断，男性性高潮也会自动延续；女性则不然，如果性刺激中断，性高潮也将随之戛然而止（Master，1996；Sherfey，1973）。

那么，我们如何解释以上男、女性高潮中表现的众多不同？

就性高潮次数而言，女性可出现多次性高潮而男性则不能。这可能是由于男性特有的射精行为而女性基本缺失（除了尿道分泌物）。最近，Levin（2003b）认为这种生理机制可能与泌乳素的作用有关，研究发现泌乳素仅在性高潮而非性唤起时释放。

目前，暂无女性为何性高潮时间更长的合理解释，亦不知晓男、女性高潮时横纹肌肌肉收缩区别的原因。随后，将进一步分析和讨论这方面的问题。

6．男、女性高潮时盆腔横纹肌收缩特点

虽然人体四肢和盆腔都存在横纹肌，但二者横纹肌的特点并不相同。

首先，盆腔横纹肌不仅可自主收缩，亦可在性高潮"阵挛的"收缩时表现为一种非自主、节律性的收缩方式；其次，暴露在危险情况下，女性盆腔肌肉亦可出现"痉挛的"收缩，表现为一种性功能异常情况下"阴道痉挛（vaginismus）"的方式，肌肉痉挛性收缩严重以至于阴茎难以插入女性阴道内，甚至手指亦不能进入（van der Velde，2001）。学者认为，这种非自主盆腔肌肉收缩方式可能是危险情况下女性对象的一种自我保护机制。尽管如此，它似乎并不能保护女性免受强奸之害。

研究正常和阴道痉挛患者肛提肌、耻骨直肠肌和球海绵体肌肌电图（EMG）活动后，Shafik 等（2002）发现即使在基础状态下，患者肌电图亦较正常对照组的高，阴道扩张器诱导阴道痉挛时肌电图活动更高。因此，作者提出了骶反射弧（sacral reflex arc）紊乱的概念。当然，这需要进一步研究证实。

尽管男性盆腔肌肉非自主痉挛不常见，有时仍主诉一种疼痛性射精或射精疼痛（odynorgasmia）（Donnellan，2001）和射精后疼痛综合征（Kaplan，1993），它可能是某些男性生殖器肌肉痉挛所致。这种功能紊乱是否与女性阴道痉挛的病因相同，有待深入研究。

男、女性高潮过程中盆腔横纹肌激活时，可产生各自不同的节律性收缩方式（Masters，1966）。男性，这些肌肉收缩可形成强有力的射精（特别是球海绵体肌）并伴随性高潮的即将来临（Gerstenberg，1990），与女性作用机制不同（Levin，2003b）；女性，尽管许多人性高潮时声称感受到阴道周围横纹肌［坐骨海绵肌（ISC）和球海绵体肌（BS）］的盆腔收缩，但调查研究和个案报道发现，绝大部分有性高潮经历的女性并未经历（或感受到）或有过这类肌肉收缩（Bohlen，1982）。男、女之间为什么存在这种显著差异，学者尚不十分清楚。有一点可以肯定的是，女性性高潮时可表现出不同类型的平滑肌/横纹肌收缩方式，这在 John Perry 的研究结果中已有所报道：当阴道前壁为性刺激焦点时，子宫平滑肌和耻、尾骨（PC）横纹肌均呈现收缩状态；当阴蒂为性刺激焦点时，耻、尾骨（PC）横纹肌收缩明显，而子宫平滑肌收缩较微弱。显然，性高潮时女性盆腔平滑肌/横纹肌的收缩表现得更为复杂，有待我们进一步研究和探索。

7．男、女性高潮时生殖器平滑肌收缩特点

男、女生殖器平滑肌收缩机制各自不同，男性的性高潮与射精几乎同时出现（Levin，

2003b）。射精时肾上腺素能受体被激活，导致生殖器附属器官包膜平滑肌收缩，导致输精管和尿道蠕动。这些变化与横纹肌的收缩相互协调，达到一定压力后精液射出。平滑肌收缩时精液被转移至尿道，横纹肌收缩时精液得以射出。因此，横纹肌麻痹时精液将是滴沥出而非射出。

虽无这种可媲美的射精特质（除了争议性的尿道分泌物排出），女性性高潮过程中也表现出一种相似的子宫收缩现象。其实，这种特殊的射精机制也是男性性反应不应期存在的重要原因（Masters，1996；Levin，2003b）。有学者认为，女性子宫收缩开始之时，便是其性高潮结束之始。这一表现起到中断女性性唤起并防止高潮过长的作用，似乎也是一种女性性反应的"不应期"。

有趣的是，就子宫收缩作用而言，Kinsey（1953）与 Masters 和 Johnson（1966）的观点有所不同。Kinsey 认为：性唤起时，子宫上部形成一种节律性收缩方式；Masters 和 Johnson 认为：只有女性进入性高潮时才会产生这种特殊子宫收缩方式。遗憾的是，目前尚无足够文献报道或记录给出明确答案，进一步研究可解答此疑惑。

五、性唤起时生殖器的分泌活动

性唤起时，男、女可产生许多生殖器分泌物。男性生殖器分泌物 / 液体包括前列腺、精囊、尿道和尿道球腺分泌物；女性则主要来源于子宫（内膜）腺体、子宫颈上皮隐窝（并非真正腺体组织）、阴道神经性漏出液和尿道旁腺及前庭腺。

1．子宫（内膜）腺体

这些子宫腺体为女性所特有。一项研究调查性唤起时子宫腺体作用的研究中，在受试者清晰状态下将无线电遥测设备插入子宫内，测量包膜 pH 变化（Fox，1982）。10 次性交中均发现受试者腔内 pH 显著升高，从 0.5 至 0.95，性高潮后 2～3min 达到最高并维持30min。Levin 认为性交可改变女性子宫内液体离子构成，有助于调节精子功能并与生殖过程密切相关。

2．前庭腺体

Kinsey 等（1953）指出：性活动时前庭腺体分泌物的增加，是性爱反应最好的例证之一，许多受试者性活动时亦感觉到这种变化。但是，研究数以千计女性性高潮反应后，Masters 和 Johnson（1966）指出，前庭腺体确实通过分泌活性的变化参与性刺激反应，但仅在晚期性兴奋阶段或早期性紧张平台阶段发挥作用。未生育受试者前庭腺体导管产生很少的分泌物，经产妇偶尔产生 2～3 滴分泌物。反复观察发现，这种分泌物量并不丰富，仅达到润滑阴道入口的作用。真正润滑阴道的液体是性唤起后即刻出现的神经性漏出液（Levin，1999a，1999b），性高潮时前庭腺产生的分泌物几乎难以起到润滑阴道的作用。Masters 和 Johnson 得出结论：腺体分泌物在润滑阴道或中和阴道 pH 中的作用不明显。因此，我们该如何看待性唤起时前庭腺体的作用，尚不十分清楚。

自 1966 年 Masters 和 Johnson 开展前庭腺研究工作 40 年以来，除 1994 年法国

Chretien 和 Berthou 的一篇文献报道外，尚无其他任何报道。唯一令学者感兴趣的报道，是一项女性性反应时前庭腺的实验研究：性交时虽未观察到前庭腺体分泌物，但挤压腺体区域时分泌物明显增加。那么，Masters 和 Johnson 研究时是否注意到性交过程中阴茎插入压力的动态效应对腺体分泌变化的影响？不得不说，有关前庭腺体在性反应中的确切作用还有待进一步研究。

3．尿道旁腺

Kinsey 等（1953）曾经指出："在女性胚胎形成过程中，也有与男性前列腺和精囊对等的胚胎器官，只不过成年女性从未生长而已，因而不能产生与男性相似的分泌物。"但是，Kinsey 的这种说法并不一定正确。因为，90% 的成年女性确实生长、形成一种类似（退化）男性前列腺的组织，即尿道旁腺（Tepper，1984）。它主要位于尿道附近，约 10% 的腺体组织位于膀胱括约肌周围，66% 位于远端尿道（Levin，2003b）。在女性性唤起研究中，Masters 和 Johnson 提及了尿道旁腺及其作用：一些女性可在性唤起特别是性高潮中产生少量尿道分泌物，有学者称之为"女性射精"。这种腺体的作用与位于阴道前壁中争议性 G 点（g-spot）有一定的关系。据报道，在强有力的手指/阴茎刺激方式下，G 点高度敏感（Grafenberg，1950）。最近，Zaviacic 等（1999）对尿道旁腺及其功能进行了专题报道。

此外，Santamaria（1997）也进行一项有趣的初步研究，调查"退化"尿道旁腺在女性性高潮中能否真正产生分泌物。研究发现，大多数分泌物可能反流至膀胱，而不是通过尿道排出。研究人员采用微粒子酶免疫方式评估性高潮前、后尿液样本内腺体分泌物中 PSA 的变化，发现 75% 的女性性高潮后可检测到性高潮前并不存在的 PSA 尿液。如果这一结论正确，可用于女性性高潮的法医学鉴定（forensic test）/客观标记。当然，我们还可采用更敏感的 PSA 放射免疫方法，确定性高潮是否是尿液内 PSA 出现的关键原因，或者性唤起是这种特异现象的主导因素。

4．男、女尿道海绵体

男性的柔软的尿道海绵体勃起组织围绕着尿道，以免排尿通道被坚硬、勃起的阴茎海绵体所阻断，并形成龟头的勃起组织。同时，这种柔软组织也起到保护女性生殖器的作用。其实，阴茎海绵体系统是一种低压勃起性组织，勃起时仅有 1/3～1/2 的阴茎海绵体充血。

女性的尿道海绵体似乎并不位于与男性的对应部位，而是处于一种争议性的分散型分布。勃起组织围绕尿道，称为尿道海绵体。同时，女性尿道周围黏膜（围绕尿道开口区域）与阴茎龟头组织对应。阴道前庭球腺在尿道腹侧开口汇合，最终止于阴蒂头（van Turnhout，1995）。

据悉，阴茎龟头（海绵体勃起组织）是男性阴茎最敏感部位，阴蒂头（相同勃起组织结构）则是女性生殖器最敏感部位。而作为女性性敏感组织的"尿道周围龟头"，其作用通常被学者忽视。通过性爱视频，可直接观察到勃起阴茎"进-出"机械运动对尿道周围龟头组织的刺激作用（Levin，1991）。而且，这种性交方式可能是某些女性性高潮产生的重要因素。目前，这种性爱区域的重要性，有待进一步研究加深认识（实验室或问卷调查）。

5．乳房

乳房，是生殖器以外最具性意义的部位，外形上有凸起的乳头（nipples）和乳晕（areola）。Robinson 和 Short（1977）认为，青春期前男、女两性对疼痛和触摸的敏感性并无明显差异。但是，青春期后女性乳房（所有区域）对触觉的敏感性明显超过男性。不仅如此，月经周期中乳房的敏感性存在相应变化，月经中期和月经期敏感性最强，被认为是女性性欲最强的两个阶段。学者报道，刺激乳头 / 乳晕可导致男性和非哺乳期女性催乳素释放（Kolodney，1972）。性高潮中催乳素的释放可能是人类性唤起的生物学"开关"（off switch）。乳房刺激所致催乳素释放是否能够降低性唤起，尚未得到证实。通常大多数男性在性前戏时刺激女性乳房，以达到唤起女性性欲的目的。

Kinsey 等（1953）认为，尽管女性乳房较男性体积显著增大，触摸女性乳房仅能起到轻度性唤起的作用。在某种程度上，男性触摸女性乳房与其说是性刺激女性，还不如说是愉悦自己。女性刺激男性乳房诱导性唤起不多见。但是，必须清楚，这些观点已经有 50 年以上的历史。随着时间的推移，人们对性行为的理解也与时俱进。通过问卷调查方式，Levin 和 Meston（2006）再次研究年轻男性和女性（95% 在 18～22 岁）性爱时刺激乳头的作用。与 Kinsey 结论不同，学者发现 82% 的女性和 52% 的男性采用乳头刺激方式诱导性唤起。同时，59% 的女性要求男性刺激自己乳头，17% 的男性要求女性刺激自己乳头。仅 7% 的男性和女性发现刺激乳头后，性唤起的水平反而降低。目前，乳头刺激诱导或增强性唤起的具体机制尚不清楚，而且，亦缺乏这种特殊情况下大脑影像学的研究。

6．生殖反射

生殖反射，主要来自对男、女生殖器的刺激。过去，曾认为阴道仅是经血、阴茎、精液和胎儿通过的单纯通道。1966 年，Ringrose 等首先提出女性盆腔反射的理论。最初，这种观察到和被描述的反射似乎无明显生理学意义，以至于被大多数学者忽视。随后，有学者报道强奸受害者 12h 内，绝大多数（17/18）女性出现盆腔反射中断的现象。12h 后，大部分（5/7）女性盆腔反射恢复。这一有力证据的发现，对强奸案的法医鉴定产生了重要影响。盆腔反射的中断，可作为强奸犯罪的客观证据。此后，许多学者研究发现，阴道腔内压力的改变可诱发这种盆腔反射。表 2-1 根据时间先后，列出各种刺激诱发的生殖反射及其在性反应中的作用，包括盆腔或生殖器肌肉活性的变化及生殖器血流状态的改变等。用于激活大多数（并非所有）女性生殖反射的刺激，很大程度上与性交时阴茎插入活动相似。在此基础之上，Levin（2003b）详细总结了上述各种盆腔反射，包括 Ringrose（1966）研究提及的反射。此回顾性分析的目的，在于了解除妊娠外，性交是否真正惠及女性盆腔肌肉。最后，在分析所有反射及其对盆腔肌肉和生殖器血流影响后得出结论，女性生殖反射确实有利于阴道 / 阴蒂和盆腔功能的维护。

表 2-1　女性生殖反射

反射	刺激 / 激活	性反应中作用
阴蒂 - 盆腔 （Gillan，1919）	阴蒂震动 / 盆底肌肉持续收缩	不明确
阴道 - 海绵体 （Shafik，1993）	阴道球囊迅速扩张 / 短暂 ISC 和 BC 收缩	增加阴蒂肿胀程度，"挤压"阴茎尿道
阴道 - 肛提肌 （Shafik，1995b）	阴道腔迅速扩张	辅助"阴道帐篷"，提升子宫颈远离阴道后壁
阴道 - 耻骨直肠肌 （Shafik，1995c）	阴道球囊迅速扩张 / 耻骨直肠肌收缩	预防性交时粪便漏出（不明确）
阴道 - 阴蒂 （Lavoister，1995）	阴道球囊迅速扩张 / 阴蒂血流速度增加	增加流向阴蒂的血流
阴道 - 膀胱尿道肌 （Shafik，2001）	阴道球囊迅速扩张 / 膀胱肌肉松弛和尿道肌肉收缩	预防性交时尿液漏出，保护精子

注：ISC：坐骨海绵体肌；BC：球海绵体肌。

令人惊讶的是，有关性交射精后精子在女性生殖管道内转运的观点不断更新。根据 Dickinson（1949）最初描述，性交中阴茎和子宫管道时常形成"一个沿同轴线排列的连续通道，女性阴道外口紧邻男性尿道开口，精液由此直接进入子宫内"。这种"连锁"机制与男、女不育密切相关，即如果这种连锁式性交不能保证，则精子授孕目的难以达成。然而，当采用一个试管模拟阴茎时，Dickinson 观察到，龟头及尿道开口往往通过阴道抵达宫颈，且阴茎与宫颈通常成直角关系。因此认为，精液由阴茎射出后，由于龟头对宫颈口的反复挤压使得精液能够顺利通过任何子宫颈黏膜裂隙（类似一种宫颈涂抹）。事实上，性交中，大多数男性一旦射精，其阴茎便尽可能抵达阴道上方并维持一种相对静止状态。因为，射精时敏感的龟头暂时难以耐受强烈的摩擦运动。

尽管如此，Levin（2002）仍然采用一种截然不同的模型，阐述性交、射精和精子转运的作用。其中，"阴道帐篷（vaginal tenting）"就是其提出的一个重要概念（参见表 2-1 中阴道 - 肛提肌反射），即性交过程中"宫颈 - 子宫复合体"抬高，远离阴道底（阴茎）后壁，在阴道后方产生一种精液接受器效应（Masters，1966），以达到缓冲快速射出的精液并储存的作用，有利于精子去凝集和获能（未获能精子难以授孕）并顺利进入输卵管（通过子宫 / 黏膜下层平滑肌蠕动完成）。未性唤起的女性，其子宫 / 内黏膜下肌肉蠕动转运精子从宫颈至输卵管的速度最快。某些研究表明，性交后一段时间内精子的转运速度确实有所降低（Levin，2005）。同时，这与 Ringrose（1977）观察到的强奸后盆腔反射抑制反应也存在一定关联。

那么，男性生殖反射又是如何形成的？许多男性生殖反射的诱导与龟头刺激作用密切相关。这一反射在性交中阴茎插入时启动，有助于提高阴茎勃起硬度和射精。各种具体生殖反射及其作用详见表 2-2。

表 2-2　男性生殖反射

反射	刺激 / 激活	性反应中作用
龟头 - 坐骨海绵体肌 （Lavoisier，1988）	龟头压力（18～35mmHg）增加或降低， ISC 和 BC 收缩	性交时龟头压力变化， 增加阴茎硬度

续表

反射	刺激 / 激活	性反应中作用
龟头－会阴血流 （Lavoisier，1993）	龟头压力（30～150mmHg）增加（×8）	性交时龟头压力变化， 增加阴茎海绵体血流
龟头－坐骨直肠肌和肛提 肌（Shafik，1995d）	龟头刺激机制，坐骨直肠肌和肛提肌（以及尿道外括 约肌、前列腺和肛门括约肌）收缩	预防性交时尿液和粪便漏出，挤压 前列腺分泌物进入尿道
龟头－输精管 （Shafik，1998）	龟头震颤，ISC 收缩	有助于精囊射精
龟头－尿道肌肉 （Shafik，1998）	龟头震颤，BC 和尿道外括约肌收缩	有助于精囊射精
龟头－肛门外括约肌 （Shafik，1999）	龟头刺激，肛门外括约肌收缩	预防性交时粪便排出

注：ISC：坐骨海绵体肌；BC：球海绵体肌。1mmHg＝0.133kPa。

通常，大多数教科书生殖生理章节忽略了男、女生殖反射的作用，认为介绍这些生殖反射对于理解性交过程中复杂的生殖器功能并不十分重要，仍以为性交过程仅是一种简单的运动（piston moving）。因此，希望通过本章生殖反射的详细介绍，弥补这方面的不足和缺憾。

六、结　　论

通过以上对与性反应有关的男、女生殖器解剖和功能上的详细回顾性分析，不难理解由于两性之间生殖器结构上的不同，致使男、女在性反应过程中的表现迥异。这种研究并不是琐碎的追究，而是一种发现宝藏的过程，将有助于更好地理解人类正常生殖器功能，以便在临床上更有效地治疗各种性反应和生殖功能障碍。

参 考 文 献

Adaikan, P. G., Kottegoda, S. R., & Ratnam, S. S. (1986). Is vasoactive intestinal polypeptide the principal transmitter involved in human penile erection? Journal of Urology, 135, 638-640.

Blum, M., & Pulini, M. (1980). Vaginal sensations after injection of thyrotropin releasing hormones. Lancet, 2, 43.

Bohlen, G., Held, J. P., & Sanderson, M. O. (1982). Response of the circumvaginal musculature during masturbation. In B. Graber (Ed.), Circumvaginal musculature and sexual function (pp. 43-60). Basel, Switzerland: Kager AG.

Bohlen, G., Held, J. P., Sanderson, M. O., et al (1982). The female orgasm: Pelvic contractions. Archives of Sexual Behavior, 11, 367-386.

Burnett, A. L., Calvin, D. C., Silver, R. I., et al (1997). Immunohistochemical description of nitric oxide synthase isoforms in human clitoris. Journal of Urology, 158, 75-78.

Burnett, A. L., Lowenstein, C. J., Bredt, D. S., et al (1992). Nitric oxide: A physiologic mediator of penile erection. Science, 257, 401-403.

Cartledge, J., Minhas, S., & Eardley, I. (2001). The role of nitric oxide in penile erection. Expert Opinion on Pharmacotherapy, 2, 95-107.

Chretien, F. C., & Berthou, J. (1994). The major Bartholin vestibular glands and their secretion: Anatomy, physical properties, and physiological roles. Contraception, Fertility, and Sexuality, 22, 720-726.

Dickinson, R. L. (1949). Human sex anatomy (pp. 93-94). Baltimore: Williams &Wilkins Company.

Donnellan, P., Breathnach, O., & Crown, J. P. (2001). Odynorgasmia. Scandinavian Journal of Urology and Nephrology, 35, 158.

Fox, C. A., Colson, R. A., & Watson, B. W. (1982). Continuous measurement of vaginal and intra-uterine pH by radio-telemetry during human coitus. InZ. Hoch & H. L. Lief (Eds.), Sexology (pp. 110-113). Amsterdam: Excerpta Medica.

Gerstenberg, T. C., Levin, R. J., & Wagner, G. (1989). Electrical activity of corpus cavernosum during flaccidity and erection of the human penis: A new diagnostic method. Journal of Urology, 142, 723-725.

Gerstenberg, T. C., Levin, R. J., & Wagner, G. (1990). Erection and ejaculation in man. Assessment of the electromyographic activity of the bulbocavernosus and ischiocavernosus muscle. British Journal of Urology, 63, 395-402.

Gillan, P., & Brindley, G. S. (1979). Vaginal and pelvic floor responses to sexual stimulation. Psychophysiology, 6, 471-481.

Grafenberg, E. (1950). The role of the urethra in female orgasm. International Journal of Sexology, 3, 145-148.

Hedlund, P., Ny, L., Alm, P., et al (2000). Cholinergic nerves in human corpus cavernosum and spongiosum contain nitric oxide synthase and hemeoxygenase. Journal of Urology, 164, 868-875.

Hoyle, C. H. V., Stones, R. W., Robson, I., et al (1996). Innervation of the vasculature and microcirculation of the human vagina by NOS and neuropeptide-containing nerves. Journal of Anatomy, 188, 633-644.

Jost, A. (1973). Becoming male. Advances in Bioscience, 10, 3-13.

Kaplan, H. S. (1993). Post-ejaculatory pain syndrome. Journal of Sex & Marital Therapy, 19, 91-103.

Khalifé, S., & Binik, Y. M. (2003). Clitoral blood flow as a measure of sexual arousal. Ultrasound in Medicine & Biology, 29 (Suppl. 1), S150.

Kinsey, A. C., Pomeroy, W. B., Martin, C. E., et al (1953). Sexual behavior in the human female. Philadelphia: W. B. Saunders.

Kolodney, R. C., Jacobs, L. S., & Daughaday, W. H. (1972). Mammary stimulation causes prolactin secretion in non-lactating women. Nature, 238, 284-286.

Laan, E., van Lunsen, R. H. W., Everaerd, W., et al (2002). The enhancement of vaginal vasocongestion by sildenafil in healthy premenopausal women. Journal of Women's Health Gender-Gased Medicine, 11, 357-365.

Lavoisier, P., Aloui, R., Schmidt, M., et al (1993). Considerable increase in the perineal arterial flow secondary to stimulation of the glans penis. In French. Annales d'urologie (Paris), 27, 172-175.

Lavoisier, P., Aloui, R., Schmidt, M., et al (1995). Clitoral blood flow increases following vaginal pressure stimulation. Archives of Sexual Behavior, 24, 37-45.

Lavoisier, P., Proulx, J., & Courtois, F. (1988). Reflex contractions of the ischiocavernosus muscles following electrical and pressure stimulations. Journal of Urology, 139, 396-399.

Levin, R. J. (1981). The female orgasm-a current appraisal. Journal of Psychosomatic Research, 25, 119-133.

Levin, R. J. (1991). VIP, vagina, clitoral and periurethral glans-an update on human female genital arousal. Experimental & Clinical Endocrinology, 98, 61-69.

Levin, R. J. (1992). The mechanisms of human female sexual arousal. Annual Review of Sex Research, 3, 1-48.

Levin, R. J. (1997). Assessing human female sexual arousal by vaginal photoplethysmography-a critical examination. European Journal of Medical Sexology (Sexologies), 6, 25-31.

Levin, R. J. (1999a). The impact of the menopause on the physiology of genital function. Menopause Review, 1V, 23-31.

Levin, R. J. (1999b). Measuring the menopause genital changes-a critical account of the laboratory procedures past and for the future. Menopause Review, 1V, 49-57.

Levin, R. J. (2001). Sexual desire and the deconstruction and reconstruction of the human female sexual response model of Masters and Johnson. In W. Everaerd, E. Laan, & S. Both (Eds.), Sexual appetite, desire and motivation: Energetics of the sexual system (pp. 63-93). Amsterdam: Royal Netherlands Academy of Arts.

Levin, R. J. (2002). The physiology of sexual arousal in the human female: A recreational and procreational synthesis. Archives of Sexual Behavior, 31, 404-411.

Levin, R. J. (2003a). Do women gain anything from coitus apart from pregnancy? Changes in the human female genital tract activated by coitus. Journal of Sex & Marital Therapy, 29 (Supp.), 59-69.

Levin, R. J. (2003b). The G-spot-reality or illusion? Sexual and Relationship Therapy, 18, 117-119.

Levin, R. J. (2003c). Is prolactin the biological "off switch" for human sexual arousal? Sexual and Relationship Therapy, 18, 237-243.

Levin, R. J. (2004). An orgasm is... who defines what an orgasm is? Sexual and Relationship Therapy, 19, 101-106.

Levin, R. J. (2005). Sexual arousal-its physiological roles in human reproduction. Annual Review of Sex Research, 16, 154-189.

Levin, R. J., & Meston, C. (2006). Nipple/breast stimulation and sexual arousal in young men and women. Journal of Sexual Medicine, 3, 450-454.

Levin, R. J., & Wagner, G. (1986). TRH and vaginal blood flow-effects in conscious women and anaesthetized sheep. Journal of Physiology (London), 378, 83P.

Mah, K., & Binik, I. (2001). The nature of human orgasm: A critical review of major trends. Clinical Psychology Review, 21, 823-856.

Masters, W. H., & Johnson, V. E. (1966). Human sexual response. Boston: Little, Brown.

Mathias, C. J., Bannister, R. B., Cortelli, P., et al (1990). Clinical, autonomic and therapeutic observations of two siblings with postural hypotension and sympathetic failure due to an inability to synthesize nor-adrenaline from dopamine because of a deficiency of dopamine beta hydroxylase. Quarterly Journal of Medicine, 75, 617-633.

Medina, C. A. (2002). Clitoral priapism: A rare condition presenting as a cause of vulvar pain. Obstetrics and Gynecology, 100, 1089-1091.

Meston, C., Hull, E., Levin, R. J., et al (2004). Women's orgasm. In T. F. Lue, R. Basson, R. Rosen, F. Giuliano, S. Khoury, & F. Montorsi (Eds.), Sexual medicine: Sexual dysfunctions in men and women (pp. 783-850). Paris: Health Publications.

O'Connell, H. E., & DeLancey, J. O. L. (2005). Clitoral anatomy in nulliparous, healthy, premenopausal volunteers using unenhanced magnetic resonance imaging. Journal of Urology, 173, 2060-2063.

O'Connell, H. E., Hutson, J. M., Anderson, C. R., et al (1998). Anatomical relationship between urethra and clitoris. Journal of Anatomy, 159, 1892-1897.

Rees, M. A., O'Connell, H. E., Plenter, R. J., et al (2000). The suspensory ligaments of the clitoris: Connective tissue supports of the erectile tissues of the female urogenital region. Clinical Anatomy, 13, 397-403.

Ringrose, C. A. D. (1966). Pelvic reflex phenomena: Incidence and significance. Journal of Reproduction and Fertility, 12, 161-165.

Ringrose, C. A. D. (1977). Pelvic reflexes in rape complainants. Canadian Journal of Public Health, 68, 31.

Robinson, J. E., & Short, R. V. (1977). Changes in breast sensitivity at puberty during menstrual cycle and at parturition. British Medical Journal, i, 1188-1191.

Santamaria, F. C. (1997). Female ejaculation, myth and reality. In Proceedings of 13th World Congress of Sexology, Valencia, Spain.

Shafik, A. (1993). Vaginocavernosus reflex-clinical significance and role in sexual act. Gynecologic & Obstetric Investigation, 35, 114-117.

Shafik, A. (1995a). Responses of the urethral and intracorporeal pressures to cavernosus muscle stimulation: Role of the muscles in erection and ejaculation. Urology, 46, 85-88.

Shafik, A. (1995b). Vagino-levator reflex: Description of a reflex and its role in sexual performance. European Journal of Obstetrics, Gynecology, and Reproductive Biology, 60, 161-164.

Shafik, A. (1995c). Vagino-puborectalis reflex. International Journal of Gynaecology and Obstetrics, 51, 61-62.

Shafik, A. (1995d). The peno-motor reflex: Study of the response of the puborectalis and levator ani muscles to glans penis stimulation. International Journal of Impotence Research, 7, 239-246.

Shafik, A. (1998). The mechanism of ejaculation: The glans-vasal and urethromuscular reflexes. Archives of Andrology, 41, 71-78.

Shafik, A. (1999). Physioanatomic entirety of external sphincter with bulbocavernosus muscle. Archives of Andrology, 42, 45-54.

Shafik, A., & El-Sibai, O. (2001). Effect of vaginal distention on vesicourethral function with identification of the vagino-vesicourethral reflex. Journal of Urology, 165, 887-889.

Shafik, A., & El-Sibai, O. (2002). Study of the pelvic floor muscles in vaginismus: A concept of pathogenesis. European Journal of Obstetrics, Gynecology, and Reproductive Biology, 105, 67-70.

Sherfey, M. J. (1973). The nature and evolution of female sexuality. New York: Vintage Books.

Tepper, S. L., Jagirdar, J., Heath, D., et al (1984). Homology between the female paraurethral (Skene's) glands and the prostate. Archives of Pathology and Laboratory Medicine, 108, 423-425.

Toesca, A., Stolfi, V. M., & Cocchia, D. (1996). Immunohistochemical study of the corpora cavernosa of the human clitoris. Journal of Anatomy, 188, 513-520.

Van der Velde, J., Laan, E., & Everaerd, W. (2001). Vaginismus, a component of a general defensive reaction. An investigation of pelvic floor muscle activity during exposure to emotion-inducing film excerpts in women with and without vaginismus. International Urogynecology Journal and Pelvic Floor Dysfunction, 12, 328-331.

Van Turnhout, A. A. W. M., Hage, J. J., & van Diest, P. J. (1995). The female corpus spongiosum revisited. Acta Obstetricia Scandinavica, 74, 762-771.

Vance, E. B., & Wagner, N. N. (1976). Written descriptions of orgasm: A study of sex difference. Archives of Sexual Behavior, 5, 87-98.

Vardi, Y., Gruenwald, I., & Sprecher, E. (2000). The role of the corpus cavernosum electromyography. Current Opinion in Urology, 10, 635-638.

Vodusek, D. B., & Fowler, C. (1999). Clinical neurophysiology. In C. J. Fowler (Ed.), Neurology of the bladder, bowel and sexual dysfunction (pp. 109-143). Boston: Butterworth Heineman.

Wagner, G., & Gerstenberg, T. (1987). Intracavernosus injection of vasoactive intestinal polypeptide (VIP) does not induce erection in man per se. World Journal of Urology, 5, 171-177.

Wagner, G., & Levin, R. J. (1980). Effect of atropine and methyl atropine on human vagina blood flow, sexual arousal and climax. Acta Pharmacologica et Toxicologica, 46, 321-325.

Wayman, C., Morren, D., Turner, L., et al (2002). Evidence that neutral endopeptidase is involved in the regulation of female genital blood flow. Abstract. In Proceedings of Annual Meeting (Vancouver) International

Society for the Study of Women's Sexual Health, October 10-13.

Wilson, J. (1978). Sexual differentiation. Annual Review Physiology, 140, 279-308.

Yilmaz, U., Soylu, A., Ozcan, C., et al (2002). Clitoral electromyography. Journal of Urology, 167, 616-620.

Zaviacic, M. (1999). The human female prostate. Bratislava: Slovak Academic Press.

评　论

John Bancroft：

很荣幸受邀参加本次研讨会并对两篇优秀演讲稿发表自己的观点和看法。演讲如此精彩，对我们将众多专家、教授的研究成果汇集成册，起到了增砖添瓦的作用。由于本人能力有限，仅就文中提出的一些观点与作者沟通。其实，作者提及的阴道与阴蒂功能及作用比较，一直是我们评估女性性唤起和性反应心理、生理作用中的重要方面。那么，女性性反应时阴道和阴蒂的功能及作用是否不同？确实不同，那又是什么情况？女性性反应过程中，多数学者更多关注阴道的变化，它与阴蒂之间是否存在关联？尽管 Joy 介绍了一种更好检测女性生殖器反应水平的方法，但采用阴道脉冲幅度（VPA）进行性反应评估时，仍存在一定局限性。它能否用于比较阴道和阴蒂功能上的差异，还有待商榷。而且，作者指出一氧化氮在阴蒂中的调节作用与在阴茎中的作用同样重要，在阴道中却不存在。那么，性反应过程中阴蒂血流的变化是否与阴茎一样具有特异性？与阴茎和阴蒂充血、肿胀变化相比，阴道血流的变化是否也是性唤起时血管变化的特异表现形式？ Julia Heiman 认为，相对阴蒂体积变化检测方法而言，VPA 能更好反映女性主观性唤起水平。这使我想到 Lennart（1969）早期研究成果，采用尿液内儿茶酚胺作为检测性唤起的生理指标，发现这一指标与女性性唤起主观评估的关联性超过男性。对此，是否可理解为性活动时男性往往通过阴茎的勃起状态评估其性唤起水平，女性则更多通过性活动时自我感觉进行评估（Bancroft，1978）。

这里，简单介绍 20 年前我们与 Chris Bell（澳大利亚心血管生理学家）共同完成的一项早期研究，如同 Roy 的 TRH 研究结果一样，当时并未引起学者的普遍关注。其中，采用与 VPA 测量相同的光度计，检查阴茎背侧血管脉冲幅度以及阴茎周长。其实，这种技术具有一定挑战性，这是因为光度计缠绕阴茎时阴茎勃起压力会干扰光度计的测量效果，人为降低检测信号值。最后，选择一种黏附剂将光度计与阴茎连接，从而降低阴茎勃起时压力的影响。同时，在光度计近端放置一个拉力计，以便同时测量脉冲幅度和阴茎周长。正常情况下，阴茎肿胀时其脉冲幅度也相应升高，但心因性勃起障碍患者阴茎脉冲幅度与阴茎肿胀程度之间并无明显关联，性刺激时男性阴茎脉冲幅度可能开始降低。之后，随着阴茎肿胀程度不断升高，脉冲幅度才逐渐上升，直至性刺激停止并维持一段时间（Bancroft，1984）。某些病例中，性刺激时阴茎脉冲幅度可能急剧降低，与同时检测到的耳朵脉冲强度增加表现不一致。此外，糖尿病患者自主神经病变时，尽管阴茎脉冲幅度增加而阴茎肿胀却未出现。因此，我们认为采用光度计检测阴茎背动脉变化更有意义，因为它与阴茎海绵体内深部动脉不同，不会受海绵体勃起时压力的影响。当然，除了阴茎勃起组织本身变化外，光度计测量的结果似乎受到检测手段技术因素的影响。而且，由于阴茎脉冲幅度与我们同时检测到的手指或耳朵脉冲幅度变化无明显相关性，这是否表明当我们检测 VPA 的变化时，其实是在观察一种与阴蒂充血、肿胀无特异关联的血管变化。对此，我尚不能给予准确的答案。有一点可以肯定的是，不论采用什么设备检测阴道脉冲幅度的变化，还需密切关注其他性唤起指标，如血压、脉搏以及周围血管张力的变化。

此外，就 Stoléru 教授令人兴奋的演讲，谈谈个人感受。毫无疑问，作者很大程度上通过功能性大脑影像学技术进行人类性功能的研究。我感到受益匪浅，特别是 PET 和 fMRI 检查方法的简易指南。尽管大多数专业杂志也介绍了大脑影像学技术，但我们之中许多人对它的认识仍然比较模糊。Stoléru 教授采用一种非常清晰、简单和用户友好的方式介绍以上两种技术。其中，学者提及的心理、生理研究过程中受试者偏差的问题，我认为所有与会者必须重视。例如，什么样的受试者愿意一边坐在功能性磁共振扫描仪内接受性刺激，一边接受扫描。关于这一点，尽管 Erick 在随后的专题中做了详细介绍，我仍然认为作者可能忽略甚至否认个体差别对心理、生理研究结果的影响。实验中，作者可能更多关注性功能异常与"正常"受试者之间的比较。但是，如何比较"正常"受试者与正常非受试者之间差异的问题，作者并未做具体阐述。我认为，应对研究中允许比较的某些特质检测达成一致。这样，大脑影像学研究中非标准性结果将非常少。因此，最好选择严格的比较方式和受试者纳入 / 剔除标准，而性抑制 / 性兴奋评分（SIS/SES）就是一种比较好的志愿者招募方式。

随着大脑影像学技术水平的不断提高，传统性反应和性唤起的概念也受到挑战。当前，虽然经常提起性欲望和性唤起概念，但对二者区别的理解却含糊不清，对性动机的概念也十分困惑。其实，这些概念的界定，是以假定的黑匣子（即大脑）存在为前提的。当我们逐渐揭开黑匣子之谜时，往往需要以解决问题的方式进行概念分析。不可否认，大脑影像学技术为我们准确定义性动机的概念，提供了一臂之力。最近，Breiter 及其同事通过大脑影像学技术，在一个预期收益和损失的模型（即输赢的可能性）中观察多巴胺调节机制（Breiter，2001）。动物模型研究成果，也促使以一种前所未有的方式思考性动机的概念。尽管如此，不敢奢求复杂的大脑活动与概念模型完全吻合，也不能重蹈 100 年前"颅相学家（phrenologist）"的覆辙。需要做的就是通过大脑影像学技术认识性反应相关事件及其与性情景和性刺激之间的特殊关联。已得知，大脑影像学中记录的许多活动其实与性刺激无关。

目前，尽管研究数据数量有限，Stoléru 仍进行了非常有意义的回顾性分析。反复研读既往文献资料后，我认为作者可能在某种程度上低估了研究结果的可变性。可以理解，作者为了总结而忽略某些结果的变化。但是，作者提出的大脑中某些部位激活、另一些部位失活，以及不同个体之间"共同点"的观点，仍难以完全令人信服。如果某人大脑部位 A 被激活而另一人大脑部位 B 被激活，是否表明他们在从事完全不同事件呢？这一区别的意义何在？目前，虽可将它归属于科学研究数据变异属性的问题，但实践中必须排除干扰因素，完成这项具有挑战性的大脑影像学研究，真正理解实验结果的意义之所在。此外，选择这种技术水平有待提高的性唤起大脑影像学检查方法时，必须采用统一的评估方式，如刺激类型、性反应方式等。我始终认为，实验中建立统一方法学非常重要。因此，若能将刺激和反应模式设计与其他心理、生理技术有效结合，可达到预期目的。例如，在常规心理、生理实验室内进行刺激－反应研究模式时，能够有效检查许多指标。相对而言，功能性磁共振成像检查时由于空间限制而难以达到上述要求（如对生殖器反应的有效检测），势必影响研究结果的真实性，这是研究人员必须考虑的问题。总之，在一种假说提出前，必须经过充分、有效的论证，倾听各种争议、收集证据不断完善，以便经受时间的验证。这方面 Stoléru 做出了很好的示范作用，为我们树立了榜样。

参 考 文 献

Bancroft, J. (1978). Psychological and physiological responses to sexual stimuli in men and women. In L. Levi (Ed.), Society, stress and disease: Vol. 3. The productive and reproductive age (pp. 154-163). New York: Oxford University Press.

Bancroft, J., & Bell, C. (1984). Simultaneous recording of penile diameter and penile arterial pulse during laboratory-based erotic stimulation in normal sub-jects. Journal of Psychosomatic Research, 29, 303-313.

Bancroft, J., Bell, C., Ewing, D. J., et al (1984). Assessment of erectile function in diabetic and non-diabetic impotence by simultaneous recording of penile diameter and penile arterial pulse. Journal of Psychosomatic Research, 29, 315-324.

Breiter, H. C., Aharon, I., Kahneman, D., et al (2001). Functional imaging of neural responses to expectancy and experience of monetary gains and losses. Neuron, 20, 619-639.

Levi, L. (1969). Sympatho-adrenomedullary activity, diuresis and emotional reactions during visual sexual stimulation in human females and males. Psychosomatic Medicine, 31, 251-268.

Levin, R. J. (1992). The mechanisms of human female sexual arousal. Annual Review of Sex Research, 3, 1-48.

讨　　论

Walter Everaerd：

Stoléru 教授，我想请教两个问题。据文中介绍，对比性学与情感研究的影像学检查，我们发现二者研究方式非常相似。那么，心理学研究中你们如何做到影像学中所谓"激活"的特异性要求？是否仅采用电影或者电影＋图片的刺激方式？同时，你们又是如何将这种刺激特异地与影像学技术有效结合的？

Serge Stoléru：

你是指我们选择的刺激特性吗？

Walter Everaerd：

是的，这正是我想问的。我们知道，在大多数情感影像学研究中，对刺激的界定清晰、简明。但是，心理、生理研究时选择的刺激却非常复杂，可能涉及不同类型电影或很多复杂人物图片之间的相互关系。

第二个问题，是脑岛的研究。作为人体感觉区域，脑岛似乎集身体与感官信息于一体，已成为最近学者研究的热点，它有助于进一步理解意识和主观经验中的某些问题。文中，你们提到了性欲低下患者的脑岛激活。那么，你是否考虑到，它是一种具体的"性激活"表现方式，还是一般的情感反应？因为，无情感唤起时，脑岛亦无任何激活的表现形式。那么，你们观察到的脑岛激活，是与性刺激特异性相关，还是一种普通的情感现象？也就是说，如果没有身体自主神经系统或其他任何形式的激活，身体的信息反馈也无从说起。

Serge Stoléru：

在早期研究中，多选用现有商业电影中视频片段的复杂刺激方式；在后期研究中，我们感觉仅采用这种方式可能不妥。因为，电影视频可诱导大脑内调控身体运动视觉区域的激活，难以区分大脑内某些区域的激活是与身体运动有关还是与性动机信息加工有关。随后，我们考虑选择静止图片的刺激方式。在第二次研究中，采用"电影视频＋女性性感图片"的结合方式，一种被称为"关联分析（conjunction analysis）"的方法（Price，1997），目的在于观察大脑内对电影和幻灯片均有反应区域的变化。尽管图片内容不及电影视频丰富，但仍属于复杂刺激范畴。当然，我也想象不出还有什么刺激方式较图片类型刺激更简单。至于简单刺激的作用，Heather Hoffmann 教授在性反应条件反射中曾有介绍，将简单性刺激与复杂性刺激配对诱导性反应后，这种简单刺激将以条件性刺激的方式发挥作用，我们亦观察到大脑内性反应。

此外，有关脑岛功能，你谈到了性欲低下的性功能障碍（HSDD）患者药物治疗后，脑岛激活与健康对照组已无明显差异，与未接受药物治疗的 HSDD 患者形成鲜明对比。需要强调的是，脑岛结构其实较想象中的更大，HSDD 患者脑岛喙上部分存在一个特殊区域，视觉性刺激时健康人群脑岛内这一区域可被激活，而未经药物治疗的 HSDD 患者则未见到激活现象。

Walter Everaerd：

它是一种感觉器官吗？

Serge Stoléru：

目前，尽管脑岛的功能解剖学尚不十分清楚，但研究数据显示，脑岛前部分与情感和感受（内脏感知）的调节作用有关。脑岛后部分似乎参与了疼痛感觉刺激的处理过程。

Walter Everaerd：

之所以提出上述问题，是因为 Craig 在《自然神经科学评论》中发表了一篇"你如何感觉"的相关报道。作者发现，许多情感刺激均可激活人类脑岛。

Serge Stoléru：

其实，这就是性反应神经关联特异性的问题。在研究中我们反复讨论大脑是否以一种或者多种方式编码这一特殊的性情感。我们认为，并非脑岛内所有部分，而是其中某一特异性部分（实际上可能是灰质区域）参与了人体性唤起情感部分的调节。例如，在地形特异性研究中，发现视觉性刺激（VSS）所致性唤起时，仅与阴茎皮质投射相关的躯体感觉皮质内很小部分被激活，即初级躯体感觉皮质中央后回的顶部。很可能脑岛在性唤起情感反应中的调节作用也是如此。此外，性反应的特异性更多体现在激活或失活方式上，而非激活或失活的部位。尽管现有功能性影像学检查已达到微创的效果，其检测水平仍有待提高。目前，这种技术仍难发现大脑内的微小结构。例如，男异性恋终纹床核（BNST）结构仅有（2.49±0.16）mm³ 大小（Zhou，1995）。即使能够被观察到，也难以与大脑内其他结构进行有效鉴别。或者说，当前神经影像学技术的分辨率，还难以达到真正分辨大脑内激活/失活部位"性标签"的水平。

James G. Pfaus：

脑岛和屏状核是鼠、兔和猕猴等动物，乃至人类大脑类固醇聚集的区域。动物模型为人类脑岛研究打下了良好基础。现已发现，这些区域可结合雄激素和雌激素。性欲低下的性功能障碍患者的早期研究中，Davidson 提出了一种"三分理论"：1/3 的个体性反应和动机完全正常，另外 1/3 的个体性反应功能间断性丧失，其余 1/3 的个体性反应功能严重破坏。我想知道，你们研究中那些男性患者属于性反应功能严重破坏类型吗？他们的性活动表现如何？

Serge Stoléru：

分析实验结果的均值和标准差后，我们惊奇地发现即使这些性欲低下患者未经治疗，也仅与正常人存在某种程度上的区别，并非截然不同。因此，难以将他们归类为上述哪一种类型。当然，就性活动（性交、手淫）方式而言，这些性欲望低下患者性功能确实受到损害。

James G. Pfaus：

这些患者主观和生理唤起是否正常？性欲也正常吗？

Serge Stoléru：

当然不正常，他们与正常人之间存在明显区别。未经治疗的性欲低下的性功能障碍患者，VSS 刺激时性唤起水平低下。即使接受药物治疗，这些性欲望低下患者也不能够达到正常的临床状态。观察药物治疗患者大脑反应时，他们的脑岛功能仅部分正常。这一点非常有趣，如果人类脑岛确实参与睾丸的中枢系统调节，进行性激素替代治疗时（如睾酮），其实并不是替代脑岛功能，而是恢复视觉或听觉刺激对脑岛的正常调节。此时，脑岛内的信号可能通过一条被废弃的神经通路传递至睾丸。因此，有理由相信，药物治疗后性欲望低下患者的大脑功能并未恢复正常。

Marca Sipski：

这里，我也有几个问题想请教各位专家、教授。首先，请问 Levin，女性性反应研究中，观察子宫收缩是一项不错的选择，你能否介绍一种更好的测量子宫收缩的方法。如果有，具体怎么做？我思考良久，一直未找到一种有效、微创和可耐受的方法研究女性性活动。其次，请问 McKenna，目前许多文献报道了脊髓损伤患者"中枢模式发生器（central pattern generators，CPGs）"的概念，已成为现在学术讨论的话题之一。请问，训练这种截瘫患者中枢模式发生器的功能是否有助于提高其性反应水平？

Roy J. Levin：

检测子宫压力的方法之一是将导管置入子宫内进行检查。现在的导管已经非常细小，可进行此类检查。我们担心的是子宫逆行感染问题。但是，采用标准方法放置导管，即将导管放入无菌手套内并向上送抵子宫腔，多可避免这种感染。现在仍然可以尝试这种方法。

Marcalee Sipski Alexander：

我想问的是，能否通过一种超声方式进行检查？

Roy J. Levin：

确实不知道超声检查能否发现性反应过程中的变化。目前超声手段已熟练用于子宫内膜检查，不存在不能利用超声的理由。例如，精子转运研究中通过超声检查可发现精子并非单纯地向上游动，而是在子宫内膜平滑肌协助下完成。我认为，采用手握式超声仪能够非常方便地进行这种检查，你不妨试试。

Roy J. Levin：

其实，精子转运的研究已开展多年，只是尚未应用于性唤起研究。我认为，妇科、产科完成的大量基础性工作，对于我们研究性唤起具有很好的借鉴作用。

Kevin McKenna：

我参加了一个脊髓损伤研讨会。由于中枢模式发生器对性高潮的调节作用与"虚拟行走（fictive walking）"非常相似，与会者对中枢模式发生器的作用非常感兴趣。我想知道，能否训练这种中枢系统的功能，特别是脊髓损伤患者。我认为，即使脊髓完全横断的患者也存在巨大可塑性，这种训练会产生一定效果。训练过程中，我们实时调整模拟器的效果，完全有可能达到这一目的。目前，尚无学者开展这方面研究工作。据报道，一位脊髓损伤患者采用震颤器治疗后，不仅达到一定疗效并在训练一段时间后已能熟练运用这种设备。当然，一旦我们发现这种中枢模式发生器内各种受体及其具体作用机制，药物刺激将发挥重要作用。总之，我认为研究中仍有许多方法等待我们去挖掘。

Tillmann H. C. Krüger：

请问 Serge 教授，就研究中性刺激和性反应特异性而言，你们观察到的反应就是一种性反应吗？采用不同的性刺激模型是否更有帮助？例如，除了视频刺激外，是否可考虑采用听觉刺激、图像刺激，甚至触觉刺激方式？然后检查在刺激条件下哪些部位被激活，排除与性无关的反应并最终确定性特异的神经元激活。

Serge Stoléru：

Tillmann 教授所言极是。目前已有学者报道采用性心理意象（sexual mental imagery）及气味方式进行研究。一位挪威学者选择设计完美的实验模式，研究一种性激素类似复合物的作用，它不是一种外激素（pheromones），而是激素样产物。他们发现的激活部位与我们的研究结果一致。当然，如果能够通过其他感官路径证明性刺激模式的多样性，即性反应中一部分性刺激并不依赖感觉输入的通路进行调节，而是独立存在的，那么研究将更加完美。

参 考 文 献

Craig, A. D. (2002). How do you feel? Interoception: The sense of the physiological condition of the body. Nature Reviews Neuroscience, 3, 655-666.

Price, C. J., & Friston K. J. (1997). Cognitive conjunction: A new approach to brain activation experiments. NeuroImage, 5, 261-270.

Zhou, J.-N., Hofman, M. A., Gooren, L. J., et al (1995). A sex difference in the human brain and its relation to transsexuality. Nature, 378, 68-70.

第 3 章

自主神经系统功能：交感神经系统在女性性唤起中的作用

一、女性生殖器内交感神经系统解剖

人体外生殖器大多数的神经支配来自自主神经系统（autonomic nervous system），它对性反应的产生不可或缺。通常，副交感神经激活时，局部血管充血致使生殖器肿胀和润滑，达到性唤起；交感神经系统（sympathetic nervous system，SNS）则主要参与性高潮的调节过程。这两种系统并非各自单独发挥作用，二者之间往往形成一种复杂的相互作用模式，具体作用机制尚不完全清楚。女性生殖器的神经支配，主要通过自主神经和感觉神经纤维构成的神经网络，即盆腔神经丛来发挥作用。据观察，一些哺乳动物多通过交感和副交感神经纤维的双重方式调控盆腔神经丛突触后神经元。此外，盆腔神经丛的交感和副交感神经纤维有时在脊髓外侧形成交叉连接的现象（Dail，1996）。目前，学者对盆腔神经丛中不同类型神经之间相互作用的程度仍停留在推测阶段，其意义尚不十分明确。

解剖研究结果显示，盆腔交感神经系统来源于脊髓中多节段交感神经纤维。其中，上腹下丛发出两条交感神经纤维，通过身体两侧进入盆腔神经丛。胸腰脊髓亦发出交感神经纤维进入盆腔神经丛（Donker，1986；Maas，1999）。此外，生殖器还接受局部神经节，一种被称为"短"肾上腺素能纤维的支配。Ownmann 等（1967）发现，这些神经节在人类阴道器官中的分布特别丰富。有趣的是，学者发现雌激素和其他类固醇性激素，可显著影响盆腔器官内交感神经的神经支配（Zoubina，2001）。

传统观点认为，去甲肾上腺素是交感神经系统的主要神经递质，这与人体生殖器组织学研究结果一致（Ownman，1967）。盆腔肾上腺素能纤维调控大多数（并非所有）女性生殖器血管和非血管平滑肌。生殖道内肾上腺素能受体的研究，对于理解交感神经系统在生理性唤起中的作用非常重要。但是，单纯肾上腺素能受体理论还不能明确解释非肾上腺素能－非胆碱能（NANC）的作用，如神经肽 Y 和甘丙肽等这些共存于交感神经纤维内的神经递质。这些神经肽的重要作用逐渐被科学家发现和认识（Argiolas，1999）。

为更好地认识肾上腺素能受体在生殖器内的分布情况，学者进行了深入研究。解剖结果显示，哺乳动物阴道、子宫颈、子宫和阴蒂组织内存在 α_1 和 α_2 肾上腺素能受体，一些生殖器（特别是子宫）还存在着 β 肾上腺素能受体。过去，子宫在性功能研究中的作用未受到学者足够重视。学者发现人体 α_1 和 α_2 肾上腺素能受体似乎能够调节阴道和阴蒂平滑肌的紧张度（Min，2001；Traish，2000）。传统理论指出，α_1 肾上腺素能受体位于突触后，调节平滑肌收缩；α_2肾上腺素能受体位于突触前，以自动调节方式抑制去甲肾上腺素和其他神经递质的释放（Iversen，2000）。但是，最近的研究结果显示，α_2肾上腺素能受体可同时存在于突触前和突触后，突触后α_2肾上腺素能受体激活可诱导男性海绵体平滑肌的收缩（Gupta，1998）。因此，依据所在的具体部位不同，α_2肾上腺素能受体可发挥"截然相反"的生理功能。但是，当我们得出某种自相矛盾的结论时，须特别慎重。所以，为更好地了解肾上腺素能受体在女性生殖器性唤起中的作用，还需不断地拓展肾上腺素能受体在生殖器内的分布及作用的理论和知识。

二、交感神经系统活性和性唤起的动物模型

1．性行为调控药理学

在女性性反应研究中，学者往往通过药理学治疗证明肾上腺素能系统在性行为控制中的作用。在大多数实验中，学者采用去势动物（卵巢切除）＋标准剂量雌二醇和孕酮（黄体酮）治疗的模式，将动物从性拒绝的基准状态转变为性接受的标准状态，并在其转变过程中观察两种不同类型性激素对肾上腺素能神经的影响。通过建立的动物模型，可评估以下几种不同类型性反应：

（i）接纳（脊柱前凸指数）：雌性动物对雄性动物求偶的认可反应，表现为脊柱弯曲程度的改变。

（ii）交配欲：通过每分钟内耳朵摆动次数进行衡量。

（iii）拒绝行为：通过一系列踢腿、摔打、逃跑和尖叫等反应，对待雄性动物的求偶行为。

显然，将这些性行为运用于人类性反应研究中的作用有限。尽管人类无对等的脊柱前凸行为，但其他哺乳动物还是有相似的性唤起表现。

Yanase等（1977）报道，肾上腺素（非去甲肾上腺素）可刺激经过雌二醇治疗的卵巢去势（ovariectomized）大鼠，诱导动物脊柱前凸行为（lordosis behavior）。不仅如此，亦有学者发现去甲肾上腺素也具有这种刺激作用。此外，Vincent和Feder（1988）报道，注射α_1或α_2肾上腺素能受体激动剂可诱导部分豚鼠脊柱前凸行为。α_1和α_2肾上腺素能受体同时兴奋时，可诱导76%的动物表达脊柱前凸行为。

当然，由于一些药物并非特异性作用肾上腺素能受体，这使研究肾上腺素能受体激动剂和拮抗剂的作用时更加困难。例如，育亨宾（yohimbine）同时具有α_2肾上腺素能受体拮抗剂和血清素受体拮抗剂的作用（Broadley，1996）。因此，研究中必须排除药物对其他不同神经传递系统的影响。Nock等（1979）发现，一种多巴胺β-羟化酶抑制剂，如U-14624，可撤销雌性豚鼠脊柱前凸行为的表达。作者认为，U-14624在降低去甲肾上腺素水平的同时，提高多巴胺和血清素的可用性（availability）。阻断多巴胺和血清素，亦不能逆转U-14624的作用。只有同时注射α_2肾上腺素能受体激动剂可乐定，才能恢复U-14624祛除的动物脊柱前凸行为的表达。因此，U-14624抑制脊柱前凸行为的作用，主要与去甲肾上腺素的可用性降低有关，并非升高的多巴胺或血清素。

在强调肾上腺素能受体以一种中枢神经调控方式调控动物脊柱前凸行为表达的同时，不能忽视周围神经系统的调节作用。去甲肾上腺素对脊柱前凸行为的易化作用（facilitatory effect），表明交感神经系统（SNS）参与了这一调节过程。因此，学者推测降低 SNS 活性的药物可抑制性唤起。为验证这种假说理论，Meston 等（1996）进行了一系列研究，旨在观察药物抑制 SNS 活性后雌性大鼠性行为表现的变化。首先，研究抗高血压药物可乐定对性反应的调节作用。作为一种中枢和周围 α₂ 肾上腺素能受体激动剂，可乐定被认为能减少去甲肾上腺素的释放；然后，依次检查胍乙啶及萘甲唑啉对性反应的调节作用。萘甲唑啉是一种 α₂ 肾上腺素能受体激动剂。胍乙啶则能够直接阻断交感神经元去甲肾上腺素的释放。之所以选择这两种药物，是由于它们与可乐定的作用相似，不能通过血脑屏障。实验中，选择 15 只卵巢去势雌性大鼠，通过雌二醇和孕酮治疗诱导动物发情。同时，通过生理盐水和药物（中剂量、大剂量）对比，观察动物性反应变化。

中剂量和大剂量水平时，可乐定、萘甲唑啉和胍乙啶均可抑制动物的脊柱前凸反应：中剂量和大剂量可乐定和胍乙啶明显降低动物交配欲，中剂量萘甲唑啉明显降低动物交配欲；中剂量和大剂量可乐定明显增加动物的性拒绝行为。萘甲唑啉和胍乙啶，虽可增加动物的性拒绝行为，但无统计学意义。尽管这些药物具有镇静作用并可抑制动物的性行为，却不能解释我们观察到的主动拒绝性行为。因为，胍乙啶和萘甲唑啉药物选择性抑制周围交感神经，并不能在中枢水平影响肾上腺素能系统。实验结果显示，SNS 抑制后雌性大鼠性行为表达受阻。

2. 直接刺激神经和组织的效果

直接刺激神经的体内研究模式，即对分离神经纤维进行电刺激的方式，观察刺激对靶组织的特异性作用。在大鼠模型中，电刺激盆腔（副交感）和上腹下（交感）神经时可诱导大鼠子宫和子宫颈平滑肌收缩，在预先雌二醇治疗基础上这种刺激效应更明显（Sato，1989，1996）。其中，盆腔神经刺激后子宫血流量增加，上腹下神经刺激后子宫血流量降低。酚妥拉明，一种 α 肾上腺素能受体拮抗剂，可阻断上腹下神经刺激时子宫和子宫颈血流量降低的变化。同样，豚鼠模型中，上腹下神经刺激诱导子宫收缩，增加子宫对催产素敏感性。酚妥拉明则可阻断这种效应（Marshall，1970）。而且，刺激盆腔神经丛（由盆腔和下腹神经组成）可增加豚鼠阴道和阴蒂血流量（Vachon，2000）。但是，也有研究报道，直接刺激交感神经链时，可抵消盆腔神经刺激所致阴道血流的增加（Giuliano，2001）。

另一研究肾上腺素能神经对生殖器影响的不同策略，是观察电刺激对分离生殖器平滑肌的刺激作用，然后，通过肾上腺素能受体拮抗剂和其他试剂检测神经递质对组织反应的调节作用。在一项电刺激子宫肌肉和子宫颈组织收缩反应的兔模型研究中，学者发现胍乙啶（抗肾上腺素能剂）和阿托品（抗胆碱能剂）均可减弱收缩反应，而普萘洛尔（选择性 β 肾上腺素能受体拮抗剂）却不具备这种效应（Bulat，1989）。此外，Kim 等（2002）报道，α₁ 和 α₂ 肾上腺素能受体拮抗剂可降低电刺激时兔阴道组织的收缩反应。

上述研究结果表明，刺激支配生殖器交感神经时其血管及非血管平滑肌均出现收缩反应，从而导致子宫、阴道和其他组织的血流量受限。由于性唤起是一种血管充血反应，它与性唤起时中枢神经系统调节的观点明显不符。目前，文献中亦很少提及这些问题。有学者指出，性刺激时去甲肾上腺素的血管收缩效果可被相应条件下其他神经递质的效应所取代。此时，中枢神经系统激活所产生的其他周围神经效应，如心率加快、血压升高，可能有助于生殖器的血管充血反应（Kim，2002）。

三、交感神经系统活性和性唤起的人体模型

1．交感神经活性和性唤起的神经内分泌标记

生化和生理研究显示，性唤起晚期可出现一种弥散 SNS 放电的现象，导致性高潮时心率和血压明显升高，间接支持 SNS 激活对女性性唤起具有易化作用的观点（Javanovic，1971；Fox，1969）。观看性爱视频后，女性受试者尿和血浆内去甲肾上腺素水平明显升高（Levi，1969；Exton，2000）。血浆内去甲肾上腺素水平是 SNS 活性的敏感指标，与性交过程中性唤起密切相关，且在性高潮出现后迅速降低（Wiedeking，1979）。Ende 等（1988）检测 11 位女性受试者性交前 1h、性交后 1h 及 23h 尿香草酸（VMA）的水平。作为肾上腺素和去甲肾上腺素的一种终末代谢物，VMA 成为我们研究总体交感活性的最准确方法。作者发现，与性交前正常水平相比，性交前、后 1h VMA 水平明显升高，性交后 23h VMA 水平虽较性交前升高，但不及性交前、后 1h 水平。这些研究结果为证明 SNS 确实参与性交及其预期过程的事实，提供了客观依据。

2．脊髓损伤研究

脊髓损伤（spinal cord injury，SCI）后性功能障碍，为研究性功能异常提供了新模型，可更好研究 SNS 对性唤起的调控作用。目前已知许多生殖器交感神经支配来源于胸腰段脊髓。观察女性胸腰段脊髓损伤患者性反应，可一定程度上了解交感神经系统的调节作用。研究时，主要观察不同类型 SCI 患者的具体唤起反应方式（阴道血管充血），用以区别"心理性"性唤起（生殖器对性爱刺激的反应）与"反射作用"（生殖器对触觉刺激的反应）。

Berard 等（1989）选择 15 位脊髓损伤患者，包括完全和不完全类型损伤（颈、胸和腰水平），观察交感神经系统对患者性唤起的调节作用。研究结果显示，$T_{10} \sim T_{12}$（生殖器交感神经起源部位）脊髓损伤女性患者，均无上述反射性和心理性阴道润滑反应。此外，这些患者亦无性唤起时愉悦感觉。尽管如此，T_{10} 以上脊髓损伤患者反射性阴道润滑反应被保留，T_{12} 以下患者心理性阴道润滑反应被保留。而脊髓胸下段损伤的患者阴道润滑反应和主观性感觉均缺失。研究表明，交感神经系统参与人体性反应的调节。

Sipski 等（1997）采用阴道光电容积扫描（vaginal photoplethysmography）方法观察 SCI 女性患者（$T_{11} \sim L_2$ 皮节感觉异常）性爱刺激时阴道脉冲反应（VPA）。由于脊髓内交感神经和躯体感觉神经元位置紧邻，作者认为不同节段感觉神经元损伤时，相应部位 SNS 功能亦可能受损。采用两种刺激方式性爱视频刺激和性爱视频刺激＋阴蒂手动刺激方式，观察 $T_{11} \sim L_2$ 皮节针刺感觉留存患者（组 1）与完全感觉丧失患者（组 2）性反应。试验结

果显示，两种情况下受试者主观性唤起（subjective sexual arousal）水平升高，组 1 受试者视频刺激时 VPA 升高，组 2 受试者阴道反应未出现。视频刺激＋手动刺激时，两组受试者 VPA 反应相似。然而，组 1 患者心率和呼吸节律明显加快。

随后，Sipski 等采用相同方法，比较 21 位健康女性（对照组）和 68 位 SCI 患者的阴道脉冲反应幅度。与上述结果一样，作者发现 $T_{11} \sim L_2$ 皮节感觉缺失患者的生理性唤起（physiological sexual arousal）水平降低。而且，$T_{11} \sim L_2$ 区域脊髓损伤所致感觉缺失的程度与血管充血反应的强度相关。轻度损伤患者，接近健康个体性反应。由此可见，与其他区域脊髓损伤女性相比，$T_{11} \sim L_2$ 患者表现出一种特殊类型的性反应。

3．生理诱导交感神经系统激活对性唤起的影响

上述研究显示，SNS 系统在女性性唤起过程中具有主动调节作用。其实，SNS 系统激活或抑制对性唤起的影响一直是学者关注的焦点。Hoon 等（1977）最先报道，与"性爱刺激影片前观看中性旅游影片"相比，"性爱刺激影片前观看诱发焦虑影片"的女性受试者阴道血流体积（VBV）增加。通过对性功能正常和异常女性性唤起的研究，Palace 和 Gorzalka（1990）也得出相同结论，即焦虑诱导影片可提高交感神经的性唤起水平。需要提醒的是，实验中学者并未检测 SNS 活性的间接指标（如心率等），观看诱发焦虑影片时亦未观察到明显心率增加，因而难以确定 SNS 是否真正激活。对此，Wolpe 等（1978）解释观看焦虑影片之所以未出现心率加快，可能是厌恶心情影响的缘故。性爱影片如此吸引人以至于观看者表现出一种"焦虑解除"现象，并通过认知作用产生易化性反应。

药物和生理研究数据显示，中度至剧烈运动可诱导明显 SNS 活性状态。Meston 等（1995）采用剧烈运动诱发 SNS 活性方式观察它对性唤起过程的影响。具体研究设计方案：

首先，研究运动对性功能正常女性性唤起的影响。

选择 35 位性功能正常、年龄 18～34 岁的女性参与一项运动训练，期间分别观看中性影片＋性爱影片或连续中性影片。训练方式为 20min 固定自行车运动。通过受试者最大摄氧量（$VO_2 \, max$），即一项心血管功能指标，调整自行车速度使其运动量达到 70% $VO_2 \, max$。在这种运动负载方式下，所有受试者之间生理反应变化差异最小（Grossman，1986）。最后，采用两种方式评估受试者性唤起反应：主观上，采用 Heiman 和 Rowland（1983）的自我问卷调查方式；客观上（生理性），通过光电容积扫描测量 VPA 和 VBV 指标。心率则作为一种 SNS 激活的间接指标。结果显示，运动后观看性爱影片可显著增加受试者 VPA 和 VBV 反应水平，心率亦加快（中性影片和性爱影片之间心率无明显区别）。问卷调查显示，运动条件下受试者性唤起、积极情感或消极情感均无显著差异，性唤起主观和生理指标之间关联亦不明显。

其次，研究运动对性功能异常女性性唤起的影响。

采用相同方法，Meston（1996a）观察 SNS 激活对性功能障碍患者性唤起的影响。分别选择 12 位性功能正常女性、12 位性欲望低下女性、12 位性欲望缺失女性进行研究。学者报道：在非运动条件下，各组 VPA 或 VBV 无明显区别；在运动条件下，性功能正常

女性 VPA 和 VBV 明显增加、性欲望低下女性 VPA 和 VBV 亦明显增加，性欲望缺失女性 VPA 明显降低而 VBV 无明显变化。所有女性受试者运动后心率明显加快。研究结果表明，运动条件下受试者性唤起、积极情感、消极情感或焦虑的主观水平并无显著差异。

此后，Meston 进行一项后续性研究，了解上述运动诱导 VPA 和 VBV 变化是否受到 "与性无关" 的其他因素，或者运动与观看影片的时间间隔等因素的影响。选择 10 位性功能正常、年龄 19～34 岁女性进行反复检测，运动过程中采用一种平衡观看方式 "中性＋性爱影片" 或 "连续中性影片"。受试者通过 20min 自行车运动，达到 70% VO₂ max。结果显示：性爱影片刺激时 VPA 和 VBV 明显增加，单纯中性影片时增加不明显。由此说明，运动本身并不能增加 VPA 和 VBV 反应，只有结合性爱刺激时才起到增加生殖器充血反应的作用。

上述运动方式研究，一般在运动结束 15min 后观看性爱影片。但数据显示，SNS 活性在剧烈运动 30～40min 仍然维持较高状态，心率一般在 15min 后显著降低。因此，必须考虑在运动结束 15min 后进行检查是否仍然存在 SNS 活性对性唤起易化的可能性。为此，Meston（1996b）等分别在运动后 5min、15min 或 30min 检查，了解女性性唤起的反应水平，以便更好地评估高、中、低 SNS 活性水平对性反应的影响。结果显示 VPA 在运动后 5min 时开始降低，15min 时显著降低，30min 时轻度升高。阴道 VBV 与 VPA 的结果相似，但无统计学意义。运动后，受试者心率均明显加快（5/15/30min 时心率分别为 97、87、80 次／分）。同样，运动对性唤起的主观评估或积极、消极情感，均无显著影响。因此，作者认为，可能存在一种最佳 SNS 活性状态，超过或低于此水平时它对生理性唤起的易化作用降低或表现为抑制作用。

当然，在上述运动增强 SNS 活性的研究中，还须考虑激素的作用。除了增加 SNS 活性外，剧烈运动情况下还可影响人体激素分泌，如雌激素、睾酮、皮质醇和催乳素等（Keizer，1987）。目前，尚无研究表明这些激素的短暂变化可影响女性性唤起的反应水平。

Brotto 等（2002）采用实验诱导高通气（hyperventilation）增加 SNS 活性的方法，研究停经前、后女性的性反应水平。实验未检测受试者的心率或其他 SNS 活性指标。文献报道，这种方式可诱导 7min 左右的交感神经主导状态（Achenbach，1994）。学者分别选择 25 位年轻、经期女性，25 位年长、停经后女性进行研究。采用高通气前、后检查受试者 VPA 和主观性唤起反应变化的实验模式，学者报道高通气所致 SNS 激活时可明显提高年轻、经期女性的 VPA 反应水平。对心理性唤起障碍女性而言，SNS 活性加强时 VPA 反应水平明显降低；对生理性唤起障碍女性而言，SNS 活性加强时 VPA 轻度升高或不明显。两项实验结果表明，高通气所致 SNS 活性的增强，对女性主观性唤起水平并无明显影响。

4. 肾上腺素能受体激动剂对性唤起的影响

Meston 和 Heiman（1998）进行一项实验，研究麻黄素（ephedrine）（一种 α 和 β 肾上腺素能受体激动剂）对女性 VPA 反应的影响。选择 20 位性功能正常女性，进行安慰剂与麻黄素（50mg）的双盲、对比性研究。与中性影片对比，性爱刺激条件下麻黄素可显著提高受试者的 VPA 反应水平，但对女性主观性唤起水平、积极或消极情感，均无明显影响。观看与性无关、旅游类型影片时，安慰剂与麻黄素作用下受试者 VPA 反应水平并无显著差异，与运动条件下性爱刺激可提高受试者 VPA 反应水平，而中性刺激时 VPA 水平无明显变化的结果，基本相同。与运动条件相比，麻黄素并非简单通过周围血管阻力增加起到易化生理性唤起的作用，而是通过药理学作用选择性地为生殖器反应做好准备。由于麻黄素具有显著提高外周交感神经活性以及兴奋中枢神经系统的双重作用，分析研究结果时需要慎重考虑。

最近，Meston（2004）进行另一项研究，进一步了解麻黄素是否能够有效逆转选择性 5- 羟色胺再摄取抑制剂（SSRIs）所致性功能异常。考虑到中枢性对抗 SSRIs 的药物可减弱 SSRIs 的抗抑郁疗效（Gitlin，1994），选择外周而非中枢对抗药物，避免削弱 SSRIs 的药理学作用。19 位服用氟西汀、舍曲林或帕罗西汀等药物的性功能异常女性，参与这项为期 8 周、双盲对照的交叉研究，以期了解麻黄素（50mg）对受试者性欲望、性唤起、性高潮和性满意度等自我评估方式的影响。研究结果显示，性活动前 1h 给予 50mg 麻黄素可明显提高受试者性欲望和性高潮强度 / 愉悦度。但是，在安慰剂组受试者中也同样观察到这种现象。由于研究中学者并未评估女性生殖器血管充血反应，因而不能得出 SNS 激活可间接影响人体生理性唤起的结论。同样，实验结果表明，麻黄素也不能够明显改变女性性唤起的心理成分。

此外，Meston 等（1997）还完成了其他两项研究，观察中等剂量可乐定（一种选择性 α_2 肾上腺素能受体激活剂）对女性主观和客观（阴道光电容积扫描）性唤起水平的影响。

第一项实验选择 15 位性功能正常女性（年龄 18～42 岁）观看中性影片＋性爱影片：观看前 1h 给予安慰剂或 0.2mg 可乐定。采用双盲、安慰剂对照和反复检查模式；第二项实验受试者服用安慰剂或可乐定之后、观看影片之前，进行 20min 的高强度室内自行车运动。

在第一项试验中，9/15 和 7/15 的受试者分别表现为 VPA 和 VBV 降低，但二者之间差异无统计学意义；在第二项试验中，SNS 活性增强情况下，可乐定组受试者的 VPA 和 VBV 显著降低，心率亦降低明显。第一项实验中受试者主观性唤起水平轻度降低、而第二项试验中受试者主观性唤起水平显著降低（SNS 强化的缘故）。由于可乐定可同时影响人体中枢和外周神经系统，尚不确定可乐定调节性反应作用的具体水平。中枢神经系统而言，可乐定可能通过改变神经垂体激素释放变化方式间接抑制性反应，或者，通过激活中枢性反射抑制的方式直接抑制性反应（Riley，1995）；对外周神经系统而言，可乐定则可能通过减少交感神经末梢去甲肾上腺素释放，从而达到抑制性唤起的作用。研究结果显示，仅在受试者 SNS 强化状态时，可乐定才能有效发挥抑制性反应的作用。其实，可乐定显著抑制运动时 SNS 活性（而非激素）的事实（Engelman，1989），与可乐定通过抑制 SNS 活性降低性反应的理论假说相同。但是，由于 α_2 肾上腺素能受体在女性性功能中作用尚不完全清楚。因此，关于可乐定抑制 SNS 对生殖器易化作用的结论，仍不十分确定。

5. 肾上腺素能受体拮抗剂对性唤起的影响

为更好地理解肾上腺素能受体拮抗剂对女性性唤起的影响，有学者进行其他一些相关性研究。Rosen 等（1999）报道，6 位停经后、女性性唤起障碍（female sexual arousal disorder，FSAD）患者在服用 40mg 磺酸酚妥拉明这种非选择性 α_2 肾上腺素能受体拮抗剂后，观察到药物对女性 VPA 和主观性唤起反应的易化作用。同样，Rubio 等（2002）报道了样本量更多、接受激素替代治疗（hormone replacement therapy）的 FASD 受试者，在服用磺酸酚妥拉明后对其 VPA 和主观性唤起反应的易化作用。采用双盲、安慰剂对照、随机和四交叉设计方案，受试者被分成 HRT 治疗（$n=19$）和非 HRT 治疗（$n=22$）组。然后，分别给予安慰剂（阴道给药或口服）、5mg 和 40mg 酚妥拉明（阴道给药或口服）。研究结果显示：与安慰剂组相比，HRT 治疗受试者 40mg 酚妥拉明阴道给药后，生理性反应的水平显著增加，非 HRT 治疗受试者则无生理性反应水平增加表现；HRT 治疗受试者口服 40mg 酚妥拉明时主观性唤起水平增加，阴道给药时轻度增加。由于酚妥拉明能够通过人体血脑屏障，尚不能确定其作用的具体机制：中枢 / 外周，或中枢＋外周的共同作用方式。

此外，Meston 和 Worcel（2002）报道另一项研究，观察 α_2 肾上腺素能受体拮抗剂——育亨宾（单独或与一氧化氮前体 L- 精氨酸共同使用）对停经后 FSAD 患者性爱刺激下主观和生理性唤起水平的影响。在实验中，24 位女性随机分成 L- 精氨酸谷氨酸（6g）＋育亨宾（6mg）组、单独育亨宾（6mg）组和安慰剂组，采用随机、双盲和 3 交叉设计方案，分别在给药后 30、60 和 90min 观察受试者性反应的变化。实验结果显示，与安慰剂组相比，结合治疗组女性受试者给药 60min 后 VPA 反应水平明显增加，30min 和 90min 虽可增加，但无统计学意义。单独育亨宾组，任何时间段对 VPA 反应均无显著影响。在所有条件下，受试者主观性唤起水平均无明显改变。需要说明的是，在上述实验过程中，我们未能控制育亨宾对中枢神经系统可能存在的药理学影响。

四、结 论

目前，关于女性性唤起的传统观点是性唤起阶段由副交感神经活性调节，而性高潮则由交感神经主导。然而，几项研究结果提示，交感神经系统活性增加是性唤起时一项特征性变化。由于对交感神经功能和分布缺乏足够认识，以及精准和直接检测 SNS 兴奋度的方法学和伦理学限制，使得大多数情况下我们仅能通过人体 SNS 激活和抑制的方法间接验证这一结论。性刺激下女性性反应实验结果显示，去甲肾上腺素及其代谢物浓度在性唤起后立即升高；女性脊髓损伤研究表明，交感神经系统激活受损时明显削弱机体的性反应水平。而且，增加交感神经系统兴奋度的强烈运动方式，可提高女性的性反应水平。此外，根据现有调节交感神经系统兴奋度的药理学研究成果，学者发现肾上腺素能受体激动剂或拮抗剂亦具有增强或抑制性反应的作用。这些理论假说，在动物模型中得到进一步证实：肾上腺素能受体激动剂增强性反应，拮抗剂抑制性反应。但是，所有这些研究结果都未正面回答：SNS 激活作为一种女性性唤起调控因素的问题。目前，至少有一项设计良好的药理学研究表明，肾上腺素能受体阻断，一种类似 SNS 抑制效应，可提高某些女性性唤起的反应水平。

目前，关于 SNS 刺激作用间接研究的数量非常有限。此前，尽管生理研究模式可增加 SNS 活性，其有效性却难以直接证明。同时，这些研究设计方案不能达到仅限于 SNS

活性增强的目的，即不能排除激素或其他神经系统对性反应的影响。采用"还原性"更好的动物模型，能够更特异性认识交感神经及其肾上腺素能受体激活对生殖器的影响。此外，研究人员通过直接刺激盆腔自主神经分支纤维的研究模式，证实交感神经激活时可导致生殖器血管和非血管平滑肌收缩、限制血流量及预防完全生殖器充血反应。然而，尚不清楚实验条件下游离神经的刺激强度，是否与生理过程中自然行为一致。

目前，尽管许多研究发现 SNS 激活在性唤起形成中具有重要作用，不同学者研究后却似乎得出自相矛盾的结论。例如，虽然 SNS 激活与性唤起水平增强明显相关，但生理学研究表明交感神经兴奋后限制生理性唤起所必需的生殖器反应条件。究其原因，是由于采用的 SNS 在性唤起调节作用中的间接研究方式，并未直接评估交感神经的活性。同时，还可能存在其他生理因素的影响。例如，在药理学研究中，并未特异性控制药物对中枢神经系统的影响；在运动研究中，亦未评估伴随身体活动相应变化的激素水平。另一方面，亦可能存在 SNS 激活后与其他生理因素共同易化性唤起反应的可能性。当然，需要考虑到 SNS 激活的局部调节功能可被对抗的副交感神经系统（parasympathetic nervous system）作用掩盖的可能性。此时，SNS 激活的全身效应（如血压升高）可能仅表现为生殖器血管的充血表现（Kim，2002）。如若这样，众多研究结果的不一致，可能源于研究（特别是动物模型）模式的相对单一。不论如何，上述分析也仅是一种推测。不得不说，性唤起过程中交感与副交感神经系统之间的相互作用方式非常复杂，大部分内容仍有待进一步探索和发现。目前，广泛开展的生殖器自主神经支配和自主神经药理学研究，将有助于我们更好地认识复杂的女性性唤起生理调节机制。

参 考 文 献

Achenbach-Ng, J., Siao, T. C., Mavroudakis, N., et al (1994). Effects of routine hyperventilation on pCO_2 and pO_2 in normal subjects: Implications of EEG interpretations. Journal of Clinical Neurophysiology, 11, 220-225.

Argiolas, A. (1999). Neuropeptides and sexual behaviour. Neuroscience & Biobehavioral Reviews, 23, 1127-1142.

Berard, E. J. J. (1989). The sexuality of spinal cord injured women: Physiology and pathophysiology. A review. Paraplegia, 27, 99-112.

Broadley, K. J. (1996). Autonomic pharmacology. London: Taylor & Francis.

Brotto, L. A., & Gorzalka, B. B. (2002). Genital and subjective sexual arousal in postmenopausal women: Influence of laboratory-induced hyperventilation. Journal of Sex and Marital Therapy, 28 (Suppl.), 39-53.

Bulat, R., Kannan, M. S., & Garfield, R. E. (1989). Studies of the innervation of rabbit myometrium and cervix. Canadian Journal of Physiology and Pharmacology, 67, 837-844.

Dail, W. G. (1996). The pelvic plexus: Innervation of pelvic and extrapelvic visceral tissues. Microscopy Research & Technique, 35, 95-106.

DiCarlo, S. E., & Bishop, V. S. (1999). Exercise and the autonomic nervous system. In O. Appenzeller (Ed.), Handbook of clinical neurology, 74, 245-272.

Donker, P. J. (1986). A study of the myelinated fibres in the branches of the pelvic plexus. Neurourology and Urodynamics, 5, 185-202.

Ende, N., Gertner, S. B., Hwang, S. G., et al (1988). Measurements of postcoital sympathetic activity in females by means of vanillylmandelic acid. Hormones and Behavior, 23, 150-156.

Engelman, E., Lipszyc, M., Gilbart, E., et al (1989). Effects of clonidine on anesthetic drug requirements and hemodynamic response during aortic surgery. Anesthesiology, 71, 178-187.

Exton, N. G., Truong, T. C., Exton, M. S., et al (2000). Neuroendocrine response to film induced sexual arousal in men and women. Psychoneuroendocrinology, 25, 187-199.

Fox, C. A., & Fox, B. (1969). Blood pressure and respiratory patterns during human coitus. Journal of Reproduction and Fertility, 19, 405.

Gitlin, M. J. (1994). Psychotropic medications and their effects on sexual function: Diagnosis, biology, and treatment approaches. Journal of Clinical Psychiatry, 55, 406-413.

Giuliano, F., Allard, J., Compagnie, S., et al (2001). Vaginal physiological changes in a model of sexual arousal in anesthetized rats. American Journal of Physiology: Regulatory, Integrative and Comparative Physiology, 281, R140-R149.

Grossman, A., & Moretti, C. (1986). Opioid peptides and their relationship to hormonal changes during acute exercise. In G. Benzi, L. Packer, & N. Siliprandi (Eds.), Biochemical aspects of physical exercise (pp. 375-385). London: Elsevier Science Publishers B. V. (Biomedical Division).

Gupta, S., Moreland, R. B., Yang, S., et al (1998). The expression of functional postsynaptic alpha 2-adrenoceptors in the corpus cavernosum smooth muscle. British Journal of Pharmacology, 123, 1237-1245.

Heiman, J. R., & Rowland, D. L. (1983). Affective and physiological sexual response patterns: The effects of instructions on sexually functional and dysfunctional men. Journal of Psychosomatic Research, 27, 105-116.

Hoon, P. W., Wincze, J. P., & Hoon, E. F. (1977). A test of reciprocal inhibition: Are anxiety and sexual arousal in women mutually inhibitory? Journal of Abnormal Psychology, 86, 65-74.

Iversen, S., Iversen, L., & Saper, C. B. (2000). The autonomic nervous system and the hypothalamus. In E. R. Kandel, J. H. Schwartz, & T. M. Jessell (Eds.), Principles of neural science (4th ed.). New York: McGraw Hill (Health Professions Division).

Jovanovic, U. J. (1971). The recording of physiological evidence of genital arousal in human males and females. Archives of Sexual Behavior, 1, 309.

Keizer, H. A., Kuipers, H., de Haan, J., et al (1987). Multiple hormonal responses to physical exercise in eumenorrheic trained and untrained women. International Journal of Sports Medicine, 8, 139-150.

Kim, N. N., Min, K., Huang, Y., et al (2002). Biochemical and functional characterization of alpha-adrenergic receptors in the rabbit vagina. Life Sciences, 71, 2909-2920.

Levi, L. (1969). Sympatho-adrenomedullary activity, diuresis, and emotional reactions during visual sexual stimulation in human females and males. Psychosomatic Medicine, 31, 251-268.

Maas, C. P., DeRuiter, M. C., Kenter, G. G., et al (1999). The inferior hypogastric plexus in gynecologic surgery. Journal of Gynecologic Techniques, 5, 55-61.

Marshall, J. M., & Russe, M. W. (1970). Uterine responses to adrenergic nerve stimulation in the guineapig. British Journal of Pharmacology, 39, 187P-188P.

Meston, C. M. (2004). A randomized, placebo-controlled, cross-over study of ephedrine for SSIR-induced female sexual dysfunction. Journal of Sex and Marital Therapy, 30, 57-68.

Meston, C. M., & Gorzalka, B. B. (1995). The effects of sympathetic activation following acute exercise on physiological and subjective sexual arousal in women. Behavior Research and Therapy, 33, 651-664.

Meston, C. M., & Gorzalka, B. B. (1996a). The differential effects of sympathetic activation on sexual arousal in sexually functional and dysfunctional women. Journal of Abnormal Psychology, 105, 582-591.

Meston, C. M., & Gorzalka, B. B. (1996b). The effects of immediate, delayed, and residual sympathetic activation on physiological and subjective sexual arousal in women. Behavior Research and Therapy, 34, 143-148.

Meston, C. M., Gorzalka, B. B., & Wright, J. M. (1997). Inhibition of subjective and physiological sexual arousal in women by clonidine. Psychosomatic Medicine, 59, 399-407.

Meston, C. M., & Heiman, J. R. (1998). Ephedrine-activated physiological sexual arousal in women. Archives of General Psychiatry, 55, 652-656.

Meston, C. M., Moe, I. E., & Gorzalka, B. B. (1996). The effects of sympathetic inhibition on sexual behavior in the female rat. Physiology and Behavior, 59, 537-542.

Meston, C. M., & Worcel, M. (2002). The effects of yohimbine plus L-arginine glutamate on sexual arousal in postmenopausal women with sexual arousal disorder. Archives of Sexual Behavior, 31, 323-332.

Min, K., Munarriz, R., Berman, J., et al (2001). Hemodynamic evaluation of the female sexual arousal response in an animal model. Journal of Sex & Marital Therapy, 27, 557-565.

Nock, B., & Feder, H. H. (1979). Noradrenergic transmission and female sexual behavior of guinea pigs. Brain Research, 166, 369-380.

Ownman, C., Rosengren, E., & Sjoberg, N. O. (1967). Adrenergic innervation of the human female reproductive organs: A histochemical and chemical investigation. Obstetrics and Gynecology, 30, 763-773.

Palace, E. M., & Gorzalka, B. B. (1990). The enhancing effects of anxiety on arousal in sexually dysfunctional and functional women. Journal of Abnormal Psychology, 99, 403-411.

Riley, A. J. (1995). Alpha adrenoceptors and human sexual function. In J. Bancroft (Ed.), The pharmacology of sexual function and dysfunction (pp. 307-325). New York: Elsevier.

Rosen, R. C., Phillips, N. A., Gendrano, N. C., et al (1999). Oral phentolamine and female sexual arousal disorder: A pilot study. Journal of Sex and Marital Therapy, 25, 144-147.

Rubio-Aurioles, E., Lopez, M., Lipezker, M., et al (2002). Phentolamine mesylate in postmenopausal women with Female Sexual Arousal Disorder: A psychophysiological study. Journal of Sex and Marital Therapy, 28 (Suppl.), 205-215.

Sato, S., Hayashi, R. H., & Garfleld, R. E. (1989). Mechanical responses of the rat uterus, cervix, and bladder to stimulation of hypogastric and pelvic nerves in vivo. Biology of Reproduction, 40, 209-219.

Sato, Y., Hotta, H., Nakayama, H., et al (1996). Sympathetic and parasympathetic regulation of the uterine blood flow and contraction in the rat. Journal of the Autonomic Nervous System, 59, 151-158.

Sintchak, G., & Geer, J. H. (1975). A vaginal plethysmograph system. Psychophysiology, 12, 113-115.

Sipski, M. L., Alexander, C. J., & Rosen, R. C. (1997). Physiologic parameters associated with sexual arousal in women with incomplete spinal cord injuries. Archives of Physical Medicine and Rehabilitation, 78, 305-313.

Sipski, M. L., Alexander, C. J., & Rosen, R. (2001). Sexual arousal and orgasm in women: Effects of spinal cord injury. Annals of Neurology, 49, 35-44.

Traish, A., Moreland, R. B., Huang, Y-H., et al (2000). De-velopment of human and rabbit vaginal smooth muscle cell cultures: Effects of vasoactive agents on intracellular levels of cyclic nucleotides. Molecular and Cellular Biology Research Community, 2, 131-137.

Vachon, P., Simmerman, N., Zahran, A. R., et al (2000). Increases in clitoral and vaginal blood flow following clitoral and pelvic plexus nerve stimulations in the female rat. International Journal of Impotence Research, 12, 53-57.

Vincent, P. A., & Feder, H. H. (1988). Alpha 1-and alpha 2-noradrenergic receptors modulate lordosis behavior in female guinea pigs. Neuroendocrinology, 48, 477-481.

Wiedeking, C., Ziegler, M. G., & Lake, R. C. (1979). Plasma noradrenaline and dopamine-beta-hydroxylase during human sexual activity. Journal of Psychiatric Research, 15, 139-145.

Wolpe, J. (1978). Comments on "A test of reciprocal inhibition" by Hoon, Wincze, and Hoon. Journal of Abnormal Psychology, 87, 452-454.

Yanase, M. (1977). A possible involvement of adrenaline in the facilitation of lordosis behavior in the ovariectomized rat. Endocrinologica Japonica, 24, 507-512.

Zoubina, E. V., & Smith, P. G. (2001). Uterine sympathetic hyperinnervation in the estrogen receptor-alpha knock-out mouse. Neuroscience, 103, 237-244.

第 4 章　性唤起和性高潮中神经内分泌的作用

一、短暂性唤起时神经内分泌反应

尽管研究时间已逾 30 年，但学者对健康人群性唤起的内分泌调控作用却未达成共识。此前，多通过各种性刺激模型，观察性反应时人体的内分泌反应。依据内分泌反应变化的时间和强度，得以检测参与上调、下调性反应的激素及其功能。既往研究表明，心血管系统反应与人类性活动关系密切（Carmichael，1994；Littler，1974；Nemec，1976；Whipple，1992）。相对而言，有关交感神经、垂体和性腺激素在性反应过程中作用的结论不完全一致（Blaicher，1999；Brown，1975；Carani，1990；Carmichael，1994；Fox，1972；Heiman，1991；La Ferla，1978；Lee，1974；Levi，1969；Lincoln，1974；Pirke，1974；Purvis，1976；Rowland，1987；Stoléru，1993；Wiedeking，1977）。尽管如此，必须认识到，科技的进步以及各种方法学的合理应用对分析不同研究中实验数据的差异非常重要。

二、方法学差异

由于性唤起和性高潮时内分泌反应研究方法学上的不同，难以正确解读实验最终结果。其中，性唤起诱导方法的差异就是一种潜在的混杂因素。采用性刺激方式时，多选择观看性爱影片、性幻想、手淫和性交视频等方式，这些方法往往具备各自不同的性刺激特性，在持续时间、强度以及身体接触量等方面表现出差异性。此外，某些研究中要求受试者达到性高潮、另一些却未做硬性要求，使得混杂因素的作用更加复杂。所有这些，均可影响不同实验室数据之间的直接比较。

当然，血液样本采集方式对实验结果的影响，亦是学者担忧的因素之一。尽管样本在某一固定时间采集，但有时要求受试者自行送达检验科。因此，这种采集方式可能存在某些缺陷：首先，由于神经内分泌激素的分泌特点，可能错过最佳采样时间；其次，自行送达检验科可导致受试者产生不必要的焦虑情绪，影响内分泌激素水平；最后，穿刺采集方式可导致受试者身体不适，进而影响激素的分泌水平。

综上所述，具体设计检测健康男性和女性性唤起和性高潮时内分泌激素变化实验模式时，需要考虑诸如血液样本采集、现场私密性维护等因素的干扰，采用去除混杂因素方法分析现有文献中各种复杂数据结果，如不同性刺激方式、性唤起后性高潮对内分泌反应的影响等（Exton，1999，2000，2001；Kurger，1998）。

三、方法学改进

为更好检测性唤起和性高潮时内分泌的反应水平，我们建立了一种连续采集血液样本的实验模式。选择 10 位健康男性或女性志愿者，均为初次参加实验、异性恋对象、接受手淫和性爱刺激方式。经过详细临床检查，排除身体或精神方面混杂因素（如吸毒、酗酒、服用损害性功能的药物或性功能异常等）。实验前 24h 禁欲、不服用含酒精的饮品或其他药物，采用一种平衡交叉设计（balanced crossover design）的研究方式（图 4-1），下午 3 点开始连续两天实验。受试者舒适平躺、头靠枕头、平视角度观看电视。对照组观看纪录片，实验组观看 3 段视频，每段 20min。第一和第三段为内容相同的纪录片，第二段为性爱视频，即异性恋伴侣的性交情景。

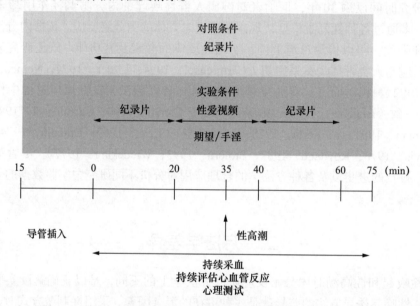

图 4-1　性唤起和性高潮诱导催乳素分泌实验设计

每位受试者参加一种对照和实验条件实验。对照和实验条件均涉及观看一部中性的纪录片。纪录片中间，观看 20min 性爱视频。此外，某些实验条件下要求受试者在观看 10min 性爱视频后通过手淫或性交达到性高潮。

为确保检测准确性和受试者私密性，采用折叠泵连续采集血液样本的方法，肱静脉插管连接肝素化导管并通过实验室墙壁穿透至隔壁房间。微泵调节血液流速达 1～2mL/min，EDTA 管收集血液。忽略每次收集时间的微小差异。每 10 分钟更换 EDTA 管，忽略每次采集时内分泌激素时间动力学变化。样本 4℃离心、−70℃保存。

通过这种特殊方式，我们得以准确检测性唤起中激素水平的变化，更好地比较不同方法中性唤起及性高潮条件下激素水平的变化。通常，采取以下三种性刺激模式：

（i）观看性爱视频 10min 后（预期阶段），受试者手淫达到高潮。

（ii）观看性爱视频 10min 后（预期阶段），受试者（异性恋）性交达到高潮。受试者实验中平躺，所有动作由伴侣完成，然后检测激素水平变化。尽可能减少运动所致激素变化，直接检测性唤起和性高潮中激素的特异性变化。

（iii）观看性爱视频 20min，受试者不通过手淫达到性高潮。

四、性高潮时内分泌反应：催乳素可能是高潮后性冲动的调节剂

采用视觉模拟评分（visual analogue scale），发现性刺激始终如一地诱导高水平主观性性唤起。这一具体表现，可通过客观的阴道光电容积扫描检查方法得到进一步证实。这些数据往往反映了"真实世界（real world）"性唤起情况下激素的变化水平，因而这种检测方式具有良好的表面效度（face validity）。

研究显示，性唤起和高潮时心血管和交感神经激素的反应比较一致，包括心率、血压、肾上腺素和去甲肾上腺素的水平升高，并在性高潮后迅速返回原有水平。此外，性高潮时皮质醇、卵泡刺激素（FSH）、促黄体素（LH）、睾酮、内啡肽、前列腺素和雌二醇等虽表现出相应变化，但并不十分明显。相比之下，催乳素在男、女性性高潮中呈现持续和特异性变化。各种不同性唤起条件下男、女受试者催乳素反应详见图 4-2。在

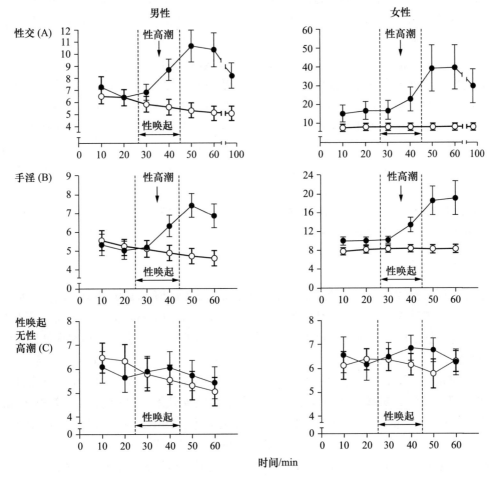

图 4-2　性高潮的诱导情况

性交诱导性高潮（A）、手淫诱导性高潮（B）和性唤起无性高潮（C）情况下对男、女外周催乳素浓度的影响。
实验室条件用实心圆表示，对照条件用空心圈表示。

所有实验中，不论首次20min纪录影片观看还是首次10min性爱视频观看，催乳素均无明显变化。然而，一旦手淫或性交方式达到性高潮，男、女受试者外周血液循环中催乳素均显著升高，并持续至性高潮后60min。而且，这种催乳素变化与性高潮特异性相关，单纯性唤起时并不出现，这在其他学者的研究中亦得到证实（Krüger，2003）。有趣的是，实验中首次发现性高潮可诱导另一种激素，即催产素（oxytocin）水平的升高，只不过程度较低而已。由于性唤起及性高潮时催乳素的变化明显，说明性高潮对催乳素具有明显和持久的刺激作用，可能在性唤起和（或）性高潮后生殖功能的短期调节中发挥作用。

五、催乳素能否调节性功能和行为

1．生理学证据

作为一种垂体肽类激素所具备的生理特性，催乳素可能参与了性冲动的短期调节。尽管最初将催乳素调节激素归类为一种哺乳调节激素（Stricker，1928），但现在发现它具有广泛的生理效应，与人体300种以上的生物学功能密切相关（Bole-Feysot，1998）。与大多数垂体类激素不同，催乳素并非经由下丘脑特异性释放激素的调节，而是处在下丘脑的紧张性抑制调控中。催乳素对性功能调控的重要特点表现在，多巴胺（一种人类性冲动和行为调节中的重要神经递质）是其抑制性输入信息中的重要激素（Maruyama，1999）。

目前，学者已在调节性行为的中枢神经系统（CNS）内找到催乳素受体及其表达，进一步证实催乳素参与调节性冲动的可能性。如今，在海马、皮质、杏仁核和各种下丘脑核内找到了催乳素受体（Pi，1999；Roky，1996）。不仅如此，学者在男、女两性生殖器官内亦发现催乳素受体，除乳腺之外，在女性卵巢和子宫、男性睾丸、附睾和前列腺内均找到催乳素存在的证据（Howell Skalla，2000；Perez-Villamil，1980；Prigent-Tessier，1996；Reddy，1985；Yoshimura，1992）。

2．临床依据

催乳素可短暂调节性冲动的理论假说，主要基于动物和临床研究结果。例如，催乳素长期升高（高泌乳素血症）时对性行为和功能的影响。动物实验数据显示，高泌乳素血症可损害动物的性功能，如雄性大鼠射精潜伏期延长、骑跨、插入和射精频率降低以及雌性大鼠脊柱前凸行为（性接纳）减少等（Doherty，1986，1989，1990；Kooy，1988）。

不仅如此，临床上学者亦找到了相关依据：如妊娠和哺乳期常见的高泌乳素血症；病理情况下泌乳素瘤、蝶鞍旁或蝶鞍上肿瘤所致下丘脑催乳素调节紊乱、"空蝶鞍（empty sella）"综合征、严重甲状腺功能低下和慢性肾衰竭等。其中，泌乳素瘤（prolactinoma，一种垂体泌乳素细胞肿瘤）是大多数高泌乳素血症的主要原因。

高泌乳素血症（hyperprolactinemia）与性冲动和性功能显著低下密切相关。血清催乳素水平升高可抑制性腺释放激素（GnRH）的脉冲幅度，导致某些女性性腺释放激素水平低下、闭经、乳房男性化和乳溢等。男性则有可能出现睾酮水平降低和少精症表现

（Buvat，1985；Sobrinho，1993；Walsh，1997）。尽管某些研究结果表明，在维持性冲动的同时，高泌乳素血症仅抑制生理性生殖功能（Carani，1996），其他研究清楚显示慢性催乳素血清水平升高时可削弱性欲望，并在临床精神药理学（psychopharmacology）中得到进一步证实（Koppelman，1987）。例如，新一代抗焦虑药，即选择性 5- 羟色胺再摄取抑制剂（SSRIs）可形成高泌乳素血症。长期服药后可导致患者泌乳素的水平升高，显著降低男性性欲、延长射精时间（Rosen，1998）。女性则出现性冲动降低以及性高潮障碍、性高潮缺失和性高潮延迟等表现（Montejo-Gonzalea，1997；Shen，1995）。而且，传统用于治疗精神分裂症的抑制剂，可引起血清泌乳素水平显著升高，导致患者性欲望丧失、勃起功能障碍和无性高潮等表现。非典型精神分裂症抑制剂（如奥氮平）则很少观察到这种不良反应。

　　基于上述催乳素在调节性功能中的作用，多巴胺兴奋剂已成为一种治疗高泌乳素血症的常规方法。最近，多巴胺兴奋剂已被首选用以预防可能出现的显著高泌乳素血症（Verhelst，1999），溴麦角环肽（bromocriptine）已被卡麦角林（cabergoline）替代。事实上，一些大型临床药物研究发现，卡麦角林可维持正常催乳素水平，因而起到保留高泌乳素血症患者性欲望和性腺功能的作用（De Rosa，1998）。

　　上述数据结果显示，慢性催乳素水平升高与两性性冲动和性腺功能的显著抑制作用关系密切。而性高潮后催乳素水平短暂升高，则表明它在性唤起和性功能调节中的作用。事实上，已有研究证明催乳素在性行为短暂调节中发挥不可或缺的作用。

六、自我比较：性高潮后催乳素释放致高泌乳素血症的意义

　　目前，尽管催乳素慢性升高对性冲动和生殖功能作用的描述已十分清楚，但催乳素短暂升高与性活动的相关性仍存在争议。能否将催乳素慢性升高的确切效应用于推测短暂升高的作用，还有待商榷。事实上，动物模型表明外周血催乳素短暂升高，特别是正常生理水平（如 50ng/mL）的，亦能刺激雄性大鼠的性行为（Drag，2000）；然而，亦有其他研究表明短暂外周血催乳素变化，不论高、低与否，对大鼠的性行为均无任何刺激作用（Cruz-Cassalas，1999；Nasello，1997）。

　　因此，催乳素短暂升高能否对性行为产生调节作用，尚不完全肯定。尽管如此，某些研究表明，性高潮所致催乳素分泌可能有助于性唤起和生殖功能的短暂调节。事实上，这种多肽水平的短暂升高可能对性功能和性唤起产生外周和中枢性的调节作用。

1．外周作用

　　催乳素，除了其特征明确的生殖功能调节作用，如精母细胞-精子细胞转化为精子干细胞、精子代谢能力的提升、附睾精子转运和精液射出、黄体形成和破坏、子宫内膜的生长、胚泡着床等（Bole-Feysot，1998），一些研究表明短暂催乳素水平升高也可对性功能产生影响。具体地说，雄性大鼠性高潮后催乳素释放可通过抑制海绵体平滑肌松弛的方式影响其勃起功能，通过对阴茎组织的直接作用影响动物的性行为，说明短暂催乳素水平升高可能参与阴茎消肿的调节过程（Zoki，1995；Ra，1996）。研究发现，性高潮后催乳素

短暂升高持续至少 60 分钟，以一种复杂的相互作用方式参与阴茎勃起神经的调节，即催乳素初始升高促使阴茎消肿，随后这一效应被其他局部和中枢因素所逆转。这与现代勃起功能的生理调节理论基本吻合，即阴茎勃起反应是不同神经和内分泌输入信息构成的一种多水平平衡效应（Andersson，1995）。事实上，由于单独抑制基础催乳素分泌的药物并不能有效治疗勃起功能障碍的男性患者，说明催乳素可能是在与其他神经内分泌因子及性行为调控因素的相互作用中形成的一种共同调节方式（Cooper，1977；March，1979）。遗憾的是，目前仍未在海绵体内找到催乳素受体的表达。

以上试验数据表明，与高泌乳素血症对生殖功能的不良反应表现不同，性高潮后催乳素短暂升高可能营造一种有利于男、女双方成功受孕的内环境。同时，这种催乳素短暂升高对中枢神经系统内控制外周生殖功能的区域及性冲动中枢，又可形成一种信息反馈。

2．中枢作用

中枢神经系统内三种主要多巴胺网络，可能是外周催乳素反馈的主要靶点。这些网络包括：

（i）下丘脑神经内分泌和下颌 - 下丘脑神经元（间脑，DC）；

（ii）中脑皮质边缘（MLC）多巴胺神经元；

（iii）黑质纹状体多巴胺系统（NS）。

这些网络系统内多巴胺活性在感官刺激和性交时被激活，具有调节性动机、行为和功能的作用（Hull，1999；Mas，1995）。多巴胺药物对动物和人类性功能的显著影响，进一步证实了多巴胺对性活动的中枢调节功能（Bancroft，1999；Meston，2000）。这些神经系统成为催乳素中枢反馈的主要靶点，催乳素对各种神经系统的活性起到修饰作用。

催乳素对中枢神经系统最确切的反馈旁路，涉及下丘脑神经内分泌神经元。三种下丘脑多巴胺神经元，参与催乳素的调节、释放过程（DeMaria，1998，1999）：

（i）起源于弓状核（ARN）、终止于正中隆起（ME）的结节漏斗部多巴胺神经元（TIDA）（Fuxe，1964）；

（ii）从弓状核喙部延续至垂体间叶和神经叶的结节垂体多巴胺神经元（THDA）（Bjorklund，1973）；

（iii）起源于下丘脑脑室周围核（PeVN）、终止于间叶的脑室周围垂体多巴胺神经元（Goudreau，1992）。

这些神经元内表达的催乳素受体，接受外周催乳素的反馈信息。尽管催乳素不能通过血脑屏障，但可通过脉络丛分泌至脑脊液，或通过最后区（area postrema）抵达脑组织（Sobrinho，1993）。许多研究发现，皮下注射羊催乳素时可激活上述三种下丘脑多巴胺神经元，表明催乳素具有抵达中枢神经系统的能力。更重要的是，催乳素可在 1h 内显现其效应，从而有力辩驳外周催乳素以主动转运机制、且在 5d 后达到脑组织内理想浓度的观点（Walsh，1987）。由此可见，催乳素可通过一种负反馈方式调控自我释放水平，它与我们观察到的、其他垂体激素的旁路调节十分相似。

除了上述信息反馈自我分泌的调控方式外，催乳素亦可反馈调节与性唤起调控相关的多巴胺系统。动物模型研究显示，三种交互影响的多巴胺系统主要负责调节和控制动物的性行为。

首先，是负责内侧视前区（MPOA）的下颌－下丘脑多巴胺系统，被认为是控制性行为动机和欲求的最重要区域之一。具体地说，它主要负责勃起和射精等生殖器反射的形成、雄性对性感刺激的关注以及媾和过程中物种特异的动机表达，均由内侧视前区控制。而且，催乳素受体在内侧视前区内表达增强，催乳素升高时可降低内侧视前区内多巴胺活性（Pi，1998；Lookingland，1984）。目前，尽管尚无数据支持催乳素诱导的内侧视前区活性抑制可降低性冲动，但研究表明催乳素能够抑制内侧视前区活性控制的母性行为（maternal behavior）（Bridges，2001）。因此，外周催乳素很可能通过对内侧视前区多巴胺活性的修饰，起到一种负反馈机制调节的作用。

其次，起源于腹侧被盖且投射至边缘系统中央部分（如伏隔核、杏仁核、内侧额叶皮质）的中脑皮质边缘（MLC）多巴胺系统，可能是催乳素的第二个反馈靶点。与性奖励作用相似，中脑皮质边缘的多巴胺输出主要负责调节性活动的欲求 / 动机，性感觉相关刺激可激活中脑皮质边缘多巴胺（Bradley，2001；Fiorino，1997）。与内侧视前区相似，外周或中枢注射催乳素时，可对抗伏核和边缘前脑的多巴胺活性（Chen，1988；Gonzale-Mora，1990）。有研究报道，伏核直接灌注催乳素时中脑皮质边缘的多巴胺活性增强（Hernandez，1994）。上述研究结果之所以各不相同，可能是注射途径不同使得催乳素浓度不同所致。尽管如此，以上研究数据清楚表明确实存在一种外分泌的催乳素通过修饰中脑皮质边缘多巴胺活性，对性动机产生反馈性调控的机制。

最后，起源于黑质且投射至壳核、尾状核的黑质纹状体多巴胺系统（NS），也是催乳素反馈的作用靶点。黑质纹状体多巴胺系统可整合性行为的感觉和运动功能，系统内处于一种"准备（preparedness）"状态。其多巴胺活性与完备运动功能的形成有关，如交配前性伴侣的追求（Robbin，1992）。现已发现，催乳素可修饰黑质纹状体内多巴胺活性。中枢和外周注射催乳素时纹状体多巴胺神经元活性改变，包括抑制和兴奋作用。而且，离体纹状体体外催乳素刺激时发现多巴胺生成（Cebeira，1991；Chen，1998）。事实上，许多研究显示催乳素给予后纹状体多巴胺的生成有利于雄性大鼠性行为的表达。可见，黑质纹状体系统多巴胺的活性明显受到外周催乳素水平的影响，并与动物性行为的改变相关。

七、性高潮后催乳素调节性功能的模型

研究显示，通过与性功能神经调控的整合，催乳素参与了人类性行为的内分泌调控。催乳素调控的神经旁路详见图 4-3，它对外周生殖器官的影响是促进成功受孕必要的生理机制和（或）抑制进一步的生殖活动。也就是说，催乳素可通过一种信息反馈机制，修饰间脑神经元（DC）、中脑皮质边缘和黑质纹状体系统神经元多巴胺的活性。

目前，尚无直接实验证据显示催乳素以一种信息反馈方式修饰性唤起和性功能，而仅能通过当前模型进行推测。首先，尽管慢性高泌乳素血症与生殖功能和性唤起的抑制作用相关，但其催乳素水平常超过 200ng/mL，且数月后才产生作用。相比之下，性高潮后

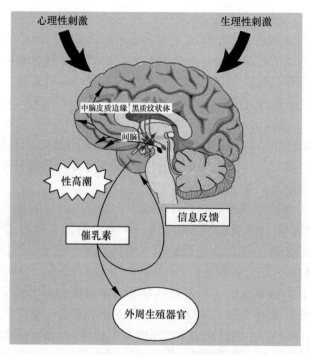

图 4-3　性高潮催乳素作用理论模型

催乳素可影响外周生殖器官和（或）对多巴胺系统（DC，MLC，NS）的反馈方式，在性行为调节中发挥重要作用。

催乳素水平短暂升高，往往在 15～25ng/mL 之间且时间维持约 1h（具体时长不清楚）。因此，高泌乳血症的抑制作用并不能直接用于推断、解释催乳素短暂升高的变化。尽管如此，动物研究显示，给服催乳素（达到性高潮后催乳素的反应水平）可对动物的性行为，以及负责性冲动和生殖功能的中枢和外周神经系统产生明显修饰作用。借鉴动物研究结果，选择一种可操控的健康男性催乳素水平短暂升高的实验方式了解催乳素对男性性唤起和性行为的影响。最近，笔者完成了首次这种类型的实验，即通过药物操纵催乳素相对微小变化，达到性冲动必要的变化水平（Krüger，2003）。尽管催乳素改变药物（卡麦角林和普罗瑞林）的药理学作用部位不同，研究结果表明催乳素水平短暂改变仍是修饰男性性冲动和功能的一种调控因素。此外，通过对既往男性、女性和性伴侣双方性反应数据的再次统计学分析发现，性交性高潮后催乳素的变化水平超过手淫性高潮，说明对男、女双方而言，性交性高潮的性满足感更好，进一步支持催乳素作用的假说（Brody，2006）。另外，一项有关摇头丸［亚甲基双氧安非他明（MDMA）］的研究发现，尽管 MDMA 诱导的一种心理状态表象特征（phenomenological features）与性高潮后状态十分相似，但就性高潮后情感和性感觉的提升作用而言，MDMA 更多表现为对性冲动和功能的削弱效应（Passie，2005）。除了精神和生理上的相应效应，MDMA 亦能诱导一种与性高潮后催乳素升高相似的时间动力学变化。由此可见，性高潮后催乳素水平短暂升高是否真正对人体性唤起具有调节作用，还有待进一步研究。

　　其次，模型设计时我们假设催乳素能够抵达中枢神经系统。尽管催乳素分子大小原因不能通过血脑屏障（Walsh，1978），它却可经由高通透性的脑室周围结构进入大脑，如最后区（area postrema）、穹窿下器官、正中隆起等部位（Ganong，2000），现已证明这些结构均表达催乳素受体。此外，催乳素亦可间接通过脑脊液转运至大脑（Sobrinho，1993）。因此，短暂升高催乳素可通过快速转运机制抵达大脑。与血脑屏障中耗时的主动转运相比，外周催乳素可迅速抵达中枢神经系统，从而完成这一多肽激素反馈调节性冲动和功能的效应。当前，笔者正开展研究观察性高潮后涉及催乳素调控的中枢神经系统及其功能变化。

再次，虽然男、女性反应具有各自不同的特征，如性反应不应期上的差异，模型设计时假定催乳素对男、女性冲动和功能均可发挥调节作用（Master，1996）。此外，尽管男、女性高潮后催乳素释放非常相似，还须认识到催乳素作用还与许多因素相关，如受体的表达和敏感度等（Bole-Feysot，1998）。而且，由于性唤起和性功能的外周和中枢神经系统调节方式不同，男、女之间催乳素的反应也可能存在差异，从而对不应期内男、女身体和心理产生不同影响。显然，性高潮后催乳素水平短暂升高对男、女性反应的调节作用相当复杂，具体作用机制还有待进一步研究。

最后，模型设计时假定催乳素分泌具备典型的生物学特征。必须注意的是，由于催乳素分泌受到多巴胺的调控，催乳素可能是已知多巴胺性行为调节作用中的一种下游效应（downstream effect），催乳素效应也可能受到多巴胺性行为特异性调节的抵消性影响。此外，性高潮后催乳素的离散分泌（discrete secretion）方式表明，催乳素导向反应不可能在性唤起感觉和运动阶段启动。因此，催乳素反应不可能代表"性邂逅"活动中的（sexual encounter）时总体多巴胺活性。相反，研究数据表明催乳素释放仅是神经内分泌多巴胺神经元抑制作用时启动的一种直接生物学相关反应。

总之，笔者认为垂体激素——催乳素，可能是性冲动和行为反应中一种重要内分泌调节因素。随着对性高潮后催乳素作用研究的不断深入，我们清晰认识到尽管作用明确，催乳素只不过是众多神经内分泌因子中的一种调节因素而已。目前，对人类性行为中多种生理调节方式的认识仍是一项挑战性工作。面对机遇、迎接挑战，将有助于更好了解人类正常、异常和心理障碍情况下的性行为特征（Haake，2003）。

参 考 文 献

Andersson, K-E., & Wagner, G. (1995). Physiology of penile erection. Physiological Reviews, 75, 191-236.

Aoki, H., Fujioka, T., Matsuzaka, J., et al (1995). Suppression by prolactin of the electrically induced erectile response through its direct effect on the corpus cavernosum penis in the dog. Journal of Urology, 154, 595-600.

Bancroft, J. (1999). Central inhibition of sexual response in the male: A theoretical perspective. Neuroscience and Biobehavioral Reviews, 23, 763-784.

Bjorklund, A., Moore, R. Y., Nobin, A., et al (1973). The organization of tubero-hypophyseal and reticulo-infundibular catecholamine neuron systems in the rat brain. Brain Research, 51, 171-191.

Blaicher, W., Gruber, D., Bieglmayer, C., et al (1999). The role of oxytocin in relation to female sexual arousal. Gynecologic and Obstetric Investigation, 47, 125-126.

Bole-Feysot, C., Goffin, V., Edery, M., et al (1998). Prolactine (PRL) and its receptor: Actions, signal transduction pathways and phenotypes observed in PRL receptor knockout mice. Endocrine Reviews, 19, 225-268.

Bradley, K. C., & Meisel, R. L. (2001). Sexual behavior induction of c-Fos in the nucleus accumbens and amphetamine-stimulated locomotor activity are sensitized by previous sexual experience in female Syrian hamsters. Journal of Neuroscience, 21, 2123-2130.

Bridges, R., Rigero, B., Byrnes, E., et al (2001). Central infusions of the recombinant human prolactin receptor antagonist, S179D-PRL, delay the onset of maternal behavior in steroid-primed, nulliparous female rats. Endocrinology, 142, 730-739.

Brody, S., & Krüger, T. H. (2006). The post-orgasmic prolactin increase following intercourse is greater than following maturbation and suggests greater satiety. Biological Psychology, 71, 312-315.

Brown, W. A., & Heninger, G. (1975) Cortisol, growth hormone, free fatty acids, and experimentally evoked affective arousal. American Journal of Psychology, 132, 1172-1176.

Buvat, J., Lemaire, A., Buvat-Herbaut, M., et al (1985). Hyperprolactinemia and sexual function in men. Hormone Research, 22, 196-203.

Carani, C., Bancroft, J., Del Rio, G., et al (1990). The endocrine effects of visual erotic stimuli in normal men. Psychoneuroendocrinology, 15, 207-216.

Carani, C., Granata, A. R. M., Faustini Fustini, M., et al (1996). Prolactin and testosterone: Their role in male sexual function. International Journal of Andrology, 19, 48-54.

Carmichael, M. S., Warburton, V. L., Dixen, J., et al (1994). Relation ships among cardiovascular, muscular, and oxytocin responses during human sexual activity. Archives of Sexual Behavior, 23, 59-79.

Cebeira, M., Hernandez, M. L., Rodriguez de Fonseca, F., et al (1991). Lack of effect of prolactin on the dopaminergic receptor sensitivity of striatal and limbic areas after experimentally induced alterations in peripheral levels. Life Sciences, 48, 531-541.

Chen, J. C, & Ramirez, V. D. (1988a). Comparison of the effect of prolactin on dopamine release from the dorsal and ventral striatum and from the mediobasal hypothalamus superfused in vitro. European Journal of Pharmacology, 149, 1-8.

Chen, J. C, & Ramirez, V. D. (1988b). In vivo dopaminergic activity from the nucleus accumbens, substantia niagra and ventral tegmental area in the freely moving rat: Basal neurochemical output and prolactin effect. Neuroendocrinology, 48, 329-335.

Chen, J. C, & Ramirez, V. D. (1989). Effects of prolactin on tyrosine hydroxylase activity of central dopaminergic neurons of male rats. European Journal of Pharmacology, 166, 473-479.

Cooper, A. J. (1977). Bromocriptine in impotence. Lancet, 2, 567.

Cruz-Casallas, P. E., Nasello, A. G., Hucke, E. E., et al (1999). Dual modulation of male sexual behavior in rats by central prolactin: Relationship with in vivo striatal dopaminergic activity. Psychoneuroendocrinology, 24, 681-693.

De Rosa, M., Colao, A., Di Sarno, A., et al (1998). Cabergoline treatment rapidly improves gonadal function in hyperprolactinemic males: A comparison with bromocriptine. European Journal of Endocrinology, 138, 286-293.

DeMaria, J. E., Lerant, A. A., & Freeman, M. E. (1999). Prolactin activates all three populations of hypothalamic neuroendocrine dopaminergic neurons in ovariectomized rats. Brain Research, 837, 236-241.

DeMaria, J. E., Livingstone, J. D., & Freeman, M. E. (1998). Characterization of the dopaminergic input of the pituitary gland throughout the estrous cycle of the rat. Neuroendocrinology, 67, 377-383.

DeMaria, J. E., Zelena, D., Vecsernyés, M., et al (1998). The effect of neurointermediate lobe denervation on hypothalamic neuroendocrine dopaminergic neurons, Brain Research, 806, 89-94.

Doherty, P. C., Bartke, A., Smith, M. S., et al (1985). Increased serum prolactin levels mediate the suppressive effects of ectopic pituitary grafts on copulatory behavior in male rats. Hormones and Behavior, 19, 111-121.

Doherty, P. C., Baum, M. J., & Todd, R. B. (1986). Effects of chronic hyperprolactinemia on sexual arousal and erectile function in male rats. Neuroendocrinology, 42, 368-375.

Doherty, P. C., Lane, S. J., Pfeil, K. A., et al (1989). Extra-hypothalamic dopamine is not involved in the effects of hyperprolactinemia on male copulatory behavior. Physiology and Behavior, 45, 1101-1105.

Doherty, P. C., Wu, D. E., & Matt, K. S. (1990). Hyperprolactinemia preferentially inhibits erectile function in adrenalectomized male rats. Life Sciences, 47, 141-148.

Drago, F., & Lissandrello, C. O. (2000). The "low dose" concept and the paradoxical effects of prolactin on grooming and sexual behavior. European Journal of Pharmacology, 405, 131-137.

Exton, M. S., Bindert, A., Krüger, T., et al (1999). Cardiovascular and endocrine alterations after masturbation-induced orgasm in women. Psychosomatic Medicine, 61, 280-289.

Exton, M. S., Krüger, T. H. C., Bursch, N., et al (2001). Neuroendocrine response to masturbation-induced orgasm following a 3-week sexual abstinence. World Journal of Urology, 19, 377-382.

Exton, M. S., Krüger, T. H. C., Koch, M., et al (2001). Coitus-induced orgasm stimulated prolactin secretion in healthy subjects. Psychoneuroendocrinology, 26, 287-294.

Exton, N. G., Truong, T. C., Exton, M. S., et al (2000). Neuroendocrine response to film-induced sexual arousal in men and women. Psychoneuroendocrinology, 25, 189-199.

Fiorino, D. F., Coury, A., & Phillips, A. G. (1997). Dynamic changes in nucleus accumbens dopamine efflux during the Coolidge effect in male rats. Journal of Neuroscience, 17, 4849-4855.

Fox, C. A., Ismail, A. A. A., Love, D. N., et al (1972). Study on the relationship between plasma testosterone levels and human sexual activity. Journal of Endocrinology, 52, 51-58.

Freeman, M. E., Kanyicska, B., Lerant, A., et al (2000). Prolactin: Structure, function, and regulation of secretion. Physiological Reviews, 80, 1523-1631.

Fuxe, K. (1964). Cellular localization of monoamines in the median eminence and in the infundibular stem of some mammals. Acta Physiologica Scandinavica, 58, 383-384.

Ganong, W. F. (2000). Circumventricular organs: Definition and role in the regulation of endocrine and anatomic function. Clinical and Experimental Pharmacology and Physiology, 27, 422-427.

Gonzales-Mora, J. L., Guadalupe, T., & Mas, M. (1990). In vivo voltammetry study of the modulatory action of prolactin on mesolimbic dopaminergic system. Brain Research Bulletin, 25, 729-733.

Goudreau, J. L., Lindley, S. E., Lookingland, K. J., et al (1992). Evidence that hypothalamic periventricular dopamine neurons innervate the intermediate lobe of the rat pituitary. Neuroendocrinology, 56, 100-105.

Haake, P., Krüger, T. H. C., Exton, M. S., et al (2003). Acute neuroendocrine response to sexual stimulation in sexual offenders. Canadian Journal of Psychiatry, 48, 265-271.

Heiman, J. R., Rowland, D. L., Hatch, J. P., et al (1991). Psychophysiological and endocrine responses to sexual arousal in women. Archives of Sexual Behavior, 20, 171-186.

Hernandez, M. L., Fernandez-Ruiz, J. J., Navarro, M., et al (1994). Modifications of mesolimbic and nigrostriataldopaminergic activity after intracerebroventricular administration of prolactin. Journal of Neural Transmission General Section, 96, 63-79.

Howell Skalla, L., Bunick, D., Bleck, G., et al (2000). Cloning and sequence analysis of the extracellular region of the polar bear (Ursusmaritimus) luteinizing hormone receptor (LHr), follicle stimulating hormone receptor (FSHr), and prolactin receptor (PRLr) genes and their expression in the testis of the black bear (Ursus americanus). Molecular Reproduction and Development, 55, 136-145.

Hull, E. M., Lorraine, D. S., Du, J., et al (1999). Hormone-neurotransmitter interactions in the control of sexual behavior. Behavioral Brain Research, 105, 105-116.

Kooy, A., Weber, R. F., Ooms, M. P., et al (1988). Deterioration of male sexual behavior in rats by the new prolactin-secreting tumor 7315b. Hormones and Behavior, 22, 351-361.

Koppelman, M. C. S., Parry, B. L., Hamilton, J. A., et al (1987). Effect of bromocriptine on affect and libido in hyperprolactinemia. American Journal of Psychiatry, 144, 1037-1041.

Krüger, T. H. C., Haake, P., Chereath, D., et al (2003). Specificity of the neuroendocrine response to orgasm during sexual arousal in men. Journal of Endocrinology, 177, 57-64.

Krüger, T. H. C., Haake, P., Haverkamp, J., et al (2003). Effects of acute prolactin manipulation on sexual drive and function in males. Journal of Endocrinology, 179, 357-365.

Krüger, T., Exton, M. S., Pawlak, C., et al (1998). Neuroendocrine and cardiovascular response to sexual arousal and orgasm in men. Psychoneuroendocrinology, 23, 401-411.

La Ferla, J., Anderson, D., & Schalch, D. (1978). Psychoendocrine response to sexual arousal in human males. Psychosomatic Medicine, 40, 166-172.

Lee, R., Jaffe, R., & Midgley, A. (1974). Lack of alteration of serum gonadotropins in men and women following sexual intercourse. American Journal of Obstetrics and Gynecology, 120, 985-987.

Levi, L. (1969). Sympatho-adrenomedullary activity, diuresis, and emotional reactions during visual sexual stimulation in human females and males. Psychosomatic Medicine, 31, 251-268.

Lincoln, G. (1974). Luteinising hormone and testosterone in man. Nature, 252, 232-233.

Littler, W. A., Honour, A. J., & Sleight, P. (1974). Direct arterial pressure, heart rate and electrocardiogram during human coitus. Journal of Reproductive Fertility, 40, 321-331.

Lookingland, K. J., & Moore, K. E. (1984). Effects of estradiol and prolactin on incertohypothalamic dopaminergic neurons in the male rat. Brain Research, 313, 83-91.

Mangurian, L. P., Jurjus, A. R., & Walsh, R. J. (1999). Prolactin receptor localiza-tion to the area postrema. Brain Research, 836, 218-220.

March, C. M. (1979). Bromocriptine in the treatment of hypogonadism and male impotence. Drugs, 17, 49-58.

Maruyama, M., Matsumoto, H., Fujiwara, K., et al (1999). Central administration of prolactin-releasing peptide stimulates oxytocin release in rats. Neuroscience Letters, 276, 193-196.

Mas, M. (1995). Neurobiological correlates of masculine sexual behavior. Neuroscience and Biobehavioral Reviews, 19, 261-277.

Masters, W. H., & Johnson, V. E. (1966). Human sexual response. Boston: Little, Brown.

Meston, C. M., & Frohlich, P F. (2000). The neurobiology of sexual function. Archives of General Psychiatry, 57, 1012-1030.

Montejo-Gonzalez, A. L., Llorca, G., Izquierdo, J. A., et al (1997). SSRI-induced sexual dysfunction: Fluoxetine, paroxetine, sertraline, and fluvoxamine in a prospective, multicenter, and descriptive clinical study of 344 patients. Journal of Sex and Marital Therapy, 23, 176-194.

Nasello, A. G., Vanzeler, M. L., Madurieira, E. H., et al (1997). Effects of acute and long term domperidone treatment on prolactin and gonadal hormone levels and sexual behavior of male and female rats. Pharmacology, Biochemestry, & Behavior, 58, 1089-1094.

Nemec, E. D., Mansfield, L., & Kennedy, J. W. (1976). Heart rate and blood pressure during sexual activity in normal males. American Heart Journal, 92, 274-277.

Outhit, A., Morel, G., & Kelly, P. A. (1993). Visualization of gene expression of short and long forms of prolactin receptor in the rat reproductive tissues. Biol Reprod., 49, 528-536.

Passie, T., Hartmann, U., Schneider, U., et al (2005). Ecstasy (MDMA) mimics the post-orgasmic state:

Impairment of sexual drive and function during acute MDMA-effects may be due to increased prolactin secretion. Medical Hypotheses, 64, 899-903.

Pérez-Villamil, B., Bordiu, E., & Puente-Cueva, M. (1980). Involvement of physiological prolactin levels in growth and prolactin receptor content of prostate-glands and testes in developing male rats. Journal of Endocrinology, 132, 449-459.

Pi, X. J., & Grattan, D. R. (1998). Differential expression of the two forms of prolactin receptor mRNA within microdissected hypothalamic nuclei of the rat. Brain Research. Molecular Brain Research, 59, 1-12.

Pi, X. J., & Grattan, D. R. (1999a). Increased expression of both short and long term forms of prolactin receptor mRNA in hypothalamic nuclei of lactating rats. Journal of Molecular Endocrinology, 23, 13-22.

Pi, X. J., & Grattan, D. R. (1999b). Increased prolactin receptor immunoreactivity in the hypothalamus of lactating rats. Journal of Neuroendocrinology, 11, 693-705.

Pirke, K., Kockott, G., & Dittmar, F. (1974). Psychosexual stimulation and plasma testosterone in man. Archives of Sexual Behavior, 3, 577-584.

Prigent-Tessier, A., Pageaux, J. F., Fayard, J. M., et al (1996). Prolactin up-regulates prostaglandin E2 production through increased expression of pancreatic-type phospholipase A2 (type 1) and prostaglandin G/H synthase 2 in uterine cells. Molecular and Cellular Endocrinology, 122, 101-108.

Purvis, K., Landgren, B., Cekan, Z., et al (1976). Endocrine effects of masturbation in men. Journal of Endocrinology, 70, 439-444.

Ra, S., Aoki, H., Fujioka, T., et al (1996). In vitro contraction of the canine corpus cavernosum penis by direct perfusion with prolactin or growth hormone. Journal of Urology, 156, 522-525.

Reddy, Y. D., Reddy, K. V., & Govindappa, S. (1985). Effect of prolactin and bromocriptine administration on epididymal function: A biochemical study in rats. Indian Journal of Physiology and Pharmacology, 29, 234-238.

Robbins, T. W., & Everitt, B. J. (1992). Functions of dopamine in the dorsal and ventral striatum. Seminars in Neuroscience, 4, 119-128.

Roky, R., Paut-PaganTo, L., Goffin, V., et al (1996). Distribution of prolactin receptors in the forebrain: Immunohistochemical study. Neuroendocrinology, 63, 422-429.

Rosen, R. C., Lane, R. M., & Menza, M. (1999). Effects of SSRIs on sexual function: A critical review. Journal of Clinical Psychopharmacology, 19, 67-85.

Rowland, D. L., Heiman, J. R., Gladue, B. A., et al (1987). Endocrine, psychological, and genital response to sexual arousal in men. Psychoneuroendocrinology, 12, 149-158.

Sauder, S. E., Frager, M., Case, G. D., et al (1984). Abnormal patterns of pulsatile luteinizing hormone secretion in women with hyperprolactinemia and amenorrhea: Responses to bromocriptine. Journal of Clinical Endocrinology and Metabolism, 59, 941-948.

Shen, W. W., & Hsu, J. H. (1995). Female sexual side effects associated with selective serotonin reuptake inhibitors: A descriptive clinical study of 33 patients. International Journal of Psychiatric Medicine, 25, 239-248.

Sobrinho, L. G. (1993). The psychogenic effects of prolactin. Acta Endocrinology, 129, S38-40.

Stoléru, S. G., Ennaji, A., Counot, A., et al (1993). LH pulsatile secretion and testosterone blood levels are influenced by sexual arousal in human males. Psychoneuroendocrinology, 18, 205-218.

Stricker, P., & Grueter, R. (1928). Action du lobe antérieur de l'hypophyse sur la montée laiteuse. Comptes Rendus Soc Biologies, 99, 1978-1980.

Verhelst, J., Abs, R., Maiter, D., et al (1999). Cabergoline in the treatment of hyperprolactinaemia: A study in 455 patients. Journal of Endocrinology and Metabolism, 84, 2518-2522.

Waldinger, M. D., & Olivier, B. (1998). Selective serotonin reuptake inhibitor-induced sexual dysfunction: Clinical and research considerations. International Clinical Psychopharmacology, 13, S27-33.

Walsh, J. P., & Pullan, P. T. (1997). Hyperprolactinaemia in males: A heterogeneous disorder. Australian & New Zealand Journal of Medicine, 27, 385-390.

Walsh, R. J., Posner, B. I., Kopriwa, B. M., et al (1978). Prolactin binding sites in the rat brain. Science, 201, 1041-1043.

Walsh, R. J., Slaby, F. J., & Posner, B. I. (1987). A receptor-mediated mechanism for the transport of prolactin from blood to cerebrospinal fluid. Endocrinology, 120, 1864-1850.

Whipple, B., Ogden, G., & Komisaruk, B. R. (1992). Physiological correlates of imagery-induced orgasm in women. Archives of Sexual Behavior, 21, 121-133.

Wiedeking, C., Lake, C. R., Ziegler, M., et al (1977). Plasma noradrenaline and dopamine-beta-hydroxylase during sexual activity. Psychosomatic Medicine, 39, 143-148.

Yoshimura, Y., Nakamura, Y., Oda, T., et al (1992). Effects of prolactin on ovarian plasmin generation in the process of ovulation. Biology of Reproduction, 46, 322-327.

第 5 章

连续磁共振成像与阴道光电容积扫描初步比较及其在女性性唤起反应评估中的作用：总结和评价

一、介　绍

过去 40 多年，尽管一直对女性性唤起和反应进行实证研究，但可供检测的方法很少。目前，随着女性性功能障碍（female sexual dysfunction，FSD）发病率不断升高（25%～40%），方法学运用对于认识 FSD 生理和心理生理因素的作用，显得越来越重要（Brancroft，2003）。为了更好治疗各种类型 FSD 患者，学者不断尝试检查、认识正常与异常女性性反应之间的差异，但成效甚微。部分原因可能由于可信、可重复和相对微创的生理学检测方法缺乏。20 世纪末，建立了一种客观检测女性性唤起反应的方法，即连续磁共振扫描（serial magnetic resonance）。最初，这种方法运用时需要血管造影剂 MS-325，技术改良后，则不再依赖（Maravilla，2005）。

此外，另一种最常用的检测女性性唤起的方法是阴道光电容积扫描术（VPP），使用时间已超过 30 年（Heiman，1977，1998；Laan，1995；Morokoff，1980）。尽管是一种敏感和可靠的检测女性性唤起的方法，但由于缺乏绝对标准应用也有限，多用于个体内或交叉设计方案的研究。

在最初的研究中，建立了检测女性生殖器的 MRI 技术和方法。目前用于检查生殖器反应的盆腔 MRI 技术尚不成熟，有待不断提高和完善。本章内容批判性回顾这项最新检测技术，评估 MS-325 增强和非增强连续磁共振技术的优缺点，并比较 MRI 和 VPP 技术在评估性唤起中的作用。这两种技术均涉及性唤起的主观检测。

二、材料和方法

以下，将具体介绍 MRI 技术及其与 VPP 技术的比较。

1. 研究对象

受试者为 25 位健康、性功能正常女性，包括 23～38 岁经期女性以及 53～66 岁停经女性。大学机构审查委员会同意研究方案和知情同意书，受试者研究前签署知情同意书。通过当地报纸和宣传册招募志愿者，然后电话初始筛查。

所有受试者进行全面体格检查，如盆腔检查及巴氏涂片（Pap smear）、血尿液分析、各种生化指标、凝血时间、电解质及内分泌检查。经期女性排除怀孕可能，通常在每月第

4 天和第 21 天之间检查（包括月经期内）。停经女性进行激素检测，包括雌二醇、黄体酮和卵泡刺激素水平。既往阴道手术、子宫切除术、异常经期和（或）激素替代治疗或 6 个月内采用避孕药志愿者，必须剔除。

由于 MRI 检查及设备要求，选择受试者身高在 157～180cm、体重在 47～90kg 范围。

安全性评估包括生命体征、12 导心电图、血液分析、尿液分析和体格检查，从开始直至 MS-325 注射后 96h 的各项记录，均留存在首次 MRI 报告中。

2．检查

1）MRI

造影剂：MS-325 是一种（相对分子质量 957）小分子螯合物（chelate），可与白蛋白可逆性结合。附着白蛋白后由于磁场强度变化，其弛豫率（relaxivity）可增加 4～10 倍。这种试剂具有双指数清除（bi-exponential clearance）特点，最后清除阶段半衰期为 10～14h。目前，MS-325（0.25mmol/mL）已处于临床研究三期。12 位女性受试者接受了 0.05mmol/kg 剂量的 MS-325，通常以 1.5mL/s 的速度静脉注射，然后 30mL 盐水冲洗。

影像资料：视频内容包括中性部分和性爱部分。中性部分如历史或地理纪录片，性爱部分如情色影片。采用 21min 中性＋15min 性爱＋9min 中性的放映方式。MRI 可在整个 45min 视频中任意阶段进行，受试者位于 MRI 磁铁孔内时仍可视听。对照组为经期和停经女性，注射 MS-325 且仅观看中性视频部分。

主观评估：通过一种 30 项内容的影片评价表（film evaluation scale）对主观（自我报告）性反应和情感反应进行评估。中性视频后仅进行简单 7 项问卷调查，即可达到可靠和敏感的性与情感反应评估效果（Hackbert，2002；Heiman，1983；Meston，1998）。这种评估方式，又称为主观经验量表（subjective experience scale），主要采用问卷方式询问受试者主观性唤起、生殖器反应、身体变化和各种情感状态等，详见表 5-1。

受试者在三个时间点回答上述 FES 问题：观看中性视频并进入磁铁孔前、观看性爱视频并处于磁铁孔中以及 MRI 完成后。简单 7 项问卷内容回答则在受试者观看中性视频后、性爱视频前并处于磁铁孔中完成，用于记录性唤起 / 非性唤起水平。在 PPT 呈现过程中，研究人员通过对讲机收集回答结果并行记录。

采用 T1 加权、3D 梯度回波（SPGR）轴向定位方式进行精细像素扫描，即在 1.6mm³ 总像素体积内进行 0.9mm×0.9mm×2mm 的薄层扫描，达到对阴蒂组织结构精准检查目的。局部 PA 圈用于增加 MRI 的"信噪比"，以获得外生殖器准确成像、并达到勾画可靠解剖结构及测量微小区域（ROIs）内信号强度（SI）的要求。45min 检查时间内，保持恒定的匀场值、发射机增益、接收机增益等指标，以便绘制准确时间 / 信号强度曲线，计算局部血流变化。

造影剂注射前进行一次 3D 扫描，注射后 3min 可达到造影剂的对比度平衡。然后，受试者观看视频过程中每 3 分钟进行一次扫描。

2）VPP

VPP 可用于检测性反应时阴道脉冲强度（vaginal pulse amplitude，VPA）和阴道血流体积（vaginal blood volume，VBV）反应的检查。研究表明，VPP 已被证明是一种有效、可靠的检测女性性唤起的方法。实验结果可采用 3.3 版 Acqknowledge Ⅲ 软件、数据采集软件进行数据收集、转换（模拟至数字）和分析。

主观评估：采用与 MRI 相同的 FES 30 个问题，评估受试者的主观性反应水平。为与 MRI 具有可比性，中性视频后回答简单的 7 个问题，全部观看完毕（VPP 完毕）回答 30 个问题。

通过最初适应阶段和随后整个视频观看过程，了解阴道对中性和性爱刺激的反应。适应阶段（基础相）、10min 中性视频和 14min 性爱视频时均采取 60 次 /s 扫描方式，了解受试者生理反应水平。通过软件自动将各种 VPA 和 VBV 数据转换为 Excel 表格，最后进行统计学分析。

3. 具体方法

两个各自独立场所进行上述两项检测：①放射科进行 MRI 检测；②生殖和性医学门诊进行 VPP 检测。在放射科和生殖中心，中性和性爱视频观看采用一种抗平衡次序（counterbalanced order）。研究过程中确保女性受试者在试验过程中无任何不适感觉。采取相同 FES 问卷（表 5-1），评估受试者性唤起和情感反应水平。

表 5-1　影片评价表（film evaluation scale，FES）

建议：请根据以下列表每项内容进行仔细、诚实评估，圈选数字 1（毫无）至 7（强烈）。通过视频，我感觉到：

		毫无						强烈
1	性唤起	1	2	3	4	5	6	7
2	心理性唤起	1	2	3	4	5	6	7
3	身体性唤起	1	2	3	4	5	6	7
4	焦虑	1	2	3	4	5	6	7
5	忧虑	1	2	3	4	5	6	7
6	愤怒	1	2	3	4	5	6	7
7	恶心	1	2	3	4	5	6	7
8	尴尬	1	2	3	4	5	6	7
9	内疚	1	2	3	4	5	6	7
10	有感觉	1	2	3	4	5	6	7
11	亲近欲望	1	2	3	4	5	6	7
12	身体反应	1	2	3	4	5	6	7
13	生殖器反应	1	2	3	4	5	6	7
14	温暖感	1	2	3	4	5	6	7
15	生殖器搏动或悸动	1	2	3	4	5	6	7
16	生殖器温暖	1	2	3	4	5	6	7
17	生殖器潮湿或润滑	1	2	3	4	5	6	7
18	出汗	1	2	3	4	5	6	7
19	乳房感觉	1	2	3	4	5	6	7

续表

		毫无						强烈
20	心搏加快	1	2	3	4	5	6	7
21	呼吸加快	1	2	3	4	5	6	7
22	喜悦	1	2	3	4	5	6	7
23	感兴趣	1	2	3	4	5	6	7
24	吸引	1	2	3	4	5	6	7
25	兴奋	1	2	3	4	5	6	7
26	性感	1	2	3	4	5	6	7
27	女性气质	1	2	3	4	5	6	7
28	下流的	1	2	3	4	5	6	7
29	可爱	1	2	3	4	5	6	7
30	性吸引	1	2	3	4	5	6	7
31	压抑	1	2	3	4	5	6	7
32	易兴奋	1	2	3	4	5	6	7
33	性无能	1	2	3	4	5	6	7
34	性关闭	1	2	3	4	5	6	7
35	性主动	1	2	3	4	5	6	7
36	舒适	1	2	3	4	5	6	7
37	男子气概	1	2	3	4	5	6	7
38	性欲望	1	2	3	4	5	6	7
39	愉悦	1	2	3	4	5	6	7

1）MRI

受试者平躺在磁铁圈内，通过眼罩和耳机观看各种视频。观看21min中性视频＋15min性爱视频＋9min中性视频过程中，每3分钟进行一次连续MRI扫描，实验结果传输至计算机进行数据加工和分析。

2）VPP

实验时告知受试者如何使用VPP检查电极，隐私场所自行插入阴道内。观看10min中性视频＋14min性爱视频，回答FES问题。研究人员与受试者通过对讲机沟通，VPP实验结果收集后进行数据分析。通常，我们分别在VPP电极插入后中性视频观看前、中性视频观看后、性爱视频观看及VPP电极拔出后阶段，收集以上主观性FES问题的回答结果。

4．数据分析

造影剂注射前、后，经验丰富的影像学专家对MRI影像结果以及生殖器解剖进行分析评估。测量受试者阴道壁、阴道黏膜、股静脉以及阴蒂内微小区域（ROI）内信号强度（SI）。通常，阴道壁ROI在4～22mm^{2}范围，阴蒂则在7～70mm^{2}范围。同一受试者生殖结构各时段ROI指保持不变。某一时间点受试者的图像测量，采用随机方式以减少误差。

最后，所有数据进行统计学分析。

（1）MRI 时局部血流体积的变化：通过阴道壁和阴蒂 ROI 测量所得信号强度和时间曲线，推算相对区域血容量（relative regional blood volume，rBV）大小，具体见以下公式：

$$rRBV = [SI_{结构}(t) - SI_{结构}(t_0)] / [SI_{股静脉}(t) - SI_{股静脉}(t_0)]$$

其中，$SI(t)$ 代表不同时间点微小区域（ROIs）或股静脉内信号强度（SI），$SI(t_0)$ 为造影剂注射前的扫描数据。分母相除，旨在降低研究中缓慢 MS-325 清除率的影响。为使股静脉内信号强度测量统计学误差概率最小，采用双指数清除率计算方式，然后代入公式进行计算。其中，阴蒂体和阴蒂头的 ROI 值，单独测量。由此，通过 MS-325 双指数衰减矫正后股静脉内信号强度，生成信号强度与时间的关系曲线，得以计算不同时间点 rRBV。

为研究性爱视频时 rRBV 是否有差异性改变，将 rRBV 转换为时间函数，通过"三参数模型（A+B+C）"解释这种变化，具体如下：

$$rRBV(t) = A + B(t) + C 视频(t)$$

其中，(t) 代表时间，性爱视频 $(t) = 1$、中性视频 $(t) = 0$。通常，视频采用 18min 中性视频+15min 性爱视频+6min 中性视频观看方式。系数"A"取决于受试者初始血容量；系数"B"反映时间过程中试剂缓慢外渗，及性爱视频后局部血容量不完全返回原有基础状态的可能性；系数"C"反映性爱视频时 rRBV 的变化。通过逐个阴蒂体和阴蒂头测量方式绘制 C/A 表格，采用回归分析中 t 检验方式评估性爱视频时 rRBV 的变化。

（2）MRI 时阴蒂解剖结构体积变化：阴蒂组织切片显示，阴蒂包含各种不同结构，包括脚部、体部和头部。通常，采用立方厘米（cm^3）方式计算平面测量方法得到的某一时间点区域总体积大小。在阴蒂体扫描过程中，如果阴蒂和邻近黏膜或腺体组织界限不清而难以准确界定时亦可将其计算在内。这种情况多见于阴蒂体检查过程中，但由于每次均对同一解剖结构进行测量，因而不会影响某一受试者阴蒂体积大小的比较。尽管如此，这种方法仍有可能出现受试者阴蒂体积评估值轻度超过实际值的现象。因此，通常采用双尾 t 检验进行数据和图像的分析。

（3）VPP：最初 3min 数据平均值为基础值；所有性爱视频数据平均为性爱平均值；所有 30s 性爱最高数据为性爱最大值；平均变化为性爱平均值与基础值差异，亦可以百分比表示；最大变化为性爱最大值与基础值之间差异。目前，由于对比研究时样本的数量较少，仅能采用非参数统计、配对 t 检验和皮尔森相关系数（Pearson correlations）进行数据分析。

三、研 究 结 果

研究设计的最初目的是寻找一种最佳测量方法并评估其正确性、可靠性和可行性。为此，研究必须能够回答以下一些关键问题。

1. 影像学检查是否能够清晰显示中性和性爱视频刺激条件下女性生殖器结构，以及区域血容量和阴蒂解剖体积的变化

Deliganis 等（2002）发现，采用 MS-325 造影剂可清楚显示中性和性爱刺激时女性受

试者生殖器结构。其中，不同部位结构反应水平不同：与中性视频相比，性爱视频时阴蒂 rRBV 和总体结构变化明显增加；观察阴道壁 ROI 时，由于造影剂增强效果欠佳，并未发现血容量增加。阴道黏膜难以作为一种独立结构被观察到，亦不能测量这种细微结构大小。因此，学者将研究重点放在阴蒂结构及其变化反应上。

（1）rRBV：观看性爱视频时受试者阴蒂头 rRBV 变化范围为 40%±10%，对照组的变化范围为−3%+5%；阴蒂体 rRBV 变化范围为 24%+8%，对照组变化范围为 3%+8%。尽管停经女性阴蒂体平均 rRBV 增加稍明显（经期 9%+4%，停经 39%+12%），但经期和停经女性之间并无明显差异。

（2）阴蒂体积：阴蒂体积变化较 rRBV 更明显。平均阴蒂体积由基础值 10.74cm³（首次中性视频）增加至性爱视频时 21.17cm³，然后降至二次中性视频 15.42cm³。平均体积变化 118%+73%（范围 51%～280%）。经期和停经女性之间阴蒂体积无明显差异。经期女性首次中性视频＋性爱视频时 rRBV 平均增加 107%+26%（范围 51%～181%）、停经女性 rRBV 平均增加 129%+43%（范围 55%～280%）。仅观看中性视频时，对照组阴蒂体积变化无明显差异。T_1 加权时阴蒂体积变化的 MRI 横向图像详见图 5-1 和图 5-2。

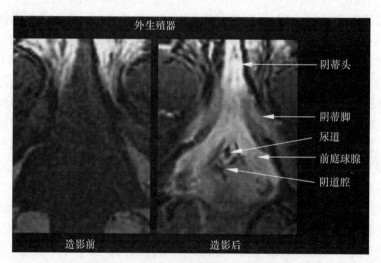

图 5-1　T_1 加权外生殖器磁共振横向图像

某女性受试者观看中性视频过程中注射 MS-325，注射前、后 3min 获得的外生殖器磁共振图像。

最近，Suh 等回顾性分析与当前实验交叉的 19 位女性（11 位经期和 8 位停经）研究数据。采用 2D（二维）分析方式，学者发现性唤起时小阴唇和前庭腺宽度变化明显，但阴蒂体宽度则未见明显变化。MS-325 注射后，可见小阴唇和前庭腺反应增强，但不如阴蒂明显：经期女性阴蒂增强 62.6%、停经女性阴蒂增强 39.8%。由于不需计算基础值或考虑股静脉信号强度变化的影响，研究中主要观察信号强度而非 rRBV 的变化。

Deliganis 和 Suh 研究发现，即使研究部位、影像学检查和设备相同，测量方式不同时实验结果也可能出现一定程度差异。例如，2D 方式而非 3D（三维）检测性唤起时阴蒂充血肿胀的效果更佳。因此，学者认为，研究中数据选择和分析方法也相当重要。

2．是否能够计算外生殖器结构真实大小

通过造影注射后连续影像学检查手段并采用 2D 或 3D 方式，能够测量生殖器结构大小。目前，仅能采用 2D 方式对一些生殖器结构进行实际大小的测量，但不能捕捉性唤起过程中生殖器结构所有变化。Suh 等（2004）报道，阴道、尿道、腺体、小阴唇和大阴唇等结构由于界限不明显，难以进行准确测量。目前，不论是早期 Dickenson（1949）还是中期 Master 和 Johnson（1966），甚至最近 Suh 完成的 MRI 研究（2003，2004），可供研究的数据仍然缺乏，以至于性唤起过程中生殖器结构大小的测量显得相当重要。

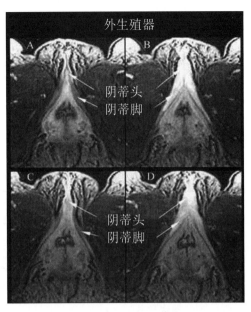

图 5-2　不同条件下阴蒂磁共振图像

不同情况下阴蒂信号强度和体积变化：A. 中性视频阶段 1；B. 性爱视频阶段 1；C. 中性视频阶段 2；D. 性爱视频阶段 2。

3．视频刺激是否可诱导身处 MRI 设备内女性受试者主观性唤起

研究显示，上述条件下女性受试者表现出轻至中度水平的性唤起。Deliganis 等（2002）报道 12 位女性受试者观看中性和性爱视频前，无性唤起感觉（平均值＝1.0），观看性爱视频后性唤起感觉明显（平均值＝3.87，7 分标准）。

4．MRI 和主观性唤起评估方式能否达到可靠性和稳定性效果

目前，尽管研究次数（两次）及样本数量有限（10 位经期女性和 7 位停经女性），但研究结果仍具有可重复性（Maravilla，2003，2005）。采用类似研究方案，即 15min 中性＋15min 性爱＋15min 中性视频观看方式，每位受试者进行两次间隔 45min（MS-325 造影剂原因）的单独 MRI 检测，期间受试者可离开休息。这样，受试者仅需注射一次造影剂即可完成 MRI 检测，无须反复暴露于造影剂 MS-325（目前，这种造影剂仍处于研究阶段）。在此基础之上，研究团队建立了一种非造影剂的 MRI 检测方法。重要的是，采用这一方法时，受试者不同时间点的实验结果可重复，可用于未来生殖器研究。

实验结果显示，性唤起时两次 MRI 信号强度分别增加 90% 和 32%（范围 13%～177%）。第二次水平降低可能是第一次性唤起时生殖器肿胀未完全消退所致（图 5-3）。而且，由于第二次 MRI 时调谐要求使得两次信号强度基础值有所不同，我们不能仅通过两次变化结果进行解释。因此，这种信号强度 SI_s 数据的可信度不如解剖性阴蒂体积数据。相对而言，两次 MRI 平均阴蒂体积分别增加 107% 和 110%，二者之间相关性较高（$r^2＝0.95$），（图 5-3A、图 5-3B）。

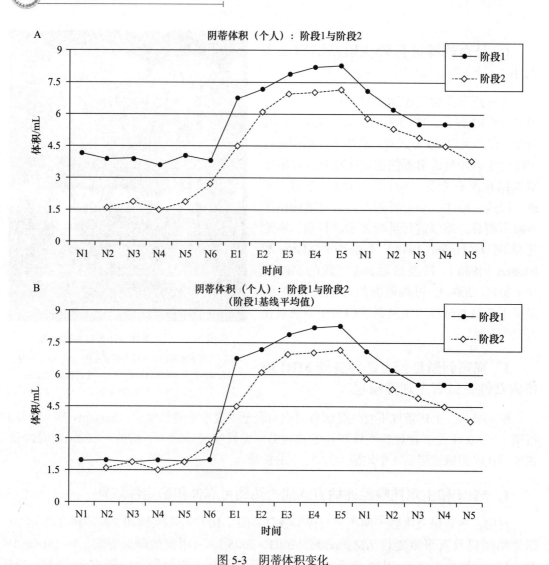

图 5-3 阴蒂体积变化

A、B. 中性和性爱视频时受试者阴蒂体积变化数据，两次实验中阴蒂体积变化百分率超过 250%（Maravilla et al.，2003）。

此外，两次实验受试者的平均主观性唤起水平分别为 4.2（范围 2.33～5.33）和 4.3（范围 2.0～6.33），相关系数 $r^2=0.52$，与之前研究结果相似。上述研究结果表明：性唤起反应过程中阴蒂体积检测效果最好，主观评估其次，信号强度的可信度较差（Maravilla，2003）。目前，尽管研究结果令人鼓舞，还有待进一步完善，如样本数量的增加、采用解剖性 2D 和 3D 方式测量记录阴蒂及其他生殖结构的变化，以及解决信号强度分析中可信度等问题。由此，研究数据才更令人信服。

目前，由于样本数量较少、停经女性未接受任何激素替代治疗（HRT）以及停经女性数据分析不同方法等问题（Deliganis，2002；Suh，2004；Maravilla，2003），研究结果难以推广运用。

　　在测量经期和停经女性生殖器解剖结构过程中，学者发现二者之间明显差异（表 5-2）。
停经女性小阴唇宽度、前庭腺宽度、阴道宽度、阴道壁厚度以及子宫颈直径均明显降低。
尽管如此，Suh 等（2004）研究发现停经女性视觉性感刺激（VSS）时这些生殖器体积
明显增加，与经期女性表现基本相同（表 5-2）。二者之间差异仅表现在阴蒂体积百分比
（%）的变化：经期女性两次刺激时阴蒂体积分别增加 118% 和 125%，而停经女性分别增
加 85% 和 80%。初步研究表明无激素替代治疗的停经女性，尽管某些生殖器结构出现一
定程度萎缩，但是 VSS 刺激引起性唤起时生殖器体积仍可明显增加。经期和停经女性同
一生殖器不同时间点图像见图 5-4～图 5-6。

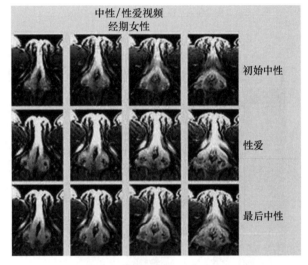

图 5-4　经期女性外生殖器体积
　　　　变化磁共振图像
4 位不同女性受试者中性 - 性爱 - 中性
视频条件下外生殖器体积变化表现。

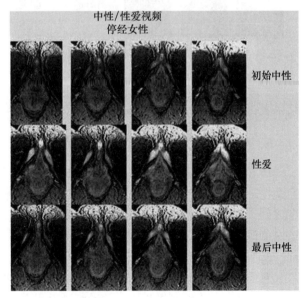

图 5-5　停经女性外生殖器体积
　　　　变化磁共振图像
4 位不同女性受试者中性 - 性爱 - 中性
视频条件下外生殖器体积变化表现。

表 5-2　经期和停经女性生殖器结构测量所得平均值差异（Suh，2004）

	中性视频	性爱视频	差异（r）	P 值
小阴唇宽度变化				
经期女性	11±2（9～15）	13±2（10～15）	1±1（1～4）	<0.01
停经女性	9±2（7～13）	10±2（1～14）	1±1（0～2）	<0.01
前庭腺宽度变化				
经期女性	8±1（6～10）	9±2（7～14）	1±1（0～4）	<0.01
停经女性	5±2（3～8）	6±2（5～10）	1±1（0～2）	<0.01

注：所有测量在 T1 增强下完成，采用平均值±标准差（mm），括号内为变化范围；此处仅列出有意义检测结果，有关阴唇、阴蒂、尿道、阴道和子宫颈测量数据详见 Suh（2004）。

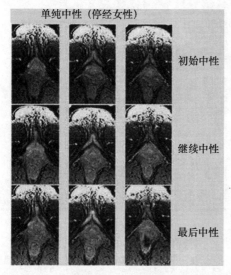

图 5-6　单纯中性条件下 3 位停经女性外生殖器
体积变化磁共振图像

5．经期和停经女性性唤起方式是否存在区别

　　两项盆腔 MRI 研究中学者报道停经女性主观性唤起水平。在 3 位停经女性和 6 位经期女性研究中，Maravilla 等发现经期女性 VSS 刺激后两次性唤起平均值分别为 3.66 和 3.6，停经女性分别为 5.1 和 5.86，但未进行统计学分析。随后，在一项非增强 MRI 研究中（4 位经期女性和 4 位停经女性），由于 7 位受试者参加过类似实验，为使主观评估数据更具信服度，Maravilla 调整视频刺激内容。采用与 FES 相似的主观体验问卷（SEQ）方式，结果显示经期女性两次性唤起平均值分别为 3.65（范围 3.3～4.3）和 3.025（2～3.7），停经女性分别为 5.0（4～6）和 5.025（3.7～6）。实验结果表明，停经女性的主观性唤起水平似乎更高（平均值和波动范围）。

6．如何比较 MRI 和 VPP 结果

　　16 位参加 MRI 研究女性中 12 位自愿参与过 VPP 实验，包括 6 位经期女性和 6 位停经女性。两种研究采取相同的设计方案、视频资料和主观评估方法（Heiman，2005）。二者之间差异体现在生殖器测量时各自条件不同，即 VPP 检查时通过显示屏和耳机接受 VSS 刺激、身体斜倚；MRI 检查时通过光纤视频系统、身体平躺保持不动、需注射造影剂。此外，二者主观评估 FES 内容略有不同。

　　性爱刺激时可诱导受试者性唤起，MRI 和 VPP 即可检测到这种性爱视频刺激后生殖器反应。例如，与中性刺激相比，性爱刺激时阴道脉冲强度（VPA）增加 61%～70%、阴道血容量（VBV）增加 9%～26%。此时，MRI 检测到的生殖器解剖变化表现为阴蒂（105%～

126%）、阴蒂头部（113%～133%）。局部血容量增加表现为阴蒂头部（68%～88%）、阴蒂体部（51%～70%）和阴蒂（83%～86%）。不仅 MRI 能够捕获到性爱刺激时"最大反应"，VPP 亦可如此。例如，性爱刺激时 VPA 数值在基础值之上升高 69%～97%、VBV 数值在基础值之上升高 11%～26%。

VPP 和 MRI 各种检测方法的基础值与性爱值间均具显著相关性（纵向）：VPA（$r=0.89$）、VBV（$r=0.98$）、MRI 解剖体积（$r=0.84$）以及 rRBV（$r=0.72$）。但是，VPP 和 MRI 各检测方法间却无明显相关性或相关趋势（横向），包括基础值、性爱值或基础值的变化。究其原因，可能是各种检测方法自身差异所致，或是在这种性唤起水平下，阴蒂和阴道系统既相互重叠又部分独立的特点。不妨这样理解，生殖区域性唤起可能是一种阶段性过程，而阴道电极检测到阴道组织的一系列变化，并不与外生殖器的解剖或局部血流变化直接对应。

性爱刺激时 MRI 和 VPP 报道的主观性唤起水平相似，平均值 4.1～4.6（总分 7 分）。此外，性唤起 SEQ 问卷、自我生殖器感觉和各种检测方法间存在相互关联，详见表 5-3。

表 5-3　主观性唤起感觉与 MRI 和 VPP 检测方法之间的相关性（Heiman，2006）

	VPA 变化 /cm	VBV 变化 /cm³	AV 变化 /cm³	BV 变化 /cm³
视频放映时，据受试者感觉检测：				
性唤起	0.65*	0.47	0.50	0.51
生殖器感觉	0.73*	0.54	0.45	0.42
生殖器搏动 / 悸动	0.59	0.47	0.54	0.55
生殖器温暖	0.63*	0.42	0.62	0.60
生殖器湿润 / 润滑	0.10	0.09	0.43	0.34

注：*$P<0.05$，受试者数量=10；VPP 检测方法中，VPA：阴道脉动幅度，VBV：阴道血容量；MRI 检测方法中，AV：解剖体积，BV：相对血容量。

如果将 $r=0.6$ 作为显著关联的指标，那么 VPA 的主观性唤起水平和生理检测方法之间相关性最明显，例如"性唤起""生殖器感觉"和"生殖器温暖"就与 VPA 呈强关联性。其中，"生殖器温暖"回答的相关系数超过 0.6。总之，这些数据进一步让买各项检测方法的价值所在。但是，仍有必要增加性功能正常和异常女性受试者样本数量，以便纠正研究中存在的某些问题，检验 MRI 和 VPP 两种方法的可行性。此外，目前研究数据进一步支持传统观点：相对 VBV 而言，VPA 是一种更理想、可靠检测性唤起水平的指标（Heiman，1977，2004；Laan，1995）。

7. 采用 MS-325 增强 MRI 方式研究女性性反应的优、缺点是什么，无造影剂能否达到同样效果

作为一种钆的螯合物，MS-325 能够可逆性与血清球蛋白结合。其半衰期较长，达 10～14h，因而实验过程中血流内信号相对稳定。造影剂一旦与球蛋白结合，MRI 增强效果更好。由于细胞外球蛋白浓度是血浆的 1/4，即使 MS-325 部分外渗，也不足以影响血液池内造影剂的效果。目前，基于女性外生殖器检测手段相对缺乏现状，借助此方法可更

好地确定女性外生殖器结构大小及其变化。事实上，MS-325 不仅已被批准用于女性外生殖器检查及其研究，学者正在探索用于其他类型血管造影的检查。

尽管如此，与其他造影剂一样，MS-325 也存在身体伤害和极低过敏反应的缺点。受试者同时服用治疗性功能异常药物时，可能出现造影剂与药物之间相互反应。Deliganis 等（2002）的研究中，造影剂使用良好，未出现严重并发症，学者仅报道 40 例轻、中度并发症。其中，18～23 例可能与 MS-325 相关，无药物干预情况下顺利解决，包括 14 例腹股沟瘙痒、灼热或刺痛、2 例呕吐、2 例全身不适或疲劳以及 1 例口腔金属味、头皮痒和舌头发麻。除 1 例受试者出现短暂尿白细胞外，未发现其他明显实验室指标异常，亦无异常 ECG、生命体征或体格检查的变化。

为研究非 MS-325 增强 MRI 技术的可行性，Maravilla 等（2005）检验一种用于检测女性盆腔生殖器结构的新型高清、非造影剂 MRI 技术，并确定是否可有效显示、量化与性唤起相关的阴蒂变化。观察阴蒂体积变化时，学者并未采用 rBBV 或其他信号增高方法（目前研究表明这种方法检测性唤起并不理想）。9 位健康女性参加实验，包括 8 位既往采用 MS-325 受试者，以便更好比较影像学检查结果。剔除和纳入标准与其他研究相同，设计方案包括 15min 中性＋15min 性爱＋15min 中性视频。采用一种轴平面内 3D 快速自旋回波（fast spin echo）序列进行动态扫描。序列扫描时间 2min50s、间隔 3min，贯穿于 45min 视频观看过程中，可获得外生殖器充血时 MRI 图像变化的数据。

选择熟悉女性生殖解剖的 MRI 检查专家，分析各种检测所得数据结果。通过 3D 影像平面技术进行体积测量，计算阴蒂体积后绘制成"体积－时间"图表。采用既往 VSS 研究中 SEQ 问卷，了解主观性唤起。其中，三项主要问题的回答体现受试者心理性唤起、身体性唤起和性唤起总体感觉水平，其平均值为总体性唤起水平。

研究表明，非增强 MRI 影像学主观评估结果可与增强 MRI 方式媲美，达到完美显示生殖器解剖结构的效果。研究过程中阴蒂体积检测方式高度一致，阴蒂体积百分比变化相关性高，$r=0.99$（停经女性相关性 $r=0.997$，经期女性相关性 $r=0.88$）。8 位受试者阴蒂体积平均变化为 120%，实验结果稳定、可靠。将 7 位参与增强和非增强 MRI 研究女性受试者阴蒂体积变化绘制成相关性曲线，相关性 $r=0.89$。两次非增强 MRI 研究女性受试者主观性唤起水平分别为 4.3（范围 3.3～6）和 4.0（范围 2.7～6），相关性 $r=0.73$。

四、结　论

本次讨论，旨在回顾和总结盆腔 MRI 技术在检查女性性唤起反应中的作用，并在可能情况下与 VPP 方法进行比较。通过对现有研究结果的分析，进一步提高盆腔影像学检查方式在女性生殖器反应研究中的基本作用和用途。目前，由于研究样本数量有限，这种方式还难以推广应用。相信随着研究的不断深入、检查结果的进一步验证及其与其他生殖器测量方法的相互比较（如 VPP），它必将成为一种有效、可靠研究女性生殖器性反应的方法。

通过以上 MRI 和 VPP 技术的比较，不难发现：

（1）在可操控条件下和相对较短时间内，两种方法能够检测女性生殖器反应、评估主观性反应水平，且具有一定可靠性和可行性。这种研究方案，被大多数参与者接受，仅10%～12% 的志愿者最终决定退出实验。

（2）两种方法对受试者身体伤害和侵犯率亦极低。由于实验涉及个人隐私，要求研究人员经过特殊、严格培训。任何情况下，受试者可任意终止某项实验。

（3）两种方法的重点，在于观察视频刺激受试者性反应表现而非某种运动感觉。尽管一些研究报道了夫妻共处 MRI 磁孔内的实验方式，但研究目的是了解个体性反应特征而非夫妻之间性反应（Faix，2002；Schultz，1999）。需要指出的是，如何运用这些实验室方法评估现实生活性反应情况（个体或夫妻），还有待不断提高，不能仅满足于目前 MRI 扫描结果及模棱两可的 VPP 方法（Heiman，1980，1983；Hackbert，2002；Laan，1995；Meston，2004；Morokoff，1980；Tuiten，1996）。

（4）盆腔 MRI 技术的优点是通过解剖成像以标准尺度量化解剖和体积变化，特别是性唤起和非性唤起条件下阴蒂解剖的变化，这对于了解女性标准生殖器解剖以及生命过程中生殖变化（如怀孕、分娩），甚至疾病或手术病理情况下的改变，非常重要。作为一种信号强度方式，rRBV 检测方法尚不十分稳定，有待改进。但是，它对于评估特殊区域内血容量的变化，以及为某些临床治疗提供相关信息，仍有一定帮助。基于 MRI 方法对检测阴蒂解剖变化的有效性和可靠性，我们投入了更多精力。与此同时，仍不断探索 rRBV 检测方式的可行性。

（5）盆腔 MRI 技术的缺点包括受试者必须保持静止不动以便准确测量生殖器解剖结构，即使轻微移动亦会出现伪影。而且，并不是所有生殖器区域均能显示清晰，有时可能错过某些重要生殖器区域。例如，测量阴道壁厚度、观察阴道腔内变化时可能忽略阴道黏膜的作用，一种能够更好反映生殖健康和性功能的区域。MRI 的另一种局限性是受到时间的限制，这与受试者在磁孔内身体姿势要求有一定关系。此外，视频刺激时生殖器反应数秒后即可出现，而测量却要求至少 3min 时间而显得相当冗长。因此，这种方法可能不适用连续性反应的检测过程。

（6）VPP 技术的优点包括使用方便、经济和经验丰富（自 20 世纪 70 年代即开始使用），可在私密空间完成，对于心理变量的研究很重要（相对生理指标而言）。事实上，VPP 方法已用于某些心理变量的研究，如焦虑和内疚等，后者在性反应过程中发挥了一定调节作用（Laan，1995；Morokoff，1985；Palace，1990）。而且，VPP 具有反应快（数秒）的优势，可提供性反应过程中连续信号的变化。由于这种信号的可靠性和易解读性，已被越来越多的学者所接受和运用（Heiman，2004）。

（7）VPP 技术的缺点包括，它是一种缺乏绝对基础值的相对检测方式，仅适用于个体之间的设计方案，不适合直接比较类型研究，如经期和停经女性的比较或平行组的比较。因此，最典型设计方案为重复交叉方式，以便更好控制已知和未知个体间宽泛的差异，即使是心理学基础实验。目前，对 VPP 最大的异议在于并不知道被检测的具体生理过程是什么，而仅能将它作为阴道血流的一项变量指标，以至于生理学家对这种技术非常不满意（Levin，1992）。因此，尽管已是一种成熟的检测性唤起反应方法，VPP 并不能用于辨别和解释血管变化的生理学机制。同时，与 MRI 一样，VPP 亦会受移动所致伪影对信号的干扰。

未来，需要继续探索各种设计方案和更多样本时 MRI 技术的价值，特别是性功能异常受试者的数量，以便观察生殖器变化与性功能异常诊断和治疗之间的关系。随着实验中一些关键问题的相继解决和女性自身认识水平的不断提高，主观检测指标的意义也显得更加重要。但是，须时刻牢记，研究性唤起过程与检测性反应改变的治疗效果之间是不同的。此外，对神经内分泌和心理变量过程中血管（以及主观）变化的认识，亦将拓宽解决问题和改进检测方法的思路。最后，需要说明的是，各种检测方法的外在效度，对于确定其运用范畴和限度也非常重要。

参 考 文 献

Bancroft, J., Loftus, J., & Long, J. S. (2003). Distress about sex: A national survey of women in heterosexual relationships. Archives of Sexual Behavior, 32, 193-208.

Deliganis, A., Maravilla, K., Heiman, J., et al (2002). Dynamic MR imaging of the female genitalia using MS-325: Initial experience evaluating the female sexual response. Radiology, 225, 791-799.

Dickenson, R. L (1949). Atlas of human sexual anatomy. Baltimore: Williams & Wilkins.

Faix, A., Lapray, J. F., Callede, O., et al (2002). Magnetic resonance imaging (MRI) of sexual intercourse: Second experience in missionary position and initial experience in posterior position. Journal of Sex and Marital Therapy, 28 (Suppl. 1), 63-76.

Hackbert, L., & Heiman, J. R. (2002). Acute dehydroepiandrosterone (DHEA) effects on sexual arousal in postmenopausal women. Journal of Women's Health & Gender-Based Medicine, 11, 155-162.

Heiman, J. R. (1977). A psychophysiological exploration of sexual arousal patterns in females and males. Psychophysiology, 14, 266-274.

Heiman, J. R. (1980). Female sexual response patterns: Interactions of physiological, affective, and contextual cues. Archives of General Psychiatry, 37, 1311-1316.

Heiman, J. R. (1998). Psychophysiological models of female sexual response. International Journal of Impotence, 10, S84-S97.

Heiman, J. R., & Rowland, D. (1983). Affective and physiological sexual response patterns: The effects of instruction on sexually functional and dysfunctional men. Journal of Psychosomatic Research, 27, 105-116.

Heiman, J. R., Guess, M. K., Connell, K., et al (2004). Standards for clinical trials in sexual dysfunctions of women: Research designs and outcomes assessment. In R. Basson, S. Khouri, F. Giuliano, R. Rosen, & T. Lue (Eds.), The second international consultation on sexual medicine: Men's and women's sexual dysfunction. Paris: Health Publications Ltd.

Heiman, J. R., Maravilla, K. R., Hackbert, L., et al (2006). Evaluating female sexual arousal response with two measures: Serial MR Imaging with MS-325 and vaginal photoplethysmography. Manuscript submitted for publication.

Laan, E., & Everaerd, W. (1995). Habituation of female sexual arousal to slides and film. Archives of Sexual Behavior, 24, 517-541.

Laan, E., Everaerd, W., & Evers, A. (1995). Assessment of female sexual arousal: Response specificity and construct validity. Psychophysiology, 32, 476-485.

Laan, E., Everaerd, W., van der Velde, J., et al (1995). Determinants of subjective experience of sexual arousal in women: Feedback from genital arousal and erotic stimulus content. Psychophysiology, 32, 444-451.

Laumann, E. O., Paik, A., Rosen, R. C. (1999). Sexual dysfunction in the United States: Prevalence and predictors. Journal of the American Medical Association, 281, 537-544.

Levin, R. L. (1992). The mechanisms of human female sexual arousal. Annual Review of Sex Research, 3, 1-48.

Maravilla, K. R., Cao, Y., Heiman, J. R., et al (2003). Serial MR imaging with MS-325 for evaluating female sexual arousal response: Determination of intrasubject reproducibility. Journal of Magnetic Resonance Imaging, 18, 216-224.

Maravilla, K. R., Cao, Y., Heiman, J. R., et al (2005). Noncontrast dynamic MRI for quantitative assessment of female sexual arousal. Journal of Urology, 173, 162-166.

Masters, W., & Johnson, V. E. (1966). Human sexual response. Boston: Little, Brown. Meston, C. M. (2004). The effects of hysterectomy on sexual arousal in women with a history of benign uterine fibroids. Archives of Sexual Behavior, 33, 31-42.

Meston, C. M., & Heiman, J. R. (1998). Ephedrine-activated physiological sexual arousal in women. Archives of General Psychiatry, 55, 652-656.

Morokoff, P. J. (1985). Effects of sex guilt, repression, sexual "arousability," and sexual experience on female sexual arousal during erotica and fantasy. Journal of Personality and Social Psychology, 49, 177-187.

Morokoff, P., & Heiman, J. (1980). Effects of erotic stimuli on sexually functional and dysfunctional women: Multiple measures before and after sex therapy. Behaviour Research and Therapy, 18, 127-137.

Palace, E. M., & Gorzalka, B. B. (1990). The enhancing effects of anxiety on arousal in sexually dysfunctional and functional women. Journal of Abnormal Psychology, 99, 403-411.

Parmalee, D. J., Walovitch, R. C., Oullet, H. S., et al (1997). Preclinicalvaluation of the pharmacokinetics, biodistribution, and elimination of MS-325, a blood pool agent for magnetic resonance imaging. Investigative Radiology, 32, 741-747.

Read, S., & Watson, J. (1997). Sexual dysfunction in primary medical care: Prevalence, characteristics and detection by the general practitioner. Journal of Public Health Medicine, 19, 387-391.

Rosen, R. C., Taylor, J. F., Leiblum, S. R., et al (1993). Prevalence of sexual dysfunction in women: Results of a survey study of 329 women in an outpatient gynecological clinic. Journal of Sex and Marital Therapy, 19, 171-188.

Schultz, W. W., van Andel, P., Sabelis, I., et al (1999). Magnetic resonance imaging of male and female genitals during coitus and female sexual arousal. British Medical Journal, 319, 1596-1600.

Suh, D. D., Yang, C. C., Cao, Y., et al (2003). Magnetic resonance imaging of the female genitalia in premenopausal and postmenopausal women. Journal of Urology, 170, 138-144.

Suh, D. D., Yang, C. C., Cao, Y., et al (2004). MRI of female genital and pelvic organs during sexual arousal: Initial experience. Journal of Psychosomatic Obstetrics and Gynecology, 25, 153-162.

Tuiten, A., Laan, E., Panhuysen, G., et al (1996). Discrepancies between genital responses and subjective sexual function during testosterone substitution in women with hypothalamic amenorrhea. Psychosomatic Medicine, 58, 234-241.

Worsley, K., & Friston, K. (1995). Analysis of fMRI time-series revisited again. NeuroImage, 2, 173-181.

评　　论

Roy J. Levin:

多年以来，Cindy 及其团队一直采用阴道脉冲幅度（VPA）方式解释女性生殖器的生理变化。对此，我略存疑惑。因为，采用 VPA 方式检测时并不知道脉冲幅度何时增加，或者不知道何处外周循环量增加（详见附录）。作为一种检测周围微循环血流的方法，VPA 主要通过血管内光照反射所得的反馈信号进行评估。血管内血流越丰富或血容量充盈越多，信号强度则越高。通常，检测的血管包括动脉、小动脉、毛细动脉、毛细血管、小静脉和静脉。多数情况下，这些血管受到交感神经系统的支配。但是，具体神经激活部位尚不清楚。VPA 水平升高，可能是由于血流量直接增加，或者小静脉或静脉收缩所致。目前，阴道内静脉循环的神经支配亦不十分清楚，甚至缺乏静脉收缩与 VPA 变化的动物研究，这一点确实令人吃惊。尽管人体研究方面有所进展，也多为一些无"对照"类型的研究。事实上，谢菲尔德大学生理学教学过程中，我们曾在犬模型中进行了 VPA 检测，将光电扫描电极插入犬阴道，动脉内注射各种生物活性物质。股动脉注射时，药物首先抵达阴道。注射去甲肾上腺素或肾上腺素后，VPA 水平降低（图 5-7），与 Gorm Wagner 和我们在人体实验中得到的结果基本相同。在加热氧电极（用于检测阴道血容量）皮下注射去甲肾上腺素或肾上腺素时，发现电极能量消耗降低，表面氧压力急剧降低，直至零水平。也就是说，出现一种血容量急剧降低的现象（图 5-8）。通过犬和人体实验（尽管数量有限）不难发现，交感神经系统神经递质释放时阴道血管表现为一种收缩性变化。因此，难以通过 VPA 变化解释性唤起时阴道血流增加的现象。其实，周围循环变化时 VPA 水平改变并非一种伪像，只不过 VPA 对周围循环变化非常敏感而已。一个简单试验，即可了解周围循环变化对 VPA 的影响：掌心握持光电扫描仪高举过头顶时发现其指示水平增加；放低至心脏水平以下时指示水平降低。实际上，这种操作只是升高或降低了静脉静水压，而动脉压则保持不变。由此可见，仅仅通过改变微循环静脉一侧的压力，即可导致光电容积扫描仪信号（例如 VPA）幅度的变化。作为一个生理学者，这是我担心的问题。因为，性唤起过程中人体生理变化极其复杂，难以仅通过一种 VPA 检测方式进行合理的解释。总体而言，我认为 Cindy 开展、完成的研究非常出色。但是，我愿意选择更具代表性的、体现血流动力学变化的检查方法，并非仅 VPA 一种。这也是我对学者研究提出最诚挚的建议。我注意到，Cindy 本人也认为可能存在其他导致 VPA 水平变化的因素。换言之，学者已经观察到这种可能性。

就阴道血容量（VBV）检查方式而言，由于这种指标的可变性大且容易出现假象，因而可信度较差（Julia 亦有同感）。女性对象在屏住呼吸、呼吸加快或移动情况下，即可出现 VBV 水平的改变。所以，它难以解释任何有意义的生理学变化。此外，在一项有关阴

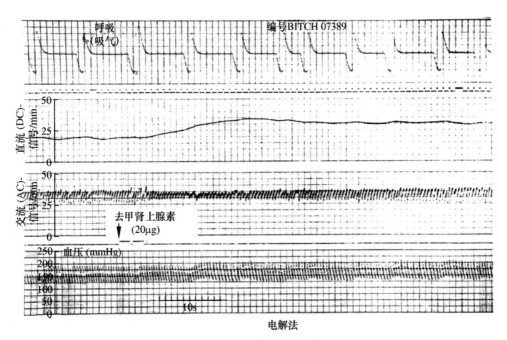

图 5-7　麻醉条件下犬生理变化痕迹监测

最上方为监测呼吸，DC 信号（mm）为阴道光电容积扫描所得 VBV

（信号增加表示血流体积降低），AC 信号（mm）为光电容积扫描；

最下方为动脉血压（颈动脉），时间坐标为 10s 水平。股动脉注射去甲肾上腺素，

5s 可抵达阴道。如图所示，VPA 和 VBV 均降低。

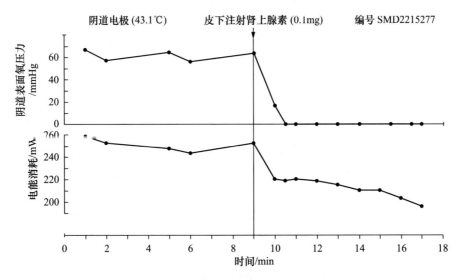

图 5-8　吸附女性阴道壁加热氧电极

吸附作用将加热氧电极固定于女性阴道壁。电极温度设定为 43.1℃。该温度下电极的热能消耗约 250mV，

表面氧压力约 60mmHg。电极部位皮下注射肾上腺素 0.1mg，表面氧压力 1min 30s 后降至零，电极热能消耗降至 200mV。

茎和阴道对比研究中，Rosen 等发现停经女性口服 α 肾上腺能拮抗剂（如酚妥拉明）时
也出现 VPA 升高，提示阴道内也存在一定交感神经系统张力。遗憾的是，尚不清楚这种
神经张力的形成是否源于中枢性或周围性神经（或者共同）的作用。不论如何，研究结

果显示这种交感神经张力确实存在，如同阴茎内的一样起到收缩血管、减少血流的作用。通常，基础或未兴奋状态时阴道内氧压水平特别低下，或者基本处于一种缺氧状态，为5～10mmHg水平（Wagner，1978）。一旦性唤起，阴道血流内氧含量将迅速增加并达到40～80mmHg。我认为，正常情况下阴道周围血液循环表现与阴茎相似，处于一种交感神经控制下的血管收缩状态，这样解释似乎比较合理。假如我是一位"造女"委员会成员，也不会浪费精力打造一种总是处于高血流状态的器官。因为，这种器官使用频率间或甚至有时很稀疏。

最后，我想要表达的是，与周围循环生理变化有关的阴道交感神经系统作用，表面看起来总是违背常理，这只能说明我们的理解能力有限。

Julia报道的MRI研究令人兴奋。在欣赏作者为我们提供的精彩MRI图片之余，实不忍心给出批评性意见。责任在此，却又不得已而为之。在实验过程中，学者将VPA和MRI检查分开、单独完成，且二者之间的时间间隔长达2周，甚至跨越女性月经周期（分别在第7天和第21天）。笔者认为，这可能是一种实验风险因素。目前，我们尚不确定月经周期中排卵前和排卵后阴道血容量或VPA是否存在差异。研究设计方案跨越月经周期，本身就是一种差异因素。不仅如此，研究中作者未具体交代不同周期受试者的数量及具体组别（即是否考虑到排卵期和黄体期的不同作用）。

通常，影像学检查的阴道内部位非常微小。因此，个体差异因素影响下不同受试者检查结果可能不同。而且，阴道内面积仅4mm×22mm大小区域的同源性水平如何，我们亦不清楚。基于这种情况，根据试验结果得出结论时须十分谨慎，特别是有关药物和性功能障碍的研究。另外，检测阴道内不同部位pH时我们发现一些部位性唤起过程中反应敏感，另一些部位几乎无反应，即一些部位pH改变明显，另一些pH无改变。由此说明，阴道内不同部位性唤起过程中也存在显著差异（Wagner，1984），这一点必须引起足够重视。

就生殖器润滑表现而言，我认为它与MRI检查的相关系数较高，是一项良好指标。阴道润滑时，这种相关系数可能从0.09突然上升0.43～0.35。其实，阴道润滑是我们关注已久的现象，在无触觉反馈条件下女性如何敏感察觉阴道润滑变化，一直是学者讨论的重点。目前，有关女性阴道润滑的研究比较缺乏，研究者往往对女性如何通过主观判断评估阴道内客观发生的生殖器反应很感兴趣。

很遗憾，作者未能通过影像学方法显示这种阴道内变化。我不知道，与VBV方法关联后能否达到这一目的。作为一项阴道血容量的检查指标，如果能够观察阴道壁变化，则有可能找到二者之间的关联性。影像学检查的另一问题在于，这种MRI扫描速度似乎较慢。一项开放布局的MRI性交研究中，每次扫描速度达到3s，以至于能够观察到阴茎进出阴道的运动。因此，我认为提高MRI的扫描速度，具有一定可行性。此外，研究过程中学者自诩的非侵入性技术，也并非完全如此。在某种程度上，这种侵犯性表现在，进入受试者腔道，以及需要血管内注射造影剂。而且，由于造影剂的价格因素，难以在世界范围内推广，除非采用非增强模式。考虑到造影剂的不良反应，大多数女性对造影剂注射方式仍然有顾虑。

然后，与诸位探讨性唤起和性高潮过程中神经内分泌的作用。此特殊研究引起笔者极大兴趣。由于时间仓促，评价时难免有疏漏和不妥之处。此前，一篇相关综述中我谈到催乳素作为人类性唤起过程中"关闭开关"的效应，并特别提到男、女之间的不同表现（Levin，2003）。Krüger 等（2002）亦认为，催乳素在人类性唤起中起到一种"关闭开关"的作用。但是，学者并未具体介绍催乳素作用的性别问题，催乳素在女性性唤起中的作用也较牵强。可能正如其文中所言，催乳素的作用可能仅适用于男性性唤起。这一点，我亦有同感。

我们知道，女性性反应往往无不应期。尽管女性性高潮时亦有催乳素分泌，她们仍可反复达到性高潮直至厌倦。我认为，男性性反应中催乳素的分泌至少是性唤起"关闭开关"的一部分。通常高泌乳素血症和性唤起抑制中，血浆内催乳素水平往往超过 200ng/mL，而性高潮后催乳素水平仅轻度升高（15～25ng/mL）。然而，实验中学者采用催乳素水平轻度升高方式观察它对性唤起 / 性冲动的影响。对此，学者如何解释，我很感兴趣。

另一问题，是有关 Daughaday 等（1972）在其早期研究中报道的男、女乳头和乳晕刺激时催乳素分泌的现象，说明催乳素分泌并非仅性高潮所特有。甚至在男上女下的性交过程中，由于男女来回运动时刺激乳头，可引起催乳素的分泌。当然，Jacobs 和 Daughaday 等（1974）也报道性交后催乳素分泌增加的现象。我认为，上述这些情况可能被作者忽略。另一有趣的现象是，男性触摸自己乳头时催乳素不分泌，而女性触摸时催乳素分泌。即便如此，男性此时却并不认为自己被性唤起。以上现象表明，不需达到实际性唤起状态而仅刺激男性乳头即可导致催乳素的分泌、释放。因此，是否可理解为研究过程中我们遗漏了某些诱导催乳素分泌的区域。此外，有学者报道，工作和锻炼条件下可增加催乳素的分泌水平。那么，男、女性交等同于多少"工作"（如爬了多少级楼梯）亦不得而知，这一点必须综合考虑在内。坦率地说，学者采用一种大胆创新方式、克服种种困难研究人体性高潮，可喜可贺。然而，就催乳素变化检测方式而已，是否还有其他简易可行的方法。例如，通过体液而非血液的催乳素检测方式。目前，学者报道通过检测唾液（或女性宫颈液）内催乳素的实验方式，不仅方便快捷，亦达到研究男性和女性性高潮的目的。

最后，谈谈催产素的作用。与催乳素一样，性高潮时亦可分泌催产素（催产素也可导致催乳素释放）。有学者认为催产素分泌是一种轻度、无显著意义的变化，亦有学者报道性唤起时催产素分泌明显增加（Levin，2003）。Vernon Pickles 指出，哺乳期女性性唤起及性高潮时催产素的分泌可触发泌乳反射（milk letdown reflex），导致奶汁从乳头内喷射而出。泌乳反射是体内催产素释放的高度敏感指标（Harris，1953）。因此，我认为必须重视催产素的评估方法及其敏感性。最近，一项有关催产素的研究报道显示，它很可能具有与催乳素一样的"关闭开关"作用，通过关闭细胞通道来发挥作用（Caldwell，2002）。毫无疑问，我觉得很有必要重新审视催乳素释放过程中催产素的作用。毕竟，它有可能是人类性唤起过程中催乳素"关闭开关"作用的一部分。

参 考 文 献

Caldwell, J. D. (2002). A sexual arousability model involving steroid effects at the plasma membrane. Neuroscience and Biobehavioral Reviews, 26, 13-20.

Harris, G. W., & Pickles, V. J. (1953). Reflex stimulation of the neurohypophysis (posterior pituitary gland) and the nature of the posterior hormone (s). Nature, 172, 1049.

Jacobs, L. S., & Daughaday, W. (1974). In J. B. Josimovich, M. Reynolds, & E. Cobo (Eds.), Lactogenic hormones, fetal nutrition and lactation (pp. 351-378). New York: Wiley.

Kolodney, R. C., Jacobs, L. S., & Daughaday, W. H. (1972). Mammary stimulation causes prolactin secretion in non-lactating women. Nature, 238, 284.

Krüger, T. H. C., Haake, R., Hartman, U., et al (2002). Orgasm-induced prolactin secretion: Feedback control of sexual drive. Neuroscience and Biobehavioral Reviews, 26, 31-44.

Levin, R. J. (1992). The mechanisms of human female sexual arousal. Annual Review of Sex Research, 3, 1-46.

Levin, R. J. (2003). Is prolactin the biological "off switch" for human sexual arousal? Sexual and Relationship Therapy, 18, 237-243.

Rosen, R. C., Phillips, N. A., Gendrano, N. C., et al (1999). Oral phentolamine and female sexual arousal disorder: A pilot study. Journal of Sex and Marital Therapy, 25, 137-144.

Wagner, G., & Levin, R. J. (1978). Oxygen tension of the vaginal surface during sexual stimulation in the human. Fertility and Sterility, 30, 50-53.

Wagner, G., & Levin, R. J. (1984). Human vaginal pH and sexual arousal. Fertility and Sterility, 41, 389-394.

讨　　论

James G. Pfaus：

如果催乳素和性有关系的话，就是在女性性交后催乳素被释放。鼠类和其他灵长类动物中也是如此，尽管催乳素释放是一种脉冲方式。实验中，如果样本采集不及时则有可能观察不到催乳素的作用（并非持续性释放）。催乳素功能之一是刺激黄体孕酮连续释放，从而促进和维持妊娠。事实上，假孕动物（如鼠）假孕反应时催乳素就是最早的诱导剂。正如我们观察到的一样，女性催乳素的神经内分泌作用与男性明显不同。笔者认为，催乳素可能通过神经内分泌反射和大脑反射，发挥两种不同效应。神经内分泌反应可能起到阻断阴茎勃起的作用，而大脑效应则可对抗多巴胺反应，降低下丘脑以及大脑其他区域的性心理敏感度，即 Whalen 称为的性刺激唤起能力。

Kevin McKenna：

在此，仅对性反应过程中自主神经系统和血流变化发表个人观点。通常，我们认为全身交感神经激活的步调一致，其实不然。事实上，刺激男性下丘脑导致阴茎勃起时，阴茎内交感神经的张力降低、副交感神经的张力增加，阴茎以外盆腔内交感神经的张力增加。由此，流向阴茎血液增多，形成性反应时男性特有的血流动力学变化特点。当服用血管活性药物控制全身血压时，阴茎内血管也会出现相应变化。目前，学者正在研究一种药物，在不改变海绵体内压力（ICP）条件下达到控制全身血压的作用，在降低血压的同时继续保持阴茎的勃起功能。同样，也一直关注女性性唤起时，阴道血流变化是全身反应的延续，还是阴道器官自身具有的一种特异性改变。

Roy J. Levin：

对此，我也谈谈自己感受。不知诸位想到过冷加压试验吗？实验中，当女性将双手放入冷水中时阴道血流呈现升高变化。事实上，诸如此类反应很早以前就被观察到，只不过因是 20 世纪六七十年代的实验而被人遗忘。出于某种原因，人们通常不愿回顾过去 5 年以上发生的事情。

John Bancroft：

个人认为，Tillmann 教授研究方案设计出色、方法学成熟。但是，就催乳素作为男性性反应不应期"关闭开关"调控方式的观点，仍有异议。多年以来，我们一直不能完全明白催乳素的生理作用。尽管 Jim Pfaus 详细探讨了女性催乳素的某些外周功能，但其许多方面的作用机制仍难以理解。研究发现，催乳素与多巴胺的活性关系密切，催乳素生理作用主要受到"催乳素抑制因素"的调控，这种因素就是多巴胺。实验中，观察到许多催乳素水平的变化，均可通过多巴胺能活性的改变来解释。因此，性高潮后催乳素升高，很有可能是多巴胺活性降低的伴随现象（epiphenomenon），而非男性性反应不应期的一个原因。目前，非人类性反应不应期神经内分泌的研究十分有限。最近，有学者（Rodriguez-Manzo 和 Fernandez-Guasti）在动物模型中进行了有趣的"性满足"研究。研究结果表明，性满足的神经内分泌调控非常复杂，可能涉及多巴胺和其他物质，且依赖大脑去甲肾上腺素系统作用发挥全面的调控作用。在完全理解人类性反应不应期作用机制前，仍有许多研究工作要做。

Raymond C. Rosen：

我十分赞同这种多巴胺和催乳素之间相互作用的观点，更倾向认为催乳素变化是一种伴随现象，并可通过反馈环机制进行解释。多巴胺活性升高可能伴随着催乳素水平降低，反之亦然。

John Bancroft：

如果催乳素能够降低多巴胺活性，那么催乳素水平永远不可能降低。因为，多巴胺活性降低后又可反过来促进催乳素水平的升高。目前，有关泌乳素瘤的发病机制尚不十分清楚。有时，催乳素生成细胞可表现出相对独立变化的特点（如完全独立的催乳素分泌肿瘤）；有时，又与下丘脑异常功能密切相关。因此，我们必须区别催乳素中枢变化与外周循环变化的特点。由于分子大小原因难以通过血脑屏障，垂体分泌的催乳素主要释放至外周循环内，进入大脑内的十分有限，难以形成有效反馈机制。

James G. Pfaus：

催乳素可能与性满足的产生有一定关系。例如，垂体腺瘤产生高催乳素血症时，可导致内源性罂粟碱和其他具有激素作用的垂体多肽分泌增加。通过大脑内反馈方式，这些去甲肾上腺素和罂粟碱类神经递质似乎在性满足中发挥了重要作用。采用罂粟碱拮抗剂纳洛酮治疗性疲惫雄性大鼠时，可将动物从性抑制转变为交配状态。去甲肾上腺素兴奋剂，亦具有相同作用。因此，这些非常有趣的相互作用方式不仅刺激、诱导交感神经兴奋，同时亦可提高大脑对性刺激的反应水平。目前，尽管对去甲肾上腺素作为神经递质的研究十分有限，学者亦十分关心它在调节性唤起、性反应和性刺激中的作用，是否与多巴胺有相似之处。

Walter Everaerd：

这里，我想请教 Julia 教授另外一个问题。目前，有关 VPA 与主观感受关联性的研究为数不多。弄清楚二者关系之前，我很好奇你们是否注意到各种变量构成的散点图（scattergram）中二者关联性较低的原因。是否因为异常值，以及与其他检测方式相比异常值更多？

Julia R. Heiman：

你提的问题非常好。只是研究中相关性很多，我不知道你所指的是哪一种。就散点图而言，尚未发现明显异常值。

Walter Everaerd：

那么，你是否认为与其他检测方式相比，散点图并无关联性问题，是这样吗？

Julia R. Heiman：

就你提到问题我们会再次核查。我想要强调的是，尽管 MRI 研究（对比 VPP）中一些数据结果意义不明显，二者之间关联程度仍然较高。我认为，随着受试者数量不断增加，MRI 研究结果的意义亦将更明显。目前，VPA、性唤起和生殖器反应之间的相关程度，较主观感觉与 MRI 数据之间的关联性更高，只不过未做预测而已，这仅是时间的问题。相信随着样本数量的增加和研究的不断重复，生殖器变化与主观经验之间的关系将更清楚。

Erick Janssen：

请问 Tillmann，能否更详细地介绍研究设计方案？实验中，你们一方面通过女性手淫方式检测 VPA 反应，另一方面又采取男、女性交方法检测 VPA 变化，是否这样？

Tillmann H. C. Krüger：

通常，"夫妻"实验中，存在一方"主动"、另一方"被动"现象。为避免运动对内分泌反应的影响，我们仅检查平躺床上"被动"的一方。同时，要求双方观看视频，知晓实验何时开始。大多数情况下，10min 后"被动"一方即可达到性高潮。就这种研究方案而言，性交高潮时内分泌反应与我们观察到的手淫性高潮几乎相同。当然，性唤起过程可能存在特异性性别差异，只不过在外周神经内分泌反应中尚未发现这种差异。

参 考 文 献

Rodriguez-Manzo, G., & Fernandez-Guasti, A. (1994). Reversal of sexual exhaustion by serotonergic and noradrenergic agents. Behavioral Brain Research, 62, 127-134.

Rodriguez-Manzo, G., & Fernandez-Guasti, A. (1995a). Opioid antagonists and the sexual satiation phenomenon. Psychopharmacology, 122, 131-136.

Rodriguez-Manzo, G., & Fernandez-Guasti, A. (1995b). Participation of the central noradrenergic system in the reestablishment of copulatory behavior of sexually exhausted rats by yohimbine, naloxone, and 8-OH-DPAT. Brain Research Bulletin, 38, 399-404.

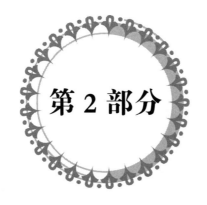

第 2 部分

性反应研究模式和理论观点

1986 年，Barlow 报道了性功能障碍研究模型。随后，与 Cranston Cuebas 一起（1990年），对模型的早期实证研究进行了总结。本章简要回顾原始模型和 1990 年以来众多理论和实践工作，以及作者如何依据现有模型研究成果和当前焦虑研究进展，提出最新研究模型的历程。事实上，Barlow 模型可概括为与认知和情感过程相关的三个广泛领域，并依据个人性功能障碍与否而有所不同。具体包括：①性情景中个人认知模式和情感关联；②性刺激以及性唤起时个人认知上的差异；③与性表现和性唤起经验相关的认知、情感和行为反应。

一、原始性功能障碍模型

最初，Barlow（1986）设计这种性功能障碍模型（图 6-1）目的在于研究认知 – 情感

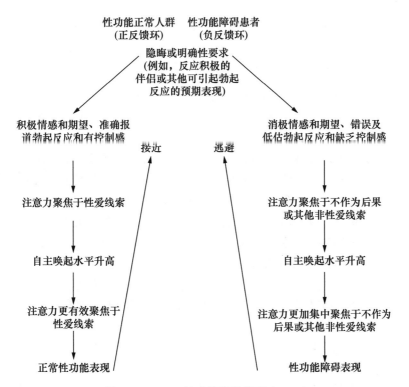

图 6-1 Barlow 性功能障碍模型（1986）

（cognitiveaffective）因素在性功能中的作用，以便更好治疗性功能障碍。模型中，异常性行为，被认为是一种负反馈环作用的结果。个体性功能障碍与否，决定了他们对待性反应上的差异（Barlow，1986；Cranston-Cuebas，1990；van den Hout，2000）。面对隐晦或明确（暗示或表达）性要求时，性功能正常男、女常以积极情感（positive affect）、成功期望值和可掌控的方式主动面对；相比之下，性功能障碍个人则易于产生焦虑情绪，表现为紧张、消极情感（negative affect）和失败预期等。本质上，对性功能障碍个人而言，既往性挫败经历只会诱导他们在性刺激时产生焦虑和沮丧情绪。

　　一般所有个体在注意力高度集中时其自主性唤起水平升高。然而，性功能正常与异常个体对待性反应时却表现出两种截然不同的情感和认知模式。由于失败预期和消极情感，性功能障碍个体更加关注威胁征兆，并以扭曲心态对待伴侣性要求，形成一种注意力或理解上的偏差现象（体现之前超常认知模式的代价）。

　　根据 Lang 等（1985）的观点，性情景中各种线索或暗示足以引起性功能障碍个体"焦虑性担忧（anxious apprehension）"。这些线索可能非常宽泛，或十分局限，如性反应强烈的伴侣本身就可能成为这样一种线索（Abrahamson，1985）。更重要的是，这一过程的出现无需任何有意识、理性的评估作用。例如，在对任何触发因素或线索毫无知情的状况下，性功能障碍个体仅看到代表过去性挫败经历的物件和场景时，哪怕只是一种内在躯体感觉，便可产生焦虑情绪，如同我们在恐惧症患者中观察到的表现一样。采用一种"前注意启动模式（preattentive priming paradigm）"，Janssen 等（2000）注意到这种性刺激的信息处理方式，对个体生殖器反应（肿胀、勃起）和行为举止（决定时间）均产生重要影响。

　　足够焦虑情况下，性功能障碍个体注意力将向非性爱线索转移，越来越集中以至于性行为表现中断（如性唤起）。因此，自我觉醒水平较低时，这些异常人群尚能够关注性线索，不出现注意力转移现象；一旦自我觉醒水平显著升高，不论是性唤起还是焦虑因素，性功能障碍个体注意力更加集中，凸显性刺激条件下不安情绪。最后，非性爱线索占据主导地位，性唤起过程被中断（如勃起）。与此相反，性功能正常人群不断增强的自我觉醒水平起到进一步放大性爱线索的效应，导致最强性唤起水平产生。性功能障碍个体聚焦非性爱、性无关刺激并最终导致性行为中断的现象，与焦虑测试模型中认知干扰模型的效果十分相似。焦虑测试实验中，研究对象的想法被与任务无关的不安全感、无能为力、挫败以及其他严重后果占据时，便会严重影响其行为表现（Arkin，1982，1983）。

　　性反应反复中断经历以及消极情感的产生，个体可能表现出认知、情感和行为方面的异常。首先，个人对导致"焦虑性担忧"线索或刺激过度警觉（hypervigilant）（如隐晦或明确性行为要求、预示性挫败线索等）；其次，性情景和性刺激与消极情感，甚至与失败预期产生关联；最后，个人对待性刺激和性活动倾向选择逃避方式。总之，性功能障碍患者反复失败的性经历，使其最终选择与正常人群截然不同的方式对待伴侣的性要求，有时甚至是逃避。

　　在进一步诠释过去研究成果、回顾最新实证研究心得之前，必须明白以下几项关键问题：

　　（1）焦虑一词越来越多被使用（有时错误使用），对其意义的正确理解显得更加重要。

焦虑泛指一系列情感状态，包括恐惧、害怕和担忧等。其中，每种焦虑状态的含义不完全相同。在某种程度上，焦虑更多是一种"焦虑性担心"，由于机体对未来事件难以掌控而表现出的消极情感，带有强烈的生理或身体成分（交感神经系统）、对危险相关线索的警觉（过度警觉），以及自我聚焦（自我关注）注意力的转移等，以至于个人对危险信号的处理能力突显不足，或者缺乏信心（Barlow，2002）。

（2）人类性唤起是由 3 个重要部分组成的复杂反应过程，涉及生理、认知、情感和行为内容。在大多数情况下，这些成分之间相互作用、相互影响，但亦有另外。Janssen 等（2000）注意到，性刺激与生殖器反应激活之间似乎存在明显关联性，而主观性唤起水平也似乎更容易受到环境因素的影响。因此，Janssen（2000）和 Barlow（1989）提出，至少在某种程度上，性唤起和生殖器反应是受不同作用机制调控的。

（3）"焦虑性担心"中各种不同成分以及消极情感中各种状态（担忧或恐惧），以各自不同方式影响性唤起中各种成分，表现为促进或抑制作用。例如，Meston 及其同事曾经尝试将交感神经系统（SNS）活性升高对性反应的作用与焦虑状态下认知和情感变化对性反应的影响区分开来。研究结果表明，不论女性对象性欲望低下与否，观看性爱视频前增强的 SNS 活性均可提高生殖器反应水平。但是，性唤起主观经验似乎不受 SNS 活性的影响。同时，"焦虑性担忧"中躯体成分可能有助于生殖器反应，而消极情感成分可同时降低生理和（或）主观性唤起水平。此外，依据性功能障碍与否，性唤起中认知成分（选择性注意焦点）可表现为促进或干扰生理性唤起的作用。最终，信息反馈过程中各种因素之间相互影响并形成一种复杂的网络关系，决定个体性唤起水平的高低。这里，由于时间关系不再详细介绍这些变量之间的相互作用（Meston，1995，1996，1997，1998）。

二、认 知 模 式

男性性功能障碍患者可能存在一种特殊的"性功能障碍心态（sexual dysfunctional mentality）"，即对性唤起缺乏控制感、性挫败经历、适应不良的因果归因（causal attribution）以及认知偏差（cognitive bias）（过度警觉）等。早期研究结果显示，实验室条件下勃起功能障碍患者对性唤起缺乏掌控感觉（Mitchell，1990）。与此相反，与无焦虑症人群一样，性功能正常男性则能够保持一种"控制错觉"的认知和注意力状态，预防这种"性功能障碍心态"的出现。在性唤起研究中，学者发现性功能正常人群会忽略性行为中微不足道的不良变化，对性唤起生理过程中偶然出现的减退现象也不以为然（Abrahamson，1985）。随后，Mitchell 等再次证明这种研究结果的可重复性（Mitchell，1998）。在大量研究结果基础之上，Barlow 提出男性性功能障碍与否对其心理状态具有重要的导向作用。但是，当前最新研究成果尚不能明确"性功能障碍心态"是性功能障碍形成的原因，还是反复性行为挫败经历的结果。为此，还需开展进一步的纵向研究（longitudinal study），明确这种"性功能障碍心态"与性行为障碍之间的因果关系。

勃起功能障碍患者性认知模式的显著特征之一，就是对自身勃起反应缺乏自我掌控感觉。研究发现，能否运用性幻想或形成鲜明心理表征的能力，对于自主控制性唤起很重要（Stock，1982）。但是，性情景中性功能障碍患者却很少能够采用性幻想方法

（Marten，1991），因而学者更多研究受试者表象能力、幻想内容和自主性唤起之间的关系（Weisberg，1994）。实验中要求性功能正常受试者幻想一种勃起不坚与勃起满意的状态，观察对性唤起的影响。结果显示，两种幻想状态下正常受试者性唤起水平并无明显差异，与预期不同。也就是说，不论受试者性唤起困难与否均能激发同样水平的阴茎勃起和主观性唤起。通过对受试者书面表达的"性功能障碍"幻想状态的检查，发现虽然这些受试者按照实验要求记录了各自性功能异常清单，但这些问题并未成为他们性幻想的重点。换言之，这些挫败感觉（阴茎消退）并未导致其注意力特异地集中于消极、负面的结果。或者说，他们认为这种问题只是一种暂时现象。研究进一步支持了这种理论，性功能正常男性，能够表现出了一种"抵抗性功能障碍心态"的潜能（Abranhamson，1985）。

进一步研习 Barlow 性功能模型后，发现性活动过程中性功能正常与否对性行为表现可产生明显不同的期望值，性功能障碍男性期望值低下，而性功能正常男性则充满信心。"错误归因（misattribution）"实验（Cranston-Cuebas，1993，1995；Barlow，1996）研究显示，如果观看性爱视频前告知勃起功能障碍患者服用了一种"性唤起增强"和"性唤起减弱"药物（均为安慰剂）后，即可观察到直接的安慰剂效应。"性唤起减弱"策略为"这种药物会干扰你的勃起反应"，学者希望通过对性行为的消极期望效应，在患者的性反应中观察到预期结果。果不其然，这些勃起功能障碍患者阴茎勃起水平表现为降低明显（服用"性唤起减弱"药物）和增强至最高水平（服用"性唤起增强"药物）。因此，有学者认为，这些勃起功能障碍患者对自己性唤起的干扰降低，因为他们认为性唤起受到其他因素而非自身因素的影响，即一种外部归因决定了他们性行为的表现，其性唤起水平发生明显改变。在另一项类似研究中，Palace 等（1995）报道性功能障碍女性受试者观看性爱视频后，如果再告知有关性唤起的假正反馈（false positive feedback），也可观察到对性反应的积极期望效应。实验结果显示，这种假正反馈信息对性功能障碍女性积极期望值和生理性唤起均产生了促进作用。由此说明，性功能障碍女性性唤起过程中同样存在期望值效应。

与男性性功能障碍患者的直接安慰剂效应不同，Cranston-Cuebas 等（1993）发现男性性功能正常人群表现出一种反安慰剂效应（reverse placebo effect）：即使告知服用"性唤起减弱"药物，且性爱视频前问卷结果也与预期一样（如性功能正常受试者预期服用药物后其性唤起水平降低），这些正常人群阴茎勃起效果依然满意。这与学者在失眠患者"错误归因"实验中观察到的结果十分相似（Brockner，1983；Storm，1970）。

随后，在另一项假反馈实验中，学者（Bach，1999）观察低预期效应能否影响性功能正常男性形成足够阴茎勃起反应的能力。26 位男性志愿者被随机分为假负反馈（false negative feedback）组（实验组）和无反馈组（对照组）。性爱视频观看后，假负反馈组受试者被告知其性反应低于实验人员的平均水平，对照组则未接受这种假负反馈信息。然后，再次观看性爱视频时实验组受试者的预期效应明显低下，与阴茎硬度仪检测到的生理反应一样。尽管受试者生理性唤起受到影响，但其主观性唤起水平并未降低、消极情感也未上升，与 Barlow 模型预测的结果不同。与 Barlow 模型结论一致的是，受试者对性反应不良倾向的自我关注，确实起到降低其生理性唤起水平的作用。然而，其生理效应与主观性唤起、性唤起自我评估或消极情感状态之间，并无明显关联。

在一项跟进研究中，Weisberg 等（2001）报道了与 Bach 结果相同的假负反馈对阴茎勃起反应的归因影响。实验中，52 位年轻的性功能正常男性佩戴阴茎硬度仪观看性爱视频，并告知与典型受试者一样不能达到性唤起。通过归因方式，将受试者分成两组：外部不稳定归因（external-unstable attribution）（如视频质量非常差）和内部稳定归因（internal-stable attribution）（如经填写问卷调查推测，你的性信仰使得实验室条件下性唤起难以出现），学者希望以此方式找到阴茎勃起异常的原因。然后，所有受试者观看性爱视频，并检查各种归因作用对性唤起水平的影响。结果显示，接受信息反馈后两组受试者确实表现出归因作用下的阴茎勃起困难。但是，两组受试者受影响程度不同：外部不稳定归因组受试者受影响的程度较轻，观看第 3 段性爱视频时其生理和主观性唤起水平高于内部稳定归因组受试者。更有趣的是，归因操纵方式并不能明显改变受试者消极情感、勃起感知控制或预期勃起水平。也就是说，归因作用对性功能正常男性生理性反应的影响，与消极情感、勃起感知控制或消极预期值等因素无关。Weisberg 等认为，假负反馈作用时由于缺乏应有的认知和情感反应，以至出现实验条件下观察到的、异常信息传递所致的性行为异常表现。当然，对性功能正常受试者而言，他们并不可能由于实验条件下的异常性行为表现而沮丧。因为，他们并不相信这会影响到他们的真实性生活（尽管性伴侣会做出负面评估），表现出一种反馈作用下消极认知和情感反应的可塑性。不仅如此，学者在女性性功能正常人群中也观察到相同的实验结果。总之，上述研究结果表明，较单独性表现期望值而言，男性可能更在意导致某种"性挫败"的归因。男性将性挫败结果归因于内部因素程度的高低，可解释为什么某些男性容易罹患勃起功能障碍的原因。

最近，学者研究出一种检验"性归因风格（sexual attributional style）"的方法，即"性归因风格问卷"（SASQ；Scepkowski，2004；Weisberg，1998），借此了解性功能正常和异常男性各自不同的性归因风格。采用这种自我评估方式并结合早期研究结果（Fichten，1998；Loos，1987；Quadland，1980），学者发现：与性功能正常男性相比，勃起功能障碍患者对消极性行为事件采取了一种内部、稳定和总体因果归因的判断方式。这与 Weisberg 等（1998）研究结果一致，即我们能够通过 SASQ 消极性行为事件量表的分值，区分男性勃起功能障碍与否。而且，学者认为，尽管受到实验操纵的影响，性功能正常男性性反应中仍然可保持积极期望值的态度对待消极性行为事件。对勃起功能障碍患者而言，这种能力明显低下。然而，在对待积极性行为事件的因果归因上，性功能正常与异常男性的表现基本相同。令人意外的是，实验中两组受试者更多将积极性行为事件（相对积极非性行为事件而言）归因于外部、不稳定和特定的因果。这一发现表明，即使性功能正常男性在性活动中也更少采用一种"自我服务（self-serving）"的归因偏见，这与他们在与性无关的、积极事件中表现出的归因风格明显不同。

三、积极和消极情感

Barlow 模型理论（1986）认为，性刺激时性功能障碍患者更多表现为消极情感，更好阐释了抑郁与男、女性功能减退之间的关系（Nofzinger，1993；Frohlich，2000）。此外，既往研究表明，性爱刺激时性功能障碍患者很少表现出积极的情感应对方式（Beck，1986；Heiman，1983）。同样，亦有研究显示，不论性功能障碍与否，男、女对象的积极情感与其主观性唤起之间关系明确（Koukounas，2001；Rowland，1995，1996；Heiman，1980；Laan，1994）。

由此，学者对性唤起过程中情感作用进行了特异性研究。采用"Velten 心境感应程序（Velten mood induction procedure）"方式（Velten，1968），Meisler 等（1991）发现，与兴奋情感相比，抑郁时受试者最高主观性唤起水平出现的潜伏期延长。然而，受试者阴茎勃起反应并未受到消极情感的影响而明显降低。采用音乐诱导"积极性心情"方式时，Laan 等（1995）检测 51 位女性受试者性幻想和性爱视频条件下积极情感对主观和生殖器性唤起水平的影响。研究结果表明，这种心情诱导方式对性爱刺激 / 性幻想后受试者的主观或生殖器性唤起水平，并无明显影响。消极情感下，受试者对性爱刺激 / 性幻想的主观或生殖器性唤起水平，略有降低。虽然诱导前、后情感和主观性唤起水平的检查方法不同，但诱导后各组（诱导组和非诱导组）受试者之间的检查方法，基本相同。尽管如此，由于 Laan 采用的研究模式（如受试者观看性爱视频的期望）可能诱导了"性的积极心情"（即通过音乐使受试者进入心境）而非传统研究中的积极情感，使得研究结果较为混杂。因而，有关积极情感在性唤起中作用，也难以确定。

为此，Mitchell 等（1998）在 24 位性功能正常男性对象中采用音乐诱导积极情感和消极情感的方法，并通过"积极、消极情感量表"方式（PANAS；Waston，1988）评估诱导前、后性爱视频刺激下受试者的情感反应。与 Laan 等不同，本次实验中 Mitchell 采取反复检测的设计方式，以便控制性欲望、性唤起能力和情绪诱导易感性之间的个体差异。情感操纵检查结果显示，与诱导前评分和中性情感控制的方式相比，积极情感诱导下受试者的积极情感水平明显升高，消极情感诱导下积极情感水平明显降低以及消极情感水平明显升高，与预期效果相同。结果显示，积极情感诱导＋性爱刺激下，受试者主观性唤起和生殖器反应水平明显升高；消极情感诱导＋性爱刺激下，其生殖器反应水平明显降低。有趣的是，尽管这些性功能正常对象消极情感诱导后阴茎勃起功能受到明显影响，主观性唤起水平却未明显降低。本次研究结果进一步支持这一观点，即性功能正常人群可能采用一种认知偏差策略达到"错觉控制（illusion of control）"的效果。同时，在对勃起功能障碍患者的研究中，Mitchell 等（1998）再次重复了这种结果。通过以上 Meisler（1991）和 Mitchell 的研究成果，不难得出结论，积极和消极情感可影响人体生殖器反应和主观性唤起水平。其中，积极情感与主观性唤起水平特异性相关。

四、注意力焦点、自我关注和内感知意识

既往许多研究中，学者关注到性爱刺激下勃起功能正常与障碍人群注意力焦点的差异（Abrahamson，1985；Beck，1983，1986）。大量研究结果显示，性刺激时勃起功能障碍患者更多关注非性爱线索。有关男性（Geer，1976）和女性（Eilliott，1997）注意力焦点的研究中，采用一种"双耳分听（dichotomous listening task）"设计方式达到分散受试者注意力的效果。结果显示，作为一种注意力分散方式，"双耳分听"确实对性功能正常人群性唤起产生损害作用（detrimental effect）。然而，这种注意力分散策略似乎并未降低勃起功能障碍患者阴茎反应水平（Abrahamson，1985），最好的解释是由于性表现相关

焦虑，勃起功能障碍患者不再关注性爱线索，焦虑已成为他们注意力焦点。事实上，只有将勃起功能障碍患者从对自身性行为焦虑中解放出来，才有可能解除对其性唤起的抑制作用。

由于对自我性行为挫败经历的担忧，或者说对性唤起困难的过度警觉，性功能障碍患者极度关注自己性行为反应而非性爱线索，导致再次和更高损害效应的注意力转移。与我们在社交恐惧症（social phobia）中观察到的情况十分相似，性功能障碍患者面对隐晦或明确性要求时，其注意力将从外在焦点（性爱线索）向内在、自我评估为主导的焦点转移（Barlow，2002）。Mansell 等（2003）采用一种新颖研究方式同时观察焦虑患者对内部、外部事件的关注程度，即所谓的双探针检测设计模式。实验中，根据演讲时个人焦虑程度的高低，受试者被随机分成社交 - 威胁组（期望进行演讲）和无威胁组，并要求受试者在计算机上完成一项注意力相关任务。通过观看计算机中不同面部表情或各种物体图片这项任务，检测两种类型刺激时不同变化：一种是感觉指尖轻微震动构成的内部刺激，告知受试者它反映了心率和出汗的变化（生理变化）；另一种外部刺激，是辨别计算机屏幕图像中字母"E"。研究人员通过受试者各自潜伏期长短的变化，检测外部刺激与内部刺激的反应水平，以确定内 / 外注意力偏差之间的平衡状况。结果显示，在社交威胁而非其他情况下，高度言语焦虑（speech-anxious）的个体会选择关注内在注意力。

当以个体当前状况与预期内在表现标准之间的差异作为其自身行为改善的动力时，灵活的自我关注方式可能是人体适应性能力的部分表现（Carver，1981，1998）。但是，自我关注过度和（或）僵硬时，则出现数种性功能障碍。性情景中，注意力转移至自我评估忧虑状态时，将显著分散个人对性唤起线索的关注程度。其实，自我注意力转移最严重的后果，主要体现在情感的影响方面。自我导向注意力转移和由此产生对生理或本体感觉（proprioceptive sensation）（内感知意识）过度敏感时，导致情感诱导下个人情感体验的主观水平增强。这种以自我评估为重点的注意力转移状态，又进一步加重性唤起中消极情感的作用，并形成一种个人自身的局部负反馈环（negative feedback loop）。与更倾向于外部关注的个人相比，高度自我关注的个人对实验条件下各种情感刺激的反应更强烈（Ingram，1990；Well，1994）。

面对一种切身感受到的性唤起情景，性功能障碍患者不仅注意力转移，且可产生两种结果：首先，关注自己当前性行为表现与内在性行为先验标准之间的差异，性反应消极评估作用下消极情感不断上升，预测难以应对时加重焦虑性唤起；其次，不断聚焦的内在注意力及生理感觉敏感性，进一步加重对消极情感的感受水平。因此，注意力内在转移和自我消极评估后，便形成负反馈的叠加效应（大反馈环中加入小反馈环）。自我关注另一严重后果，是这一注意力关注模式下个体难以接受外部刺激。这种选择性的内在注意力聚焦，虽可诱导出焦虑的性刺激。却导致性功能障碍患者性唤起失败或性高潮异常（潜伏期太短或太长）。另一方面，性功能障碍患者更容易感知与消极情感相关的各种自身躯体反应，而对性唤起本身缺乏相应感受。大量研究表明，勃起功能障碍患者时常低估自己勃起能力（van den Hout，2000）。当然，性功能正常男性偶尔也可能出现这种类似情况，只不过其正常信息反馈机制依然引导性唤起出现。Dekker 等（1998）报道，与性功能障碍患者性唤起的主观评估水平相比，性功能正常人群的主观评估水平更高，他们可同时关注、感受到情景中的性刺激及其与性相关的各种感觉，并非仅局限于性刺激本身。

通过对 60 位性功能正常男性自我勃起能力评估的研究，Nobre 等（2004）指出，人的内感知意识、性唤起和情感之间确实存在关联。实验中，研究人员在受试者大腿上方放置一张桌子遮挡其视觉反馈，使受试者只能通过躯体感受评估其勃起水平。出人意料的是，性爱视频观看后（4 段视频中 3 段）半数以上受试者（56.8%）低估其阴茎勃起水平。与评估准确的受试者相比，这些评估能力低下受试者阴茎勃起水平其实并无明显差异（通过阴茎体积扫描鉴别），仅表现为积极情感和主观性唤起水平之间关联性明显降低。由于受试者均为性功能正常的大学生，即使积极情感和主观性唤起水平关联性较低时仍可诱导、维持阴茎勃起。我们不禁会问，随着年龄的增长，未来这些性功能正常男性是否出现勃起功能障碍？为回答这一问题，还需更多样本量的纵向研究，辨别、确定与性功能障碍形成有关的生物 - 心理 - 社交因素的脆弱性。

对男性而言，能够完全达到并维持坚硬阴茎勃起，与其自尊心和自我评估能力密切相关（Zilbergeld，1992，1999）；对女性而言，在性唤起迹象不太明显情况下，尽管也存在对性唤起干扰因素的担忧，自尊心仍然是其关注的重点所在。Wiederman 等（2000）研究发现：1/3 的女大学生至少在与异性身体亲密接触某段时间内更加关注自我身体形象。通过对女性受试者性活动中认知分散度（cognitive distraction）（对自我表现和形象的担心）的检测，学者认为，即使在其他因素，如性欲望和性态度统计学控制条件下，它仍与低下性自信、低下性满意度、低下性高潮以高水平性高潮假装率正相关。目前，在自我关注特质统计学控制状态下对性活动中认知分散度的检测方式，已成为预测性行为结果的一项良好指标（性自信心、性满意和性高潮强度）。这与 Nobre 等（2004）研究结果一致，即不论受试者对阴茎勃起状态评估得准确与否，其自我关注（个人自我意识）或内感知意识特质的表达水平并无明显区别。长期自我关注的女性对象中，Trapnell 等亦未找到这种特质表达水平的依据。自我关注或内感知意识特质之间无明显差异的现象，可以解释为什么性功能障碍患者自我监测能力削弱时对性情景中诱发焦虑的刺激，会表现出逃避心态驱使下的注意力转移现象（如个人自身性唤起的缺乏）。同时，学者发现女性自身形象不佳、高度社交焦虑和自我关注特质水平低下之间，也存在明显关联，进一步支持上述观点。

五、忧　　虑

依据 Barlow 模型的观点，性功能障碍患者认知 - 情感过程中的负反馈环迫使其最终选择逃避性活动方式。这种焦虑所致性行为逃避的后果，反过来又可能加重焦虑本身，从而进一步强化对性功能的负作用。然而，必须认识到，性功能障碍患者应对和 / 逃避性刺激时还可选择另外一种逃避方式，即忧虑（worry）。忧虑，既不同于"忧虑预期（apprehensive anticipation）"现象，却又与之存在一定关联。其实，非病理性忧虑的形成是人体应对和解决问题的一种方式，是对即将来临的消极事件的一种自然、适应性反应。即使性功能异常情况下，这种正常应对方式也是自身性功能的一种表现形式。Barlow 认为，只要不是异常焦虑，正常忧虑产生过程体现了人体成功解决问题的潜能。不幸的是，性功能障碍患者往往表现为焦虑过度且易形成病理性忧虑。忧虑的几项重要特质，使其成为干扰性功能的重要因素。然而，Borkovec 等（1994）研究表明，忧虑主要表现为一种语言或语义的活动，实际上起到预防过度焦虑或应对恐惧诱导刺激的作用。也就是说，忧虑的唤醒驱动、注意力占有以及语言表达的过程，是有效抑制焦虑消极状态的完整体验方式。必须承认，忧虑的一项相关特质，即消极、担忧性认知，容易形成消极想法，一旦出现便挥之不去（Well，1994）。即使这种忧虑形成过程短暂，它亦可达到最强效果。学者发现，忧虑启动后仅 15min（与 30min 或 0min 相比）便达到最强的消极、侵入式想法（Borkovec，1983）。作为一种应对措施（特别是性功能障碍患者），忧虑时个人往往逃避诱发焦虑的刺激（如性场景），使得消极、侵入式想法（注意力分散）增加和消极情感上升，最终干扰人体性功能。目前，忧虑在性功能障碍形成和维持中的确切作用仍有待实践中反复论证。不论如何，忧虑已经成为未来性功能障碍研究领域中的重要方面。

六、性功能障碍模型的更新

得益于以上诸多研究成果和焦虑（Barlow，2002）理论进展，学者不断更新 Barlow（1986）性功能障碍模型，包括模型中认知模式的实际经验、积极和消极情感、自我关注和忧虑作用等方面。最新性功能障碍模型，主要在原有基础上融入焦虑模型研究成果，内容详见 Barlow（2002）"焦虑及其功能紊乱"一文，即焦虑和恐惧的特征和治疗。最新性功能障碍模型（图 6-2），仍然沿用性功能反馈控制环理论：性功能障碍患者负反馈环和性

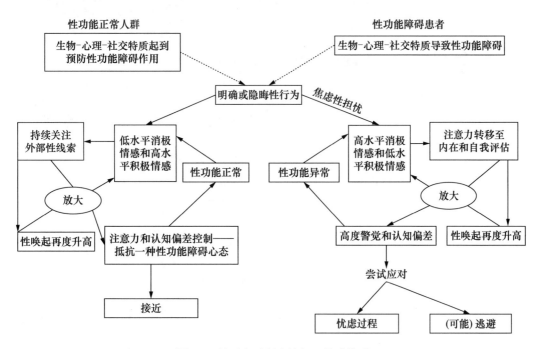

图 6-2　性反应过程中认知 - 情感模型

功能正常人群正反馈环作用。

　　图 6-3 详细阐述了性功能障碍患者反馈环特征，并融入生物－心理－社交观点阐释个人容易罹患性功能障碍的原因，包括相互关系因素、生理因素和认知/情感因素等。这里，我们主要探讨性唤起过程中认知和情感因素的作用。目前，Wincze 和 Carey（2001）回顾性分析性功能障碍患者各种相互关系和医学因素的影响；Janssen 等（2002）通过双元论模型更完美解释人体性抑制或性兴奋不同倾向的作用。双元理论模型中性抑制可被理解为人体重要的适应性功能：适应性水平不良则易罹患性功能障碍（或者说，抑制成分极低时性功能障碍形成的可能性更大）。认知模式理论认为，认知差异性和既往学习史与个性，决定了正常和异常个人面对性情景时不同的应对方式，（Barlow，2000）。性功能障碍患者认知模式中的消极预期特质，更好地解释了男性勃起功能障碍或过早射精现象，以及女性性反应消极评估表现（Bach，1999；Cranston-Cuebas，1993）。此外，这种性情景相关的归因风格，使得他们的消极期望值继续维持、不断强化，更多地将负面性行为事件的发生归因于个人内在、稳定因素（Scepkowski，2004；Weisberg，2001）。

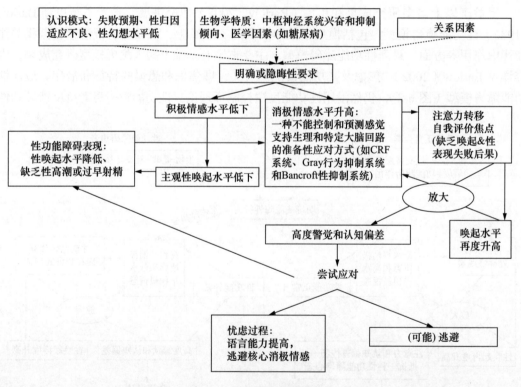

图 6-3　性功能障碍模型细节

　　模型修订版本更好体现了学者对注意力转移现象的合理诠释。在原始模型（图 6-1）中，性功能障碍患者负反馈环的特征之一，即注意力转移至与性无关线索，并随着注意力聚焦不断缩窄而进一步凸显的转移现象。但是，有关注意力自我关注特质的研究表明，"焦虑性担忧"时注意力将迅速转移至自我评估的内在关注状态。这种内在关注下注意力转移以及自我觉醒水平不断增强，实际上又起到进一步放大消极情感的作用。此外，由于这种自我评估注意力转移，使得个体缺乏足够应对能力，因而可能形成、保持一种过度警觉和认知偏差的状态。这就是最新模型融入的总体负反馈环中叠加局部负反馈环的理论（图 6-3）。

此外，模型另一特征性变化表现为将情感部分进一步细分为积极情感水平降低和消极情感水平升高。尽管许多研究发现积极情感与主观性唤起水平的高低存在关联（Meisler，1991；Nobre，2004），但至今仍未找到积极情感影响主观性唤起水平的直接依据（Mitchell，1998）。因此，模型这一部分仍有待进一步实证研究。

最后，作为性功能障碍患者应对性刺激以及维持性功能的一种尝试方法，忧虑只会加重逃避反应。这种应对的后果（尤其对于性功能障碍患者），致使性功能障碍患者试图逃避那些诱发焦虑的性刺激（如性情景），使得负面的侵入性想法（注意力分散）以及消极情感不断强化。最终，极大可能干扰个体性唤起的形成过程。当然，忧虑对性唤起的具体作用，还有待更多的实证研究。

七、结　论

总之，性功能障碍患者特有的认知－情感反应，其实就是一种倾注情感的注意力投入过程，对涉及男性勃起功能、女性自身形象以及其他自我评价相关的问题特别关注，并以一种偏见的观察方式看待自己的性功能。换言之，自我聚焦注意力（focal attention）如同病理和充满情感的忧虑过程反映出的内在效果一样，使得患者对待性刺激采取逃避策略，与准确的内感知意识或自我关注方式失之交臂（Borkovec，1994；Brown，1994；Roemer，1993）。更确切地说，面对性刺激时性功能障碍患者是否采取逃避策略，视具体情景而定。研究表明，仅在明确或隐晦（explicit or implicit）性行为要求下，如相处的女性对象通过身体形象展现、散发出女性魅力时，男性性功能障碍患者才表现出一种性担忧。

最后，性功能障碍患者与正常人群，性反应过程中的客观生理反应与主观感受水平之间存在明显差异。得益于其良好的"错觉控制"潜能，性功能正常人群性唤起主观评估水平与生殖器客观指标之间能保持一种动态平衡。这也意味着，由于异常的认知和情感反应原因，性功能障碍患者难以正确感知性反应过程中客观生理变化，表现出主观评估与客观指标之间分离的现象。随着研究的日益深入，大脑"快速杏仁核旁路（low road to amygdala）"的作用（杏仁核情感处理功能），对于理解焦虑因素驱使下性行为的脆弱性表现，显得越来越重要。

"生物－心理－社交观点（bio-psycho-social perspective）"对性功能障碍形成原因的解读，将有助于我们更全面地认识性功能障碍患者的认知过程。研究发现，性行为反复挫败人群之所以易罹患性功能障碍，与焦虑人群患病因素中的"三脆弱性"理论非常相似，即广义生物学脆弱性（generalized biological vulnerability）（如性格、雄激素水平），广义心理学脆弱性（generalized psychological vulnerability）（如由于经历、抑郁和焦虑而对生活事件感到无法掌控）和特定心理学脆弱性（specific psychological vulnerability）（如双元理论中的性态度、性抑制以及性自我概念）。各种脆弱性因素，可影响性功能障碍患者应对策略的选择，如性情景的面对方式、性刺激的认知模式（认知偏差和情感效价）、成功的或失败的性反应期望值以及性挫败的应对方式等。

目前，随着对性功能的认知和情感因素研究的不断深入，对焦虑相关功能缺陷模型的认识更加清楚，特别是它与神经生物学因素之间的相互作用。事实上，未完全理解认知－情感因素作用的情况下，任何神经生物学理论都难以解释性功能障碍原因，任何药理学干预都难以解决性行为异常表现。

参 考 文 献

Abrahamson, D. J., Barlow, D. H., Beck, J. G., et al (1985). The effects of attentional focus and partner responsiveness on sexual responding: Replication and extension. Archives of Sexual Behavior, 14, 361-371.

Abrahamson, D. J., Barlow, D. H., Sakheim, D. K., et al (1985). Effects of distraction on sexual responding in functional and dysfunctional men. Behavior Therapy, 16, 503-515.

Arkin, R. M., Detchon, C. S., & Maruyama, G. M. (1982). Roles of attribution, affect, and cognitive interference in test anxiety. Journal of Personality and Social Psychology, 43, 1111-1124.

Arkin, R. M., Kolditz, T. A., & Kolditz, K. K. (1983). Attributions of the test-anxious student: Self-assessments in the classroom. Personality and Social Psychology Bulletin, 9, 271-280.

Bach, A. K., Brown, T. A., & Barlow, D. H. (1999). The effects of false negative feedback on efficacy expectancies and sexual arousal in sexually functional males. Behavior Therapy, 30, 79-95.

Bancroft, J. (1989). Human sexuality and its problems (2nd ed.). New York: Churchill Livingstone.

Barlow, D. H. (1986). The causes of sexual dysfunction: The role of anxiety and cognitive interference. Journal of Consulting and Clinical Psychology, 54, 140-148.

Barlow, D. H. (2000). Unraveling the mysteries of anxiety and its disorders from the perspective of emotion theory. American Psychologist, 55, 1245-1263.

Barlow, D. H. (2002). The nature of anxious apprehension. In Anxiety and its disor-ders: The nature and treatment of anxiety and panic (2nd ed., pp. 64-104). New York: Guilford Press.

Barlow, D. H., Chorpita, B. F., & Turovsky, J. (1996). Fear, panic, anxiety, and disorders of emotion. In D. A. Hope (Ed.), Perspectives on anxiety, panic, and fear (Vol. 43, pp. 251-328). Lincoln, Nebraska: University of Nebraska Press.

Beck, J. G., & Barlow, D. H. (1986a). The effects of anxiety and attentional focus on sexual responding: I. Physiological patterns in erectile dysfunction. Behaviour Research and Therapy, 24, 9-17.

Beck, J. G., & Barlow, D. H. (1986b). The effects of anxiety and attentional focus on sexual responding: II. Cognitive and affective patterns in erectile dysfunction. Behaviour Research and Therapy, 24, 19-26.

Beck, J. G., Barlow, D. H., & Sakheim, D. K. (1983). The effects of attentional focus and partner arousal on sexual responding in functional and dysfunctional men. Behaviour Research and Therapy, 21, 1-8.

Borkovec, T. D. (1994). The nature, functions, and origins of worry. In G. C. L. Davey & F. Tallis (Eds.), Worrying: Perspectives on theory, assessment, and treatment (pp. 5-53). New York: Wiley.

Borkovec, T. D., Robinson, E., Pruzinsky, T., et al (1983). Preliminary exploration of worry: Some characteristics and processes. Behaviour Research and Therapy, 21, 9-16.

Brockner, J., & Swap, W. C. (1983). Resolving the relationships between placebos, misattribution, and insomnia: An individual-differences perspective. Journal of Personality and Social Psychology, 45, 32-42.

Brown, T. A., Barlow, D. H., & Liebowitz, M. R. (1994). The empirical basis of generalized anxiety disorder. American Journal of Psychiatry, 151, 1272-1280.

Carver, C. S., & Scheier, M. F. (1981). Attention and self-regulation: A control-therapy approach to human behavior. Berlin: Springer-Verlag.

Carver, C. S., & Scheier, M. F. (1998). On the self-regulation of behaviour. Cambridge, UK: Cambridge University Press.

Cranston-Cuebas, M. A., & Barlow, D. H. (1990). Cognitive and affective contributions to sexual functioning. In J. Bancroft (Ed.), Annual review of sex research (pp. 119-161). Philadelphia: Society for the Scientific Study of Sex.

Cranston-Cuebas, M. A., & Barlow, D. H. (1995). Attentional focus and the misattribution of male sexual arousal. Unpublished manuscript.

Cranston-Cuebas, M. A., Barlow, D. H., Mitchell, W. B., et al (1993). Differential effects of a misattribution manipulation on sexually functional and dysfunctional males. Journal of Abnormal Psychology, 102, 525-533.

Dekker, J., & Everaerd, W. (1988). Attentional effects on sexual arousal. Psychophysiology, 25, 45-54.

Dove, N. L., & Wiederman, M. W. (2000). Cognitive distraction and women's sexual functioning. Journal of Sex and Marital Therapy, 26, 67-78.

Elliott, A. N., & O'Donohue, W. T. (1997). The effects of anxiety and distraction on sexual arousal in a nonclinical sample of heterosexual women. Archives of Sexual Behavior, 26, 607-624.

Fichten, C. S., Spector, I., & Libman, E. (1988). Client attributions for sexual dysfunction. Journal of Sex and Marital Therapy, 14, 208-224.

Frohlich, P. F., & Meston, C. M. (2002). Sexual functioning and self-reported depressive symptoms among college women. Journal of Sex Research, 39, 321-325.

Geer, J. H., & Fuhr, R. (1976). Cognitive factors in sexual arousal: The role of distraction. Journal of Consulting and Clinical Psychology, 44, 238-243.

Heiman, J. R. (1980). Female sexual response patterns: Interactions of physiological, affective, and contextual cues. Archives of General Psychiatry, 37, 1311-1316.

Heiman, J. R., & Rowland, D. L. (1983). Affective and physiological sexual response patterns: The effects of instructions on sexually functional and dysfunctional men. Journal of Psychosomatic Research, 27, 105-116.

Ingram, R. E. (1990). Self-focused attention in clinical disorders: Review and conceptual model. Psychological Bulletin, 107, 156-176.

Janssen, E., Everaerd, W., Spiering, M., et al (2000). Automatic processes and the appraisal of sexual stimuli: Toward an information processing model of sexual arousal. Journal of Sex Research, 37, 8-23.

Janssen, E., Vorst, H., Finn, P., et al (2002a). The Sexual Inhibition (SIS) and Sexual Excitation (SES) scales: I. Measuring sexual inhibition and excitation proneness in men. Journal of Sex Research, 39 (2), 114-126.

Janssen, E., Vorst, H., Finn, P., et al (2002b). The Sexual Inhibition (SIS) and Sexual Excitation (SES) scales: II. Predicting psychophysiological response patterns. Journal of Sex Research, 39 (2), 127-132.

Koukounas, E., & McCabe, M. P. (2001). Sexual and emotional variables influencing sexual response to erotica: A psychophysiological investigation. Archives of Sexual Behavior, 30, 393-408.

Laan, E., Everaerd, W., van Bellen, G., et al (1994). Women's sexual and emotional responses to male-and female-produced erotica. Archives of Sexual Behavior, 23, 153-169.

Laan, E., Everaerd, W., van Berlo, R., et al (1995). Mood and sexual arousal in women. Behavior Research and Therapy, 33, 441-443.

Lang, P. J. (1985). The cognitive psychophysiology of emotion: Fear and anxiety. In A. H. Tuma & J. D. Maser

(Eds.), Anxiety and the anxiety disorders (pp. 131-170). Hillsdale, N. J.: Erlbaum.

Lang, P. J. (1994a). The motivational organization of emotion: Affect-reflex connections. In S. H. M. Van Goozen, N. E. Van de Poll, & J. A. Sergeant (Eds.), Emotions: Essays on emotion theory (pp. 61-93). Hillsdale, N. J.: Erlbaum.

Lang, P. J. (1994b). The varieties of emotional experience: A meditation on James Lange theory. Psychological Review, 101, 211-221.

Loos, V. E., Bridges, C. F., & Critelli, J. W. (1987). Weiner's attribution theory and female orgasmic consistency. Journal of Sex Research, 23, 348-361.

Mansell, W., Clark, D. M., & Ehlers, A. (2003). Internal versus external attention in social anxiety: an investigation using a novel paradigm. Behaviour Research and Therapy, 41, 555-572.

Marten, P. A., & Barlow, D. H. (1991, November). Differences in dimensions of fantasy between sexually functional and dysfunctional males: Preliminary results and treatment implications. Paper presented at the annual meeting of the Association for Advancement of Behavior Therapy, New York, New York.

Meisler, A. W., & Carey, M. P. (1991). Depressed affect and male sexual arousal. Archives of Sexual Behavior, 20, 541-554.

Meston, C. M., & Gorzalka, B. B. (1995). The effects of sympathetic activation on physiological and subjective sexual arousal in women. Behaviour Research and Therapy, 33, 651-664.

Meston, C. M., & Gorzalka, B. B. (1996a). Differential effects of sympathetic activation on sexual arousal in sexually dysfunctional and functional women. Journal of Abnormal Psychology, 105, 582-591.

Meston, C. M., & Gorzalka, B. B. (1996b). The effects of immediate, delayed, and residual sympathetic activation on sexual arousal in women. Behaviour Research and Therapy, 34, 143-148.

Meston, C. M., Gorzalka, B. B., & Wright, J. M. (1997). Inhibition of psychological and subjective sexual arousal in women by clonidine. Journal of Psychosomatic Medicine, 59, 399-407.

Meston, C. M., & Heiman, J. R. (1998). Ephedrine-activated physiological sexual arousal in women. Archives of General Psychiatry, 55, 652-656.

Mitchell, W. B., DiBartolo, P. M., Brown, T. A., et al (1998). Effects of positive and negative mood on sexual arousal in sexually functional males. Archives of Sexual Behavior, 27, 197-207.

Mitchell, W. B., Marten, P. A., Williams, D. M., et al (1990, November). Control of sexual arousal in sexual dysfunctional males. Paper presented at the annual meeting of the Association for Advancement of Behavior Therapy, SanFrancisco, California.

Nobre, P., Wiegel, M., Bach, A. K., et al (2004). Determinants of sexual arousal and the accuracy of its selfestimation in sexually functional males. Journal of Sex Research, 41, 363-371.

Nofzinger, E. A., Schwartz, R. M., Reynolds, C. F. et al (1993). Correlation of nocturnal penile tumescence and daytime affect intensity in depressed men. Psychiatry Research, 49, 139-150.

Palace, E. M. (1995). Modification of dysfunctional patterns of sexual response through autonomic arousal and false physiological feedback. Journal of Consulting and Clinical Psychology, 63, 604-615.

Quadland, M. C. (1980). Private self-consciousness, attribution of responsibility, and perfectionistic thinking in secondary erectile dysfunction. Journal of Sex and Marital Therapy, 6, 47-55.

Roemer, L., & Borkovec, T. D. (1993). Worry: Unwanted cognitive experience that controls unwanted somatic experience. In D. M. Wegner & J. Pennebaker (Eds.), Handbook of mental control (pp. 229-238.). Englewood Cliffs, N. J.: Prentice-Hall.

Rowland, D. L., Cooper, S. E., & Heiman, J. R. (1995). A preliminary investigation of affective and cognitive response to erotic stimulation in men before and after sex therapy. Journal of Sex and Marital Therapy, 21, 3-20.

Rowland, D. L., Cooper, S. E., & Slob, A. K. (1996). Genital and psychoaffective response to erotic stimulation in sexually functional and dysfunctional men. Journal of Abnormal Psychology, 105, 194-203.

Scepkowski, L. A., Wiegel, M., Bach, A. K., et al (2004). Attributions for sexual situations in men with and without erectile disorder: Evidence from a sex-specific attributional style measure. Archives of Sexual Behavior, 33, 559-569.

Stock, W., & Geer, J. (1982). A study of fantasy-based sexual arousal in women. Archives of Sexual Behavior, 11, 33-47.

Storms, M. D., & Nisbett, R. E. (1970). Insomnia and the attribution process. Journal of Personality and Social Psychology, 16, 319-328.

Trapnell, P. D., Meston, C. M., & Gorzalka, B. B. (1997). Spectatoring and the relationship between body image and sexual experience: Self-focus or self-valence?Journal of Sex Research, 34, 267-278.

van den Hout, M., & Barlow, D. H. (2000). Attention, arousal, and expectancies in anxiety and sexual disorders. Journal of Affective Disorders, 61, 241-256.

Velten, E. (1968). A laboratory task for induction of mood states. Behaviour Research and Therapy, 6, 473-482.

Watson, D., Clark, L. A., & Tellegen, A. (1988). Development and validation of brief measures of positive and negative affect: The PANAS scales. Journal of Personality and Social Psychology, 54, 1063-1070.

Weisberg, R. B., Bach, A. K., Wiegel, M., et al (1998, November). Attributional style specific to sexual events: A comparison of men with and without erectile disorder. Paper presented at the meeting of the Association for Advancement of Behavior Therapy, Washington, D. C.

Weisberg, R. B., Brown, T. A., Wincze, J. P., et al (2001). Causal attributions and male sexual arousal: The impact of attributions for a bogus erectile difficulty on sexual arousal, cognitions, and affect. Journal of Abnormal Psychology, 110, 324-334.

Weisberg, R. B., Sbrocco, T., & Barlow, D. H. (1994, November). A comparison of sexual fantasy use between men with situational erectile disorder, generalized erectile disorder, and sexually functional males: Preliminary results. Paper presented at the annual meeting of the Association for Advancement of Behavior Therapy, San Diego, California.

Wells, A., & Matthews, G. (1994). Attention and emotion. Hove, UK: Lawrence Erlbaum. Wells, A., & Morrison, A. (1994). Qualitative dimensions of normal worry and normal obsessions: A comparative study. Behaviour Research and Therapy, 32, 867-870.

Wiederman, M. W. (2000). Women's body image self-consciousness during physical intimacy with a partner. Journal of Sex Research, 37 (1), 60-68.

Wincze, J. P., & Carey, M. P. (2001). Sexual dysfunction: A guide for assessment and treatment (2nd ed.). New York: Guilford Press.

Zilbergeld, B. (1992). The new male sexuality. New York: Bantam Books.

Zilbergeld, B. (1999). The new male sexuality (Rev. ed.). New York: Bantam.

第7章　性无意识

一、前　言

性反应的建立是一种无意识过程。正确理解性反应的激活，必须首先了解其无意识作用机制。我们认为：①性反应具有前注意加工（preattentively processed）特征；②性刺激诱导的生理性唤起，出现在有意识评估之前且不受其支配；③无意识认知的注意力放大作用，构成了性情感的主观经验。这里，我们将主要介绍情感模型并用于推测性反应时情感的产生过程，正如早期 Janssen 等（2000）所为。随后，继续讨论目前正在开展的相关实证研究。

本文标题的选用，源于 Kihlstrom（1987）、Mulvaney 和 Tobias（2000）的"无意识认知"和"无意识情感"研究。文中，作者强调了认知和情感反应中隐性过程的重要性。知觉、记忆和其他精神状态，并不是"现象意识（phenomenal awareness）（察觉自己感觉和情感的能力）"能够企及的，虽不受人体自主性控制却可影响有意识的经验、想法和行动。

二、认知"性系统"

纵观情感，可了解"性"之一般。作为一种特殊类型活动，性兴奋在表达大脑内神经系统变化的表现形式和生理学反应与典型的性情景事件密切关联（Everaerd，1988）。性反应过程中的情感须经由特异性成分（如生殖器反应、性唤起主观经验）和非特异性成分（如心率变化、紧张感主观经验）的激活，才能转变为真正意义上的性情感。而我们提及的"性系统（sexual system）"，指大脑内"性"特异和非特异模块，二者相互作用下产生性反应。

那么，这种复杂"性系统"究竟如何运行？人类出生之日，便是性开始之时。在人体生长和发育过程中，通过与环境的相互作用建立了对"性"刺激的经验和潜能（Everaerd，2000）。最早出现的，便是开始之时从刺激接触中体验到的欣快感，以及随之而至与视觉、听觉或嗅觉刺激相关的愉悦体验。最初，这些感觉与性并无明显关联，如同许多其他感觉一样，经历初次学习之后才被贴上了标签、并被赋予了特殊含义。这意谓着，经过认知的信息转变过程，性反应才最终出现，特别是主观性经验。因此，刺激本质上不具备性特征，只有通过信息转变才变得有性吸引力。

人体自身生理和心理特征，决定了"性系统"的敏感性。就生理因素而言，雄激素以及去甲肾上腺素和多巴胺神经递质的作用最明显（Bancroft，2002），但本文主要讨论心理因素的作用。其中，情感反应的建立取决于刺激的评估效应，包括记忆和注意力过程以及二者之间的相互影响。

长期记忆并非单一实体，它可分为外显（或陈述性）记忆和内隐（或程序性）记忆两部分（Squire，1992；Tulving，1990）。外显记忆（explicit memory）是有意识的，内隐记忆（implicit memory）则不然。所谓"性记忆"，即与性反应相关的记忆。其中，外显记忆指与性邂逅（sexual encounter）、性态度、性幻想和性奖励或代价相关的知识；内隐记忆指先天性反射、学会了（无意识）的性脚本和经典的条件性感觉。根据个人情况或经历的不同，刺激可传递不同信息。而且，即使同一刺激，对相同或不同个体传递的信息亦可不同，以至于性意义和与性相关的不同情感，如焦虑、愤怒或欣悦等可同时出现。不同情感将通过不同的信息处理方式，最终产生各自特异的生理和行为反应及经验（Everaerd，2000）。

面对性刺激，人体将如何反应？刺激信息又怎样转变为具体性行动？通常，如果某种性刺激能够诱导性唤起，这种信号将随之得到奖励。同时，人体的运动准备过程被激活，以应对这种奖励信号（Both，2003）。自动唤醒、预期回报和行动倾向，属于性唤起中情感经验的主观感受（Everaerd，1988；Frijda，1986）。单纯唤起本身，不足以产生主观"性经验"。性经验产生与否，最终取决于个人对性反应的认识和定义。

情感反应的中枢调节作用，对于人体自适应功能（adaptive functioning）的形成必不可少。当某种刺激被定义为性刺激后，人体需要对这种信息进行加工、处理。人体意向性地将性记忆（外显性）转变为自体感受时，可起到增强性兴奋的效果。在大多数情况下，人体中枢调控作用表现为一种抑制效应。因为，除兴奋之外，性行为中还包含着重要的担忧（如生殖考虑、亲密后果）情感成分和注意力激活阶段伴随的、有意识的抑制性调控（Barrs，1998；Fuster，1997；Gross，1998）。

三、无意识与有意识过程

大脑内信息加工，可分为无意识（unconscious）和有意识（conscious）两种过程。每种有意识状态都与一种神经状态相关联。某种意识状态的改变，须以神经状态的变化为前提。但是，并不是所有神经活动都对应一种有意识表现（Frith，1999）。无意识过程，具有两种基本特征，即"现象意识"不能企及，以及不受人体自主控制。

Kihlstrom（2000）因其"无意识认知"与"无意识情感"概念的提出而闻名。无意识认知包括四个方面：内隐记忆、内隐学习、内隐感知和内隐想法。内隐（非陈述性）记忆，即既往经验对当前个人表现或行为的无意识影响（Schacter，1998）；内隐学习，指在行为类型尚不确定的前提下，个人掌握某项新型行为模式的过程，自动化便是这样一种类似概念；内隐感知，包括前注意或前意识加工，即在未感知事件存在条件下，当前事件对个人行为表现的影响；内隐想法，可理解为个人不知晓自己想法时，问题正确的解决方式对其经验、想法或行动产生的影响（Kihlstrom，2000）。

那么，无意识情感与无意识认知之间关系如何？某种意义上，将情感定义为一种有意识感觉状态，其实就排除了无意识情感的说法。但是，当情感缺少主观成分，而其行为和生理成分出现在"现象意识"之外时，能否说是一种无意识情感，或至少是一种无意识情感反应呢？信息加工角度而言，情感的主观成分，如同行为和生理成分一样，也是这一过程的产物，是"现象意识"不能企及且不受自主控制的，即情感的无意识过程。

当然，可通过另一方面，即有意识加工来理解情感的无意识作用。有意识的基本特征就是感知，有意识就是能够感知到事物的存在。其中，注意力是意识产生的前提条件。意识，指可感受到的想法、记忆、感觉和行动，注意力则为调节神经元活性的过程（Tassi，2001）。选择的结果往往是有意识的，但选择、取消选择和保持选择的过程却不尽然。Baars（1998）指出，"注意力负责选择目标以便进一步观察，意识则源自对目标观察的结果"。更确切地说，能够体验到有意识的视觉情景，但没必要意识到这种视觉的选择过程，即注意力。此外，根据功能不同注意力又可分为三种系统：感官刺激的定位、记忆中想法的激活以及某种警觉状态的保持（Posner，1994）。意识，是一种与"集中注意力"信息加工相关的输出形式，并未进入人类大脑内信息加工过程（Velmans，1991）。

Dehaene 和 Naccache（2001）提出的"全局神经元工作空间假说（global neural workspace hypothesis）"理论，更好地诠释了无意识过程与有意识状态之间的关系。任何时间内，大脑内众多模块化网络采用一种并行激活和无意识的信息加工过程。通过某种自上而下的注意力放大作用，使得大脑内广泛分布的众多神经元进入协调一致的大脑活性状态，选定的神经元群被动员起来后便将信息转变为意识。即使这些"工作空间神经元"相距遥远，亦能够有条不紊地进行信息输送和信息加工，包括知觉分类、记忆长期化和行动意向化等。据推测，大脑工作空间内全部信息的可用性，即是主观体验到的有意识状态。

但是，切勿对"自上而下"这种表达方式，望文生义。因为，大脑内并没有一个所谓的最高组织机构。当然，这种注意力放大作用除了"自上而下"方式外，还包括处理流程特征而言的"自下而上"调节方式，以及可能存在的"横向影响"方式，共同形成大脑内特有的竞争性、协作性和并行性调节特点（Dennet，2001）。其实，这种信息"全局可用性"本身就是一种有意识状态，并不是说它能产生进一步影响或不同作用，如启动意识感受性、进入笛卡儿剧场（身心二元论），或诸如此类等。

以下将讨论本文开始提到的三种假说，以一种"时间结构（temporal structure）"方式讨论理论和实证上尚未统一的争论：在无意识状态下，性特征吸引注意力、产生运动神经信息输出并形成有意识的经验。

四、性的前注意选择特征

字面上理解，前注意即注意力出现之前。所谓的"前注意搜索（preattentive search）"，指对整个视觉显示区广泛的注意力搜索而非狭隘的聚焦，并每次恒定地指向某一特定目标（Treisman，1985，1988）。"前注意搜索"可理解为一种信息过滤器，目标的某些特征或方面被"通过"，另一些则被"过滤掉"。通过的特征性数据（相对过滤掉的）引起"集中注意"（Ohman，2001）。就引起注意的个体而言，信息特征性似乎决定了注意力的停留与否。这些从众多数据中脱颖而出的信息便引起了关注。"前注意视觉搜索（preattentive visual search）"被定义为快速、自动、平行搜索方式，主要针对低水平刺激，主要目标是空间环境中的物体；"集中注意"则是一种缓慢、慎重、逐次的搜索方式，主要关注更复杂的推理和诠释过程，识别感知意识中的定位目标（Posner，1975；Schneider，1977）。周围空间内重要事件不期而遇时，可能打断这种正在进行的"前注意视觉搜索"过程，而得到个体优先"集中注意"的待遇。

笔者认为，性特征可前注意加工。这一观点的提出受到了情感研究的启发："人群脸谱效果（face-in-the-crowd effect）"实验模式显示威胁特征可前注意地引导集中注意。目前，尚无性特征前注意加工理论的直接实证研究依据，我们仅能从一些研究结果中进行间接地验证。这一点，随后将继续讨论。

Hansen（1988）首先提出"人群脸谱效果"的理论。实验中，面对各种情感效价不同的脸谱，受试者被要求尽快从中区分、选择一种"异常脸谱"。研究发现，在幸福人群中区分愤怒脸谱较在愤怒脸谱中区分幸福脸谱更有效。而且，在幸福人群中发现愤怒脸谱的潜伏期，不受幸福脸谱数量的影响，而人群中愤怒脸谱的数量却可明显影响幸福脸谱发现的潜伏期。因此推测这种人群脸谱效应，就是一种"刺激复合"现象（Purcell，1996）。最近，Ohman 等（2001）采用图示脸谱刺激方式，成功重复上述实验结果。

威胁脸部表情，是注意力的指令性要求。因此，幸福人群中愤怒脸谱的识别十分容易，而愤怒人群中幸福脸谱的识别则相对困难。对威胁脸部表情进行前注意搜索时往往采用并行的搜索方式，即幸福人群中愤怒脸谱的特征突显，不需要广泛、费时、逐次的搜索方式；而愤怒人群中幸福脸谱的特征不明显，需要逐次搜索。

前注意搜索虽可发现和定位特征性脸谱，鉴别则需要注意力加工。虽然可从幸福人群中发现愤怒脸谱，但前注意搜索本身不能鉴别真伪，需要随后将注意力转移至这一前注意锁定目标，最后确定为愤怒脸谱（Hansen，1988）。

Ohman 等（2001）采用相同设计方式，研究人类进化过程中经常涉及的恐惧相关刺激：蛇和蜘蛛。之所以选择人类进化适应环境中反复出现的生存威胁相关刺激，是因为它们或多或少与注意力的自动产生相关。通常，个体生殖潜能取决于有效定位周围环境中重要事件的能力。为检测关注焦点（有意识注意力）以外的威胁性事件，必须启动自动扫描和分析感知领域的感知过程。

研究显示，在鲜花和蘑菇背景中（中性刺激）受试者很快发现蛇和蜘蛛，反之不然。而且，背景中分散因素存在时需要更长时间定位恐惧相关刺激，与背景的矩阵大小（matrix size）无关。此外，学者发现胆怯受试者对恐惧刺激反应更明显：受试者能够"较快"发现中性环境中恐惧无关的目标（如害怕蛇受试者发现蜘蛛）、"更快"发现中性环境中恐惧相关的目标（如害怕蛇受试者发现蛇）。学者推测，威胁刺激搜索时更多采用一种前注意、并行加工的感知方式，非威胁目标时则可能选择费时的后注意策略（postattentive strategy）。

实验数据显示，害怕蛇和蜘蛛的受试者对恐惧相关的刺激特异性敏感。Gilboa 等

（1999）研究发现，社交恐惧症（social phobics）受试者对愤怒脸谱表现出更高注意力偏差。作者认为个体可能存在某种使其注意力导向与当前目标保持一致的注意力调控机制，（Folk，1992）。如果将情感理解为"行动集（action sets）"（Frijida，1986），这意味着它将对一系列目标付诸行动。而且，情感产生也涉及注意力的调控过程，目标相关刺激由于特征突出而自然地捕获到我们的注意力。

通过对消极和积极图片（包括性刺激）的情感研究，Junghofer 等（2001）提供了更详尽的实证数据。学者采用一种新型实验方式，即快速序列视觉呈现（rapid visual presentation）模式，研究单次扫描（即刺激一闪而过或眼睛迅速扫视场景）后人体对情感显著刺激的快速检测和感知过程。受试者快速观看 700 张情感唤醒程度不同的图片（每秒 3～5 张的速度），通过事件相关电位（event related potentials，ERPs）检测、评估受试者的注意力关注情况。研究结果发现，事件相关电位（ERPs）水平并不与情感唤醒的程度呈正相关。由此说明，特殊调整后大脑可检测和处理动机相关刺激，不受情感唤醒程度的影响（Lang，1998）。图片的情感鉴别过程，并不受刺激常规视觉特征的影响，如色彩、明亮度、空间频率和复杂性等（Junghofer，2001）。

如前所述，笔者认为性特征具有前注意加工的特点（图 7-1）。这种说法依据何在？日常生活中，你会观察到广告和视频中广泛使用的性特征的桥段，极具攫取眼球的效果。其实，它就是性刺激前注意加工的一种具体表现形式。理论上，即使幸福脸谱不具备"突现效果"，也并不意味着所有趋近刺激不能被前注意加工。尽管最终行为导向结果（如接受或逃避）不同，性欲刺激和焦虑性刺激都可产生行动倾向（Both，2003）。就目标相关性和奖励价值标准而言，性刺激可能较幸福脸谱具有更高的效价（期望值）。

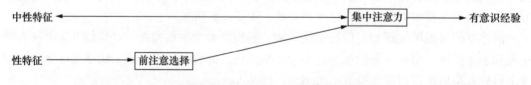

图 7-1　性特征前注意引导注意力示意图

与中性刺激不同，性特征可被前注意选择引导集中注意力。

其实，"人群脸谱"研究模式可直接验证性刺激前注意加工的特点。尽管目前尚无这类模式研究，但可从现有大量文献中找到这种假说的间接证据。例如，通过"点探测模式（dot-probe paradigm）"（视觉空间内注意力研究）或"情绪斯特鲁普效应（emotional Stroop task）"（优势反应对非优势反应的干扰）的设计方案，发现焦虑患者对威胁性刺激显露出注意力偏差的特点（Mogg，1998；Williams，1996）。而且，"人群脸谱"设计方案结果显示，即使非焦虑人群亦具有关注威胁性刺激的普遍倾向，表明人体对威胁刺激可能采用相同的前注意加工方式。

此外，Geer 及其同事研究发现，"性话语（sexual words）"可形成一种信息加工延迟效应（Geer，1996，1997）。最近发现了性感和威胁图片同时存在时，受试者对性感图片分类的决定速度减慢（Spiering，2002）。学者提出，这种抑制作用属于"性感内容诱导延迟现象"。这种减慢效应不仅重复了 Geer 的研究结果，也与威胁信息所引起的注意力偏差表现，具有很好的可比性（Mogg，1998；Williams，1996），类似于"情绪斯特鲁普效应"。与危险信息一样，性相关信息通过"集中注意"自动激活的方式干扰了信息加工过程，这也印证了性特征前注意加工的特点。

五、性系统的无意识激活

情感反应（emotional responses）是有意识感知之外情感计算的结果。在此，回顾性分析既往文献报道，寻找性反应无意识激活的依据。笔者认为，有意识评估之前，性特征便激活了人体内隐记忆和身体反应。首先介绍 LeDoux（1996）杏仁核功能的研究成果，然后讨论情感和性相关的研究进展。

杏仁核，是人体计算接收到的各种刺激情感值的网络中心（LeDoux，1993）。在有关消极和积极情感（包括性）的研究中，学者已经找到这种实证依据（Zald，2003）。LeDoux 等（1996，2000）研究发现，下丘脑和大脑皮质能够将各种信息以并行方式传输至杏仁核。下丘脑－杏仁核投射方式，似乎涉及相对单一感官特征刺激中情感成分的处理。这些皮质下旁路提供了外部世界的原始图像。需要处理更复杂刺激时，将启动下丘脑－皮质－杏仁核旁路，皮质处理后信息呈现更加详细和准确。下丘脑－杏仁核旁路，仅有一个连接方式，而皮质－杏仁核旁路存在两个以上的连接。由于每个连接信息传递需要耗费时间，因而下丘脑－杏仁核旁路速度最快。这种杏仁核负责的直接途径，能够前注意地启动身体反应。低水平特征刺激，将通过一种原始刺激信息传输方式从下丘脑快速抵达杏仁核，诱导相应的情感反应。

最近，学者采用功能性磁共振（fMRI）和正电子发射断层扫描（PET）技术，证实杏仁核在无意识情感激活中的关键性作用。例如，实验中愤怒脸谱以无意识方式呈现（视觉刺激低于 40mm）时，发现受试者杏仁核神经活动以及皮肤电导反应（skin conductance responses，SCRs）升高（Morris，1998）。在另一项实验中，愤怒和幸福脸谱似无意识方式呈现时，受试者杏仁核内均出现信号强度的改变（Whalen，1998）。目前，尽管 LeDoux 等（1996）提出了刺激激活情感反应的特异神经生物模型，但是，Morris 和 Whalen 采用断层扫描"瞬时清晰度（temporal resolution）"检查方式并未验证杏仁核直接从下丘脑接受刺激信息的结果。尽管如此，其研究结果依然支持 LeDoux 提出的情感值计算无须且早于集中注意或感知的理论。由此表明，刺激的信息特征自动激活人体身体反应，生理反应条件下对刺激的有意识评估随即出现。

除了上述神经认知方面研究外，其他学者更多关注刺激特征无意识激活情感以及身体反应的过程。实验中，Ohman 等（1994）采用蛇和蜘蛛图片的无意识呈现方式观察受试者反应。实验结果显示，面对蛇刺激时蛇恐惧受试者的皮肤电导反应（SCRs）升高；面对蜘蛛刺激时蜘蛛恐惧受试者皮肤电导反应升高。由此说明，单纯情感相关刺激的前注意加工方式即可触发恐惧反应。情感图片的快速呈现，似乎并不妨碍受试者对图片内容的特异性分析。

此外，为进一步观察无意识激活作用，学者进行一项脸谱与脸部肌肉反应的研究。实验中，愤怒和幸福脸谱图片无意识呈现时，成功触发受试者脸部肌肉反应：幸福图片无意识呈现时受试者的颧肌（微笑肌）活性升高；愤怒图片无意识呈现时受试者皱眉肌（皱眉肌）活性升高，与完全感知条件下的反应相似。学者认为，由于未受到有意识调节的影响，无意识脸部肌肉反应可能较有意识脸部肌肉反应更明显（Dimberg，2000；Rotteveel，2001）。

目前，人类性系统无意识激活研究的进展如何？ Janssen 等（2000）研究，验证了生殖器激活不受人体感知控制的假说。LeDoux 采用模型简明描述性刺激时人体反应模式，即性刺激通过隐性和显性方式激活人体反应，隐性旁路不受人体有意识感知经验的影响（图7-2）。实验中，学者将性感与中性图片无意识呈现于受试者（仅男性）（此时，外显记忆与注意力之间旁路被阻断），通过阴茎周径检测方式观察受试者的阴茎反应。与预期不同，性感图片呈现时，阴茎周径变化水平反而低于中性图片。学者认为，有可能性唤起早期阶段阴茎变化主要以长度改变为主，阴茎周径变化水平反而低下（Earls，1982；Kuban，1997；McConaghy，1974）。为了更好体现性反应中无意识激活对阴茎的影响，学者选择阴茎体积测量或体现海绵体平滑肌活动的动作电位检测方式，取代阴茎周径的测量方法（Geer，2000；Jiang，2003；Wagner，1989）。至此，学者似乎找到了生殖器反应无意识激活的依据。

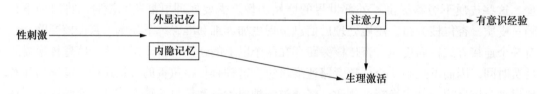

图 7-2　性刺激激活身体反应

在后续性研究中，学者更多关注性唤起早期阶段隐性与显性激活的作用（Spiering，2003）。学者认为，外显记忆在刺激与主观感受之间发挥调节作用、内隐记忆则在刺激与生理反应之间行使调节功能。研究发现，在对主观性唤起无任何影响条件下，无意识呈现的性感图片有助于随后这类图片的认定。学者推测，性刺激激活内隐记忆的过程，绕过了外显记忆的作用。

由于研究仅限于男性受试者，学者又进行另一项涉及女性对象的实验。尽管实验结果不及男性明显，但结论基本相同（Spiering，2003）。同时，研究结果显示性刺激时女性的情感反应较男性更混杂，隐性激活作用的表现更弥散。当然，亦有学者认为，男、女在性反应初始水平上存在一定程度的差异。这也许是人类进化过程中扮演的角色不同，表现出对性刺激前注意加工的性别差异（Bjorklund，1996）。男性性别的选择，意味着交配概率最大化。相对而言，女性并不能从性伴侣数量的增加中受益。如果毫无选择地交配，女性只会冒着降低繁衍后代质量的风险（Bailey，1994）。而且，个体发育不同和文化因素差异，亦可能对男、女性反应产生一定程度的影响。

最后，学者发现性刺激的前注意加工与性骚扰之间也存在一定关系（Bargh，1995；Bargh，1995）。一项模拟研究结果显示，权利和性的概念之间也存在一种无意识、单向关联。男性学生志愿者自我评估报告表明，他们对性侵犯（sexual aggression）表现出某种兴趣。采用无意识启动设计模式，学者发现在人体意识感知外，可能存在性反应激活的其他表现方式（如权利）。

六、主观经验形成

这里，讨论性反应激活的最后阶段，即生理激活性唤起主观经验的形成阶段。主观经验，或者说一种感觉，有学者将其定义为"对某种身体状态的感受、对某一思考方式的感知和对某项主题思想的想法"（Damasio，2003，p86）。完全意义上的情感经验，包括对身体反应的感知（如我感到性唤起）和对情感刺激的认知性评估（如，这是一种性唤起刺激）。为区分两种不同类型主观经验并了解它们与内隐或外显经验的关系，我们提出了"感性"与"理性"认知的概念。最后，我们将讨论这类议题的实证依据。

如前所述，性欲刺激激活早期是与内隐记忆匹配的身体反应的激活，这一过程无需性刺激的有意识评估。两种不同神经旁路，参与了主观经验的形成：①注意力集中形成有意识评估，评估过程视刺激特征和外显记忆的匹配情况而定。此时，个体将一种刺激定义为性刺激。②外周性唤起以反馈方式，为有意识感知提供必要的输入信息（Critchley，2002），大脑内身体感受区域勾画出身体反应的地位图。在地位图感知条件下，便形成有意识的性感觉（Damasio，2003）。

之所以采用社会心理学中"感性"与"理性"认知的概念，主要是为了对比充满情感、动机明确的与缺乏快感、单纯信息加工这两种完全不同认知评估方式，并将这种认知概念用于研究模型（图7-3）。理性认知，是一种外显记忆激活的表现形式；感性认知，则与内隐记忆激活所致身体反馈的表现密切相关。对情感的集中注意使得我们在感性与理性的认知方式之间转换，由此形成对身体现象学（bodily phenomenology）的感知或情感想法（emotion thoughts）（Lambie，2002）。

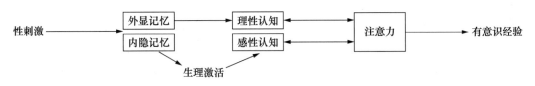

图7-3 性刺激诱导有意识性经验

有意识经验是由无意识感性和理性认知经注意力放大构建的，也是外显和内隐记忆激活的产物。

其实，人体内隐记忆与外显记忆涉及的神经旁路及大脑内结构亦不相同。通常，外显记忆位于大脑新皮质，受海马调控（LeDoux，1992；Squire，1992）；杏仁核则是调控内隐记忆的大脑结构中心。LeDoux认为，如果创伤过程中刺激再现，可同时激活上述两种结构且以并行方式发挥调节作用：通过海马系统，你记得创伤时与谁在一起、干什么，以及当时触目惊心情景；在身体、大脑反应的同时，刺激经由杏仁核系统导致肌肉紧张、血压和心率变化、激素释放等。

脑岛，是身体反馈输入信息形成感知过程中大脑内重要的组织结构（Craig，2002；Damasio，2003；Sumich，2003）。感性认知，或者说感觉，就是基于这种身体状态的自我感受。脑岛主要负责这类身体反应和主观感觉的信息传输（Morris，2002）。

无意识认知，如何转变为一种有意识状态？在大脑内各种相关神经元群经历全体动员并形成"自上而下"注意力放大作用后，信息随即转变为有意识状态（Dehaene，2001）。大脑内前额叶皮质和前扣带回组织结构，被认为具有注意力放大功能（Fuster，1997；Posner，1994）。在图7-4中，可找到与图7-3内各种心理学概念相对应的神经结构。

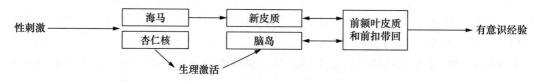

图 7-4　无意识认知转变为有意识经验的大脑神经基础

决定心理学概念的主要大脑结构。

外显记忆和内隐记忆各自不同的作用，可解释为什么人体性反应过程中会出现反应成分表现不一致的现象。例如，接触到以男性为中心的性爱电影片段时，女性可表现出情感自我评估水平较低和生理反应水平较高的分离现象（Laan，1994）。此时，与内隐记忆匹配的刺激导致女性的生理性性唤起。同时，与外显记忆匹配的刺激则产生与性无关的各种评价（如糟糕、粗俗、淫秽）。因此，个体注意力集中于这些激活所致理性认知时，即使生殖器生理反应依然出现，女性仍缺乏相应的性唤起主观经验（Everaerd，2000；Geer，1993；Janssen，2000）。有关女性性反应过程中反应成分不一致的具体原因，将在"男、女主观性感觉的决定因素"中详细探讨。

最近，学者进行了另一项研究，即操纵性反应模型中集中注意力方式形成不同类型记忆的目的（Spiering，2002；Robinson，2002）。分别观看以男性或女性为主（显性与浪漫）的性感图片，询问男、女受试者两个问题。①感性认知问题：此时你感觉性唤起程度如何？②理性认知问题：你认为最后一张图片性唤起程度如何？采用这种情感自我评估方式，研究人员得以区分受试者内隐记忆与外显记忆的形成与否。结果显示，回答感性认知问题时无性别差异现象、回答理性认知问题时则存在性别差异。事先观看性爱图片时，女性受试者对浪漫图片的性唤起水平降低。女性受试者两项问题之间的关联水平较低，特别是在观看男性主导的性爱图片后。同时，性爱图片可与内隐记忆匹配，激活受试者生理性唤起。要求受试者回顾性评估时（如第一个问题），生理反馈信息导致主观性唤起。然而，对刺激的有意识评估（如第二个问题）更多依赖外显记忆，性爱图片并未诱导女性受试者主观性唤起。这种特殊表现方式，即女性性反应成分不一致现象，与 Laan 等（1994）的研究结果相同。但是，由于 Spiering 研究时缺少受试者性唤起的生理检测方法，作者的解释也仅是一种推测，还有待进一步研究验证。

七、大脑内相应性反应模块

我们认为，人类性反应的激活涉及不同类型无意识调控机制。其实，性特征就是前注意搜索的目标。对引起注意个体而言，性特征似乎是注意力的指令性要求（图7-1）。通过与内隐记忆匹配，性刺激激活运动信息输出时无须外显记忆激活及随后的有意识评估（图7-2）。感性和理性认知，是身体反应和外显记忆的无意识产物，在认知注意力的放大作用下形成人体性感觉和想法等有意识经验（图7-3）。这些假说的实证依据，主要源于传统情感研究成果。例如，影像学研究表明心理学旁路，是以大脑内神经结构为基础的（图7-4）。

最近，Ohman 等（2001，2003）提出了一种反映人类进化适应能力的大脑恐惧反应模块。这种恐惧反应模块的概念是许多领域内恐惧研究成果的结晶，已成为研究恐惧反应的指南。那么，大脑内是否同样也存在一种性反应模块呢？为解答这一疑惑，必须首先摒弃传统大脑内神经结构假说理论的影响。通常，决策规则与大脑搜索引擎和记忆系统共同进化，人体获取信息的种类取决于适用性问题的解决（Klein，2002）。大脑，如同一台具备自适应能力的计算机器——将各种不同设计特征的系统有条不紊地构建起来，以可靠、经济和有效的方式解决前所未有的难题。大脑内可能存在许多特殊系统，其中就包括与性动机相关的反应模块（Duchaine，2001）。

这种性反应模块，可理解为性刺激作用下人体生理反应和性感觉构成的一套复杂装置。按照 Ohman 和 Mineka（2001）理论，大脑内模块通常具有四项特征：选择性、自动性、闭合性和特殊神经回路。性反应模块，恰具备这些标准。

选择性（selectivity）：即性反应模块并非对任何刺激开放，它对输入信息有选择性接受，仅对人体进化过程中涉及的、与成功经历相关的性刺激（如遗传品质相关线索）特异性敏感。

自动性（automaticity）：指大脑内神经元经过最小量计算确定为性刺激后，立即给予优先考虑权并引起足够注意力的过程。刺激，随即在无意识感知情况下形成性反应。性反应模块不受人体的自主性控制，表现为一种刺激启动模式。

闭合性（encapsulation）：如果说自动性主要与性活动启动有关，闭合性则涉及一段时间内维持这种活动状态的能力。一旦启动，性反应模块就以多种可能性的模式运行，以免被其他过程干扰或阻碍。

特殊神经回路（specific neural circuitry）：即进化过程中形成的由特殊神经回路调控的性反应模块，以更好地调控性行为与生态事件之间的关系，它可能位于大脑内皮质下或脑干区域。皮质下区域的定位方式，表明这种神经元回路的古老进化起源。

尽管有学者提出了性反应模块的概念，其科学实用性还有待进一步验证。目前，现有性反应激活模型仍处于早期推测阶段，其构建主要依据 Damasio（2003）和 LeDoux（1996）的情感模型。虽然这种模型理论多于实证且与性无关，但学者将"认知-情感概念"引入性学研究仍是卓有成效的。通过特异设计方案（如人群脸谱效果方案）得以检验各种假说，能够更好研究无意识作用机制。同时，神经影像学研究也为我们揭示了性反应过程中涉及的各种特异性神经回路的真实性（Sumich，2003）。

无意识或意识其微的作用方式不可小觑。只有当人体面临全新挑战或事态难以预料时才可能启动有意识注意力，以便投入更多的心理资源。就功能角度而言，意识在引导我们清醒行为中发挥了重要的作用（Zeman，2001）。为维持这种性反应，需要关注各种内在或外在性相关线索。注意力不再继续存在条件下，性反应亦将逐渐消退。此外，当仅通过有意识评估调节性反应时，注意力与否便成为一项先决条件。尽管如此，性反应激活很大程度上仍是一种无意识过程。为更好理解这种激活机制，必须关注"性无意识"作用机制。及这种特殊激活方式下建立的性反应，是"现象意识"难以企及且不受人体自主控制的。

参 考 文 献

Baars, B. J. (1998a). The function of consciousness [Reply to a letter of O. G. Cameron]. Trends in Neurosciences, 21, 201.

Baars, B. J. (1998b). Metaphors of consciousness and attention in the brain. Trends in Neurosciences, 21, 58-62.

Bailey, J. M., Gaulin, S., Agyei, Y., et al (1994). Effects of gender and sexual orientation on evolutionarily relevant aspects of human mating psychology. Journal of Personality and Social Psychology, 66, 1081-1093.

Bancroft, J. (2002). Sexual arousal. In L. Nadel (Ed.), Encyclopedia of cognitive science (pp. 1165-1168). London: Wiley.

Bargh, J., & Raymond, P. (1995). The naive misuse of power: Nonconscious sources of sexual harassment. Journal of Social Issues, 51, 85-96.

Bargh, J. A., Raymond, P., Pryor, J., et al (1995). Attractiveness of the un-derling: An automatic power-sex association and its consequences for sexual harassment and aggression. Journal of Personality and Social Psychology, 68, 768-781.

Bjorklund, D. F., & Kipp, K. (1996). Parental investment theory and gender differ-ences in the evolution of inhibition mechanisms. Psychological Bulletin, 120, 163-188.

Both, S., Everaerd, W., & Laan, E. (2003). Modulation of spinal reflexes by aversive and sexually appetitive stimuli. Psychophysiology, 40, 174-183.

Cacioppo, J. T., Petty, R. E., Losch, M. E., et al (1986). Electromyographic activity over facial muscle regions can differentiate the valence and intensity of affective reactions. Journal of Personality and Social Psychology, 50, 260-268.

Craig, A. D. (2002). How do you feel? Interoception: The sense of the physiological condition of the body. Nature Reviews, 3, 655-666.

Critchley, H. D., Mathias, C. J., & Dolan, R. J. (2002). Fear conditioning in humans: The influence of awareness and autonomic arousal on functional neuroanatomy. Neuron, 33, 653-663.

Damasio, A. (2003). Looking for Spinoza: Joy, sorrow, and the feeling brain. Orlando: Harcourt.

Dehaene, S., & Naccache, L. (2001). Towards a cognitive neuroscience of con-sciousness: Basic evidence and a workspace framework. Cognition, 79, 1-37.

Dennet, D. (2001). Are we explaining consciousness yet? Cognition, 79, 221-237.

Dimberg, U., Thunberg, M., & Elmehed, K. (2000). Unconscious facial reactions to emotional facial expressions. Psychological Science, 11, 86-89.

Duchaine, B, Cosmides, L., & Tooby, J. (2001). Evolutionary psychology and the brain. Current Opinion in Neurobiology, 11, 225-230.

Earls, C. M., & Marshall, W. L. (1982). The simultaneous and independent meas-urement of penile circumference and length. Behavior Research Methods and Instrumentation, 14, 447-450.

Everaerd, W. (1988). Commentary on sex research: Sex as an emotion. Journal of Psychology and Human Sexuality, 1, 3-15.

Everaerd, W., Laan, E., Both, S., et al (2000). Female sexuality. In L. T. Szuchman & F. Muscarella (Eds.), The psychological science of human sexuality (pp. 101-146). New York: Wiley.

Everaerd, W., Laan, E., & Spiering, M. (2000). Male sexuality. In L. T. Szuchman & F. Muscarella (Eds.), The psychological science of human sexuality (pp. 60-100). New York: Wiley.

Folk, C. L., Remington, R. W., & Johnston, J. C. (1992). Involuntary covert orienting is contingent on attentional control settings. Journal of Experimental Psy chology: Human Perception and Performance, 18, 1030-1044.

Frijda, N. H. (1986). The emotions. Cambridge: Cambridge University Press.

Frith, C., Perry, R., & Lumer E. (1999). The neural correlates of conscious experi-ence: An experimental framework. Trends in Cognitive Sciences, 3, 105-114.

Fuster, J. M. (1997). The prefrontal cortex: Anatomy, physiology, and neuropsychology of the frontal lobe (3rd ed.). New York: Lippincott Raven.

Geer, J. H., & Bellard, H. S. (1996). Sexual content induced delays in unprimed lexical decisions: Gender and context effects. Archives of Sexual Behavior, 25, 379-395.

Geer, J. H., & Janssen, E. (2000). The sexual response system. In J. Cacioppo, L. Tassinari, & G. Bernston (Eds.), Handbook of psychophysiology (pp. 315-341). New York: Cambridge University Press.

Geer, J. H., Lapour, K. J., & Jackson, S. R. (1993). The information processing approach to human sexuality. In N. Birbaumer & A. Öhman (Eds.), The structure of emotion: Psychophysiological, cognitive, and clinical aspects (pp. 139-155). Toronto: Hogrefe-Huber.

Geer, J. H., & Melton, J. S. (1997). Sexual content-induced delay with double-entendre words. Archives of Sexual Behavior, 26, 295-316.

Gilboa-Schechtman, E., Foa, E. B., & Amir, N. (1999). Attentional biases for facial expressions in social phobia: The face-in-the-crowd paradigm. Cognition and Emotion, 13, 305-318.

Gross, J. J. (1998). Antecedent-and response-focused emotion regulation: Diver-gent consequences for experience, expression, and physiology. Journal of Personality and Social Psychology, 74, 224-237.

Hansen, C. H., & Hansen, R. D. (1988). Finding the face in the crowd: An anger superiority effect. Journal of Personality and Social Psychology, 54, 917-924.

Janssen, E., Everaerd, W., Spiering, M., et al (2000). Automatic cognitive processes and the appraisal of sexual stimuli: Towards an information processing model of sexual arousal. Journal of Sex Research, 37, 8-23.

Jiang, X. G., Speel, T. G. W., Wagner, G., et al (2003). The value of corpus cavernosum electromyography in erectile dysfunction: Current status and future prospect. European Urology, 43, 211-218.

Junghöfer, M., Bradley, M. M., Elbert, T. R., et al (2001). Fleeting images: A new look at early emotion discrimination. Psychophysiology, 38, 175-178.

Kihlstrom, J. F. (1987). The cognitive unconscious. Science, 237, 1445-1452.

Kihlstrom, J. F., Mulvaney, S., Tobias, B. A., et al (2000). The emotional unconscious. In E. Eich, G. H. Bower, J. P. Forgas, & P. M. Niedenthal (Eds.), Cognition and emotion (pp. 30-86). London: Oxford University Press.

Klein, S. B., Cosmides, L., Tooby, J., et al (2002). Decisions and the evolution of memory: Multiple systems, multiple functions. Psychological Review, 109, 306-329.

Kuban, M. (1997). A comparison of volumetric and circumferential penile plethysmographic methods: The effect of response magnitude on method agreement. Unpublished master's thesis, University of Toronto, Canada.

Laan, E., Everaerd, W., van Bellen, G., et al (1994). Women's sexual and emotional responses to male-and female-produced erotica. Archives of Sexual Behavior, 23, 153-169.

Lambie, J. A., & Marcel, A. J. (2002). Consciousness and the varieties of emotion experience: A theoretical framework. Psychological Review, 109, 219-259.

Lang, P. J., Bradley, M. M., Fitzsimmons, J. R., et al (1998). Emotional arousal and activation of the visual cortex: An fMRI analysis. Psychophysiology, 35, 199-210.

LeDoux, J. (1993). Cognition versus emotion, again-this time in the brain: A re-sponse to Parott and Schulkin.

Cognition and Emotion, 7, 61-64.

LeDoux, J. (1996). The emotional brain. New York: Touchstone.

LeDoux, J. (2000). Emotion circuits in the brain. Annual Reviews of Neuroscience, 23, 155-184.

Lepper, M. R. (1994). "Hot" versus "cold" cognition: An Abelsonian voyage. In R. C. Schank & E. Langer (Eds.), Beliefs, reasoning, and decision making: Psychologic in honor of Bob Abelson (pp. 237-275). Hillsdale, N. J.: Lawrence Erlbaum Associates. McConaghy, N. (1974). Measurements of change in penile dimensions. Archives of Sexual Behavior, 3, 381-388.

Mogg, K., & Bradley, B. P. (1998). A cognitive-motivational analysis of anxiety. Behaviour Research and Therapy, 36, 809-848.

Morris, J. S. (2002). How do you feel? Trends in Cognitive Sciences, 6, 317-319.

Morris, J. S., Öhman, A., & Dolan, R. J. (1998). Conscious and unconscious emo-tional learning in the human amygdala. Nature, 393, 467-470.

Öhman, A., Flykt, A., & Esteves, F. (2001). Emotion drives attention: Detecting the snake in the grass. Journal of Experimental Psychology: General, 130, 466-478.

Öhman, A., Lundqvist, D., & Esteves, F. (2001). The face in the crowd revisited: A threat advantage with schematic stimuli. Journal of Personality and Social Psychology, 80, 381-396.

Öhman, A., & Mineka, S. (2001). Fears, phobias, and preparedness: Towards an evolved fear module of fear and fear learning. Psychological Review, 108, 483-522.

Öhman, A., & Mineka, S. (2003). The malicious serpent: Snakes as a prototypical stimulus for an evolved module of fear. Current Directions in Psychological Science, 12, 5-9.

Öhman, A., & Soares, J. J. F. (1994). "Unconscious anxiety": Phobic responses to masked stimuli. Journal of Abnormal Psychology, 103, 231-240.

Posner, M. I. (1994). Attention: The mechanisms of consciousness. Proceedings of the National Academy of Sciences of the United States of America, 91, 7398-7403.

Posner, M. I., & Snyder, C. R. R. (1975). Attention and cognitive control. In R. L. Solso (Ed.), Information processing and cognition: The Loyola symposium (pp. 55-85). Hillsdale, N. J.: Erlbaum.

Purcell, D. G., Stewart, A. L., & Skov, R. B. (1996). It takes a confounded face to pop out of a crowd. Perception, 25, 1091-1108.

Robinson, M. D., & Clore, G. L. (2002). Belief and feeling: Evidence for an accessibility model of emotional self-report. Psychological Bulletin, 128, 934-960.

Rotteveel, M., De Groot, P., Geutskens, A., et al (2001). Stronger suboptimal than optimal priming. Emotion, 1, 348-364.

Schacter, D., & Buckner, R. L. (1998). Priming and the brain. Neuron, 20, 185-195.

Schneider, W., & Shiffrin, R. M. (1977). Controlled and automatic human information processing: I. Detection, search, and attention. Psychological Review, 84, 1-66.

Shiffrin, R. M., & Schneider, W. (1977). Controlled and automatic human information processing: II. Perceptual learning, automatic attending, and a general theory. Psychological Review, 84, 127-190.

Spiering, M., Everaerd, W., & Elzinga, E. (2002). Conscious processing of sexual information: Interference caused by sexual primes. Archives of Sexual Behavior, 31, 159-164.

Spiering, M., Everaerd, W., & Janssen, E. (2003). Priming the sexual system: Im-plicit versus explicit activation. Journal of Sex Research, 40, 134-145.

Spiering, M., Everaerd, W., Karsdorp, P., et al (2003). Unconscious processing of sexual information: A generalization to women. Manuscript in preparation.

Spiering, M., Everaerd, W., & Laan, E. (2002). Conscious processing of sexual information: Mechanisms of appraisal. Manuscript submitted for publication.

Squire, L. R. (1992). Memory and the hippocampus: A synthesis from findings with rats, monkeys, and humans. Psychological Review, 99, 195-231.

Sumich, A. L., Kumari, V., & Sharma, T. (2003). Neuroimaging of sexual arousal: Research and clinical utility. Hospital Medicine, 64, 28-33.

Tassi, P., & Muzet, A. (2001). Defining the states of consciousness. Neuroscience and Biobehavioral Reviews, 25, 175-191.

Treisman, A., & Gormican, S. (1988). Feature analysis in early vision: Evidence from search asymmetries. Psychological Review, 95, 15-48.

Treisman, A., & Souther, J. (1985). Search asymmetry: A diagnostic for preatten-tive processing of separable features. Journal of Experimental Psychology: General, 114, 285-310.

Tulving, E., & Schacter, D. L. (1990). Priming and human memory systems. Science, 247, 301-306.

Velmans, M. (1991). Is human information processing conscious? Behavioral and Brain Sciences, 14, 651-726.

Wagner, G., Gerstenberg, T., & Levin, R. J. (1989). Electrical activity of corpus cavernosum during flaccidity and erection of the human penis: A new diagnostic method. Journal of Urology, 142, 723-725.

Whalen, P. J., Raunch, S. L., Etcoff, N. L., et al (1998). Masked presentations of emotional facial expressions modulate amygdala activity without explicit knowledge. Journal of Neuroscience, 18, 411-418.

Williams, J. M. G., Mathews, A., & MacLeod, C. (1996). The emotional Stroop task and psychopathology. Psychological Bulletin, 120, 3-24.

Zald, D. H. (2003). The human amygdala and the emotional evaluation of sensory stimuli. Brain Research Reviews, 41, 88-123.

Zeman, A. (2001). Consciousness. Brain, 124, 1263-1289.

评　　论

James H. Geer：

很荣幸有机会与作者分享其引人入胜的性反应模型。毫无疑问，任何领域内学科的迅速发展，都使我们有机会利用其成熟理论去解释一些重要议题。非常高兴作者通过不同学科内各种理论、概念来阐述其观点，除了本专业内知识，还涉及社会心理学、实验认知心理学和生理学等内容，这是一个科学工作者尝试解决复杂难题时必须具备的素质。对Barlow及其同事而言，能够浏览最新研究成果，探索求证、接受挑战并修订模型，需要巨大的勇气。我们知道，一旦学者建立一种理论，或多或少会以自我为中心，对任何尝试改变原有理论的举措本能地表现出某种抵触的态度。但是，我们欣慰地看到，Barlow的著名专家团队不仅能够理性地面对挑战，而且还不断地修改、完善模型。Walter及其团队也是如此，10～15年前就能够以极大的勇气迎接"无意识"作用机制的挑战，十分难能可贵。非常有幸，我也一直身处在这样一个研究团队之中。

以下，就模型内容提出个人一些疑问和看法。问题之一，我发现全文很少提及如何验证新模型效果事宜。Karl Popper（1959）指出：一种模型若不能被验证则需考虑摒弃，这才是一种不断追寻真理的科学态度。科学正是在不断检验的基础上才得以持续发展的。而且，我们对模型中某些假说并不特别熟悉，亦不能从众多理论中找到模型的关键验证方法。之所以如此，是因为Barlow与其同事提出的模型非常复杂，难以进行简明验证，除非采取一种"路径分析（path analysis）"或LISREL分析的方法。这种分析策略有一定难度，一般情况下亦难以掌握。总之，我认为模型的验证工作非常重要。

就研究内容方面，希望作者能够关注与他们研究交叉的学科。例如，对实验认知心理学的学习和借鉴，能够更好了解研究对象观察事物的角度，帮助不断完善模型。通过与Jason Hicks（一位记忆专家）的交流我收获颇丰，在此发表个人一些肤浅的看法。就Barlow模型而言，我们需考虑是否能够更仔细研究实验认知心理学（experimental cognitive psychology）中"源监测（source monitoring）"的理论（确定记忆和知识起源的过程，如何时、何地或何处获得这些记忆和知识，它与个人记忆储存的信息和知识无关）。就模型中注意力转移问题，我认为浏览"源监测"相关文献很有裨益，可获得许多学者感兴趣的信息，其中一项主题就涉及"注意力集中、自我关注归因和内感知意识"。这些概念的提出源自各种信息综合分析的结果，显然属于"源监测"的研究范畴。当提及内部稳定和外在波动归因之类说法时，"源监测"的作用显得更加重要。

此外，我认为有必要回顾性学习"意向优势效应（intention superiority effect）"一文，即依据观察所得而准备行动的效应。"源监测"相关研究文献主要涉及人体记忆，检查需要编码的信息并编入记忆，即信息来源归因的功能。同时，"适应不良性因果归因"与

"源监测"的归因文献有很多交叉重叠，亦有重要的借鉴意义。多年前，Marsha Johnson 曾提出一个看似简单、实则非常复杂的问题：如何看待"想象一件事"与"具体做一件事"之间的区别？乍看，可能以为这个问题很简单，区分也十分容易，但现实生活中却难以找到一个简单的答案。这里提到的想象问题就是实验认知心理学范畴，查阅这方面文献将有助于更好地理解"意向优势效应"。

而且，两篇论文中均提及一个我非常关心的问题，即抑制的概念。作者在很多不同场合、不同方式反复使用这一词语。但是，我认为它与生理学上的抑制却有着不同意义或特殊含义。John 和 Erick 研究中谈到的抑制过程可能涉及一种生理系统的信息输出，或一种完全不同的概念。这里，不论诸位熟悉与否，我想介绍一种有趣的"提取诱发遗忘（retrieval based forgetting）"现象。实验中，我们列出 10 个单词并要求研究对象朗读一遍，然后，要求研究对象选择 5 个单词仔细研读，反复研读后明确其含义。一段时间后，突然要求他们回忆初次朗读的 10 个单词。结果，研究对象对研读部分回忆清楚，朗读部分则不完全。这里，即存在某种自动抑制，或记忆阻断的现象。这与 John 和 Erick 研究中抑制过程是否相同，不得而知。Walter 等亦反复提及抑制一词并认为它属于一种调控作用。因此，我认为应该认真研究这些问题，慎重使用"抑制"词语。因为，不同情况下、不同机制中抑制意义可能完全不一样。对此，我暂不能给出合理性建议，也不知道既往文献中能否找到一种区分不同意义名词的使用方法。有一点可以肯定，如果感到情境截然不同时最好谨慎使用抑制一词。

Walter 论文提及的隐性和显性过程，是两种完全不同事件。著名认知研究专家 Jacoby 认为，不论隐性或显性过程，没有一种是真正独立的。事实上，两种概念可能融合在一起，处于一种相互依赖的共存关系（Jacoby，1991）。它们之间，有时相互促进、有时相互抑制。我认为 Walter 应该更加仔细措辞，以免读者认为它们是两种完全不同、互不关联的过程。当然，现实中二者之间产生关联的现象屡见不鲜。

同时，我对 Walter 论文中提及的"隐性需求"概念不甚理解。大多数实验认知心理学文献中，隐性是指个体的一种内在状态。按照 Walter "隐性需求"一词的表达意思，我理解为针对环境中某种事件而言。尽管能确信它不是一种阈值下刺激，但具体意义尚不十分清楚。

最后，想与作者再继续探讨"意向优势效应（ISE）"的问题，更好理解研究中遇到的某些问题。认知心理学研究表明（据我所知 Jason 发表了这方面文章），当个人意向做某件事情时，例如寄一份邮件这种枯燥无味事情，或是性爱这样一件兴趣盎然活动，都将发现概念相关事件的感知过程受到意向作用的高度易化。此时，你会发现街道上信箱特别多（相对那些不打算邮寄人而言）；感到性冲动时，会较快发现合适的性伴侣或性反应更主动。回顾性分析这些文献，将有助于我们更好理解作者模型表达的意图。

总之，我认为实验认知心理学中有许多重要文献有待我们认真回顾性研究，如"源监测"观点、隐性/显性价值和"意向优势效应"概念等。当然，还有其他许多概念的解读也有助于我们更好设计、完成性反应模型研究。在收集与"内隐态度"（无意识情况下对态度对象或自我的一种评价）有关的一些研究发现，"内隐水平上"女性对待性相关事件的态度相对男性的"无意识水平"而言更为消极。采用 Walter 模型研究这些数据时，会达到意想不到的效果。总而言之，探索实验认知心理学领域内众多有价值文献，更有利于我们评估性反应并达到预期效果。最后，对作者完成的诸多辛勤研究工作，再次表示衷心的敬意。不论如何，它为我们今后建立实用理论模型夯实了基础。

参 考 文 献

Jacoby, L. L. (1991). A process dissociation framework: Separating automatic from intentional uses of memory. Journal of Memory and Language, 30, 513-541.

Popper, K. (1959). The logic of scientific discovery. London: Hutchinson.

讨　论

Julia R. Heiman：

值此学术研讨之际，发表一些个人观点和看法。近十年来，性学研究首次提到心理学中内隐记忆问题。此前，著名认知心理学家 Tony Greenwald 发表了一篇有关内隐态度对种族问题影响的文章，引起极大社会反响。我认为，内隐态度在性学和种族／伦理研究领域内均具有非常重要的意义。此时，社会愿望不仅支配了我们的行为方式，而且影响着我们看待问题的态度。Mark 和 Walter 的精彩演讲，为未来研究指明了重要方向。

Raymond C. Rosen：

我也深有同感。作者的精彩演讲为我们建立完美和有效的模型并进行深入研究，起到了抛砖引玉的作用。尽管如此，我仍想与作者探讨几个令人困惑不已的问题。首先，关于 Barlow 焦虑模型问题。Markus 认为这种焦虑模型与性功能模型在许多方面有相似之处。但是，这两种模型具体应用于临床实践时却存在明显差异：Barlow 焦虑模型用于焦虑症以及相应认知行为障碍治疗时，疗效明显；但性功能模型用于指导性功能障碍治疗时，却疗效甚微。此外，丹麦学者报道的研究模型也是如此，尽管理论上令人信服，实践中作用却相距甚远。思考再三，几种可能性解释映入脑海：是否由于目前增强性功能药物的广泛使用，使得这种模型的应用效果不理想？但是，这种解释似乎理由不充分，因为西地那非等药物 1998 年后才出现。而且，如果这些药物的作用使得我们原因分析时更加复杂，但是各种治疗焦虑症的药物却并未妨碍我们对认知行为异常的观察。如果不是，是否由于研究对象个体差异原因？也就是说，相对焦虑症而言，性功能异常问题涉及的生理因素更加复杂？尽管学者更多强调勃起功能障碍（ED）患者错综复杂的生理因素，但是焦虑症患者生理作用的重要性，亦不可忽视。相对而言，焦虑模型更好体现了其适用性效果。考虑到女性性功能异常时药物相关治疗作用并不明显，我认为也可能存在其他原因，使得这种模型难以在临床上用于性功能障碍的治疗。

根据多年经验，我觉得当前性心理生理的理论，很大程度上借用或改良于某些心理研究领域内的研究成果。不论 Barlow 模型、Walter 模型还是 Erick 模型，多在心理或神经科学领域研究基础之上演变而来。通常，一种学科领域内某种研究模型的建立，源自或改良于其他领域研究成果的情况很常见，这无可厚非。但是，我认为仍有必要投入更多精力完善模型，使其真正成为一种"性特异"模型。值得欣慰的是，Jim 为此付出了巨大努力。即便如此，我仍不由自主地采用批评的态度对模型中存在的不足，即性特异性问题，提出了个人意见和看法。我想，这也是为什么这些模型尚未广泛用于临床实践的原因，值得我们深思。

Markus Wiegel：

非常感谢 Ray Rosen 为我们提出了宝贵的意见。我是这样理解的：首先，Barlow 性功能障碍原始模型建于 1986 年，属于一种性特异性模型。Barlow 焦虑模型，是由性功能异常模型演变而来。而且，学者采用一种实证研究方式观察勃起反应对焦虑的量化影响，取得良好效果并已用于其他领域研究。其次，就模型临床应用效果不良的原因，也一直是我们思考的问题。我不确定，如今临床上性功能障碍的治疗是否仍停留在传统 Masters 和 Johnson 模型阶段，性功能治疗的临床实践依然受到这种模型理论的主导。在实践中，Masters 和 Johnson 倡导的治疗方式是否与 Barlow 模型理论相冲突，亦不得而知。我个人认为，两种模型理论还是十分契合的。

John Bancroft：

Jim Pfaus 提及的有关性抑制概念不同表现方式的观点非常正确。其实，就性抑制特异性而言，与会者以及大多数生理学家已基本上达成共识：大脑至脊髓内存在一种明显的性抑制机制，支配、调节人类性反应。除了性抑制外，还存在相应性兴奋旁路，二者之间形成一种相互制约、相互依赖的作用模式。当前性功能模型，着重于阐述性抑制 / 性兴奋机制及其作用，特别是强调不同人群中两种神经旁路激活方式的差异性。在演讲中，通过对模型建立理论背景的详细介绍，我们了解到人类性反应抑制作用其实是一种自适应表现，其他动物物种中也是如此。首先，性高潮后不应期的存在，至少在男性中亦是一种性抑制的体现。不论赞同与否，这是一种无须任何认知调节的、射精反应后随即出现的直接生理调节机制；其次，另一种现象是与生殖和性行为抑制密切相关的、一种我们称之为"慢性应激"的效应。在动物王国内，这种效应与动物是否过度繁殖关系最为密切。我想知道，这种"慢性应激"效应是否也是一种神经生理和神经内分泌调节方式，一种不依赖机体信息加工、处理的激素调节过程。我认为，人类的这种"慢性应激"与慢性抑郁有着非常奇妙的可比性，其复杂作用机制有待进一步探索。其他两种诱发或增加性抑制的情景，则需要信息加工、处理过程。一种是性情景中感知到某种威胁存在，另一种是发现与性无关的威胁、要求勿因性活动而导致注意力分散，以至于能够关注到这种特异性威胁。在两种不同情况下，均涉及明显的信息加工、处理过程。由此，Ray Rosen 提出的问题将迎刃而解：尽管我们熟知 Jeffrey Grary 模型并充分运用其"概念神经系统"理念，我们提出的性抑制 / 性兴奋的理论亦与 Jeffrey Grary 提及的行为抑制和激活概念部分重叠，但我们更多关注性反应过程中特殊的神经生理抑制机制及相关因素。

Kimberley Payne：

很赞同 James Geer 提出的更直接检验模型效果的提议。借助认知心理学研究模式，现已能够做到这一点。目前，我们正在进行一项有关女性疼痛过度敏感与性交疼痛的相关研究。采用现有设计模式，如斯特拉普模式、点探测模式，我们可检测到注意力的形成部位。注意力研究过程中，由于注意力导向和内容难以控制，选择研究模式中刺激类型时必须谨慎，以便有效验证模型中各种有待观察的部分。在模型应用过程中，我们发现人体信息加工、处理的水平存在明显差异，特别是"前注意"和"有意识注意"的方式，因为这些选择的实验模式仅能在前注意水平进行检测，即人体自动反应过程。当然，我们亦可采用一种自我报告方式评估注意力的有意识分配，通过忧虑情感检测观察注意力的导向作用，以及借助记忆唤起模式观察威胁信息的处理和编码过程及其情感效应。现在，我们已能采用各种技术、方法和实验模式，实证研究模型效果，并获得更有说服力的研究数据。

Markus Wiegel：

与 Bancroft 和 Janssen 模型相比，我认为 Barlow 模型与性唤起抑制作用的关系不明显。其实，它主要涉及一种性唤起的干扰机制。

Walter Everaerd：

Ray Rosen 提出的有关模型临床应用的意见非常中肯。不得不承认，20 世纪 80 年代以来，几乎无任何研究关注男性性功能障碍的心理治疗效果。事实上，正是由于对心理干预效果现状不满意，才促使我们开展当前心理生理研究工作。但是，对于 Ray Rosen 提出的一般科学基础上或性科学领域内进行上述特异性研究的建议，我不敢苟同。我们知道，治疗男性性功能障碍有效药物（如西地那非）的发现，并非得益于特异的性科学研究成果，而是在人类血管平滑肌一般原理研究中的偶然机遇。其实，当前关于性动机的研究已很具启发性意义，成效明显。正是这样一种普通动机理论框架的研究中，我们发现著名心理学家弗洛伊德提出的有关性动机的某些观点，多为经验主义产物而显得理论证据不足。也就是说，这些观点的提出更多源于相应文化背景下的推测、而非科学依据上的合理结论。因此，我认为应该继续坚持现行的、一般科学理论框架下的研究模式，无须转移至性科学特殊领域内。但是，当我们采用某一具体性科学理论探讨人类性行为特异性表现时，又另当别论。

Raymond C. Rosen：

很高兴继续与 Walter Everaerd 探讨各自不同的学术观点。我非常认同你谈到的更广泛科学领域内进行研究的观点。确实，西地那非这种神奇药物的药理学机制是通过一氧化氮和环磷酸鸟苷旁路来发挥作用的，属于一般科学范畴。但是，另一方面，与西地那非药物有效性密切相关的海绵体内 PDE-5 酶，却属于明确的性特异生物学效应。毫无疑问，"性"已成为我们日常生活中不可或缺的部分。试问，现有一般科学理论能否完美解释人类性行为表现中的特殊性或差异性。或者说，能否通过一种更广泛的认知科学或更广角的理论观点来诠释这种性反应的特殊性。否则，我们可能一定程度上偏离关键问题的核心，即我们所选择的理论难以发挥全面的指导性作用。在某种意义上，与普通血管扩张剂和其他血管活性物质不同，正是由于 PDE-5 酶的特殊效果以及 PDE-5 酶在阴茎勃起中特殊作用，才显现西地那非药物的重要作用。

Nicole Prause：

这里，我想继续探讨有关两种模型的效应问题。谈及注意力的作用，我以为只有在与现有注意力研究文献中各种理论有效契合的基础上，方可达到模型效用。正如 Kim 所言，借助各种新型研究模式，得以更好研究几种类型注意力的作用。研讨中，作者更多谈到无意识、前意识的注意力方式，以及人体如何选择环境中刺激的问题。Barlow 认为，只要有注意力形成，便是一种性需求表现，这种注意力水平也随即可以检测到。但是，当我们尝试检测性功能障碍患者注意力水平时，却难以通过 Barlow 模型达到预期目的。因此，我对文中作者反复提到的注意力与性功能之间的关系仍不十分清楚。由于前意识的下游效应，我们应该前意识地关注注意力的作用？或者，性功能的社会调节作用如此明显，以至于前意识注意力不再那么重要，仅需理解刺激信息处理过程即可。我不知道这种解释是否合理，到底我们应该采用心理生理方法研究哪种水平注意力呢？

Markus Wiegel：

此时，应视研究的具体问题而定。当我们研究性功能障碍的维持因素时，需要关注各种不同因素之间相互作用，而不是仅对某一基本过程感兴趣，如前注意认知过程。希望未来，我们能够整合所有水平的注意力进行研究。

Kim Payne：

依据既往经验，我强烈建议研究过程中尽可能检测所有水平注意力的作用。我发现，依据检测到的不同水平注意力，可鉴别各种情感的调节效应。

Walter Everaerd：

就 Jim 提出的问题，愿与诸位更多探讨内隐和外显作用及其概念。研究中，重要的一点就是采用内隐和外显作为一种操纵方式进行研究，即记忆可及性问题。但是，当我们提及事物的外显或内隐记忆及其记忆内容时，情况完全不同。例如，就实验中采用的性感图片而言：性感图片可通过外显和内隐模式进行操纵，但图片相关内容很容易进入我们外显记忆。因此，实验过程中我们选择的是一种内隐和外显的操纵方式，而非内隐和外显内容，这是我想要补充的。

James H. Geer：

尽管你谈到了更多，我似乎仍然不明白这种所谓的区别。

Erick Janssen：

这里，我继续探讨有关实验模式以及如何在更广泛科学框架内进行研究的问题。在性功能障碍临床治疗过程中，我们似乎很好地运用了当今医学知识中各种应有方法和模式，以期提高药物的临床治疗效果。我想，这种方式同样适用于正在开展的科学研究。只要是其他领域内证明的、一种行之有效和价值肯定的理论和模型，我们应该大胆借鉴和学习并最终能够为己所用，从而更好理解人体性反应和性行为，无须纠结其学科起源的问题。情感研究，便是一个很好的例证。通过对情感共性现象的观察更好理解其特殊性。我们研究焦虑，研究快乐。那么，这两种情感之间的共性是什么，区别又何在？可以肯定的是，焦虑和快乐都是一种情感，需要刺激评估，涉及情感唤起和效价以及引导身体和灵魂方面的变化。但是，两种情感却又表现不同，与性兴奋和性抑制的特异性十分类似。也许，大多数性唤起过程中兴奋与抑制的作用可通过一般科学理论进行解释，正如 Jeffrey Gray 数年前提出的建议一样。也许，这些理论与"性"有一定程度上的关联，正是我们感兴趣的问题：神经生理机制参与激活和调节性反应的程度如何？因此，我并不认为探索和应用其他学科内具有学术价值的理论和模型，有任何不妥之处。

另一议题是如何利用各种模型更好理解性反应类型的差异性，这也一直是我十分关心的问题。男性心理生理研究成果，一度令人兴奋不已。许多研究结果显示，负反馈、注意力分散和错误归因等因素可在实验操作下显著改变男性生殖器的反应水平，而对其主观性唤起水平却无明显影响。因此，尽管男性的客观生理反应与主观性唤起经验之间关联水平较高，仍可出现实验条件下男性性反应成分分离的现象。这意味着什么？我们相信，男性个体性反应过程中主观经验很大程度上受到阴茎变化的影响（尽管目前尚无实证数据支持）。但是，即使我们实验条件下改变男性阴茎勃起水平却并未出现主观性唤起水平相应变化。为何如此？在心理生理研究中，我们发现一种令人困惑的"不一致"现象：即大多数实验操作方式似乎仅能影响男性受试者的客观生殖器反应水平和女性受试者的主观性唤起水平。那么，现有研究模型如何解释这种现象？在大多数模型（包括 Barlow 模型）中，我们均采用统一构想诱导性唤起，说明模型本身因素影响的可能性很低。最近，在一篇 JSR（Janssen，2000）文章中，我们力图解释生殖器与主观反应之间的差异性现象。其中，我们着重强调刺激各种"意义"的权重问题，即刺激中与性无关和性相关意义之间的权重，决定了人类主观性唤起水平。尽管如此，我仍然未完全明白，为什么相同操作方式、性刺激条件下受试者（特别是男性）生殖器反应表现不同，以及这些生殖器反应并未形成各自不同的主观性唤起水平。

Markus Wiegel：

通过以上广泛交流、讨论不难发现，Erick 是在告诫我们研究中必须明确确定研究构想，与 Geer 观点十分相似。我认为，这是一个极其复杂的相互作用问题。在最新版模型中，我们试图将积极情感的降低与消极情感的升高对主观性唤起的影响区别开来。然而，先决条件是我们必须清楚这种"消极情感"的意义何在。例如，焦虑性忧虑可增加交感神经性唤起作用，包括心率加快。相比之下，心理生理研究结果显示，尴尬似乎可激活副交感神经作用，导致心率降低。但是，焦虑性忧虑和尴尬都应视为一种消极情感。随着我们认识水平的不断提高，可以达到这种区分的要求。目前，我认为并非所有情感和注意力成分对主观性唤起和生理过程的影响相同。例如，焦虑性忧虑所致性唤起中交感神经活性升高的作用，可达到提高生理反应的效果（如阴茎勃起中充血肿胀）。与此同时，对与性无关线索注意力的不断集中却可能起到降低性唤起作用，即表现为一种相反的效果。因此，人类性反应有时会表现出扑朔迷离的现象，至今仍令学者困惑不解。

Ellen T. M. Laan：

Erick 所言，也一直是我们非常困惑的问题。其实，我们对男性生殖器反应的了解胜过对其主观反应的认识。有趣的是，许多研究人员似乎仅对男性生殖器反应感兴趣。如果我们掌握足够男性主观性唤起方面的知识（如同女性一样），便可再好观察主观性唤起反应的变化。迄今为止，绝大多数研究采用的各种操作模式似乎仅影响受试者生殖器反应水平而非主观反应水平。这可能是由于这些操作模式效果太弱，以至于不能被受试者主观地感受到。或者，男性主观性反应难以受到这种所谓心理操作的影响，除非同时伴随强烈性刺激，如外显性性爱视频。

James G. Pfaus：

过去相当长一段时间内（约 40 年），我们一直通过动物模型及其研究结果解释人类性行为，时常将人类性活动与其他一般动机行为归属不同范畴，希望这种局面不再重演。一般动机，如进食或饮水，被认为是一种"液压过程"。例如，由于进食使得能量产生和消耗，维持人体动态平衡，否则人体发胖；相反，如果不进食或饮水，人体可能死亡。性行为，则远非如此简单。正如 Frank Beach 曾经指出：人体不会因为无性活动而死亡。因此，我们不必"非性不可"，哪怕是种族繁衍的要求。由于"性活动"并不遵循动机的正常规则，一般动机研究中也很少涉及"性"内容。

最近，学者发现性活动也是一种多巴胺释放的过程，"性"已回归至一般动机理论研究范畴。如同进食、饮水、听音乐一样，人类性活动也可通过多巴胺作用达到能量守恒。我们不禁会问，这些刺激的神经特性和奖励共性是什么？动物何时知晓通过一种特殊反应，甚至是一种条件反射，求其所好。在此重申，希望不要再犯过去那种以偏概全的错误。其实，动物对食物乃至其他需求，均与性动机一样同等重要。"性"不是单纯的阴茎勃起、阴道湿润或阴蒂充血，也不是简单的男、女性交活动。性欲望存在我们大脑内，是一种复杂的认知反应。我们必须通过各种不同条件、方式研究人体性活动的复杂特征，必要时采用认知反应模型，如注意力分散模式。从正确科学观和合理利用资金的角度，性学研究也不能仅限于人体的外生殖器范畴。

参 考 文 献

Bancroft, J. (1999). Central inhibition of sexual response in the male: A theoretical perspective. Neuroscience and Biobehavioral Reviews, 23, 763-784.

Janssen, E., Everaerd, W., Spiering, M., et al (2000). Automatic cognitive processes and the appraisal of sexual stimuli: Towards an information processing model of sexual arousal. Journal of Sex Research, 37, 8-23.

第8章　双元控制模型：性抑制与兴奋在性唤起和行为中的作用

目前，性心理生理研究主要关注性反应过程中人体心理生理变化普遍性特点，很大程度上忽视了不同个体之间性反应的差异性。大多数研究，主要涉及研究对象、实验条件或治疗方式的比较，即使少数尝试评估个体差异的研究也多局限于性态度和行为倾向的衡量。性欲恐惧－性欲亢奋（Erotophobia-erotophilia）（性爱刺激时个体表现出的消极－积极情感反应，属于后天获得性特质）研究，便是一很好例证（Fisher，1988）。学者通过一种"性观念调查（SOS）"构想，对不同类型性活动或刺激时个体情感表现及反应方式进行评估，最终确定性线索刺激下"消极－积极"多维度情感反应的特质。至今，尚无任何现有模型或方法，特异性检测个体之间性反应的差异性表现。

性反应双元控制模型（dual control model）理论认为，性唤起和性行为表现是性兴奋与抑制相互作用的结果。如今，尽管学者普遍关心模型的"特质维度"，殊不知双元控制模型本身就是一种特质状态模型（state-trait model）。模型提出的兴奋与抑制作用之间的权重比例，决定了某一情况下个体性反应的产生与否，以及同时可能存在的个体差异。此模型构建的目的，主要在于整合当前男性性功能障碍研究领域内各项成果，更好探索性反应个体差异，引导未来性反应和行为表现领域内更多、更新研究。本章主要探讨模型的设计背景、研究成果、优缺点以及未来研究方向。

一、背　景

20 世纪 70 年代末，有关性唤起机制的心理生理研究以及模型构建达到高潮，主要体现在性唤起过程中认知学理论探索，特别是注意力的作用。1986 年，Barlow 模型的建立，便融入当时许多重要研究成果。作者认为，性反应的激活取决于与性刺激"任务相关"的认知过程（Barlow，1986）。性功能障碍，多源于与"任务无关"的过程，或注意力分散。依据男性性功能正常和异常性功能条件下性刺激的反应方式特征，Barlow 推测，对性挫败的恐惧或性反应的担忧，致使男性对性线索的注意力转移而严重干扰性反应，最终形成心因性勃起功能障碍。与 Barlow 模型的理论相同，Janssen 和 Everaerd（1993）指出，性反应产生男性心因性勃起功能障碍与其注意力形成过程（即注意力分散），关系密切。通常感受到某种心理性威胁或表现性焦虑时，便启动一种无意识或"自动"认知水平的反应，对相关刺激主要采用一种与性无关的信息处理方式，致使性反应失常。（Janssen，2000）。因此，认知窗口效应下心理过程和生殖器反应之间的界面能否正常衔接，似乎与两种因素密切相关，即性刺激的存在和干扰性刺激反应激活过程的缺失。

尽管如此，Bancroft（1995）对理论研究中学者过度依赖注意力在性唤起中的作用提出了质疑，认为学者可能忽略了另外一种（第三种）成分的作用，即一种直接抑制阴茎勃起的神经生理因素。回顾分析既往众多夜间阴茎勃起功能（nocturnal penile tumescence，NPT）的药理学研究成果，Bancroft 令人信服地指出直接抑制作用的重要性。例如，海绵体内注射平滑肌松弛药物诱导的阴茎勃起，即是一种外周靶器官的作用，或一种非生理机制的介导效应。然而，大多数心因性勃起功能障碍男性对这种注射方式不敏感（Bancroft，1995），说明刺激存在条件下（如这种药物作用）这种抑制作用依然存在，难以通过所谓的"任务无关"的认知过程来解释。

多数性功能障碍研究中，学者往往关注认知过程中兴奋机制而忽视抑制的作用（Janssen，1996）。在注意力分散模型（distraction model）中，学者将抑制作用描述为"兴奋缺乏"的现象，试图通过一元论方式解释性唤起的出现与否。相对而言，双元控制模型理论，则强调性唤起过程中同样重要的抑制与兴奋因素，二者之间的相互作用决定了性唤起的形成与否。因此，研究性唤起反应时必须重视兴奋和抑制的双重作用。

二、广义概念和假设

提及性反应中众多调控方式时，令人想到"分析水平"的概念。就低级或"分子水平（molecular level）"而言，性反应很可能受到多重抑制和兴奋神经生理反应的调控；中级水平而言，则可能涉及更复杂的相互作用调节机制，包括性唤起时去甲肾上腺素的激活、多巴胺系统的去抑制作用、睾酮依赖反应系统、神经多肽及血清素效应以及外周反馈机制等。双元控制理论，代表了一种更高或"摩尔水平（molar level）"的分析方式。模型理论主要涉及两种神经-生理系统的调节作用，即性反应的激活和抑制系统，与 Gray（1982）提出的"概念神经系统（conceptual nervous system）"非常相似。其实，Gray 理论及 Eysenck（1967）和 Depue（1999）等其他学者的研究工作，更多关注性反应过程中激活和抑制的一般机制，也可理解为一种"接近-回避"理论和相关"奖励-惩罚"概念。

作用力与反作用力调节理念或激活与抑制相互作用机制，在心理研究的其他领域并不少见，如心理生理学、记忆与认知、情绪与情感等。性反应双元控制模型中也是如此，学者提出了各种独立或正交作用的假说（或问题）。例如，传统观点认为自主神经系统中交感和副交感神经是以一种相互或相反方式发挥效应，将其功能结果简化为单一维度。但是，最近研究成果显示，两种自主神经系统可被同时激活且各自独立地发挥作用（Berntson，1991）。具体而言，传统情感中的一维、双极结构（积极与消极情感）观点受到挑战，被二维、多极结构理论所替代。认知心理学，特别是记忆研究中干扰与抑制被认为是独立的。抑制涉及主动压抑（如记忆入侵）；干扰则通常被定义为多种刺激、过程或反应之间竞争的结果（Harnishfeger，1995）。它与性反应过程中注意力分散效应（性担忧与性线索竞争，干扰性兴奋）和对性反应的主动神经-生理抑制之间，没有本质区别。

显然，以上例证并未直接支持性反应调节涉及两种独立调节机制的理论。概念上而言，单一理论仅需关注一种而非两种理论调节机制。但是，回顾分析发现单纯兴奋机制，或兴奋缺乏机制，似乎难以解释不同条件下各种性反应表现，只有综合考虑抑制作用后方可更好解答各种疑惑。不论如何，对"接近 / 回避"行为倾向、自主神经系统中交感和副交感神经相互作用以及情绪与情感相互关系的研究，充分说明多种控制理论的重要性。性反应过程而言，我们依然确信存在一种状态和特质水平的兴奋调节，这有助于更好解释抑制缺失条件下性反应的反应性或敏感性。

其实，双元控制模型就是一种用于构建和解决问题的概念装置。但是，不论设计多么完美，都难以完美再现复杂的现实情况。例如，即使注意力分散或干扰作用的激活，也可能是抑制反应的结果（Gray，1982）。另一方面，抑制作用的发挥又依赖某种兴奋活动方式的激活（Bancroft，1999）。此外，尽管抑制和兴奋过程在特质水平相对独立或正交，在状态水平却可能相互关联、影响各自输出水平或"设定点"。因此，研究中应该综合考虑各种复杂调节机制存在的可能性，如自主神经系统调节中可能存在的共同激活、耦合激活和相互激活的调节方式（Bernston，1991）。由此可见，只有在整合现有各种学术研究成果的基础上，并采用"摩尔"水平的分析方式，研究才更具可行性和有效性，而双元控制模型正是以此为出发点的。其中，许多（如果不是大多数）有关模型价值或适用性的问题基本上是实证性的，可在实践中得到验证。

与双元控制模型有关的其他假说包括：

（1）性抑制和兴奋系统主要与性反应特异性相关，而不是一般的激活和抑制作用（Gray，1982）。

（2）性抑制和兴奋均具自适应性特点，在不同物种中发挥重要生物学功能。其中，性兴奋作用相对直接，而性抑制功能可能包括不应期阶段、对生殖行为慢性应激所致抑制效应和感受到威胁（与性相关或无关）对性反应的抑制，以便逃避威胁（Bancroft，1999）。

（3）尽管后天学习在性反应个体差异中发挥一定作用，但性抑制和兴奋时这种差异是一种稳定性特质，可能（至少部分）由遗传品质决定。

（4）高水平性抑制倾向和低水平性兴奋倾向与性功能障碍脆弱性相关；而低水平性抑制倾向和高水平性兴奋倾向则与性冒险行为的关系更为紧密（Bancroft，2000，2001，2003，2004）。

三、性抑制 / 性兴奋（SIS/SES）问卷调查

随着"笔 - 纸"检测手段的出现，实验中可通过性抑制 / 性兴奋（SIS/SES）评分或问卷调查方法进行双元控制模型的研究，了解受试者性抑制 / 性兴奋倾向（Janssen，2002a，2002b）。尽管性兴奋 / 抑制的概念亦适用于女性性反应且 SIS/SES 问卷调查在女性研究中具有重要作用，但最初这种实验模式主要为男性设计，因为双元控制模型的基础性研究很大程度上仅限于男性性反应的神经生理及心理生理研究（Carpenter，2007）。设计问卷调查方法时，采用"刻面论（facet design）"方式以达到更好的研究效果。刻面论设计，是一种将内容设计与数据分析有效结合的概念性分析方法（Shye，1994）。大多数问卷调查问题，以一种"如果 - 则"的形式提出。涉及兴奋有关问题时，"如果"语句表示某种性刺激，而"则"语句表示相应的性反应。问卷中各问题尽可能涵盖各种"刻面"内容，包括各种不同刺激类型（如幻想、视觉、听觉、嗅觉以及社交方面）和性反应方式［性唤起和（或）生殖

器反应］抑制作用，主要基于它在性反应中特殊作用，与逃避或远离"威胁"有关。这种威胁，可来自个体内在或人际交往方面。抑制问题，往往涉及各种性行为的负面影响、表现性焦虑（performance anxiety）、行为规范、价值观和身心伤害等方面。

学者首先对 408 位性功能正常男异性恋（平均 23 岁）对象进行 10 因素 45 项问题的"因素分析"。然后，采用"分量表评分"方法将 45 项问题归结为一项兴奋因素（SES）和两项抑制因素，即"性表现失败威胁所致抑制"（SIS1）和"性关系不良威胁所致抑制"（SIS2）进行分析。最后，收集另外 459 位（平均 21 岁）和 313 位（平均 46 岁）男异性恋数据，完成"验证性因素分析（confirmatory factor analysis）"。分析结果显示，10 因素模型效果稍好于分量表评分，说明采用"高水平因素结构"的必要性。三组样本中 SES、SIS1 和 SIS2 评分接近正态分布，内在一致性和测验–再测验信度（test-retest reliability）达到较高水平。除 SIS2 外，SES 和 SIS1 评分均与年龄相关（分别为负相关和正相关）。此外，兴奋和两项抑制因素相关性很低，说明兴奋和抑制的作用相对独立。两项抑制因素之间虽存在一定关联、但相关性亦较低，表明两项抑制评分之间重叠的可能性很低。

此外，评估量表聚合效度（convergent validity）与区分效度（discriminative validity）时，发现行为抑制、神经质表现、伤害性逃避及奖励响应度等总体特质检测的重叠程度低，表明 SES 评分主要涉及奖赏反应各个方面、SIS 评分（特别是 SIS2）则与总体行为抑制相关。无论如何，这种 SIS/SES 问卷中轻度重叠现象调查主要用于性反应特质的衡量。

四、是否存在两种类型性抑制

目前并不确定是否存在两种类型性抑制评分。问卷调查中两项评分项的概念不同，SIS1 评分主要评估性反应失败的威胁情景，SIS2 评分则主要用于预期性反应失败后果的评估。因此，将 SIS1 描述为"表现失败威胁所致抑制"、SIS2 描述为"表现后果威胁所致抑制"。

由此可见，两项量表评分方式可能反映两种不同的抑制系统。由于对性反应中枢抑制的本质和特异性缺乏足够了解，目前只能暂且接受这种解释（Bancroft，1999）。然而，进一步讨论后认为，SIS1 可能与性反应的失败预期有关，威胁更多来自内在。虽可能是学习的结果，却仍然是性反应失败的一种内在倾向，也是抑制基础节律较高的反映。相比之下，SIS2 似乎更多涉及外在威胁激活或触发的抑制作用（Bancroft，2000，2001）。随后，将继续讨论二者之间的区别。

五、非实验研究中模型应用

1．性功能障碍

双元控制模型的建立，主要基于性功能障碍的研究成果。逻辑上，该模型应首先涉及性功能相关性的探讨。一项年龄稍大、非临床、男性异性恋（$n=313$，平均年龄 46 岁）

研究中，采用"曾经勃起困难"和"过去 3 个月是否勃起困难"两种问卷方式进行调查。然后，将 3 项 SIS/SES 评分和年龄作为独立变量，多元回归分析两项问题与 SIS/SES 评分之间的相关性。预测"曾经勃起困难"回答结果时，SIS1、SIS2 和年龄的预测效果明显，SES 无显著意义；对于"过去 3 个月勃起困难"问题，SIS1 和年龄的预测效果好，SES 效果很弱和负相关，SIS2 无显著意义。两个阶段 SIS1 评分预测勃起功能障碍的效果很好，而 SIS2 仅与"曾经勃起困难"问题相关。研究表明，SIS1 评分反映了性反应中持续存在的脆弱性特质，并在年龄因素作用下放大。相对而言，SIS2 似乎仅能预测威胁出现时抑制勃起反应的倾向，"过去 3 个月出现的"可能性低于"曾经的"。另一项年龄匹配的男同性恋（$n=1379$）和男异性恋（$n=1558$）的比较性研究中，学者发现 SIS1 评分与勃起功能障碍存在明显关联（Bancroft，2005）。通过对过早射精的调查研究，学者发现男同性恋勃起障碍更常见、男异性恋过早射精问题更频繁。不论勃起功能障碍与否，男同性恋 SIS1 评分较高。此外，在另一项 HIV（阳性）和 HIV（阴性）男同性恋的比较性研究中，发现 HIV（阳性）男性的勃起障碍问题更多、SIS1 评分更高（Bancroft，2005）。采用 SIS1 评分预测男同性恋和异性恋的性抑制倾向时，发现二者之间的显著差异，与 Sandfort 和 de Keizer 的研究结果一致：性反应时男同性恋更容易焦虑，可能与他们性活动中更愿尝试性冒险的行为有关，如不愿使用安全套等；特质性焦虑（非性兴奋和抑制评分），仅能用于男异性恋过早射精的预测。如果这一研究结果可重复，则说明性活动中男同性恋与异性恋之间的表现不同，即同性恋对勃起功能的改变很关注，异性恋对两性性交之中射精的控制更在意。

随后，收集临床研究对象的相关数据。在一项勃起功能障碍与正常对照的比较性研究中，发现勃起功能障碍患者 SES 评分最低、SIS1 和 SIS2 评分最高（Bancroft，2000）。在另一项研究中，将 171 位临床就诊男性（如勃起障碍和过早射精等）与 446 位年龄匹配的非临床男性进行比较，同样发现两组受试者中勃起功能障碍男性的低 SES 评分和高 SIS1 评分现象，且 SIS/SES 评分与过早射精无关。临床观察对象中，男性 SIS/SES 评分高低可能与既往性活动中的某些潜在病因有关。例如，正常晨勃及手淫勃起效果优于性交的男性受试者，其 SES 评分较高。然而 SIS1 评分与这些临床特征和既往性活动中的变量无明显关系。

目前，尽管研究尚处于早期阶段，仍尝试寻找可预测治疗效果和预后的指标（Bancroft，2001，2002）。例如，发现 SIS1 评分正常或较低、SIS2 正常或较高勃起功能障碍患者，对涉及心理问题或人际关系威胁（如伴侣某种类型性反应方式）方面的心理治疗效果较好。SIS1 评分较高勃起功能障碍患者，心理治疗的效果欠佳。此时，结合药物治疗可能具有一定疗效。此外，发现 SES 评分较低、SIS1 和 SIS2 评分正常或较低勃起功能障碍患者，性兴奋的易化剂［如西地那非（万艾可）］或其他刺激方法具有一定疗效。在另一项涉及轻中度勃起功能障碍的小样本初步研究中（Rosen，2006），发现伴随表现性焦虑（performance anxiety）和消极期望时，万艾可的治疗效果较差，二者之间呈负相关关系。相对而言，SIS/SES 评分并不能有效预测万艾可的治疗效果。但是，由于不能排除受试者数量较少（$n=34$）和药物治疗主导作用因素的影响，仍有必要进一步研究性兴奋和抑制特性在预测治疗效果及其预后中的作用。

2．情感与性行为

尽管消极情感和性兴趣丧失与性唤起障碍之间存在关联，但最近研究表明这种相关性呈现多变的特点，其中一部分消极情感个人仍可表现为性兴趣的升高。两项研究中，学者通过双元控制模型解释情感与性行为之间的个体差异，一项针对男异性恋（n=919，平均年龄 28 岁）、另一项针对男同性恋（n=662，平均年龄 36 岁）。研究结果显示，就大多数男性而言，消极情感与性反应水平低下关系密切。但是，低水平性抑制特质和（或）高水平性兴奋特质时，可出现消极情感和性唤起共存的现象（Bancroft，2003）。

采用简单、新型检测手段，即情感和性行为问卷（MSQ）方式，我们发现大多数异性恋抑郁时性兴趣降低，但 9% 的受试者却出现性兴趣升高的现象。焦虑时，21% 的受试者表现为性兴趣升高。通过对 MSQ 总评分、年龄、SIS2、SIS1 和 ZDPR（一种检测抑郁倾向的方法；Zemore，1990）的回归分析，发现抑郁与性行为的关系较焦虑表现得更为复杂，且由于性活动中亲密关系、自我价值体现或性愉悦的需要，性行为更容易诱导抑郁。焦虑时从事性活动的动机，似乎仅与性高潮后镇静作用有关。

与异性恋一样，对男同性恋的定性和定量分析显示，消极情感对性兴趣和性反应水平的影响亦呈现多变的特点。大多数男性抑郁或焦虑时性兴趣和性反应水平降低，但是少数男性抑郁（16%）和焦虑（24%）时性兴趣和性反应水平却升高。男异性恋研究数据的定性分析显示，焦虑或压力与性兴趣和性反应水平的关系更加直接。焦虑或压力状态下男性可能更加关注性线索，通过性活动（特别是手淫）暂时降低焦虑；或者，关注引导焦虑的因素而非性。然而抑郁与性兴趣和性反应的关系可能更为复杂，其程度甚至超过男异性恋中观察到的。对许多同性恋男性的观察报告，消极情感状态下其更愿选择一种性冒险行为。因为，此时他们根本"不在意"冒险的后果。

回归分析（regression analyses）显示，SIS2 评分在男同性恋和异性恋评估中的作用相同，SIS2 评分越高，性活动中积极情感产生的可能性越小。同样，SES 评分亦可用于男同性恋和异性恋情感的预测。例如，同性恋中，SES 评分越高，更容易形成焦虑（非抑郁）与性情感之间的正相关关系。

当然，情感和性行为问卷（MSQ）的研究方式也处于不断完善过程之中。在初版 MSQ 中，学者未考虑到抑郁对手淫和性伴侣互动的影响，亦未评估情感状态强度、情感共存状态（如焦虑和抑郁）以及情感与性行为相互关系等因素的作用。在新版 MSQ 中，学者充分考虑到各自不同情感状态（包括幸福）及其作用，尝试更深入评估情感与性欲望、性反应和性行为之间的复杂关系。

得益于这一崭新和充满前途的研究模式，不仅能够通过性兴奋和性抑制作用解释情感与性行为关系中诸多矛盾的现象，也有助于更好理解某些困惑已久的性行为问题，如"冒险"和"强迫"性行为。此外，Bancroft 和 Vukadinovic（2004）发现，少数自我标榜的"性瘾者"在焦虑和抑郁共存情况下，性兴趣依然高昂。总之，与对照组相比，这些"性瘾者"SES 评分较高，SIS2 无明显区别。同时，还发现另一种有趣现象，即不以手淫作为主要"发泄"方式的"性瘾者"，其 SIS2 评分低于"强迫性手淫"及对照组的水平低，且 SES 评分相对较高。初步研究结果提示，与其盲目寻找"强迫"性行为的原因，不如尝试探索各种性行为表现的病因机制。有幸的是，双元控制模型为我们提供了难得的机会。

3. 性冒险

近几年，尽管学者已经意识到性唤起和情感状态在性冒险（sexual risk taking）中的作用，却并未进行深入、系统的研究。最近，一项关于男同性恋（$n=589$，平均年龄 36 岁）和异性恋（$n=879$，平均年龄 25 岁）的研究中，采用双元控制模型研究情感的作用及其对性兴趣、性反应、性冒险的影响（Bancroft，2003b，2004），除主要分析与 SIS/SES 和 MSQ 相关的结果外，还观察其他变量的相关性，如感觉寻求（sensation seeking）、性特异焦虑和抑郁等。

在男同性恋研究中，发现低水平 SIS2 评分可预测受试者性冒险行为，如无保护措施的肛交（Bancroft，2005）和口交，但却不能解释随意伴侣（casual partners）或猎艳行为（cruising behavior）。同样，男异性恋 SIS2 评分，可明显和负面预测过去 3 年性活动中未使用安全套的性交次数。SES 评分虽可预测男同性恋的性伴侣数量，但与性活动中其他"冒险行为"变量无关，亦不能用于男异性恋各种变量的检测。SIS2 评分（非 SES 评分）与冒险性行为相关的事实表明，性唤起对冒险性行为的影响并不仅仅是性唤起度的问题，还可能涉及性唤起抑制，以及某些情况下的行为表现。

有趣的是，尽管 SIS1 评分不能预测年轻男异性恋冒险性行为，但高 SIS1 评分却能预测男同性恋无保护措施的肛交和随意性伴侣的数量，说明高抑制"张力"或阴茎勃起能力低下情况下安全套使用的可能性较低，以及与此同时临时性伴侣的数量增加。

在两项研究中，MSQ 问卷调查发现，男性即使抑郁时亦可出现性兴趣、男同性恋伴侣数量增加以及放荡性行为增多的现象。因此，消极情感时性兴趣的升高效应似乎起到提高寻找性伴侣的作用，如随意伴侣和猎艳行为。然而，一旦寻觅性伴侣后就又不能预测冒险性行为（例如，是否使用安全套等）。就预测作用而言，SIS2 评分与冒险性行为的关系更密切。

4. 女性研究

目前，学者进行了大量女性性兴奋/抑制在性唤起反应中作用以及情感与性反应关系的研究。在一项异性恋女性（$n=1067$）与男异性恋（$n=978$）的比较性研究中（Carpenter，2007），通过对女性受试者因素结构、可信度和 SIS/SES 评分效度进行分析，女性 SIS/SES 评分的验证性因素分析进一步支持了男性更高水平的模型。本次研究采用简洁版 SIS/SES 调查问卷，涉及男、女对象共同相关的 14 项心理属性问题，与标准调查问卷中男性 45 项问题的再测信度、聚合/区分效度基本相同。与男性受试者相比，女性性兴奋（SES）与两种性抑制（SIS1 和 SIS2）的关联性较低，以及 SIS1 与 SIS2 之间呈轻度正相关。由此，似乎找到了男、女性反应之间的性别差异，即女性性抑制（SIS1 和 SIS2）评分较高、性兴奋评分较低。

初步研究表明，尽管 SIS/SES 问卷调查方式同样适用于女性性反应、功能和行为的研究，但学者仍不断尝试、试图寻找一种新型、女性特异的调查方式（Graham，2004，2006）。这种问卷调查突出特征表现在充分考虑女性性兴奋和性抑制作用的特殊方面，如自我身体形象、个人名誉、意外受孕/避孕、性伴侣需求/利用感觉、性伴侣接受感觉、性行为风格以及消极情感等。新、旧两种问卷调查方式的对比，有助于更好认识人类性反应的复杂过程。

另一项女异性恋（n=663）情感与性反应关系的研究中（Lykins，2006），通过与男异性恋（n=399）研究结果对比，学者发现在男、女年龄分布可比的条件下，焦虑和抑郁对各自性兴趣和性反应的影响存在性别差异。在女性受试者中，焦虑和抑郁对性兴趣和性反应的负面影响更明显，仅10%的女性焦虑和抑郁时性兴趣/性反应水平仍然升高。其中，SIS2对男性受试者情感与性反应水平相关性的预测效果最好。女性而言，情感与性反应的关系更为复杂，而SES可能是这一相关性的最好预测指标。

六、性兴奋和抑制心理生理研究

1. SIS/SES 问卷心理生理效度

在最初的研究中，探索SIS/SES问卷在评估男异性恋大学生实际心理生理反应中的作用，依据志愿者SES、SIS1和SIS2评分的高、低进行对比研究。预测性爱刺激时高水平SES评分受试者生殖器反应高于低水平SES评分受试者。就SIS1评分而言，预测性爱影片中"注意力分散任务（distraction task）"可导致低水平SIS1评分受试者生殖器反应水平降低，而对高水平SIS1评分受试者的反应水平无明显影响或表现为一种积极效应。此外，预测在"高效能要求（high performance demand）（通过某种操纵方式使受试者特异性关注其阴茎勃起反应）"条件下，高水平SIS1评分受试者生殖器反应水平降低；就SIS2评分而言，预测采用不同性爱刺激诱导抑制作用观察SIS2的效果，即非威胁性性爱刺激（自愿性行为）和威胁性性爱刺激（强迫性行为）。预测威胁性性爱刺激下受试者SIS2评分不同时生殖器反应差异化，低水平SIS2受试者生殖器反应水平受到影响的程度较低。预测SIS1评分水平不会对受试者情感反应产生差异性影响，两组受试者可能均表现为消极情感反应，其中，情感反应水平可通过自我评价和惊跳反应进行检测。通常，消极情感时惊跳反应增强、积极情感时惊跳反应降低（Graham，2000）。

研究结果表明，SES评分具有良好的预测效度。不论性爱刺激类型如何，高水平SES评分受试者生殖器和主观性反应水平均较高。然而，未能成功证明SIS1评分的预测效度，可能与这些男性志愿者年龄较轻、性功能正常有一定关系。方差分析（analyses of variance）结果显示，不论SIS1评分水平的高、低，还是"高效能要求"或"分散任务"条件的存在与否，均未体现出与生殖器反应之间的相关性。与SIS1不同，SIS2评分的预测效度较明显。非威胁性性爱刺激时，两组SIS2评分受试者生殖器反应无明显差异；威胁性性爱刺激时，低水平SIS2评分受试者生殖器反应水平更高。但是，SIS2评分高、低对受试者的主观性唤起和性兴趣无差异性影响，威胁性性爱刺激时两组受试者均表现为消极情感反应，不论是主观的性唤起还是客观的惊跳反应。也就是说，尽管低水平 SIS2 组受试者表现为消极情感反应，其生殖器反应依然出现。

2．休克波刺激：实验室模拟冒险性行为

在另一项初步研究中（Janssen，1998），尝试评估双元控制模型与性反应和行为的相关性。实验中，一组性功能正常男性受试者观看三种类型性爱电影。将休克波刺激作为检测性冒险行为方式，受试者可在休克波－威胁水平不断升高过程中按下按钮，终止性爱电影放映。为探索性唤起与性冒险之间的关系，受试者接受两种类型休克波刺激：一种在性爱电影放映时，另一种在性爱电影放映延迟 1.5min 后。两种情况下，受试者观看时间越长、接受到休克波的风险越大。风险水平反馈由屏幕左侧标记提示，其高度随时间进程逐步上升。在早期研究中，受试者往往接受一种真正休克波刺激，在风险水平达到 80% 时其非优势手臂肘皮下休克电极刺激开始（Barlow，1983；Beck，1987）。现在，学者对休克波的刺激方式进行改良，将休克刺激量化、分级。通常，根据受试者疼痛感觉（1＝无疼痛感至 10＝非常疼痛）和耐受程度（1＝毫无感觉至 10＝完全不能耐受）变量对休克水平进行评估。两项评分总和达到 15 或 16 分值时，为最高水平休克波刺激水平。研究结果显示，尽管大多数受试者在基础休克波刺激时感到不快（研究人员在隔壁房间，能够随时听到受试者各种痛苦言语），尚能坚持观看性爱电影。然后，我们调整实验方式，即采用某种预设休克水平而非受试者耐受情况，观察受试者"是否""何时"结束性爱电影放映。初步分析发现，受试者选择结束休克威胁刺激进程与性感觉寻求（sexual sensation seeking，SSS）和性欲亢奋表现呈负相关关系，与性逃避和 SIS2 因素所致性欲望低下（如担心性活动"被抓"或"被观察"）呈正相关。由此说明，在无其他性抑制因素存在情况下，至少可通过性爱电影放映的终止情况了解到实验室条件下冒险性行为更多受到实验室因素，而非休克波刺激时疼痛的影响（Scepkowski，2006）。

我们预期，性爱电影的观看时间和性唤起水平，均与 SIS2 评分呈负相关关系。但是，由于受试者数量较少和生殖器反应数据缺乏，难以进行统计学评估和初步预测。多元回归分析（multiple regression analysis）将休克波威胁刺激时生殖器反应水平作为因变量（dependent variables）、3 项 SIS/SES 评分和焦虑状态作为自变量（independent variables），发现仅 SIS1 评分存在相关性（两次休克波威胁刺激时阴茎硬度与 SIS1 的相关性分别为＋0.44 和＋0.41）。与 SIS2 一样，尽管受试者 SES 评分与性唤起程度存在一定关联，但不能作为生殖器的预测指标。而且，上述 4 种自变量均不能预测性爱电影刺激时受试者主观性唤起水平（STAI；Spielberger，1970）。

研究结果表明，SIS1 而非 SIS2 评分，能够预测生殖器的反应水平。与之前的研究相比（检测"高效能要求"或"分散任务"的作用），SIS1 评分的预测作用是否由于这种"休克波刺激威胁"方式无意中运用了一种与 SIS1 相关性更高的操作有关？或者，由于既往研究结果讨论时学者反复强调临床对象或操作方式的重要性，因而无意中采用当前实验模式。例如，休克波－威胁可能起到注意力分散的作用。但是，为什么这种实验模式不能显示 SIS2 的预测作用呢？是否由于受试者任何时间内可结束性爱电影放映方式，降低了

这种威胁的水平（外部或 SIS2 相关）？但是，尽管 SIS2 评分水平较低，但它仍然重要，因其允许"兴奋转移"或至少性唤起和焦虑（休克波诱导）共存的特征。本次实验中，这种机制之所以未发挥作用，是因为"状态特质焦虑"（通过 STAI 检测）与生殖器反应水平并未产生明显关联。需要注意的是，与此前问卷调查研究结果相比，本次研究中受试者 SES 评分虽然在正常范围内（平均 58.3 分），但其 SIS1 评分（平均 24.5 分）和 SIS2 评分（平均 25.2 分）水平均较低（Janssen，2002a）。因此，也有可能存在一种"志愿者偏倚（volunteer bias）"现象，即高水平性抑制的志愿者（SIS1 和 SIS2 评分）并没参加本次实验，这一点值得我们注意。

3．高、低水平性冒险者反应类型

作为性冒险行为研究的一部分，我们对此前问卷调查和采访对象进行再次心理生理研究（Janssen，2006）。考虑到休克威胁研究初步结果的复杂性，决定采用最初实验模式研究双元控制模型（Janssen，2002b）。实验中（例如，两种类型性爱电影、注意力分散和高效能要求），遇到另一个未曾预期、十分有趣现象，即 25 位或几乎 50% 的受试者（平均年龄 29 岁）对性爱刺激无反应（如非威胁性性爱电影刺激时受试者阴茎勃起硬度低于 5%，8 位受试者无阴茎勃起）。分析原因，发现招募的志愿者大多数来自公共场所，如洗浴中心、性传播疾病诊所、酒吧等。由于这些场所内性刺激（包括视频）无处不在，使得他们对性爱刺激反应变得相当迟钝。正如志愿者自己所言，只有更加有趣、新颖、特殊或极端的刺激才引起他们性唤起，常规性爱刺激仅能引起低水平性唤起和反应。

为此，须重新设计研究方案，不再采用注意力分散和高效能要求的操作方式，而启用一些新颖、有趣性爱片段。而且，受试者可自行选择性爱影片（预览 10s，从 10 种类型中选择 2 种）而不是研究人员推荐方式，他们选择的性爱内容涉及范围亦更加广泛，如集体性淫乱、不同种族性行为和性受虐狂－虐待狂等。研究结果显示，即使内容新颖有趣、挑选自由及受试者数量增加（51 位），仍有 26%（20/76）的受试者对性爱视频的性反应不理想（阴茎勃起硬度低于 10%）。

采用 Ward（1963）分级聚类分析（hierarchical cluster analysis）方法对四种非威胁性性爱电影进行分析，找到两种不同集群，即高水平性反应集群和低水平性反应集群。两种反应集群在四种非威胁性性爱电影以及第二种威胁性性爱电影中表现出明显生殖器反应水平差异（表 8-1）。有趣的是，两种反应集群在第一种威胁性性爱电影中生殖器反应水平无明显差异，任意 6 种电影中主观性唤起水平无明显差异。

将年龄、性取向、SES、SIS1、SIS2、性爱视频观看数量、自我报告勃起困难和性冒险行为等因素作为预测变量进行逻辑回归分析，期望找到区分高水平与低水平性反应的方法。回归分析结果达到明显区分两组生殖器反应的预期效果 $[\chi^2(8) = 22.26, P < 0.01]$（表 8-2，表 8-3），可解释方差的 39%。78% 受试者能够被正确区分（$z = 4.61, P < 0.001$），即区分 82% 的高水平性反应和 59% 的低水平性反应受试者（$P_s < 0.01$）。研究结果显示，年龄较轻、SES 以及性冒险评分增加时受试者更容易被确定为高水平性反应者。相对异性恋而言，同性恋更多被确定为低水平性反应者。此外，过去一年中观看性爱电影数量明显增加时，易被确定为低水平性反应者。

表 8-1 低水平与高水平性反应者之间的差异

变量	低反应者（n=26）[a]		高反应者（n=50）[b]		F值（1，74）
	M	SD	M	SD	
生理性唤起[c]					
自选短电影[c]	2.0	4.8	61.2	24.2	151.1***
自选长电影	7.0	12.4	75.9	10.8	632.0***
他选电影 1[c]	4.8	14.4	41.3	33.0	28.8***
他选电影 2[c]	2.9	7.0	51.5	30.3	64.6***
威胁性电影 1	3.3	13.3	8.7	21.0	1.4
威胁性电影 2	1.5	6.5	16.9	26.7	8.5**
主观性唤起					
自选短电影	5.8	3.0	6.5	2.2	1.5
自选长电影	6.7	2.6	7.6	2.0	2.8
他选电影 1	5.2	3.2	5.6	2.8	0.3
他选电影 2	5.6	2.8	6.5	2.4	2.1
威胁性电影 1	3.1	2.8	2.8	2.5	0.2
威胁性电影 2	2.8	3.0	2.5	2.4	0.2
年龄	24.2	10.5	29.5	9.5	3.8*
SES	56.6	10.4	58.7	8.2	0.9
SIS1	28.6	6.4	27.0	5.2	1.4
SIS2	28.2	6.1	27.4	5.3	0.4
看过性爱电影（去年）	2.7	0.9	2.5	0.7	2.4
勃起困难（过去 3 个月）	1.5	0.8	1.4	0.6	0.3
性冒险行为（过去 3 年）	1.9	1.9	3.0	3.1	2.7+

a（n=26）；b（n=50）；c 以群集方式表达。
SES＝性兴奋，SES1＝性抑制 -1，SES2＝性抑制 -2，性冒险＝未使用避孕套的性伴侣数量。★ P=0.05，★★ P<0.01，★★★ P<0.001，+P<0.10。生理性唤起＝阴茎硬度（0～100%）。

表 8-2 低水平与高水平性反应者预测指标

预测指标	B	SEB	EXP（B）	Wald
年龄	−0.09	0.04	−0.91	5.47*
性取向	1.29	0.78	3.62	2.74#
SES	0.10	0.04	1.10	5.08*
SIS1	−0.07	0.07	−0.94	0.92
SIS2	0.04	0.07	1.04	0.36
观看性爱电影（去年）	−0.86	0.46	−0.42	3.46#
勃起困难（过去 3 个月）	0.39	0.55	1.47	0.49
伴侣未戴安全套（过去 3 年）	0.33	0.17	1.40	3.82*
一直戴安全套	−0.52	3.99	−0.59	0.02

注：EXP（B）：让步比。低反应者编码为 0、高反应者编码为 1。性取向：异性恋编码为 0、同性恋编码为 1。Wald：统计学方法。*P<0.05，#P<0.10。

表 8-3 性冒险行为（SOI3）预测指标

预测指标	b	SEB	B	t
年龄	0.6	0.3	0.22	1.90[#]
性取向	−1.92	0.68	−0.35	−2.84[*]
性伴侣数量	0.16	0.04	0.45	4.10[*]
SSS	0.06	0.06	0.13	1.08
SIS2	−0.02	0.05	−0.06	−0.44
皮肤电导 TA（T2）	−0.01	0.01	−0.13	−1.21
收缩压（T2）	0.03	0.04	0.09	0.08
惊跳眨眼反应（T2）	−1.00	0.35	−0.29	−2.82[*]
生殖器反应（T2）	0.03	0.01	0.26	2.52[*]

注：b 非标准回归系数，B 标准回归系数，SEB 标准差。性取向：异性恋编码为 0、同性恋编码为 1。
T2：第二次威胁性性爱视频，SSS：感觉寻求评分。TA：总幅度。*$P<0.05$，#$P<0.10$。

研究除了检测与生殖器反应和主观性唤起的关系外，还检查受试者皮肤电活动、惊跳眨眼（startle eye-blink）反应及心血管反应等。依据问卷调查研究（Bancroft，2003b，2004，表明性冒险行为与 SIS2 评分呈负相关关系）和大学生研究（Janssen，2002b，表明 SIS2 评分与威胁性刺激时生殖器反应有关、与非威胁性刺激无关）实验结果，预测性冒险行为可能与威胁性刺激时高水平性唤起相关。为了更好探索性冒险行为与高水平性反应（或低水平抑制）之间的关系，尽可能纳入更多其他反应的检测方式，包括与性无关的心理生理反应、人体自动反应或保护性反应等，进一步认识人体一般抑制机制的作用（Iacono，2000）。

研究发现，高、低风险组受试者仅在第二种威胁性性爱刺激时表现出生殖器反应上的差异。此外，观看研究人员选择的两种性爱电影（RS1 和 RS2）时两组受试者表现出性反应差异。而且，高风险组受试者的主观性唤起水平最高。就其他心理生理因素而言，并未发现性冒险行为与皮肤电活动及心血管反应之间相关性。此外，发现惊跳眨眼反应的其他作用，与低风险组相比，高风险组受试者各种类型性爱刺激下惊跳眨眼反应水平更低。

同时，采用多元回归分析方法进一步解读性冒险行为与人格相关变量，以及威胁性性刺激时与心理生理反应之间的关系。根据此前实验结果，重点观察第二次威胁性性爱视频（T2）时的反应，探索人格、行为变量用于预测性冒险行为（过去 3 年性活动中未使用安全套为标准）的可行性，以及威胁性性爱刺激时性反应是否有助于性冒险行为的预测。将年龄、性取向、过去 1 年性伴侣数量、感觉寻求评分（SSS）、SIS2、惊跳眨眼反应和第二次威胁性性爱视频时生殖器反应作为自变量进行回归分析。此外，由于心血管和皮肤电反应结果不清楚和不一致（Janssen，2006），增加第二次威胁性性爱视频时收缩压和总皮肤电导水平作为附加自变量。研究结果表明，回归分析模型可解释冒险性行为方差的38%（表 8-3）。自变量中，过去 1 年性伴侣数量以及性取向的预测作用最好。年龄虽具有一定预测作用，但效果不明显（$P<0.07$）。感觉寻求评分（SSS）、性抑制评分（SIS2）和

皮肤电导水平不能预测冒险性行为。然而，第二次威胁性性爱视频时轻度的惊跳眨眼反应和强烈的生殖器反应与冒险性行为，存在关联。

为探索初次回归分析结果与第二次威胁性性爱视频反应的特异性程度，进行再次回归分析。此时，将初次回归分析中 T2 刺激时最后 4 项预测指标（收缩压、皮肤电导、眨眼反应和生殖器反应）换成 4 次非威胁性性爱视频时收缩压、皮肤电导、眨眼反应和生殖器反应。分析结果显示，非威胁性性爱视频时眨眼反应预测冒险性行为的作用不明显（$P > 0.8$）。尽管 4 次非威胁性性爱视频时平均生殖器反应对模型的贡献作用显著（$P < 0.03$），其作用仍不及威胁性性爱视频时生殖器反应的预测作用（$P < 0.02$）。同时，模型解释冒险性行为方差的比例也稍低（30%）。最后，根据两次生殖器反应变量的回归分析，发现二者很大程度上相互抵消各自影响作用。尽管如此，非威胁性性爱视频时生殖器反应的贡献作用不明显时（$P > 0.2$），威胁性性爱视频时生殖器反应的贡献作用甚微（$P < 0.10$）。

总之，以上结果显示，与问卷调查研究结果相同（Bancroft，2003b，2004），冒险性行为至少在某种程度上与性反应调节水平的差异相关，而这种差异又与刺激时性抑制存在一定关联（Janssen，2002b）。而且，尽管第二次威胁性性爱视频时研究结果提示性反应中涉及不同的性抑制调控方式，但总体上是更一般的性反应调节机制发挥作用。此外，与性无关、更常见的接近 / 逃避反应（approach/avoidance response）或惊跳眨眼反应，在性反应心理生理机制中也具有相应作用（Benning，2005）。

研究发现，性抑制评估并不能预测冒险性行为。在一项有关大学生的调查研究中，虽采用 SIS2 评分预测威胁性性爱视频时生殖器反应（Janssen，2002b），但未关注或引入任何冒险性行为检测方法。在另一项有关冒险性行为的问卷调查研究中（Bancroft，2003b，2004），尽管发现性抑制 / 兴奋倾向和感觉寻求与冒险性行为之间存在关联，但上述两项研究中均未采用心理生理检测方法。不论如何，以上研究结果表明，不论是冒险性行为与性抑制 / 兴奋倾向的关系，或是实验室情况下心理生理反应的检测方法，均较预期的更为复杂。显然，样本数量、设计方案和操作程序不同时，研究结果亦不同。还需考虑，当假定神经生理系统或机制不易观察性活动和反应而采用自我报告评估个体差异时，亦存在局限性和相应的问题（Brenner，2005）。因此，必须以科学的态度分析上述研究中各种指标有效性和可靠性，特别是大样本 SIS/SES 问卷调查用于样本量不足实验室研究时，更需谨慎。当然，早期心理生理研究结果并未因此受到明显影响，这归功于 SIS/SES 评分招募志愿者方式，使得能够比较某些极端人群的性反应。

七、结论和未来方向

Kinsey 研究所创建双元控制模型及其构件（SIS/SES 问卷调查）的目的，主要在于更好地认识性反应、性功能和行为表现中的个体差异。通过回顾发现，尽管众多学者在男、女性反应及行为方面进行了广泛研究，尚不能完全理解人类性反应和行为中复杂的抑制与兴奋作用机制。其中，就性抑制和性兴奋相互作用或权重的关系而言，还需更高级的统计学分析，以便对各自具体作用进行更深入剖析（如交互因素分析）。与此同时，还需考虑 SIS/SES 问卷调查的局限性。针对模型，学者提出了参与中枢调控机制的"概念神经系统"理论及其在性抑制和兴奋调节中的作用。但是，研究中更多依赖自我报告数据和 SIS/SES 问卷调查，以便更好确定这种假定神经生理系统（putative neurophysiological systems）的敏感性。虽然这一神经生理系统理论令人信服，但其应用却受到一定限制。由于个体的性反应和性经验的差异以及二者之间错综复杂的关系，某种程度上混淆了 SIS/SES 评分的推断。有时，难以判断某种性刺激时个体性经验缺乏是由于外在因素（如人口"机遇"因素）还是个人特质（即性抑制和性兴奋倾向）的原因。问卷调查研究中，即使个体缺乏性经验也要求受试者想象一种性反应情景。这意味着，这种情况下主要依据个人自我判断预测其性反应或行为。此时，许多因素将影响这种自我报告的正确性，包括社会愿望、性反应偏差等。不可否认，这是任何一种"因素分析"都可能存在的固有问题，需要通过多个问题的回答来评估其特质。

有时，问卷调查研究难以全方位获取个人性经验和性抑制 / 性兴奋水平或强度的信息。例如，多个性线索存在下，性抑制"系统"高度敏感的个人并不会表现为一种性抑制状态。然而，某种特异性性刺激存在下却可诱导性抑制（如同某些情况下性刺激诱导性兴奋作用一样）。而且，即使个人对某一、两种特异性抑制线索表现出高水平反应，最终其 SIS2 评分仍可能较低（因为量表是基于更多问题的总体评估）。

因此，如何通过 SIS/SES 问卷调查，更好获得性反应中多维特性（如区分生殖器反应与主观性唤起反应），以及个人生命周期中性抑制与性兴奋特质的稳定性，是我们必须面对的问题。就稳定性而言，神经生理反应系统敏感度个体差异由遗传因素决定且具有个体特质相对稳定的特性，并可在此后经历中不断完善和修饰。纵向性研究，包括行为遗传学研究和各种治疗前后 SIS/SES 评估，充分说明了这一点；就个人多维特性而言，性反应过程包括各种不同部分，而 SIS/SES 问卷调查主要集中在生殖器反应方面。当然，尽管有时候会询问一些与"性唤起"有关的勃起反应问题，却未与生殖器反应明确区分开来。不论如何，SIS/SES 问卷调查难以区分个人主观性唤起（性反应动机方面）与客观生殖器反应。这种局限性已引起学者足够重视，最新女性问卷调查中进行了相应调整和改进（Graham，2006）。

个性研究中"概念神经系统（conceptual nervous systems）"理论的提出，归功于苏联生理学家巴甫洛夫条件反射的研究成果（Pickering，1997；Strelau，1997）。犬条件反射模型中，学者观察到条件反应速度和条件反射稳定性方面均存在个体差异。在此基础之上，巴甫洛夫提出了反映中枢神经系统特征的类型学观点，其中就涉及兴奋和抑制调节作用以及二者之间平衡关系。Eysenck（1967）和 Gray（1982）的个性理论，也受到巴甫洛夫研究成果的启发。此后，巴甫洛夫通过不同实验方法和心理生理方式研究这种特点，进一步探索个体差异对个性形成的影响。因此，性兴奋和性抑制研究中，也必须考虑这种个体差异与性反应和行为之间的相互关系。目前，SIS/SES 问卷调查已经充分证明了其自身价值。在未来双元控制模型的研究中，必须更加关注这种"状态特质模型（state-trait model）"重要性，通过各种不同实验室方法继续在状态水平上研究性兴奋与性抑制的重要作用。

注：学者认为，"心因性（psychogenic）"一词的临床价值逐渐降低。Barlow 和其他

学者提及的"心因性"性功能障碍，指勃起功能问题与外周（血管、激素或神经）因素无关。

参 考 文 献

Bancroft, J. (1995). Effects of alpha-2 antagonists on male erectile response. In J. Bancroft (Ed.), The pharmacology of sexual function and dysfunction (pp. 215-224). Amsterdam: Excerpta Medica.

Bancroft, J. (1999). Central inhibition of sexual response in the male: A theoretical perspective. Neuroscience and Biobehavioral Reviews, 23, 763-784.

Bancroft, J. (2000). Individual differences in sexual risk taking by men-a psycho-socio-biological approach. In J Bancroft (Ed.), The role of theory in sex research (pp. 177-212). Bloomington: Indiana University Press.

Bancroft, J., Carnes, L., & Janssen, E. (2005). Unprotected anal intercourse in HIV-positive and HIV-negative gay men: The relevance of sexual arousability, mood, sensation seeking, and erectile problems. Archives of Sexual Behavior, 34, 299-305.

Bancroft, J, Carnes, L., Janssen, E., et al (2005). Erectile and ejaculatory problems in gay and heterosexual men. Archives of Sexual Behavior, 34, 285-297.

Bancroft, J., Herbenick, D., Barnes, T., et al (2005). The relevance of the dual control model to male sexual dysfunction: The Kinsey Institute/BASRT collaborative project. Sexual & Relationship Therapy, 20, 13-30.

Bancroft, J., & Janssen, E. (2000). The dual control model of male sexual response: A theoretical approach to centrally mediated erectile dysfunction. Neuroscience and Biobehavioral Review, 24 (5), 571-579.

Bancroft, J., & Janssen, E. (2001). Psychogenic erectile dysfunction in the era of pharmacotherapy: A theoretical approach. In J. Mulcahy (Ed.), Male sexual function: A guide to clinical management (pp. 79-89). Totowa, N. J.: Humana Press.

Bancroft, J., Janssen, E., Carnes, L., et al (2004). Sexual risk taking in young heterosexual men: The relevance of sexual arousability, mood, and sensation seeking. Journal of Sex Research, 41, 181-192.

Bancroft, J., Janssen, E., Strong, D., et al (2003a). The relation between mood and sexuality in heterosexual men. Archives of Sexual Behavior, 32, 217-230.

Bancroft, J., Janssen, E., Strong, D., et al (2003b). Sexual risk taking in gay men: The relevance of sexual arousability, mood and sensation seeking. Archives of Sexual Behavior, 32, 555-572.

Bancroft, J., Janssen, E., Strong, D., et al (2003). The relation between mood and sexuality in gay men. Archives of Sexual Behavior, 32, 231-242.

Bancroft, J., & Malone, N. (1995). The clinical assessment of erectile dysfunction: A comparison of nocturnal penile tumescence monitoring and intracavernosal injections. International Journal of Impotence Research, 7, 123-130.

Bancroft, J., & Vukadinovic, Z. (2004). Sexual addiction, sexual compulsivity, sexual impulse disorder or what? Towards a theoretical model. Journal of Sex Research, 41, 225-234.

Barlow, D. H. (1986). Causes of sexual dysfunction: The role of anxiety and cognitive interference. Journal of Consulting and Clinical Psychology, 54, 140-157.

Barlow, D. H., Sakheim, D. K., & Beck, J. G. (1983). Anxiety increases sexual arousal. Journal of Abnormal Psychology, 92, 49-54.

Beck, J. G., Barlow, D. H., Sakheim, D. K., et al (1987). Shock treatment and sexual arousal: The role of selective attention, thought content, and affective states. Psychophysiology, 24, 165-172.

Benning, S., Patrick, C. J., & Iacono, W. G. (2005). Psychopathy, startle blink modulation, and electrodermal reactivity in twin men. Psychophysiology, 6, 753-762.

Berntson, G. G., Cacioppo, J. T., & Quigley, K. S. (1991). Autonomic determinism. The modes of autonomic control, the doctrine of autonomic space and the laws of autonomic constraint. Psychological Review, 98 (4), 459-487.

Bjorkland, D. F., & Kipp, K. (1996). Parental investment theory and gender differ-ences in the evolution of inhibition mechanisms. Psychological Bulletin, 120, 163-188.

Brenner, S. L., Beauchaine, T. P., & Sylvers, P. D. (2005). A comparison of psychophysiological and self-report measures of BAS and BIS activation. Psychophysiology, 42 (1), 108-115.

Cacioppo, J. T., Gardner, W. L., & Berntson, G. G. (1999). The affect system has parallel and integrative processing components: Form follows function. Journal of Personality and Social Psychology, 76, 839-855.

Carpenter, D., Janssen, E., Graham, C., et al (2007). Women's scores on the Sexual Excitation/Sexual Inhibition Scales (SIS/SES): Gender similarities and differences. Manuscript submitted for publication.

Depue, R. A., & Collins, P. F. (1999). Neurobiology of the structure of personality: Dopamine, facilitation of incentive motivation, and extraversion. Behavioral and Brain Sciences, 22, 491-569.

Eysenck, H. J. (1967). The biological basis of personality. Springfield, Illinois: Charles C. Thomas.

Fisher, W. A., Byrne, D., White, L. A., et al (1988). Erotophobia-erotophilia as a dimension of personality. Journal of Sex Research, 25, 123-151.

Graham, C., Janssen, E., & Sanders, S. A. (2000). Effects of fragrance on female sexual arousal and mood across the menstrual cycle. Psychophysiology, 37, 76-84.

Graham, C., Sanders, S., & Milhausen, R. (2006). The Sexual Excitation/Sexual Inhibition Inventory for Women: Psychometric properties. Archives of Sexual Behavior, 35, 1-13.

Graham, C., Sanders, S., Milhausen, R., et al (2004). Turning on and turning off: A focus group study of the factors that affect women's sexual arousal. Archives of Sexual Behavior, 33, 527-538.

Gray, J. A. (1982). The neurophysiology of anxiety: An enquiry into the functions of the septo-hippocampal system. Oxford: Oxford University Press.

Harnishfeger, K. K. (1995). The development of cognitive inhibition: Theories, definitions, and research evidence. In F. N. Dempster & C. J. Brainerd (Eds.), Interference and inhibition in cognition (pp. 175-204). San Diego, California: Academic Press.

Iacono, W. G., Carlson, S. R., & Malone, S. M. (2000). Identifying a multivariate endophenotype for substance use disorders using psychophysiological measures. International Journal of Psychophysiology, 38, 81-96.

Janssen, E. (1998). [Shock threat and viewing time: A laboratory analogue of risky sex?]. Unpublished raw data.

Janssen, E., & Bancroft, J. (1996). Dual control of sexual response: The relevance of central inhibition. In R. C. Schiavi (symposium chair), New research on male sexual dysfunction. Presented at 22nd Conference of the International Academy of Sex Research (IASR), Rotterdam, the Netherlands.

Janssen, E., & Everaerd, W. (1993). Determinants of male sexual arousal. Annual Review of Sex Research, 4, 211-245.

Janssen, E., Everaerd, W., Spiering, M., et al (2000). Automatic processes and the appraisal of sexual stimuli: Toward an information processing model of sexual arousal. Journal of Sex Research, 37 (2), 8-23.

Janssen, E., Goodrich, D., Petrocelli, J., et al (2006). Psychophysiological response patterns and risky sexual behavior. Manuscript submitted for publication.

Janssen, E., Vorst, H., Finn, P., et al (2002a). The Sexual Inhibition (SIS) and Sexual Excitation (SES) Scales: I. Measuring sexual inhibition and excitation proneness in men. Journal of Sex Research, 39, 114-126.

Janssen, E., Vorst, H., Finn, P., et al (2002b). The Sexual Inhibition (SIS) and Sexual Excitation (SES) Scales: Ⅱ. Predicting psychophysiological response patterns. Journal of Sex Research, 39, 127-132.

Laan, E., Everaerd, W., & Evers, A. (1995). Assessment of female sexual arousal: Response specificity and construct validity. Psychophysiology, 32 (5), 476-485.

Lykins, A., Janssen, E., & Graham, C. A. (2006). The relationship between negative mood and sexuality in heterosexual college women and men. Journal of Sex Research, 43, 136-143.

Pickering, A. D. (1997). The conceptual nervous system and personality: From Pavlov to neural networks. European Psychologist, 2, 139-163.

Rosen, R., Janssen, E., Wiegel, M., et al (2006). Psychological and interpersonal correlates in men with erectile dysfunction and their partners: Predictors of pharmacotherapy outcome. Journal of Sex and Marital Therapy, 32, 215-234.

Sandfort, T. G. M., & de Keizer, M. (2001). Sexual problems in gay men: An over-view of empirical research. Annual Review of Sex Research, 12, 93-120.

Scepkowski, L., & Janssen, E. (2006). Shocking null-effects in a shock-threat paradigm. Poster presented at the 32nd annual meeting of the International Academy of Sex Research (IASR), Amsterdam, the Netherlands.

Shye, S., & Elizur, D. (1994). Introduction to facet theory: Content design and intrinsic data analysis in behavioral research. Thousand Oaks, California: Sage.

Spielberger, C. D., Gorsuch, R. L., & Lushene, R. E. (1970). STAI manual for the State Trait Anxiety Inventory. Palo Alto, California: Consulting Psychologists Press.

Strelau, J. (1997). The contribution of Pavlov's typology of CNS properties to personality research. European Psychologist, 2, 125-138.

van der Velde, J., Laan, E., & Everaerd, W. (2001). Vaginismus, a component of a general defensive reaction: An investigation of pelvic floor muscle activity during exposure to emotion-inducing film cxccrpts in women with and without vaginismus. International Urogynecology Journal, 5, 328-331.

Ward, J. H. (1963). Hierarchical grouping to optimize an objective function. Journal of the American Statistical Association, 58, 236-244.

Zemore, R., Fischer, D. G., Garratt, L. S., et al (1990). The Depression Proneness Rating Scale: Reliability, validity, and factor structure. Current Psychology: Research & Reviews, 9, 255-263.

评　　论

Serge Stoléru：

　　双元控制模型（DCM）的初衷，在于提醒性唤起研究中必须鉴别性兴奋和性抑制作用的影响，为研究性唤起的调节机制奠定了基础。这一命题的启发下，我们的研究思路也更加清晰。模型理论认为，性唤起与人类其他动机实体（如饥饿或口渴）一样，可形成一种遏制或餍足状态，这要求我们不仅要理解这些动机状态产生的机制，还须知晓其水平强度的调节方式。

　　本次简要讨论，将借鉴性唤起大脑功能性影像学研究成果，依据作者文中问题提出的先后顺序进行探讨。文章伊始，指出"目前，尚无任何现有模型或方法特异性关注个体间性反应差异"。由此，作者强调性抑制／性兴奋评分或 SIS/SES 问卷调查方式是一种揭示和量化性反应中个体差异的检测方法。其实，多年以前 Hoon 等就介绍了一种性唤起或性欲望的检测方法，即性唤起和欲望评估量表（Hoon，1976），用于评估性唤起或性欲望的个体差异。因此，就 SIS/SES 问卷调查的原创性，即其真正作用和特殊贡献而言，在于为我们提供了一种评估心理抑制因素的方法。

　　DCM 模型理论提出，"两种神经生理系统参与人体性反应的调节过程，一种与性激活相关，另一种涉及性抑制"。大脑功能性影像学研究指出，与性反应抑制相关的神经生理系统是由几个在性反应不同阶段发挥作用的部分构成。因此，功能性影像学研究成果，为我们探索和检测与不同抑制性神经生理系统相关的各种心理抑制因素提供了理论依据。以下，将依次介绍这些抑制性神经生理系统。

　　首先，神经影像学研究表明，一般情况下人体常处于一种持续、紧张的性抑制调节状态，预防性唤起随时随地产生。一旦潜在性刺激出现，这种紧张性抑制调控作用被削弱。日常生活中会经常遇到这种情景：当你独自图书馆阅读时，某赏心悦目个人经过身旁时你会情不自禁停止阅读并开始性幻想，即一种性静默（sexual quiescence）状态结束和另一种性唤起状态开启。学者认为，这种与性静默状态相关的抑制神经生理系统，受大脑颞叶神经结构的调控。这意味着性静默不是一种"默认模式（default model）"，而是一种活动维持状态。视觉性刺激时，颞叶可能表现为一种非激活状态或失活现象，即大脑颞叶相关区域内血流量明显减少。猴模型研究发现，动物双侧颞叶皮质（包括内侧部分）切除后可出现急剧性欲亢奋和疯狂的性活动现象，一种被称为"克-布综合征（Kluver and Bucy syndrome）"的表现。当然，颞叶区域调节性静默的观点，也可能仅是一种观察结果和解释方式。颞叶区域内血流量减少，还可能存在其他原因。但是，人类颞叶区域活性的降低，至少反映了视觉性刺激下人类停止思考、开始性幻想的事实。颞叶区域的失活，并不一定意味着这些区域不再发挥抑制调节作用，只不过动物"克-布综合征"共同支持这一观点。

第二种神经生理系统，也就是我提到神经"贬值系统（devaluation system）"：一种至少在性欲望低下障碍（HSDD）患者中存在、健康人群中轻度表达的系统。这种神经生理系统主要对欲望目标进行关键性评估，并将个体从运动想象（motor imagery）和性动机（sexual motivation）的感知中脱离出来。这就是我们解释 HSDD 患者内侧眼额皮质缺乏失活的原因，在之前报道中已有详细阐述。最近，两项研究结果进一步证明内侧眼额皮质与非条件刺激下条件反应的缺失有关。Quirk 研究小组在其大鼠模型中已有相关报道（Milad，2002；Quiek，2000）。

大脑功能性影像学研究提示，人体还可能存在第三种抑制性神经生理系统，一旦性唤起这种抑制调节便发挥作用。大多数情况下，个体（他或她）性唤起时这种抑制系统将阻止运动想象或性动机的出现。尾状核和壳核主导这项功能，属于大脑内基底神经节部分。

之所以简要介绍上述神经生理系统，是我认为如果 SIS/SES 问卷调查中引入某些神经影像学研究成果时将十分有益。非常有幸，能在此请教 Erick 教授一些 SIS/SES 问卷调查中的相关问题。这些问题，大多数属于第一种抑制神经生理系统，即所谓的紧张性抑制。当然，如果问卷调查中能再引入其他两种抑制性系统的相关问题，将会非常有趣。例如，"你是否会对初次吸引你的对象出言不逊"？通过对 HSDD 患者认知功能障碍的观察，Kaplan（1995）首次提出人类可能对真正或潜在性伴侣发表贬低言论的观点。采用她的临床心得解释 HSDD 研究结果时，效果非常令人振奋。如果问卷调查中引入各种抑制系统的相关问题时，将有助于我们更好理解性反应中各种性兴奋系统的作用。例如，对于问卷调查中的一般性问题"我感觉到性唤起"，可进行更加有针对性和详细地修改，采用一些生动的词语表达性活动愿望（性唤起动机相关，冲动欲望），或者表达性爱视频观看后的愉悦心情（情感部分），或者表达个人注意力、吸引力方面提升的表现（认知部分）等。

此外，就实验方法学问题也发表个人观点。由于社区招募志愿者特殊性，长期性爱刺激可能导致受试者勃起水平较低，有时甚至完全无阴茎充血肿胀反应。此时，采用阴茎硬度测量方法是否有效，有待商榷。我认为，性反应水平低下时采用阴茎体积测量方法似乎更敏感。更确切地说，阴茎硬度和体积的变化可能源自不同生理调节系统，不同功能障碍情况下可能形成差异性表现。因此，依据研究问题的不同，采取针对性的生殖器反应评估方法。例如，焦虑患者时常标签性表现出一种阴茎"柔软勃起"特征，即阴茎肿胀但缺乏硬度。这种情况下，采用硬度而非体积测量评估方式，将更加有效。

最后，我认为建立一种有效检测性唤起状态的方法很重要。Heiman 的"电影评价量表（FES）"应是这样一类方法。性唤起状态检测方法应包括性唤起时某种特殊状态的描述，如心率加快、发热感觉等（女性而言特别是生殖器变化感觉）。其实，询问受试者的性唤起特异性感受时其自我报告中主观性成分可能有所减少。目前，虽然受试者主观报告仍是主观的，但与主观一词相关的个人偏见无关。性学研究前，我主要从事婴幼儿相关工作。通常，我们对新生儿采用一种非常有趣评估方法，称之为"布氏新生儿行为评估量表（Brazelton Neonatal Behavioral Assessment Scale）"。针对新生儿 9 种反应水平，分别采用9种特异性描述方式，并依据客观标准进行1～9评分。例如，"目视定位（visual orientation）"项目评估中，如果新生儿头部能够跟随指引物体进行上、下、左、右旋转性移动时即可给予9分的评估方式。针对每一种水平移动结果均有客观、特异性描述和评分。我想知道，能否采用这种类似方式进行性唤起的主观性评估。由于不同个体之间性唤起差异，尝试特异性描述受试者主观感受时可提供更多有益信息。

参 考 文 献

Hoon, E. F., Hoon, P. W., & Wincze, J. P. (1976). An inventory for the measurement of female sexual arousability. Archives of Sexual Behavior, 5, 291-300.

Kaplan, H. S. (1995). The sexual desire disorders: Dysfunctional regulation of sexual motivation. New York: Brunner/Mazel.

Milad, M. R., & Quirk, G. J. (2002). Neurons in medial prefrontal cortex signal memory for fear extinction. Nature, 420, 70-74.

Quirk, G. J., Russo, G. K., Barron, J. L., et al (2000). The role of ventromedial prefrontal cortex in the recovery of extinguished fear. Journal of Neuroscience, 20, 6225-6231.

第 9 章

射精障碍中两种神经系统的相互作用：心理生理考量

一、射精障碍定义

男性射精反应受到人体脊髓反射中传出神经（运动）的调控，通常始于阴茎龟头的感觉性刺激（Kedia，1983；McKenna，1999）。实际上，这种反射由两个不同的传出阶段构成：即交感神经控制的、以膀胱颈关闭及前列腺内精液"排出"为特点的排精期（emission phase）和 躯体神经（会阴神经）控制的、以球海绵体横纹肌收缩及随后精液"射出"为特点的射精期（expulsion phase）。由于反射受到大脑中枢调控，因而大多数男性报道的、可某种程度上控制自己射精时间的说辞，也不足为奇（Rowland，1997；Rowland，2000）。射精阈值上，男性存在显著个体差异。沿射精潜伏期轴线分布，多数男性报告的潜伏期范围为 2～10min。如果男性阴茎插入阴道前或稍后，随即无法控制而射精，可诊断为过早射精（premature ejaculation，PE）。相反，如果另一些男性总是难以达到性高潮，则可诊断为射精迟钝或抑制射精（inhibited ejaculation，IE）。通常，性交过程中这些男性性高潮不能或在刺激延长后出现。

目前，尽管学者提出各种不同的诊断标准，但最有效的似乎与射精潜伏期时间和射精自我控制感觉有关（Rowland，2001，2003）。通常，无射精障碍正常男性能够较好控制自己射精时间（7 分标准中达到 5 分以上，1 分为完全无控制）。相比之下，过早射精患者射精潜伏期时间常低于 1 或 2min，且缺乏对射精时间的控制（4 分或以下）。抑制射精男性的射精潜伏期很长，或者根本无射精。现在，由于这类射精功能障碍的研究相对滞后，尚未制定特异性诊断标准。

诊断过早射精或抑制射精功能障碍时，必须十分慎重。首先，必须考虑何种情景下出现快速或延迟射精。例如，一些诊断为过早射精或抑制射精的患者报告，他们仅在性交过程中难以控制射精时间，手淫时却能够较好地控制。也就是说，这种病理情况常见于性交活动中。其次，诊断射精功能异常时，还须考虑更换性伴侣或性场景的条件下能否缓解（美国精神医学学会，《精神疾病诊断与统计手册》，2000 版），上次射精的间隔时间（通俗说，性高潮频率），用药情况以及问题持续时间等诸多因素（Grenier，2001）。许多情况下，由于对这种功能障碍缺乏行之有效的治疗手段，使得男性患者和（或）性伴侣非常痛苦和困惑，干扰了他们正常的性交互动过程。更有甚者，有些配偶可能迫于精神上压力而最终选择放弃性活动。

二、男性射精障碍原因

据悉，许多躯体病变，可干扰男性正常射精功能和过程。例如，药物服用、外科手术（根治性前列腺切除术）与过早射精（PE）均有一定关系；而脊髓损伤、多发性硬化（multiple sclerosis）、盆腔手术、严重糖尿病、选择性5羟色胺再吸收抑制剂（SSRI）抗焦虑药物以及抑制射精功能的α肾上腺能神经支配，则可能与男性抑制射精（IE）功能异常有关（Master，2001；Vale，1999；Witt，1993）。无明显躯体病变时，过早射精或抑制射精的确切病因往往难以发现。确切地说，与性反应其他成分一样，射精似乎受到人体心理行为和生物学过程的双重影响。因此，射精功能障碍多与心理或生理因素或两者相关（Waldinger，2002）。

1．过早射精

认知行为学，主要从传统中枢调节的角度解释功能障碍。具体而言，从性唤起、唤起感知和射精控制水平之间互动调节的方式中进行分析。这种观点认为，过早射精多与男性不能准确预测自己射精时刻，且不易适应并低估自己性唤起水平密切相关。换言之，由于男性患者不能控制迅速提升的性唤起速度以至很快达到高水平性唤起状态，导致快速射精（Kaplan，1974；Master，1970）。目前，研究尚不能解释为何过早射精患者较正常男性更难适应其性唤起状态，不能在预期最高性唤起状态射精。通常，过早射精患者多在最高性兴奋状态之前或更早时刻射精，导致性高潮意外或过早来临。反复挫败性经历影响下，过早射精患者不仅出现认知错误和对射精缺乏控制的感觉，同时还可能伴随消极情感或焦虑。上述因素共同影响下，导致交感神经介导的射精阈值进一步降低。

过早射精原因的生理学解释，更多注重参与射精调节过程中脊髓反射的作用。许多研究，侧重检测脊髓反射传出、传入旁路或大脑躯体感觉皮质中特殊部位事件相关电位（ERPs）的潜伏期和强度。尽管对过早射精患者与其他男性是否存在生理性差异的观点尚不完全一致（Rowland，1993；Xin，1996），但某些研究显示，过早射精患者阴茎敏感性及阴部传入神经刺激时大脑皮质的事件相关电位（ERPs）更高，参与球海绵体肌收缩、导致精液射出的阴部传出神经的潜伏期更短（Colpi，1986；Fanciullacci，1988）。而且，由于许多作用于中枢单胺类功能（central monoaminergic functioning）的抗焦虑药物能够抑制射精，因而推测它可能与中枢调节的血清素（serotonin）和（或）去甲肾上腺素（norepinephrine）有关。目前，尽管尚无任何直接神经生理研究证据支持中枢单胺能系统在过早射精病因学中的确切作用，但动物模型强烈提示血清素（5-HT1A）受体在调节射精潜伏期中的效应（Ahlenius，1981；Haensel，1991）。事实上，由于药物和（或）生物医学治疗在对抗快速射精中的有效性，以至于有时将过早射精错误地归因于生理因素。不论如何，所有心理和（或）心理社会因素最终将经由生物学系统发挥作用，所以任何射精问题（不论生物学或心理学）均可通过调节生物学旁路功能的方式得到缓解。但是，仅凭现有研究水平，难以鉴别射精相关的理性唤起过程与调节这些反应的神经旁路和系统之间的差异。相信随着研究不断深入，过早射精的病因学亦将更加清楚。如今，学者提出的两种观点值得我们关注：①对大多数过早射精功能障碍患者而言，几乎不存在单一原因。相反，这种异常行为端点可能源于多种不同因素。②不存在任何明显躯体或心理病因时，过早射精很可能是由于心理和器官综合因素所致。这种情况下，我们最好采用心理生理模式进行研究（Strassberg，1987）。这种模型假定，过早射精功能障碍与个体生理脆弱性（如高反应性或脊髓反射低阈值）及心理因素密切相关，二者相互作用下形成并维持着这种性功能的异常状况。

目前，关于过早射精病因学的观点，仍然未达成最终统一认识（支持数据不足）。同时，根据病因学进行明确过早射精亚型分类的方式，也尚未形成。尽管如此，学者有时依据"发展史和反应特征"方法进行各种过早射精亚型的分类，也不失为一种策略。根据这种分类方法，多数临床医生和研究人员能够鉴别先天性与获得性、特殊情况的与特异性伴侣之间的过早射精。因此，如果某一患者症状表现为先天性病史，并非特异针对某一性伴侣时，生物性和（或）认知学病因的可能性较大。此时，解决人际关系对于治疗这类患者似乎作用不大；相对而言，最近特殊情景下出现的且同时伴随勃起功能障碍时，解决人际关系方面问题的治疗方式显得非常迫切，其次是寻找生物学相关的病因。

2．抑制射精

许多抑制或延迟射精男性，并未发现明显躯体病变。由于射精功能异常，这些男性在缺失性高潮经历的同时，还表现出以下特征：缺乏对身体的自我感知、内疚感或渴望控制射精所致心理压抑、性唤起不充分和表现性焦虑（performance anxiety），以及过度注重取悦性伴侣或容易产生消极情感等（Frank，1976；Geboes，1975；Kaplan，1974；Masters，1970；Muntjack，1979；Perelman，2001）。目前，这类射精障碍患者临床资料相对欠缺，实证数据也多源于一些为数不多的个案研究，也非异常人群系统的系统调查。有关这些男性性反应总体特征的规范化数据，仍知之甚少。例如，性刺激时抑制射精男性是否表现为正常勃起反应或性唤起水平，亦不得而知。总而言之，目前仍然缺乏统一的、有关男性抑制射精（inhibited ejaculation）的生物学、心理学或行为学病因标准及其相关治疗方案（Perelman，2001）。

三、射精障碍心理生理探索

心理生理学研究主要优点在于，能够通过可控性实验设计研究性反应过程中心理和生理因素的相互作用。这种研究方式不仅可控制刺激条件，亦可非常准确、可靠地评估研究效果和预测各种变量。同时，心理生理分析，能够对诸如勃起和射精等生殖器反应作为重要功能变量进行调查。对过早射精患者而言，这些协变量（covariates）可能包括导致异常性反应的各种刺激、个体自我报告性唤起水平，焦虑和消极情感的缓解效应（mitigating effects）以及二人互动关系因素（dyadic relationship factors）的影响等。一直以来，尽管有学者担心实验室研究结果能否推广和用于指导实验室以外真实世界，心理生理学研究似乎已为我们找到了与现实生活（如与性伴侣）一致的性反应结果（Rowland，1999，2000）。

四、过早射精心理生理

1．刺激相关性

早期心理生理研究，并不能有效区别过早射精患者与性功能正常男性之间性反应。例如，由于对患者（射精潜伏期缩短）过度性唤起水平的预期差异，一些学者（Kockott，1980；Speiss，1984）报道性爱视觉刺激时过早射精患者与对照组男性勃起反应之间并无明显差异。但是，亦有研究指出，最可能诱发过早射精患者异常反应的刺激条件是阴茎直接刺激方式（如震动触觉）。

有趣的是，自选强度的阴茎震动触觉刺激（根据"最愉悦"标准）似乎并不能区分过早射精患者和正常男性。然而，将震动触觉刺激（vibrotactile stimulation，VIB）与视觉性刺激（visual sexual stimulation，VSS）结合再行阴茎刺激时，二者之间性反应差异明显。具体表现如下：①刺激条件对比，不同阴茎刺激方式对患者最高阴茎反应水平的影响不同。VSS 与 VSS＋VIB 对比时，正常对照组男性两次最高阴茎反应水平相同，而过早射精患者最高阴茎反应水平提高 15%～20%。②研究对象对比，发现单纯 VSS 刺激下过早射精患者最高阴茎反应水平低于正常对照组，VSS＋VIB 刺激时二者阴茎反应水平相同。由此表明，单纯 VSS 刺激时过早射精患者的阴茎反应并未达到最高水平，VSS＋VIB 刺激下即可达到。

同时，学者发现过早射精患者与正常男性实际射精及自我评估的即将射精状态也存在差异。仅 VSS 刺激时，过早射精患者与对照组男性射精率基本相同；VSS＋VIB 刺激时，50%～60% 的患者射精而对照组男性射精率仅为 0～8%。与对照组相比，即使 VSS＋VIB 刺激时仍未射精的过早射精患者，报道非常迫近射精状态。同时，不论 VSS 或 VSS＋VIB 刺激，正常男性对射精掌控感基本相同；VSS＋VIB 刺激时过早射精患者射精掌控感明显降低。过早射精患者射精掌控感降低的具体原因，一直是学者关注焦点，随后将继续讨论。需要指出的是，当过早射精患者同时伴有勃起功能障碍时，射精掌控感会更低。由此，学者对合并勃起功能障碍患者因惧怕勃起困难而快速射精的理论质疑（Buvat，1990；Kaplan，1974）。

上述研究结果显示，不论过早射精患者还是正常男性，最大性爱愉悦值均来自足够强度的阴茎刺激，进一步证实了多年前学者提出的假说，阴茎刺激与患者总体生殖器性唤起及异常性反应之间存在特殊关联。Fanciullacci 等研究结果进一步支持这种结论，相对正常男性而言，阴茎感觉性刺激对过早射精患者具有更强的大脑皮质区域刺激特性（电生理性）和主观感受作用。

2．自我报告性唤起

过早射精的概念指性活动中这类性功能障碍患者容易性唤起。Kaplan（1974）认为，焦虑使得过早射精患者性唤起认知水平降低并低估自己性唤起状态，导致射精早于个人预期时间。而且，学者研究发现射精潜伏期与性活动频率呈正相关，进一步说明性唤起水平在过早射精形成中的重要性（Grenier，2001；Spiess，1984）。这种相关性可通过以下两种方式解释：首先，性唤起习惯是在反复性刺激过程中形成的（O'Donohue，1985；Over，1995）。也就是说，由于总体性活动频率低下时，男子难以形成性刺激时性唤起和（或）性反应不应期时射精抑制的习性（LoPiccolo，1986）；其次，由于性活动频率低下以及射精潜伏期短，过早射精患者学习控制性唤起水平及射精过程的机会更少（Kaplan，1974）。可见，过早射精与性活动频率之间存在相互影响的关系。

其实，性唤起问题也包含双重含义。首先，性刺激时过早射精患者唤起水平是否低于正常；其次，过早射精患者性唤起的评估能力是否低于正常。前者而言，研究发现性爱视频刺激时过早射精患者自我报告的总体性唤起水平与正常对照组男性之间对比并无明显差异（Kockott，1980；Speiss，1984）。采用性刺激（包括阴茎刺激）诱导性唤起的方式，Rowland 等证实性刺激时过早射精患者并不存在性唤起水平的高、低问题；就性唤起评估而言，即过早射精患者是否存在对性唤起水平认知不足的问题，报道患者与正常男性之间亦不存在明显差异。例如，Strassberg 等（1987）报道过早射精患者性唤起自我评估的准确性并不低于正常男性。Rowland 等（2000）也指出，过早射精患者勃起反应和自我报告的性唤起水平之间也与对照组男性无明显差异。以上研究结果，否定了过早射精患者不易适应其性兴奋水平的观点。

令人诧异的是，即使 VSS＋VIB 刺激时更加迫近射精，过早射精患者较正常对照男性也未被报道高水平性唤起状态。这可能是由于生殖器反映和主观性唤起之间的单一相关性，他们难以捕获心理生理相关联中的所有相关信息。例如，尽管过早射精患者生殖器与主观性唤起反应之间关联明显，但也始终低估自己生殖器反应水平。

3．过早射精患者焦虑及情感反应

情感状态是否在过早射精形成中起到至关重要的作用，对于理解这种性功能障碍的发病机制非常重要。长久以来，学者认为性反应过程中情感部分（特别是焦虑）可能在形成或维持男性功能障碍中发挥潜在性作用（Barlow，1986；Kaplan，1974；Masters，1970；Strassberg，1990）。尽管特异性情感状态与性反应异常关系密切，目前学者仍不清楚这种情感状态是原发性男性功能障碍的部分病因，还是性反应失败的结果，导致症状进一步加重（Bancroft，1989）。

心理生理实验室研究，为探索情感状态在性反应中的作用提供了重要线索。与正常对照相比，性爱刺激时过早射精患者表现出更高的消极情感和更低的积极情感反应（Rowland，1995，1996）。当然，这种表现形式并非一成不变，有时也可能出现一定程度变化（Strassberg，1990）。

最近，为了明确过早射精患者与正常男性在特异积极和消极情感维度上的差异，以及药物治疗后情感变化的特点，笔者进行了更进一步的研究。与之前研究结果相似，性刺激前过早射精患者表现出高水平的消极情感状态，如尴尬 / 内疚、紧张、担忧和愤怒 / 恼怒等。尽管"氯米帕明（clomipramine）"（精神类药物）能够可减轻这些患者某些特异性消极情感反应，尴尬 / 内疚和愤怒 / 恼怒水平仍维持不变。

与正常男性相比，过早射精患者的积极情感维度亦表现不同。"氯米帕明"药物疗效不显时过早射精患者总体积极情感，不论基础或治疗后水平，均不及疗效明显的患者和正常对照组。而且，药物治疗后过早射精患者特殊的积极情感水平也呈现不同变化方式。例如，性爱刺激时过早射精患者性唤起/情欲水平升高（与基础相比）、治疗后唤起/情欲水平降低（与安慰剂相比）。相比之下，药物"疗效不显"时患者性爱刺激下愉悦/享乐水平降低（与基础相比）而药物"疗效明显"时患者性爱刺激下愉悦/享乐水平升高。服用"氯米帕明"后，这些"高敏感唤起"患者性爱刺激时性唤起水平的降低，有助于我们解释为什么"疗效明显"时可出现性唤起水平升高的现象，即"氯米帕明"对性唤起的作用，仅为对抗性功能异常多种因素中的一种效果而已。"氯米帕明"治疗效果不敏感时，过早射精患者也会表现出性唤起/情欲水平降低，说明"氯米帕明"的射精抑制效应并非仅通过性唤起迟钝的方式。

"氯米帕明"对这类性功能障碍的成功治疗，不仅为过早射精患者性反应增添了享乐情趣，同时也说明患者积极情感低下主要源于异常性反应。成功治疗后患者积极情感或部分增加（射精明显掌控的缘故），表明男性积极情感状态与性功能直接相关，性功能水平越强，积极情感水平越高。相比之下，即使药物明显有效，过早射精患者消极情感仅表现为部分改变（三种表现中的两种），说明居高不下的消极情感在患者性功能障碍发病中具有重要作用。当然，不排除过早射精患者特异性消极情感对延迟射精药物效果不敏感的可能性。学者推测，可能存在这种情况，即过早射精患者特异性消极情感更多表现为一种短时间内难以改变的"性情"特质。这种观点得到心理学研究支持（Cooper，1993；Tondo，1991）。或者，长期药物治疗达到并维持一种缓解状态时，特异性消极情感最终可降低至一定水平。依据以上研究结果，相信采用延迟射精的药物治疗方法和人际交流及身心放松的心理干预方式，将有助于消除这些过早射精患者尴尬和紧张感，最终克服性反应过程中消极"性情"的负面影响。

4．过早射精患者阴茎和心率反应分析

性爱刺激时过早射精患者迅速达到高水平性唤起以及射精潜伏期缩短这一事实，是否说明患者阴茎反应强烈、短时间内达到最大阴茎充血、肿胀水平？然而，现有研究数据似乎并不支持这种观点。两项心理生理研究结果显示，正常对照组男性与过早射精患者各项勃起指标之间并无明显差异，包括最大勃起水平潜伏期时间（Kockott，1980；Strassberg，1987）。当然，这也有可能是由于实验中性刺激参数强度不够，难以显露二者之间差异的缘故。因为，实验中所选择的性刺激仅局限于VSS或自我手动刺激方式。相比之下，可控性阴茎VIB刺激不仅可诱导过早射精患者快速射精，亦可最大程度降低阴茎震动压力、持续时间及频率差异所致勃起和射精反应的变化，不同于自我手动刺激的效果（Rowland，1997，2000）。

尽管过早射精患者射精迅速，但其勃起反应水平却低于正常对照组男性，这似乎有点违背直觉。其实，男性性爱刺激性反应过程中消极情感居高不下，可能对过早射精患者勃起反应起到削弱的作用（Rowland，1996，2003）。而且，即使这些患者性刺激时能够迅速达到射精状态，却难以形成有效的阴茎勃起或阴茎总体勃起状态较弱。因此，性反应过程

中之所以产生消极情感以及勃起反应时异常自我感受，说明负责过早射精患者阴茎勃起和射精的自主神经调节系统可能受到损害。性反应早期，副交感神经占据优势并负责启动和维持勃起。随后，转变为交感神经优势且负责调控射精。过早射精时，典型的副交感神经向交感神经过渡的调控过程被破坏，以至于交感神经更早地参与调节性反应，并反过来干预调节阴茎勃起肿胀的副交感神经。同时，这种交感神经优势使得男性在达到最大性唤起状态之前射精。也就是说，即使过早射精患者阴茎插入和（或）性交或手淫后迅速射精，也难以达到并维持插入阴道所必需的有效勃起状态。目前，尽管研究数量不足，Ertekin 等（1995）却为我们提供了详细的研究结果，罂粟碱诱导阴茎勃起过程中，过早射精患者交感神经介导的皮肤电位水平更高。由此说明，过早射精患者性反应的早期阶段，交感神经活性已达到相对正常情况下更高的水平。

此外，为确定过早射精患者与正常男性之间生理反应是否存在差异，我们对二者视觉性刺激＋阴茎震动刺激下阴茎反应和心率的变化进行了实时分析。有趣的是，单纯视觉性刺激（VSS）或视觉性刺激＋震动触觉刺激（VSS＋VIB）刺激时，16%（4/25）的过早射精患者及 8%（1/13）的正常男性的阴茎勃起反应不明显。单纯 VSS 刺激时，患者平均阴茎反应水平低于正常对照男性（阴茎周径增加＜5mm）（图 9-1）。VSS＋VIB 刺激时，如果未射精，患者平均阴茎勃起反应水平低于正常男性。VSS＋VIB 刺激前、后 3min，如果射精，患者平均阴茎反应可达到正常男性的水平（图 9-2）。

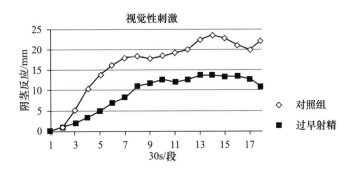

图 9-1　视觉性刺激时过早射精患者（$n=25$）和性功能正常对照组（$n=13$）阴茎周径的变化

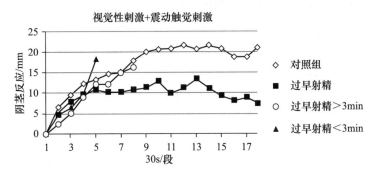

图 9-2　视觉性刺激＋震动触觉刺激时未射精 PE 患者（$n=12$）、最初 3min 射精患者（$n=4$）和 3min 后射精患者（$n=9$）与性功能正常对照组（$n=13$）阴茎周径的变化

就心率变化而言，性刺激时过早射精患者与正常男性之间差异似乎更明显（图 9-3、图 9-4）。VSS 或 VSS＋VIB 刺激时，绝大多数患者心率超过正常对照组男性。单独 VSS 刺激时，正常男性心率在性活动中表现为轻度下降趋势，过早射精患者心率则呈现初始短暂降低、随后明显升高直至性活动结束的特点。VSS＋VIB 刺激时二者之间差异更明显，正常男性心率变化特点不变（与单纯 VSS 刺激时相同），而 3min 内射精患者心率迅速升高、3min 后射精患者心率初始降低随后升高、未射精患者心率逐渐升高。事实上，快速升高的心率，似乎已成为一项过早射精患者射精的可靠预测指标。这些患者最大心率、最大心率变化（高或低）以及性活动结束时心率，均高于正常男性。

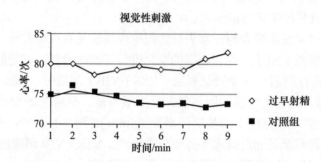

图 9-3 视觉性刺激时过早射精（$n=25$）与性功能正常对照组（$n=13$）心率变化

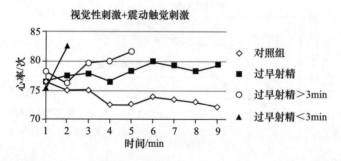

图 9-4 视觉性刺激＋震动触觉刺激时未射精 PE 患者（$n=12$）、最初 3min 射精患者（$n=4$）和 3min 后射精患者（$n=9$）与性功能正常对照组（$n=13$）心率的变化

以上研究结果显示，过早射精患者与正常男性的生理反应明显不同。由于阴茎充血、肿胀和心率变化完全受到人体交感－副交感神经的控制，这些变化说明过早射精患者更早出现交感神经优势的局面。或者说，过早射精患者勃起反应更多受到交感神经的影响，与 Sipski 等（2001）研究结论一致，性刺激时女性心因性生殖器充血明显依赖交感神经的激活。不论如何，由于射精是交感神经介导的反射过程，更早或更强交感神经优势可部分解释过早射精患者典型的快速射精现象。但是，以上研究结果并不能说明性刺激时过早射精患者为什么更早达到交感神经优势。这是否是由于高水平消极情感或其他心理生物学过程，导致副交感神经优势（阴茎勃起阶段）更早转变为交感神经优势（射精阶段）？或者，快速交感神经激活仅是过早射精患者射精阈值低下、更加临近射精状态的表现？

五、抑制射精心理生理

直至现在，男性性反应中抑制射精的心理生理实验研究才逐渐开展。心理生理研究结果的回顾分析，并未发现延迟或抑制射精男性存在明显躯体病变。我们想知道，与性功能正常或其他性功能障碍男性相比，抑制射精患者是否表现为心理性刺激下勃起反应或主观性唤起方面的抑制现象。同时，我们亦想了解性活动中二人互动关系（dyadic relationship）能否用以解释这类功能障碍患者勃起反应和主观性唤起的异常变化。之所以如此，是考虑到学者提及的二人互动关系在这类性功能障碍中的重要作用。

目前，最重要的收获之一是发现男性主观性唤起水平能够用于区分抑制射精与正常或其他性功能障碍人群。具体地说，性刺激时抑制射精患者主观性唤起水平明显低于正常或其他性功能障碍人群。与实际阴茎勃起反应相比，这种因素似乎能够更好鉴别抑制射精功能障碍。事实上，与过早射精患者相比，抑制射精患者阴茎勃起反应相当稳定，提示尽管他们良好的阴茎勃起状态虽足以插入阴道，但低下的主观性唤起水平却难以激发射精反射。在女性对象研究中，也得到证实，尽管主观性唤起相对低下，女性生殖器反应依然出现（Morokoff，1980）。

几项二人互动因素，与抑制射精患者的主观性唤起水平有关。性刺激过程中，伴侣性唤起水平与抑制射精患者主观性唤起水平呈正相关关系，伴侣对性反应失败的恐惧程度与抑制射精患者主观性唤起水平呈负相关关系。考虑到二人互动关系在抑制射精中的重要性，说明解决二人互动关系在这类性功能障碍治疗中的必要性。通过"冲突解决（conflict resolution）"和"信心建立（trust building）"治疗方案，消除患者焦虑和恐惧感、降低性反应过程中性唤起抑制或提高伴侣间沟通技巧和刺激效果，均非常有助于提高抑制射精患者的主观性唤起水平。

六、结　　论

射精功能障碍的心理生理研究，证实了学者提出已久的过早射精和抑制射精病因及发病机制的各种假说。通过分析和总结，学者揭示了许多射精功能障碍的重要特征。具体内容如下：

（1）过早射精患者快速射精，主要在生殖器刺激时而非一般性刺激下出现。

（2）与预期相同，过早射精患者与正常男性对阴茎震动触觉刺激强度的喜好并无明显差异。

（3）过早射精患者自我报告（主观）的性唤起水平并非明显高于正常男性，说明这类男性并非"高敏感唤起"。

（4）与正常对照组男性一样，过早射精患者的主观性唤起与阴茎反应关联明显，说明过早射精患者要么可充分调整自己性唤起水平，要么目前检测方式难以有效评估这种调整水平。后一种解释，似乎更符合实际情况。因为报道尽管过早射精患者更加临近射精状态，其性唤起水平并非明显高于正常男性。

（5）心理刺激时过早射精患者积极情感水平低下，有效治疗后二者之间差异可能消除，表明低下的积极情感更多是性功能障碍反应结果而非发病的部分原因。

（6）相对正常对照组男性，在有效治疗后过早射精患者某些高水平消极情感依然维持不变。这种消极情感对药物疗效不敏感现象，表明过早射精患者的消极情感更多是一种"性情"特质，而非"情景"表现。

（7）过早射精患者的阴茎反应参数，低于正常男性。此外，实验中性刺激时患者心率呈现加快趋势，而性功能正常男性心率却表现为一定程度降低。二者之间差异表明性唤起时自主神经控制水平不同。

（8）抑制或延迟射精，可能源于性唤起水平低下。因为，这类性功能障碍患者勃起反应与过早射精以及某些情况下正常男性的水平相当。二人互动因素可能在这类患者性唤起调节中发挥作用。

总之，心理生理模型研究对于正确理解这类射精功能障碍的发病机制，具有启发性意义。尽管各种有效改变射精潜伏期时间的药物如雨后春笋般出现，但这些男性功能障碍的大部分病因仍不十分清楚。对射精功能障碍患者心理、生理协变量相互作用的进一步研究，将有助于提高心理、生理的综合治疗效果，更加重视心理和二人互动因素在调节和（或）减缓射精功能障碍患者异常生理反应中的作用。

参 考 文 献

Ahlenius, S., Larsson, K., Svensson, L., et al (1981). Effects of a new type of 5-HT receptor agonist on male rat sexual behavior. Pharmacology, Biochemistry, & Behavior, 15, 785-792.

American Psychiatric Association. (2000). Diagnostic and statistical manual of mental disorders (text revision). Washington, D. C.: Author.

Bancroft, J. (1989). Human sexuality and its problems (2nd ed.). Edinburgh: Chur-chill Livingstone.

Barlow, D. H. (1986). Causes of sexual dysfunctions: The role of anxiety and cog-nitive interference. Journal of Consulting and Clinical Psychology, 54, 140-148.

Buvat, J., Buvat-Herbaut, M., Lemaire, A., et al (1990). Recent developments in the clinical assessment and diagnosis of erectile dysfunction. Annual Review of Sex Research, 1, 265-308.

Colpi, G. M., Fanciullacci, G., Beretta, G., et al (1986). Evoked sacral potentials in subjects with true premature ejaculation. Andrologia, 18, 583-586.

Cooper, A. J., Cernovsky, Z. Z., & Colussi, K. (1993). Some clinical and psychometric characteristics of primary and secondary premature ejaculators. Journal of Sex & Marital Therapy, 19, 277-288.

Ertekin, C., Colakoglu, Z., & Altay, B. (1995). Hand and genital sympathetic skin potentials in flaccid and erectile penile states in normal potent men and patients with premature ejaculation. Journal of Urology, 153, 76-79.

Fanciullacci, F., Colpi, G. M., Beretta, G., et al (1988). Cortical evoked potentials in subjects with true premature ejaculation. Andrologia, 20, 326-330.

Frank, E., Anderson, C., & Kupfer, S. J. (1976). Profiles of couples seeking sex therapy and marital therapy. American Journal of Psychiatry, 133, 559-562.

Geboes, K., Steeno, O., & DeMoor, P. (1975). Primary anejaculaton: Diagnosis and therapy. Fertility and Sterility, 26, 1018-1020.

Grenier, G., & Byers, S. (2001). Operationalizing premature or rapid ejaculation. Journal of Sex Research, 38, 369-378.

Haensel, S., Mos, J., Olivier, B., et al (1991). Sex behavior of male and female Wistar rats affected by the serotonin agonist 8-OH-DPAT. Pharmacology, Biochemistry, & Behavior, 40, 221-228.

Kaplan, H. S. (1974). The new sex therapy (pp. 86-123). New York: Brunner/Mazel.

Kedia, K. (1983). Ejaculation and emission: Normal physiology, dysfunction, and therapy. In R. Krane, M. Siroky, & I. Goldstein (Eds.), Male sexual dysfunction (pp. 37-54). Boston: Little, Brown.

Kockott, G., Feil, W., Ferstl, R., et al (1980). Psychophysiological aspects of male sexual inadequacy: Results of an experimental study. Archives of Sexual Behavior, 9, 477-493.

LoPiccolo, J., & Stock, W. (1986). Treatment of sexual dysfunction. Journal of Consulting and Clinical Psychology, 54, 158-167.

Master, V. A., & Turek, P. J. (2001). Ejaculatory physiology and dysfunctions. Urologic Clinics of North America, 28, 363-375.

Masters, W. H., & Johnson, V. E. (1970). Human sexual inadequacy (pp. 116-136). Boston: Little, Brown.

McKenna, K. E. (1999). Central nervous system pathways in the control of penile erection. Annual Review of Sex Research, 10, 157-183.

Morokoff, P. J., & Heiman, J. R. (1980). Effects of erotic stimuli on sexually func-tional and dysfunctional women: Multiple measures before and after treatment therapy. Behavioral Research and Therapy, 18, 127-137.

Muntjack, D. J., & Kanno, P. H. (1979). Retarded ejaculation: A review. Archives of Sexual Behavior, 8, 138-151.

O'Donohue, W. T., & Geer, J. H. (1985). The habituation of sexual arousal. Archives of Sexual Behavior, 14, 233-246.

Over, R., & Koukounas, E. (1995). Habituation of sexual arousal: Product and process. Annual Review of Sex Research, 6, 187-223.

Perelman, M. A. (2001). Integrating sildenafil and sex therapy: Unconsummated marriage secondary to erectile dysfunction and retarded ejaculation. Journal of Sex Education & Therapy, 26, 1-11.

Rowland, D. L. (1999). Issues in the laboratory study of human sexual response: An overview for the non-technical sexologist. Journal of Sex Research, 36, 1-29.

Rowland, D. L. (2003). Treatment of premature ejaculation: Selecting outcomes to determine efficacy. Bulletin of the International Society for Sexual and Impotence Research, 10, 26-28.

Rowland, D. L., Cooper, S. E., & Heiman, J. R. (1995). A preliminary investigation of affective and cognitive response to erotic stimulation in men before and after sex therapy. Journal of Sex and Marital Therapy, 21, 3-20.

Rowland, D. L., Cooper, S. E., & Schneider, M. (2001). Defining premature ejacu-lation for experimental and clinical investigations. Archives of Sexual Behavior, 30, 235-253.

Rowland, D. L., Cooper, S. E., & Slob, A. K. (1996). Genital and psychoaffective response to erotic stimulation in sexually functional and dysfunctional men. Journal of Abnormal Psychology, 105, 194-203.

Rowland, D. L, deGouvea Brazao, C., Strassberg, D. A., et al (2000). Ejaculatory latency and control in men with premature ejaculation: A detailed analysis across sexual activities using multiple sources of information. Journal of Psychosomatic Research, 48, 69-77.

Rowland, D. L., Haensel, S. M., Bloom, J. H. M., et al (1993). Penile sensitivity in men with premature ejaculation and erectile dysfunction. Journal of Sex & Marital Therapy, 19, 189-197.

Rowland, D. L., Houtsmuller, E. J., Slob, A. K., et al (1997). The study of ejaculatory response in the psychophysiological laboratory. Journal of Sex Research, 34, 161-166.

Rowland, D. L., Keeney, C., Slob, A. K. (2004). Sexual response in men with inhibited or retarded ejaculation.

Journal of Sexual Medicine, 16, 270-274.

Rowland, D. L., Tai, W., & Slob, A. K. (2003). An exploration of emotional response to erotic stimulation in men with premature ejaculation: Effects of treatment with clomipramine. Archives of Sexual Behavior, 32, 145-154.

Sipski, M. L., Alexander, C. J., & Rosen, R. (2001). Sexual arousal and orgasm in women: Effects of spinal cord injury. Annals of Neurology, 49, 35-44.

Spiess, W. F., Geer, J. H., & O'Donohue (1984). Premature ejaculation: Investigation of factors in ejaculatory latency. Journal of Abnormal Psychology, 93, 242-245.

Strassberg, D. S., Kelly, M. P., Carroll, C., et al (1987). The psychophysiological nature of premature ejaculation. Archives of Sexual Behavior, 16, 327-336.

Strassberg, D. S., Mahoney, J. M., Schaugaard, M., et al (1990). The role of anxiety in premature ejaculation. Archives of Sexual Behavior, 19, 251-257.

Tondo, L., Cantone, M., Carta, M., et al (1991). An MMPI evaluation of male sexual dysfunction. Journal of Clinical Psychology, 47, 391-396.

Vale, J. (1999). Ejaculatory dysfunction. BJU International, 83, 557-563.

Waldinger, M. D. (2002). The neurobiological approach to premature ejaculation. Journal of Urology, 168, 2359-2367.

Witt, M. A., & Grantmyre, J. E. (1993). Ejaculatory failure. World Journal of Urology, 11, 89-95.

Xin, Z., Chung, W., Choi, Y., et al (1996). Penile sensitivity in patients with primary premature ejaculation. Journal of Urology, 156, 979-981.

评　　论

Donald S. Strassberg：

目前，尽管学者在射精功能障碍领域内进行了广泛研究，但有关性功能障碍的发病原因及机制，仍不十分清楚。此前，Masters 和 Johnson 认为过早射精功能障碍的形成与患者早期性经历关系密切。在社会价值观影响下，男性有时在性交中因担心被窥视而期望迅速结束性活动。例如，父母在楼上睡觉、伴侣在楼下或在汽车后座中进行性爱活动这类情景中，男孩总是害怕被旁人发现而忐忑不安。早期性经历很可能对过早射精产生挥之不去的影响。如果这类情况是过早射精的一种主要原因，每位青春期男孩似乎都可能成为这类患者，因为很多情况下这些男孩几乎没有充裕的时间享受他们早期的性爱经历。例如，极少数 16 岁青春期男孩能在懒散的周末陪伴女友体验性爱乐趣。因此，我始终觉得 Masters 和 Johnson 的观点并不具备较强说服力。

Kaplan 提出，过早射精可能是焦虑情感的后果。焦虑状态干扰了男性对性高潮来临的认知判断能力，难以与大多数男性一样采用正常的延缓机制，延长性刺激时性高潮的过早来临。临床上，当我们与许多过早射精患者（尤其是非常严重患者）交流时发现其性高潮往往在阴道插入后数秒或甚至插入之时即刻出现。难以想象，如此低下性刺激阈值是认知异常的问题：过早射精患者不仅需要知晓性高潮的临近程度，还要采用某种降低性刺激水平的技巧。此外，亦有学者研究发现过早射精患者评估性唤起水平的能力并非明显低于正常男性。因此，尽管 Kaplan 假说非常吸引人，但临床和研究数据并不支持。

尽管 David L. Rowland 研究排除了许多有关过早射精形成机制的假说，但最终仍未达成共识。在此，愿与诸位分享自己的心得体会。对大多数过早射精患者而言，这种功能障碍其实就是生理反射阈值低下的缘故。大多数人体反射中，如咽反射或膝反射，均存在敏感度的分布规律。也就是说，诱发人体各种反射出现的阈值高、低不同，基本上呈现一种正态分布的特点，具体情况因人而异。那些处于阈值下限的男性达到性高潮时间低于 1～2min，因而被称为过早射精；处于阈值上限的男性达到性高潮时间超过 10～15min（或更长甚至根本不出现），因而被称为延迟或抑制射精。这种模型虽然简单，却适合分析现有各种数据，包括 David L. Rowland 提供的各种研究结果。

David L. Rowland 提供的有关过早射精情感研究的数据，非常有趣。学者发现，采用药物（氯米帕明）缓解这些患者症状后其焦虑水平似乎迅速降低，与 Erick Janssen 模型的研究结果十分相似。数年前，我发现过早射精患者与正常男性的"特质焦虑"水平并无明显差异，他们并非特异焦虑人群。但是，预期性活动时，过早射精患者的焦虑水平却明显升高。药物有效治疗后，这种短暂焦虑水平似乎降低迅速，而其他消极情感（如沮丧）却难以消退，或者说在成功控制快速射精后仍无明显缓解。与 David L. Rowland 的观点不同，我并不认为沮丧是过早射精的关键病因。相反，我认为患者的忧愁和自信心问题，似乎需要更长时间缓解或消退。症状控制 6 个月以上时，其消极情感（如沮丧）可能消失，如同焦虑情感一样。David L. Rowland 之所以得出上述研究结果，可能是由于时间太短、难以观察到沮丧情感变化的缘故。当然，也不排除我们的观点可能有失偏颇。

此外，我对作者报道的有关过早射精患者心率变化的特点不甚理解。觉得作者最后提出的观点比较令人信服，即由于患者如此迅速达到性高潮，其心率可能仍处于一种加快和维持状态。也就是说，整个性反应周期过程中，过早射精患者从性唤起至性高潮如此迅速以至于心率无暇降低。通常，一旦性刺激开始，人体自主神经系统将迅速介入，发挥调节作用。各种生理变化，包括心率、血压和皮肤电反应等指标升高，1～2min 后即可达到性高潮的水平。对某些过早射精患者而言，由于潜伏期太短以至于上述各种指标均无降低的机会。

总之，我认为 David L. Rowland 开展的研究工作非常重要，使我们能够全面了解过早射精患者各种生理指标，并通过其自我报告更好认识他们的心理、生理表现。我期望，不要因为当前过早射精药物的有效治疗就放弃探索这种性功能障碍的病因，仍需不断努力，继续寻找过早射精的非药物治疗方式。

目前，尽管已是一种最常见男性性功能障碍，但学者对过早射精的关注程度并不如其他不太常见的性功能障碍。因而，David L. Rowland 介绍的实证和理论研究对于正确理解这种性功能障碍的病因及发病机制，显得尤其重要。

讨　　论

John Bancroft：

这里，就 David 提出的过早射精性功能异常问题，发表个人观点和看法。过早射精一直是我们关注的焦点。为此，许多学者进行了大量研究，包括我们在内。在研究中，我们随访了大量非临床志愿者，通过性抑制／性兴奋（SIS/SES）问卷调查方式对勃起功能障碍和过早射精问题进行了相关研究。我们发现过早射精患者 SIS1 或 SIS2 评分基本正常，而勃起功能障碍患者 SIS1 评分却明显升高。在临床中，我们观察到（尽管不常见）长期过早射精的患者还可能出现勃起功能障碍。这似乎表明，男性可同时罹患过早射精和勃起功能障碍，表现出一种性功能异常的叠加现象。但是，非临床研究数据显示，两种功能障碍的发病机制可能完全不同。最近，通过对 28 位过早射精患者的研究，我们得以对两种不同类型性功能障碍进行比较。例如，我们发现过早射精患者 SIS1 评分较高时，可能同时患有勃起反应障碍；过早射精男性 SIS1 评分正常时，可能性极低。

近来，Erick 和我对 SIS/SES 问卷调查中某些概念性议题提出疑问，因为某些情况下其外在效度不明显。因此，我们正在考虑公布 2.0 版的 SIS/SES 问卷调查，相应增加一些相关或不同的问题。此外，Serge 曾经提出，负责阴茎肿胀与硬度的调控机制可能不同。尽管不太确定，我觉得仍有必要简单介绍本人也曾参与的相关研究。我们招募性欲望低下男性作为研究对象，比较睾酮激素替代治疗前、后受试者阴茎勃起反应的变化。采用最大阴茎周径作为观察指标时，发现视觉性刺激（VSS）时性欲望低下和正常睾酮水平男性的勃起反应并无明显差异。与意大利 Cesare 教授交流后，我们改用阴茎硬度测试仪检测受试者阴茎硬度及反应持续时间。此时，尽管受试者的最大阴茎周径无明显改变，但睾酮替代治疗后其阴茎硬度更强、持续时间更长，刺激消失后反应仍在。实验结果提示，睾酮具有增强这类性欲望低下男性中枢性唤起的作用。睾酮作用下，过早射精患者不仅对性刺激出现和消失产生反应，还以一种反应持续时间超过性刺激呈现时间的方式被性唤起。某种程度上，这可能与你表达的观点相同，即性反应过程中存在一种睾酮依赖和另一种非睾酮依赖系统。其中，睾酮部分与中枢性唤起相关、非睾酮部分参与最低勃起反应，后者通过阴茎体积测量得以检测和鉴别。

Kevin McKenna：

David 报道的射精功能障碍研究非常吸引人。我对作者提出的过早射精形成是由于患者射精阈值处于常态分布"尾翼"的观点很感兴趣。这种假设的前提是，我们必须清楚这种阈值分布的具体情况。请问，采用某种标准性刺激时正常男性处于常态分布的哪一部分？另外，对阴道内射精潜伏期的问题也有些疑惑。我认为这涉及在阴道内做什么（运动或静止）和做完之后干什么的问题。对这一问题的回答以及某一具体性刺激的界定范围，学界存在较大的争议。目前，这方面信息仍然相对缺乏。

David L. Rowland：

目前，我知道至少有一项样本量足够、涉及射精潜伏期时间的研究。日本或韩国学者曾经报道男性射精潜伏期时间较短，平均 2～3min。我不清楚这种潜伏期是否与文化背景有关，或是一种普遍标准。研究中，我们发现正常对照组男性（$n=70～80$）射精潜伏期时间范围为 2～10min，平均 6min。当然，它是一种射精潜伏期的自我估计时间，不能达到计时器的精确要求。

Donald S. Strassberg：

性交过程中男性实际持续时间长短，是一个与潜伏期密切相关的复杂问题。当某一男性告知其性交持续时间时，这种信息通常难以完全令人信服。临床中，当我们询问夫妻性交持续时间时会发现各自估计时间的差异较大。因此，在临床或研究工作中准确评估潜伏期时间往往较困难。有些学者建议，采用阴道插入至性高潮来临时间作为判断标准。但是，如果男性插入不够迅速，性交持续时间意义也不明显。也有学者提出，能否将插入阴道次数作为衡量标准。但是，同一时间内，有的男性插入次数能高达 20 次之多、有的却仅有 5 次。因此，这一标准仍然不够完美。最后，一些学者商量，将性高潮出现的时间作为诊断标准。初看这种标准似乎合理，认真揣摩依然存在一些问题。因为，我们发现许多"非过早射精（nonpremature ejaculation）"男性性交过程中对高潮亦缺乏足够控制力，虽然自诩自己性交时间超过其他男性，仍觉得持续时间不够。

Kevin McKenna：

这就是为什么我建议实验中采用一种标准性刺激，研究不同人群射精潜伏期时间的原因。

Donald S. Strassberg：

目前，尚无一种设备能够准确检测诱导大多数男性达到性高潮时的刺激水平。至少对过早射精患者而言，Koos 等设计的一种仪器几乎可达到这种要求。通过阴茎触觉震动和性爱电影刺激方式，60% 的过早射精患者能够达到性高潮，但正常男性成功率却不及 5%。实验要求过早射精患者采取手淫达到性高潮并在其不知晓情况下计算时间，发现相对"非过早射精"男性而言，他们更快达到性高潮。反复思考，我认为二人互动关系能够较好解释这种原因，特别是过早射精患者的"被动性攻击行为（passive aggressive）"。对于正常男性而言，手淫达到性高潮的时间非常接近 David 报道的实验结果，即 3～10min 范围、6min 平均值。当然，我们必须清楚这些是实验室条件下手淫方式而非正常性交活动数据。

James G. Pfaus：

非常有趣，你们能够以一种过早射精患者特有的性活动方式进行研究。某种程度上，我们都渴望知晓自己性行为是否正常。如果性行为对某个体而言正常、对另一个体而言异常，或对社会而言不正常，那么这种期望值会引导个人某种程度上的焦虑。因此，如果发现个人性交以及实验室手淫时均出现过早射精，我认为，源于个人性行为的习惯性方式。通常，激素和性唤起水平主导个人性行为，性经验和期望值决定个人性格。为了更好认识过早射精患者性行为的形成过程，我们最好详细了解其早期性经验。不幸的是，由于伦理原因我们难以对青少年性行为进行有意义研究。

Raymond C. Rosen：

的确，我认为 David 的研究非常有趣、发人深省。尽管少数过早射精患者由于插入阴道前射精而难以完成研究，大量实验数据仍然充分支持作者观点。由于这些过早射精患者射精潜伏期异常十分明显，我们很容易得出过早射精形成是一种病理性过程的结论。

就作者提及的过早射精患者性反应过程中心率加快的现象，我认为与他们极度担忧性高潮即将来临（失去控制）的消极情感密切相关。选择性血清素五羟色胺再摄取抑制剂（SSRIs）对过早射精的疗效非常明显，但对交感性性唤起的影响甚微。理论上，交感性性唤起占主导时，β 受体阻滞剂可能对过早射精有一定疗效。但实践中，据我所知 β 受体阻滞剂和其他交感神经阻滞剂并无明显效果。

David L. Rowland：

尽管药理学效应并不明确，临床中确实发现氯米帕明具有治疗过早射精的作用。实验中给予氯米帕明后，绝大多数过早射精患者射精潜伏期延长、心率降低，接近正常对照组男性水平。仅极少数过早射精男性在视觉性刺激＋触觉震动刺激后，过早射精依然出现。这是否是因为药物疗效不明显或存在其他未知原因，尚不清楚。不论如何，氯米帕明治疗后，过早射精患者射精潜伏期非常接近正常男性水平。

Donald S. Strassberg：

如果心率代表过早射精男性临近性高潮的程度，那么心率越快说明性高潮越迫近。

David L. Rowland：

这一点，之前我已表达得十分清楚。完全没必要将心率加快理解为过早射精的原因或结果。当然，是否如 Strassberg 教授所说，亦不得而知。

Marcalee Sipski Alexander：

关于勃起反应神经调控的问题，我想从另一不同角度发表自己的观点。脊髓损伤研究发现，有时候尽管副交感神经损伤，男性却仍然能够阴茎勃起。因此，我们推测交感神经亦可能参与阴茎勃起的调节过程。尽管不是生理学家，我认为交感神经系统不仅参与调节性唤起，亦发现过早射精患者勃起过程中交感神经反应的水平更高。依据 Kevin 反射反应的理论进行分析，可能是高水平交感神经张力使得过早射精患者更容易达到性高潮的缘故。以上，仅为个人观点和看法。

Kimberley Payne：

如前所述，由于过早射精可能是性刺激阈值差异或达到性高潮所需刺激强度不同所致，我们能否通过生殖器感觉测试进行鉴别？

David L. Rowland：

目前，关于过早射精患者射精阈值研究结果，尚未完全达成共识。研究发现，过早射精患者与正常对照组男性受试者之间触觉震动刺激阈值并无明显差异。但是，亦有学者报道二者阈值确实存在差异，对此我一度困惑不已。最近，与 John Mulhal 教授进行交流，并继续检测数百例过早射精患者触觉震动刺激敏感性后，确实证实二者之间并无明显差异。至此，对这一研究结果更加坚定和自信。当然，是否正如其他学者报道所言，过早射精患者与正常对照组男性受试者性刺激阈值差异是由于参与性反应过程中阴茎表面受体表达不同所致，还需进一步研究。

Roy J. Levin：

这里，之所以反复强调触觉震动敏感性的问题，是由于不同人群检测结果常不一致。例如，有学者报道性欲望低下男性对触觉震动的敏感性超过睾酮水平正常男性的水平。这似乎有些不合情理，我也怀疑将触觉震动敏感性作为阴茎敏感度方式的正确性。因为，勃起时阴茎对触觉震动的敏感性确实不如松弛状态下。

David L. Rowland：

确有可能，刺激不同时阴茎敏感性也不同。学者研究结果显示，阴茎勃起后敏感性降低，以及性欲望低下时阴茎敏感性升高等。此外，亦有学者报道绝经后女性由于缺乏雌激素，有时候主诉阴蒂高度敏感（clitoral hypersensitivity）。以上各种情况之间，似乎存在某种内在关联。但是，为什么触觉震动敏感性如此反常，尚不十分清楚。

Roy J. Levin：

阴茎表面游离神经末梢的作用，总是令人兴趣盎然。通常，谈及神经末梢就会使人联想到疼痛的作用。但是，我敢保证这种神经末梢与疼痛的关系不明显，与触觉震动敏感性也无明显关联。很大程度上，这种神经末梢就是阴茎插入阴道时愉悦感受的源泉。

David L. Rowland：

其实，这是一个实证问题，可通过阴茎触觉阈值检测试验（Von Frey Hairs test）进行鉴别。

Kevin McKenna：

感谢 Erick 教授为我们进行了精彩的演讲。在此，我想请教您几个问题。除了性兴奋与抑制倾向性的遗传因素外，你同时提到年龄的影响。通常，年轻、性感大学生志愿者性反应方式与其他人群明显不同，招募这些志愿者作为研究对象时是否存在选择偏差的问题。此外，招募洗浴中心等特殊志愿者进行冒险性行为研究时，是否考虑到他们最近一段时间内性活动的数量。也就是说，他们性活动的数量有可能明显超过年轻大学生志愿者。此时，在性爱电影的刺激下他们的性反应可能偏离正常曲线。你是如何控制这些研究变量。

Erick Janssen：

Kevin 教授提出的问题非常好。年龄在性反应中的作用不容忽视。尽管一般情况下年龄对性反应水平产生负面效应，个体之间差异依然存在且相对稳定。套用一句陈词滥调，过去性反应状况是当前性反应水平的最好预测指标。除了遗传因素外，我们认为后天学习亦能明显影响这种假定的、人体性反应过程中的性兴奋/抑制系统。如果没有变化的空间，人类性行为也是难以想象的。性反应研究时，我们充分考虑到志愿者性经历、性活动数量以及其他因素的作用。通常，我们采用问卷调查（未在章节中讨论）方式询问男性对某种类型刺激性反应的易感程度、对某种特定类型性刺激的喜好程度以及对新颖性刺激的渴望程度等。而且，部分问卷调查问题的采用，还源于互联网性爱话题的搜索。令人兴奋的是，我们浏览发现许多针对特异人群或特殊性喜好而设立的各种不同网站。有时候，你甚至想象不到某种特异性网站的存在及其理由，直至我们完全清楚其设立的目的。在实验结束的访谈中，当我们问及许多研究对象为什么对性爱电影无反应时，这些男性对象简单地回答："这根本不合我口味"。询问同性恋研究对象时，我们了解到他们仅对某些特异性刺激产生性反应（如多毛男性）。因此，我认为现已完成的研究还有待不断挖掘，存在巨大的提升空间。其实，互联网就在我们面前，传递许多我们尚未认知的各种信息。例如，某些人可能对任何性刺激产生反应，另一些人则对特异性刺激（吸烟女性、多毛男性）产生反应。而且，尽管这些人群仅对某一特异性刺激产生反应，但仍然渴望其喜好范畴内新颖性刺激的出现。例如，一种被称为"恋物癖"的特殊性行为，我们知之甚少。这种性行为怎么出现（或产生）以及如何、何时消失，亦不得而知。

John Bancroft：

我认为特异性与新颖性的问题，是性学乃至心理学领域内必须重视的重要课题。目前，心理学研究中亦未发现这方面资料。日常生活中，我们确实遇到某些人仅在非常的特异类型的性刺激条件下产生性唤起，另外许多人则需要某种新颖的性刺激。这两种类型人群区别何在？现在，我暂不能给予明确答复，还需进一步研究。

James H. Geer：

这里，与诸位分享我们在1976年研究中观察到的一些有趣现象。采用阴道探头进行检测的过程中，我们曾经要求女性对象以此方式手淫并达到性高潮。结果发现，约60%的女性120～150s内即可达到性高潮。请问这是否属于一种"早潮"现象（相对男性过早射精）？目前，我尚未找到正确的答案。此外，我发现性反应中某些人可出现积极和消极情感共存的复杂情况。那么，这种重叠现象是否也与性兴奋和抑制的作用有关？

Erick Janssen：

性唤起中积极、消极情感作用的研究，仍有许多工作去做。David教授研究发现过早射精患者积极情感低下，引起我极大的兴趣。同时，Marcus报道，至少在男性对象中，主观性唤起主要与积极情感而非消极情感有关。确切地说，我不知如何解释这两种研究结果之间的内在关联。因此，谈及性反应中抑制、兴奋和情感的作用时，须根据我们讨论的主题（主观性唤起或生殖器反应）进行具体地分析。讨论情感与生殖器反应之间关系时，我们多采用一种问卷调查的方式，随后将在相关章节中详细探讨。在此基础上，我们开展了一系列有关情感、生殖器反应和主观性唤起之间相互关系和作用的研究。但是，由于时间关系不便展开。不知James H. Geer教授还有什么需要补充的吗？

James H. Geer：

暂时没有，不过我仍然认为这一点很重要。有时我询问一些本科生：当你在人群中发现一位迷人的异性并被其吸引后，为什么不立即想象与她发生性关系并付之行动？其回答结果并未完全体现性反应中的抑制作用，更多是一种道德约束"这样做不合适"。我想知道，与性抑制作用相比，道德什么时候不再是一种附属品？或者，难道道德仅是性抑制过程中一种标签而已？对此，我困惑不已。

Michael C. Seto：

我觉得James H. Geer教授提到的问题非常吸引人。它使我想到最近一些学者针对情感与性侵犯关系开展的相关性研究。根据实施性侵犯时男性报告的不同情绪，研究人员将他们分为两类：一类男性报告实施性侵犯行为时的感觉为一种积极情绪状态，例如恋童癖案件中，这些男性被儿童所吸引，幻想与儿童发生性行为并采取相应行动；另一类男性报告实施性侵犯行为时主要由一种消极情绪所驱使，心情压抑、害怕失去工作而焦虑，或与妻子发生争吵等诸如此类问题。一系列负面情绪影响下，他们采取性侵犯行为。我不知道，正常性行为中是否也存在这种双重调控模式。

John Bancroft：

我们在 *Archives of Sexual Behavior* 杂志上发表了两篇关于男异性恋与同性恋的论文，着重阐述情感与性行为的相互关系（Bancroft，2003）。研究中我们发现，双性取向虽被定义为少数特异性人群表现，其数量却不在少数。即使消极情感状态下，他们也愿意参与性活动。SIS/SES 问卷调查中发现，至少 19% 的男异性恋具备这种性倾向。

David L. Rowland：

简单而言，当我们提及消极、积极情感或情绪与性行为关系时，常指情感总体称谓并未涉及情感的具体内容。但是，分析各种不同情感作用时，则须区别对待。例如，尴尬 / 内疚、愤怒 / 懊恼以及担心 / 紧张等这些特异的消极情感往往具有很大可塑性，而忧伤或痛苦等其他特异的消极情感则基本难以改变。积极情感中的各种情感，也是如此，如性唤起或性活动时一些积极情感的可塑性很大，而另一些则可能很低。需要强调的是，分析积极、消极情感对性行为的影响时必须确定具体的情感成分。虽然这方面我们并未取得突破性进展，再次提醒诸位探讨性兴奋与抑制模型时仍须考虑这些重要内容。

Roy J. Levin：

我很好奇，为什么一段时间内幻想可令人性唤起，突然间其作用又戛然而止、不再发挥作用，而需一种新颖幻想出现。至今，尚未弄清这种原因。

Donald S. Strassberg：

其原因不十分清楚，可能与消极情感和二人互动性行为有关。临床上，我曾与一些被称为"强迫性手淫（compulsive masturbation）"的男性接触过一段时间（从未遇到这种主诉的女性）。多数情况下，"强迫性手淫"方式已成为这些男性解决烦躁心情的一种方法。不论焦虑或压抑，他们发现手淫性高潮后的感觉更好。目前，我不清楚二人互动性行为中是否存在这种动态变化及其频率如何？我觉得，这种动态性确实存在。

John Bancroft：

最近，通过对那些自称为"性瘾者（sex addicts）"特殊人群的研究，我们发现沮丧和焦虑时性活动增加的原因，可能与"失控"性行为密切相关。非临床志愿者研究显示，在焦虑特异性消极情感影响下，男性对象极有可能表现为手淫次数的增加。相对而言，有沮丧消极情感时，男性多表现为外出寻找性伴侣。某种意义上，这就是一种二人互动关系。

Julia R. Heiman：

以上问题主要涉及男性性活动，能否介绍一些女性性活动的研究进展？

Erick Janssen：

最初，SIS/SES 问卷调查主要为男性研究对象设计。随后，通过改良版 SIS/SES 问卷调查，学者对女性性活动也进行了相关研究。下面，将由 Stephanie 教授进行详细介绍。

Stephanie A. Sanders：

为了研究女性对象的性唤起中性兴奋或抑制作用，我们对原版 SIS/SES 问卷调查中针对男性的问题进行相应修改，以便更好适用于女性研究对象。收集了 600 例以上女性实验数据，发现女性对象可能更关注伴侣之间的相互关系（初始研究结果）。此外，女性性反应中也表现出了年龄差异的特点。例如，年长女性更在乎如何被性唤起，年轻女性更注重伴侣因素及性感程度。

Erick Janssen：

当然，以上仅是我们观察到的部分结果。当初，在研究所内讨论如何创建 SIS/SES 问卷调查时，我们充分考虑到文化背景、性别差异以及现有理论中有关性别的各种假说。在全面了解男性性活动基础之上，我们建立了这种针对男性的问卷调查形式。作为这方面行家里手，无须进行定性研究或与男性交谈过程来确定问卷调查有效性。但是，当 Stephanie 教授建立针对女性对象的崭新问卷调查时，则有必要首先与女性交谈，了解各种潜在性刺激。这项工作的意义非凡，不仅可再现男性问卷调查的建立过程，亦可发现在男性先入为主认识的影响下原有问卷调查中可能存在的一些疏漏。

Julia R. Heiman：

之所以提及女性问卷调查问题，是想强调 Serge Stoléru 教授提出的有关女性性反应的观点。请问 Walter Everaerd 教授，你如何看待 SIS/SES 问卷调查中"有意识"的认知方式（SIS/SES）与实验中"内隐"的检测方法。也就是说，研究中你们如何有效结合这两种检测方式。

Walter Everaerd：

我认为，受试者报告的往往是他们意识到的，即可访谈性（accessibility）。除此之外，还有很多事情是不能访谈的。因此，设计一种实验模式时应该注意这种情况。这项工作困难性在于，当询问受试者性经历与性活动中的事件时，并不清楚报道的性经历与确实发生的性活动之间的确切关系。因为，个人想法或概念性观点，是大脑系统内一种非常普遍的反应，其中有意识的仅是非常小的一部分。因此，如何在这两者之间达到完美契合，非常困难。

Julia R. Heiman：

看来，这是一项非常有趣和极其重要的工作。

Walter Everaerd：

就生理学角度而言，人体生理系统中发生的大多数事件我们并非"有意识"，情感也是这样。目前，我们采用的这种"可访谈"方式（即那些我们知晓发生的），对于探索人类性功能的许多心理学方法而言可能是一不利因素。好在需要完成的是非常小的一部分。否则，工作的艰巨性难以想象。

参 考 文 献

Bancroft, J. (2003). Androgens and sexual function in men and women. In W. Bremner & C. Bagatell (Eds.), Androgens in health and disease (pp. 259-290). Totowa, N. J.: Humana Press.

Bancroft, J., & Vukadinovic, Z. (2004). Sexual addiction, sexual compulsivity, sexual impulse disorder or what? Towards a theoretical model. Journal of Sex Research, 41, 225-234.

Bancroft, J., Janssen, E., Strong, D., et al (2003). The relation between mood and sexuality in gay men. Archives of Sexual Behavior, 32, 231-242.

Bancroft, J., Janssen, E., Strong, D., et al (2003). The relation between mood and sexuality in heterosexual men. Archives of Sexual Behavior, 32, 217-230.

Carani, C., Granata, A. R. M., Bancroft, J., et al (1995). The effects of testosterone replacement on nocturnal penile tumescence and rigidity and erectile response to visual erotic stimuli in hypogonadal men. Psychoneuroendocrinology, 20 (7), 743-753.

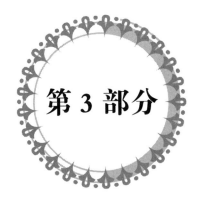

第 3 部分

性反应学习过程、主观经验和生殖器反应

第10章　性唤起过程中经典条件反射的作用

对于人类异常性唤起发病机制的探索，条件反射模型的解释效应非常直观。大多数性功能障碍的有效治疗，多基于此模型（Plaud，1999），其有效性在许多性欲倒错患者行为或反应矫正相关的个案中得到了充分证明（Gaither，1998）。传统理论观点认为，性行为后天学习在正常性唤起反应模式的形成中发挥了重要作用（Agmo，1999；Hardy，1964；McConaghy，1987；Pfaus，2001；Roche，1998；Woodson，2002）。目前，有关后天学习对人类性唤起影响的人体实验数据相当有限。因此，关于条件反射如何具体调控人类性反应的过程，尚不十分清楚。

学者认为，除了经典条件反射（classical conditioning）（又称为巴甫洛夫反射）在刺激、诱导性唤起过程中的直接作用外，操作性条件反射（operant conditioning）（又称为斯金纳反射）也可能参与这一复杂的反应过程。通常，经典条件反射通过初始"无效"线索（条件刺激，conditioned stimulus）与有行为学意义刺激（非条件刺激，unconditioned stimulus）之间配对的学习过程，形成条件性情感或动机状态（条件反应，conditioned response）。操作性条件反射，则通过强迫或惩罚相关的操作方式（刺激反应，stimulus response），导致人类行为（目标导向）频度的改变。虽可在概念和程序上区分经典条件反射和操作性条件反射，但实践中却并非易事（Schwartz，1989）。例如，有学者曾经提出不同类型条件反射适用于人类不同的行为反应，如经典条件反射适用于人体自动反应（autonomatic response）、操作性条件反射适用于人体骨骼反射。然而，反复研究显示，操作性过程也可影响反射性行为（reflexive behavior），主动反应（voluntary responding）也可受到经典条件反射的调控。进一步研究发现，不仅可在行为控制上对经典条件反射和操作性条件反射进行区分，也可在细胞水平（cellular level）上解释二者之间特异性差异（Lorenzetti，2006）。之所以出现上述令人困惑的现象，只不过是由于两种条件反射之间相互作用比较复杂，且二者似乎能够同时影响人体任意一种学习状况。例如，在性行为学习过程中，巴甫洛夫反射不仅使刺激具备诱导性唤起的特质，亦可令产生趋近刺激的愿望。这一理论已用于解释各种性欲倒错形成的原因（Junginger，1997；McGuire，1965）。而且，一旦一种中性目标（条件刺激）与性唤起或性高潮（非条件刺激）意外配对，也可使其获得性爱价值。随着性唤起和高潮（刺激反应）水平的不断升高，可通过正强化方式使得中性目标诱导个体性唤起（条件反应）并产生趋近和（或）手淫（反应）。大多数动物和人体相关研究，更多注重通过巴甫洛夫条件反射认识性唤起中学习的重要作用。

一、实验室证据

1. 非人类

在研究后天学习对不同物种（包括人类）性反应和生殖行为影响的过程中，Pfaus（2001）和 Akins（2004）发现经典条件反射和操作性条件反射可同时诱导一种短暂和持久的"欲求、交配前和完备性行为（脊柱前凸的比例和程度）"。而且，Sachs 和 Garinello（1978）研究发现，条件反射过程中动物（如大鼠）阴茎勃起反应时间条件性地缩短。但是，大多数学者往往通过动物性行为潜伏期变化，间接研究动物性唤起过程。例如，Domjan 等（1998）研究发现，条件刺激（如彩色灯光、橘黄色羽毛、鸟类模型及环境暗示等）存在时，雄性鹌鹑表现出与雌性鹌鹑视觉刺激或雌性鹌鹑交配机会配对的条件性趋近、条件性求爱和条件性交配等行为（Domjan，1998）；在大鼠模型中，Zamble 等（1985）研究发现，预先与未交配雌性大鼠接触配对的条件刺激（如塑料桶）存在时，雄性大鼠的射精潜伏期条件性缩短；Kippin 等（1997）研究发现，与交配机会配对的条件刺激（如雌性芳香气味）存在时，雄性大鼠会表现出一种条件性射精偏好。目前，有关雌性动物性唤起过程中条件性反射的研究相对缺乏。尽管如此，Gutierrez 等（1997）研究发现，与雄性交配机会配对的条件刺激（特殊场景）存在时，雌性鹌鹑下蹲（一种性接纳指标）的次数条件性地增加；Coria-Avila 等（2005）研究发现，与步伐交配能力配对的条件刺激（雄性气味）存在时，雌性大鼠将表现出一种条件性的伴侣偏爱特征，作为对自己的奖励（Paredes，1997）。

2. 人类

有关人类性唤起过程中条件反射的作用，O'Donohue（1994）和 Akins（2004）进行了最新的回顾性研究。学者认为，尽管通过阴茎周径或体积检测方式可找到经典条件反射参与人类性唤起的证据（Kantorowitz，1978；Langevin，1975；Rachman，1966；Rachman，1968），但对实验结果的解释依然受到方法学问题的困扰。目前，有关女性性唤起过程中条件反射的研究，亦相对欠缺。采用设计良好研究模式，大多数学者相继报道了非临床条件下男性性唤起过程中令人信服的经典条件反射作用。Lalumiere（1998）发现，与异性恋性交的性爱视频（非条件刺激）配对后，观看部分裸露女性图片（条件刺激）时男性受试者生殖器反应水平提高；Plaud（1999）观察到，与裸露或部分裸露女性图片（非条件刺激）配对后，中性"存钱罐"图片（条件刺激）出现时男性受试者阴茎周径增加；研究女性性反应过程中经典条件反射作用时，Letourneau（1997）发现即使与性爱视频反复配对的"条件刺激"（琥珀色灯光）存在，女性受试者也未出现生殖器或主观报道性反应水平的条件性改变。但是，Hoffmann（2004）研究时，却找到了女性性反应过程中生殖器唤起条件性变化的依据。究其原因，可能是学者研究方式差异的缘故。例如，在 Letourneau 的研究中选择视觉刺激作为"条件刺激"、性爱视频作为"非条件刺激"，而在 Hoffmann 的研究中"条件刺激"（与男性条件性生殖器唤起的刺激相似）的选择似乎更简明、"非条件刺激"（包括生殖器唤起）的选择更有效。

当然，研究的目的并不仅限于证明条件反射建立对女性性唤起的影响，同时还期望更好认识条件反射在男性和女性生殖器唤起过程中的确切作用。研究中，学者通常将各种视频图片作为"条件刺激"，选择对男、女均具性唤起作用的性爱电影作为"非条件刺激"（Janssen，2003）。Domjan（1988）研究结果显示，相对女性而言，男性条件性性唤起的反应时间更迅速、刺激线索更宽泛。学者认为，这可能与女性性唤起适应性较弱的特点有一定关系（Bancroft，1989；Kinsey，1953）。但是，Baumeister（2000）指出，女性实际上具有更好的性爱可塑性，即她们对条件反射更敏感。在某种程度上，性条件反射倾向的潜在差异，可能与性唤起条件反射中各种"条件刺激"和"非条件刺激"有效性的性别差异有关。除了研究条件反射中的性别差异外，学者也关注到性条件反射建立过程中"生物准备（biological preparedness）"的概念。学者认为，相对那些与性无关"条件刺激"（枪炮图片）而言，性相关"条件刺激"（异性腹部图片）的刺激作用显得更加有效（Dellarosa，1999；Mineka，2002；Seligman，1970）。

此外，研究发现如果受试者未意识到自己被"条件"时，其性行为表达方式改变的可能性降低。因此，通过"潜意识"或"有意识"条件刺激，改变受试者对条件刺激呈现以及对条件刺激与非条件刺激之间"相倚（contingency）"的觉察程度。结果显示，未意识到刺激出现时男、女受试者均对"腹部"这种条件刺激产生条件性生殖器反应，而对"枪炮"这种条件刺激则无任何反应出现。这与 Ohman 等（1995）在恐惧条件反射模式中观察到的结果相似，即当刺激仅以一种轻度"休克波"而非觉察方式刺激受试者手指时，恐惧相关刺激下受试者皮肤电导水平相应升高，非恐惧相关刺激下受试者皮肤电导水平无明显变化。尽管试验中各种操作以及意识的检测方式相对简陋，但仍然找到性刺激与生殖器反应之间内在关联，进一步支持某些性唤起模型提出的性反应中信息自动加工不可或缺的观点（Janssen，2000）。

当采用有意识感知的条件刺激时，男性受试者再次表现出"腹部"条件刺激下阴茎条件性充血肿胀反应，而对"枪炮"这种条件刺激无任何反应。然而，女性却表现出相反效应，即对"枪炮"刺激产生条件反应而对"腹部"刺激无反应。这种结果的出现多少有些令人意外。学者认为，这可能是由于女性注意力增加（Beylin，1998；Shors，1997）或性兴奋转移的易化作用（Hoon，1997；Meston，1995，1996，1998），使得女性性反应过程中出现"枪炮－性唤起"的关联现象，即"枪炮"刺激时皮肤电导反应水平升高。目前，由于实验样本数量较少还未得出最终结论，有待今后进一步研究证实。

最近，笔者团队研究发现，如果受试者被明确告知参与条件反射实验时，更容易体现学习的效果。特别是，当且仅当他们知晓被"条件"时，与性爱视频配对的玻璃瓶卡通图案亦可引起男性受试者条件性生殖器性唤起反应，而那些不知晓被"条件"的男性受试者，则仅表现出一种学习的趋势。相对而言，女性受试者条件反射效果较弱，仅那些知晓被"条件"的女性受试者表现出学习的趋势。以上研究结果表明，受试者对条件刺激与非条件刺激之间"相倚"的觉察程度，对性无关条件刺激能否形成条件反应很重要，而性相关条件刺激的学习过程则没有这一要求。学者认为，人类性反应经典条件反射的形成条件，是他们必须感知条件刺激与非条件刺激的相倚性（Lovibond，2002）。但是，防范性刺激（如蛇或蜘蛛这种恐惧相关的刺激）的学习过程则另当别论（Esteves，1994）。同时，观察到女性对"有意识"枪炮（不是"有意识"腹部）刺激产生条件性唤起反应的现象，似乎与这种假说不符。如前所述，其原因可能与性兴奋的转移作用有一定关系。此外，随访发现仅 50% 的女性在"有意识"枪炮刺激下条件性反应依存，我们不得不对这种假说的正确性质疑。而且，由于研究样本数量有限和（或）感知的检测方法不够精确，使得本无直接关联的相倚觉察与条件反应强度之间的关系，显得更加模糊。

研究结果显示，至少在有意识感知条件性刺激条件下，人类性行为学习过程中条件反射的性别差异特点才能更好体现出来。但是，由于当前性唤起水平常规生理检测方法的缺乏，妨碍了性别差异特点的直接比较。目前，我们已经开始检测条件反射过程中个体差异，并采用其他感觉模式中条件性刺激进行研究。

（1）个体差异：各种经典条件反射过程中，很可能存在个体反应差异（Martin，1997）。Kval 等（1994）发现，在接受化疗的患者中，人体自主（如心血管）反应与学习音频－噪声关联和获得预期恶心与呕吐的易感性呈正相关。Kantorowitz 等（1978）研究表明：外向性格与"高潮前"性唤起条件反射密切相关，内向性格与"高潮后"性唤起条件反射关系明显。实验中，观察到受试者条件反射能力似乎与他们对性爱视频的体验并无明显关系，受试者条件反射水平未见显著改变。同时，通过性心理刺激评分中的"性经验量表（SES）"（Frenken，1981）和性抑制／兴奋评分（SIS1/SIS2）方式，进一步确定内向／外向性格与性唤起条件反应强度之间相关性。通常，性经验量表能检测个体寻求视－听或想象类性刺激的程度，而性抑制／兴奋评分则可评估性兴奋或性唤起的倾向以及两种类型性抑制（SIS1、SIS2）水平。其中，SIS1 评分与性行为表现的挫败感有关、SIS2 评分则与性活动的消极情感相关。虽然女性条件反应强度与性抑制评分（SIS1 和 SIS2）呈负相关，但相关性不明显（分别为 $P=0.12$ 和 $P=0.13$），表明女性性抑制评分较低时更容易形成条件性性唤起。但是，由于女性性抑制／兴奋评分版本源于男性改良版，性抑制作用对女性的真正意义尚不十分清楚。当然，男性受试者性唤起条件反应强度与性抑制评分之间负相关性也不十分明显。最近一项研究发现，采用嗅觉条件性刺激时性唤起条件反应强度与"性感觉寻求（sexual sensation seeking，SSS）"指标之间呈明显负相关关系（$P=0.007$）。这种结果，似乎与 Kantorowitz 研究中外向性格与性感觉寻求（SSS）呈正相关的观点相矛盾。此外，Eysenck（1967）认为，非条件刺激强度可调节个性与条件反射能力之间的关系。"强"非条件性刺激作用下，如通过手淫达到性高潮，外向性格受试者条件反射作用更明显；"弱"非条件性刺激作用下，如简短性爱视频方式，外向性格受试者可能变得烦躁和注意力不集中，性唤起过程中学习的作用不明显。

（2）嗅觉条件性刺激：嗅觉线索（olfactory cues）在动物性唤起过程中具有重要作用。在各种非人类物种性唤起条件反射研究中，气味往往是非常有效的条件刺激方式（Domjan，1998；Pfaus，2001）。最初，一些学者临床研究中并未采用气味这种条件刺激方法，而选择一些有害气味作为非条件刺激，致使个体性唤起水平降低（Colson，1972；Earls，1989；Junginger，1997）。最近，学者发现气味在人类性吸引形成中的作用很重要。Herz 等（1997）发现，气味能够引导性伴侣间的相互吸引和选择，在女性中显得尤为突出。而且，Herz 等（2002）进一步研究发现，女性对狐臭特殊气味的关注度甚至超过外貌的水平（与男性相反）。气味的价值也似乎超越其他所有的社会因素，仅次于性愉悦感觉。基于学者报道的气味在性吸引中重要作用，以及大多数恋物癖患者对嗅觉和触觉刺激非常敏感（Money，1988）的事实，我们认为气味线索在人类（特别是女性）性唤起中非常敏感。

最近有学者采用以特殊气味作为条件刺激、30s 性爱视频作为非条件刺激的研究模式（Hoffmann，2006）。2d 时间内，受试者感受与不同性爱视频配对的 28 种柠檬或香草气味刺激（通过嗅觉测量器释放）。然后，评估这种气味条件刺激前、后生殖器反应和主观性唤起水平的变化。结果显示，男性表现出令人信服的学习能力。尽管他们的生殖器条件反应并不十分强烈，仍可达到与视觉条件刺激相当的性反应水平（Hoffmann，2004；Lalumiere，1998）。就女性而言，虽然表现出一种学习效果，但对生殖器反应的影响不清晰。通过对主观性唤起的检测，男、女均未呈现学习的证据。尽管如此，条件反射后男性似乎表现出更加偏好气味条件刺激的倾向。此外，在最近一项研究中，将嗅觉线索与震动触觉非条件刺激配对，观察女性性反应中的学习作用。通过检测生殖器反应与气味偏好，在女性性唤起中同样找到了学习的证据。

二、学习具体细节

经典条件反射具有形成多种类型心理或神经表征的潜能。条件刺激不仅能够直接与非条件刺激诱导的"预备和（或）完备"非条件反应（unconditioned response）产生关联，同时亦可激发与非条件刺激对应的情感状态，并与非条件刺激诱导的特殊感官特性联系起来（Cardinal，2002；Konorski，1967；Wagner，1989）。例如，与恶心诱导剂配对的味道线索，不仅预示即将出现的不良后果，它自身也会变得令人反感。但是，预示休克波或其他皮肤电反应的味道线索，虽然使人避而远之，却不会产生厌恶的感觉（Pelchat，1982，1983）；如果服用某种食物后令人异常难受，再次闻到这种食物的味道时他或她将产生一种恶心感觉；如果服用某种食物后产生过敏反应（荨麻疹），我们会将这种食物束之高阁。"条件性味觉厌恶（conditioned taste aversion，CTA）"的学习，似乎涉及条件刺激时愉悦值（hedonic value）的转移作用。在某些情况下，性唤起反应中也可能存在这种条件反射的特点。Rozin 等（1998）认为，恋物癖（以及味觉厌恶和恐惧）的形成，就可能与文献中报道的"评价性条件反射（evaluative conditioning）"作用有关。Levey 和 Martin（1975）在研究中创造了"评价性条件反射"一词。学者认为，在与巴甫洛夫条件反射相互作用过程中，由于评估效价的"联想迁移（associative transfer）"效果使得条件反射的作用显得更加突出。性条件线索，可传递性机会的信号和（或）它们本身就具有性唤起的价值。

同样，在回顾 Razran（1971）如何将学习理念整合动物和人类恐惧症形成的研究中，Ohman 和 Mineka（2001）提出，在与巴甫洛夫条件反射接触过程中建立了情感反应并获得"认知权变（cognitive contingency）"的能力。通常，恐惧学习过程由杏仁核主导的神经系统或恐惧模块调控。预测危险线索的学习过程不需要情感反应参与，它是由海马主导的、调节外显记忆的神经系统调控。同样，Spiering 和 Everaerd 认为，大脑内"性模块"是一种与性刺激关联的、负责激活人体生理反应和性感觉的特殊神经系统。这种系统以

"前注意"方式加工并处理各种性刺激，其作用与性认知系统的功能不同。性条件反射的形成可能涉及一种或更多的神经系统，最终产生期望值和（或）情感反应。

目前，人类大脑内性模块的研究刚刚起步，它如何调节条件性性唤起反应尚不十分清楚。毫无疑问，这种概念的提出对于理解性学习过程中观察到的自适应能力，非常有益。除此之外，Garica 等（1985）认为，动物和人类还具备一种所谓的"肠道和皮肤防御系统（gut and skin defense system）"，这种系统有助于更好认识条件性味觉厌恶（CTA）学习的独特功能，与其他类型回避学习不同，如，长延时学习（long-delay learning）、适口性转变（palatability shifts）和选择性关联（selective associations）等。每种神经系统均有其特异的解剖旁路，通过各自不同机制形成相互关联。Field（2005）指出，经典条件反射中条件刺激－非条件刺激作用驱动下的"关联学习"过程，使得机体对刺激产生不同喜好并最终形成情感反应，与期望和评估学习作用下情感反应产生的机制不同。性模块通过某种不同的关联和（或）反应机制，使得刺激更加充满情欲感觉，其效果优于性刺激的期望学习作用。动物模型研究表明，与其他类型巴甫洛夫学习方式相比，如习得（acquisition）、消退（extinction）、辨别（discrimination）的学习及二阶条件反射（second-order conditioning），性条件反射的建立体现出其自身特点（Crawford，1993；Zamble，1986）。但某些情况下，条件性性唤起反应的产生不同于传统的期望学习过程。例如，雄性鹌鹑的条件反射（如条件性味觉厌恶学习）无需反复多次，一次性即可完成（Hilliard，1997）。而且，Akins（2000）研究结果表明，采用物种特异条件性刺激时（如雌性的头部和颈部刺激线索），仅在条件刺激－非条件刺激间隔时间明显延迟（20min）条件下才可形成条件性性反应。此外，学者发现这种学习过程一旦建立，似乎不易消退和被阻断（Koksal，1998），也不易受到"条件刺激前暴露作用"的影响（Cusato，1998）。大鼠研究模型中，Pfaus 等（2003）发现，将初始厌恶气味与雌性配对后，仍可诱导雄性大鼠的欲求行为，说明动物自身可能存在条件性刺激下愉悦值效价转变的可能性。此外，Villarreal 等（1998）发现，即使未与雌性交配机会配对，雄性沙鼠仍对气味条件刺激产生条件性趋近反应，这表明沙鼠学习过程中对条件刺激－非条件刺激"相倚"性的要求不高。人类恋物癖的形成，似乎也与情感转变作用有关。Langevin（1975）研究发现，人类条件性性唤起反应水平并不随非条件刺激强度的改变而变化，与 Rozin 等（1998）评价性条件反射研究中观察到的结果相同。Hoffmann 等（2006）采用条件反射前、后＋嗅觉条件刺激的实验模式，通过"视觉模拟评分（visual analogue scale）"方法评估人类嗅觉喜好的变化程度，发现至少在某些个体，条件反应建立后对嗅觉的喜好程度增加。

在性唤起经典条件反射建立过程中，可形成各种类型刺激之间的"关联"现象。Ohman 等（2001）认为，典型人类恐惧条件反射的建立很可能形成了一种预测而非情感的学习能力。同样，大多数实验室条件下人类经典性条件反射的建立，也可能仅涉及大脑内认知系统的作用。与恐惧条件反射一样，这类实验研究常涉及以下几种因素：实验场景设置、相对微弱（非完成的）的非条件刺激和某些情况下任意的条件刺激。由于性刺激以及性爱线索存在条件下总是伴随生殖器血流的变化，最常见的人类性唤起检测方法仍以观察生殖器反应的变化为主。当然，为了更好地评估条件刺激的特征，还可检测其他学习相关的指标。尽管 Letourneau 等（1997）研究时未观察到女性性唤起经典条件反射过程中主观性唤起评分的变化，但由于实验并未达到条件性生殖器唤起，故难以提供有益信息。回顾分析人类评价性条件反射实验结果，De Houwer 等指出，由于避免了"需求特征（demand characteristic）"的影响，条件刺激效价的间接检测方法（如情感的启动方式）可能更合适（De Houwer，2001）。

三、结　论

建立可靠的实验模式研究条件性性唤起（特别是女性），采用不同检测方式评估后天学习的效果以及观察条件反射过程中的多变性特点，使我们能够全面、系统地分析条件性性唤起中性别及其他个体差异。同时，上述研究数据不仅有助于回答性反应条件反射建立中关联性特征的普遍问题，也有利于进一步改良性唤起研究模型，提高以此模型为基础的治疗手段。

参 考 文 献

Ågmo, A. (1999). Sexual motivation—an inquiry into events determining the oc-currence of sexual behavior. Behavioral Brain Research, 105, 129-150.

Akins, C. (2000). Effects of species specific cues and the CS-US interval on the topography of the sexually conditioned response. Learning and Motivation, 31, 211-235.

Akins, C. (2004). The role of Pavlovian conditioning in sexual behavior: A com-parative analysis of human and nonhuman animals. International Journal of Comparative Psychology, 17, 241-262.

Bancroft, J. (1989). Human sexuality and its problems. Edinburgh, UK: Churchill Livingstone.

Baumeister, R. (2000). Gender differences in erotic plasticity: The female sex driveas socially flexible and responsive. Psychological Bulletin, 126, 347-374.

Beylin, A. V., & Shors, T. J. (1998). Stress enhances excitatory trace eyeblink con-ditioning and opposes acquisition of inhibitory conditioning. Behavioral Neuroscience, 112, 1327-1338.

Cardinal, R. N., Parkinson, J. A., Hall, J., et al (2002). Emotion and mo-tivation: The role of the amygdala, ventral striatum, and prefrontal cortex. Neuroscience and Biobehavioral Reviews, 26, 321-352.

Colson, C. E. (1972). Olfactory aversion therapy for homosexual behavior. Journalof Behavior Therapy & Experimental Psychiatry, 3, 185-187.

Coria-Avila, G. A., Ouimet, A. J., Pachero, P., et al (2005). Olfactory conditioned partner preference in the female rat. Behavioral Neuro-science, 119, 716-725.

Crawford, L. L., Holloway, K. S., & Domjan, M. (1993). The nature of sexual reinforcement. Journal of the Experimental Analysis of Behavior, 60, 55-66.

Cusato, B., & Domjan, M. (1998). Special efficacy of sexual conditioned stimuli that include species typical cues: Tests with a conditioned stimuli preexposure design. Learning and Motivation, 29, 152-167.

Cusato, B., & Domjan, M. (2003). Extinction of conditioned sexual responding in male Japanese quail (Coturnix japonica): Role of species typical cues. Journal of Comparative Psychology, 117, 76-86.

De Houwer, J., Thomas, S., & Baeyens, F. (2001). Associative learning of likes and dislikes: A review of 25 years of research on human evaluative conditioning. Psychological Bulletin, 127, 853-869.

Dellarosa Cummins, D., & Cummins, R. (1999). Biological preparedness and evo-lutionary explanation.

Cognition, 73, B37-B53.

Domjan, M., & Hall, S. (1986). Determinants of social proximity in Japanese quail (Coturnix japonica): Male behavior. Journal of Comparative Psychology, 100, 59-67.

Domjan, M., & Hollis, K. L. (1988). Reproductive behavior: A potential model system for adaptive specializations in learning. In R. C. Bolles & M. D. Beecher (Eds.), Evolution and learning (pp. 213-232). Hillsdale, N.J.: Erlbaum.

Domjan, M., & Holloway, K. S. (1998). Sexual learning. In G. Greenberg and M. M.Haraway (Eds.), Encyclopedia of comparative psychology (pp. 602-613). New York: Garland.

Earls, C. M., & Castonguay, L. G. (1989). The evaluation of olfactory aversion for a bisexual pedophile with a single-case multiple baseline design. Behavior Therapy, 20, 137-146.

Esteves, F., Parra, C., Dimberg, U., & Öhman, A. (1994). Nonconscious associative learning: Pavlovian conditioning of skin conductance responses to masked fear-relevance facial stimuli. Psychophysiology, 31, 375-385.

Eysenck, H. J. (1967). The biological basis of personality. Springfield, Ill.: Charles Thomas.

Field, A. P. (2005). Learning to like (or dislike): Associative learning of preferences.In A. J. Wills (Ed.), New directions in human associative learning (pp. 221-252). Hillsdale, N.J.: Erlbaum.

Frenken, J. (1981). SES (Sexual Experience Scales) manual. Netherlands Institute for Social Sexological Research (NISSO). Zeist, the Netherlands: Swets and Zeitlinger B. V.

Gaither, G. A., Rosenkranz, R. R., & Plaud, J. J. (1998). Sexual disorders. In J. J. Plaud & G. H. Eifert (Eds.), From behavior theory to behavior therapy (pp. 152177). Needham Heights, Massachusetts: Allyn & Bacon.

Garcia, J., Lasiter, P. S., Bermudez-Rattoni, F., et al. (1985). A general theory of aversion learning. In N. S. Braveman & P. Bronstein (Vol. Eds.), Experimental assessments and clinical applications of conditioned food aversions. Annals of the New York Academy of Sciences, 443, 8-21.

Gutiérrez, G., & Domjan, M. (1997). Differences in the sexual conditioned behavior of male and female Japanese quail. Journal of Comparative Psychology, 111, 135-142.

Hardy, K. R. (1964). An appetitional theory of sexual motivation. Psychological Review, 71, 1-18.

Herz, R. S., & Cahill, E. D. (1997). Differential use of sensory information in sexual behavior as a function of gender. Human Nature, 8 (3), 275-286.

Herz, R. S., & Inzlicht, M. (2002). Sex differences in response to physical and social factors involved in human mate selection: The importance of smell for women.Evolution and Human Behavior, 23, 259-364.

Hilliard, S., Nguyen, M., & Domjan, M. (1997). One-trial appetitive conditioning in the sexual behavior system. Psychonomic Bulletin & Review, 4, 237-241.

Hoffmann, H., & Janssen, E. (2006, July). Classical conditioning of sexual arousal to an olfactory cue in women and men: Who learns and what is learned. Paper presented at the 32nd annual meeting of the International Academy of Sex Research (IASR), Amsterdam, the Netherlands.

Hoffmann, H., Janssen, E., & Turner, S. L. (2004). Classical conditioning of sexual arousal in women and men: Effects of varying awareness and biological relevance of the conditioned stimulus. Archives of Sexual Behavior, 33 (1), 1-11.

Hoon, P. W., Wincze, J. P., & Hoon, E. F. (1977). A test of reciprocal inhibition: Are anxiety and sexual arousal in women mutually inhibitory? Journal of Abnormal Psychology, 86, 65-74.

Janssen, E., Carpenter, D., & Graham, C. A. (2003). Selecting films for sex research: Gender differences in erotic film preference. Archives of Sexual Behavior, 32, 243-251.

Janssen, E., Everaerd, W., Spiering, M., et al (2000). Automatic processes and the appraisal of sexual stimuli: Towards an information processing model of sexual arousal. Journal of Sex Research, 37, 8-23.

Janssen, E., Vorst, H., Finn, P., et al (2002). The Sexual Inhibition (SIS) and Sexual Excitation (SES) Scales:

Measuring sexual inhibition and excitation proneness in men. Journal of Sex Research, 39, 114-126.

Junginger, J. (1997). Fetishism: Assessment and treatment. In D. R. Laws & W. O'Donohue (Eds.), Sexual deviance: Theory, assessment and treatment (pp. 92-110). New York: Guilford.

Kalichman, S. C. (1994). Sexual attention seeking: Scale development and predicting AIDS-risk behavior among homosexually active men. Journal of Personality Assessment, 62, 385-397.

Kantorowitz, D. A. (1978). Personality and conditioning of tumescence and detu-mescence. Behavioural Research and Therapy, 6, 117-123.

Kinsey, A., Pomeroy, W. B., Martin, C. E., et al (1953). Sexual behavior in the human female. Philadelphia and London: W. B. Saunders.

Kippin, T. E., Talianakis, S., & Pfaus, J. G. (1997). The role of ejaculation in the development of conditioned sexual behaviors in the male rat. Social Behavioral Neuroendocrinology Abstracts, 1, 38.

Köksal, F., Domjan, M., & Weisman, G. (1994). Blocking of sexual conditioning of differentially effective conditioned stimulus objects. Animal Learning & Behavior, 20, 163-181.

Konorski, J. (1967). Integrative activity of the brain. Chicago: University of Chicago Press.

Kvale, G., Psychol, C., & Hugdahl, K. (1994). Cardiovascular conditioning and anticipatory nausea and vomiting in cancer patients. Behavioral Medicine, 20, 78-85.

Lalumière, M. L., & Quinsey, V. L. (1998). Pavlovian conditioning of sexual interests in human males. Archives of Sexual Behavior, 27, 241-252.

Langevin, R., & Martin, M. (1975). Can erotic response be classically conditioned? Behavioral Therapy, 6, 350-355.

Letourneau, E. J., & O'Donohue, W. (1997). Classical conditioning of female sexual arousal. Archives of Sexual Behavior, 26, 63-78.

Levey, A. B., & Martin, I. (1975). Classical conditioning of human "evaluative" responses. Behaviour Research and Therapy, 4, 205-207.

Lorenzetti, F. D., Mozzachiodi, R., Baxter, D. A., et al (2006). Classical and operant conditioning differentially modify the intrinsic properties of an identified neuron. Nature Neuroscience, 9, 17-19.

Lovibond, P. F., & Shanks, D. R. (2002). The role of awareness in Pavlovian conditioning: Empirical evidence and theoretical implications. Journal of Experimental Psychology: Animal Behavior Processes, 28, 3-26.

Martin, I. (1997). Classical conditioning and the role of personality. In H. Nyborg (Ed.), The scientific study of human nature: Tribute to Hans J. Eysenck at eighty (pp. 339-363). Amsterdam: Pergamon/Elsevier Sciences.

McConaghy, N. (1987). A learning approach. In J. Geer & W. O'Donohue (Eds.), Theories of human sexuality (pp. 287-334). New York: Plenum.

McGuire, R. J., Carlisle, J. M., & Young, B. G. (1965). Sexual deviations as condi-tioned behaviour: A hypothesis. Behavioral Research & Therapy, 2, 185-190.

Meston, C. M., & Gorzalka, B. B. (1995). The effect of sympathetic activation on physiological and subjective sexual arousal in women. Behaviour Research and Therapy, 33, 651-664.

Meston, C. M., & Gorzalka, B. B. (1996). The effects of immediate, delayed, and residual sympathetic activation on sexual arousal in women. Behaviour Research and Therapy, 34, 143-148.

Meston, C. M., & Heiman, J. R. (1998). Ephedrine-activated physiological arousal in women. Archives of General Psychiatry, 55, 652-656.

Mineka, S., & Öhman, A. (2002). Phobias and preparedness: The selective, auto-matic, and encapsulated nature of fear. Biological Psychiatry, 51, 927-937.

Money, J. (1988). Gay, straight and in-between. New York: Oxford University Press.

O'Donohue, W., & Plaud, J. J. (1994). The conditioning of human sexual arousal. Archives of Sexual Behavior,

23, 321-344.

Öhman, A., Esteves, F., & Soares, J. J. F. (1995). Preparedness and preattentive associative learning: Electrodermal conditioning to masked stimuli. Journal of Psychophysiology, 9, 99-108.

Öhman, A., & Mineka, S. (2001). Fears, phobias, and preparedness: Toward an evolved module of fear and fear learning. Psychological Review, 108, 483-522.

Paredes, R. G., & Alonso, A. (1997). Sexual behavior regulated (paced) by the fe-male induces conditioned place preference. Behavioral Neuroscience, 111, 123-128.

Pelchat, M. L., Grill, H. J., Rozin, P., et al (1983). Quality of acquired re-sponses to tastes by Rattus norvegicus depends on type of associated discomfort. Journal of Comparative Psychology, 97, 140-153.

Pelchat, M. L., & Rozin, P. (1982). The special role of nausea in the acquisition of food dislikes by humans. Appetite, 3, 341-352.

Pfaus, J. G., Kippin, T. T., & Centeno, S. (2001). Conditioning and sexual behavior: A review. Hormones and Behavior, 40, 291-321.

Pfaus, J. G., Theberge, S., & Kippin, T. E. (2003). Changing an aversive UCS into an appetitive CS with sexual reinforcement. Manuscript submitted for publication.

Plaud, J. J., & Martini, R. (1999). The respondent conditioning of male sexual arousal. Behavior Modification, 23, 254-268.

Rachman, S. (1966). Sexual fetishism: An experimental analogue. Psychological Record, 16, 293-296.

Rachman, S., & Hodgson, R. J. (1968). Experimentally induced sexual fetishism: Replication and development. Psychological Record, 18, 25-27.

Razran, G. (1971). Mind in evolution: An East-West synthesis of learned behavior and cognition. New York: Houghton Mifflin.

Roche, B., & Barnes, D. (1998). The experimental analysis of human sexual arousal: Some recent developments. Behavior Analyst, 21, 37-52.

Rozin, P., Wrzesniewski, A., & Byrnes, D. (1998). The elusiveness of evaluative conditioning. Learning and Motivation, 29, 397-415.

Sachs, B. D., & Garinello, L. D. (1978). Interaction between penile reflexes and copulation in male rats. Journal of Comparative and Physiological Psychology, 92, 759-767.

Schwartz, B. (1989). Psychology of learning and behavior. New York: W. W. Norton.

Seligman, M. E. P. (1970). On the generality of the laws of learning. Psychological Review, 77, 406-418.

Shors, T. J., & Matzel, L. D. (1997). Long-term potentiation: What's learning got to do with it? Brain & Behavioral Sciences, 20, 597-655.

Villareal, R., & Domjan, M. (1998). Pavlovian conditioning of social-affiliative behavior in the Mongolian gerbil (Meriones unguiculatus). Journal of Comparative Psychology, 112, 26-35.

Wagner, A. R., & Brandon, S. E. (1989). Evolution of a structured connectivist model of Pavlovian conditioning (AESOP). In S. B. Klein & R. R. Mowrer (Eds.), Contemporary leaning theories: Pavlovian conditioning and the status of traditional learning theory (p. 14). Hillsdale, N.J.: Erlbaum.

Woodson, J. C. (2002). Including "learned sexuality" in the organization of sexual behavior. Neuroscience and Biobehavioral Reviews, 26, 69-80.

Zamble, E., Hadad, G. M., Mitchell, J. B., et al (1985). Pavlovian conditioning of sexual arousal: First and second-order effects. Journal of Experimental Psychology: Animal Behavior Processes, 11, 598-610.

Zamble, E., Mitchell, J. B., & Findlay, H. (1986). Pavlovian conditioning of sexual arousal: Parametric and background manipulations. Journal of Experimental Psychology: Animal Behavior Processes, 12, 403-411.

评　　论

James G. Pfaus：

Heather 教授以引人入胜的方式，深刻阐释性反应过程中条件反射的作用。在认知模型建立和条件反应个体差异方面，Heather 教授提出了独具慧眼的见解。众所周知，人类性条件反射研究是一项非常困难的挑战性工作，作者的勇气令人感动。在既往性行为研究中，学者往往低估条件反射的作用。

作者选择条件性刺激（如"腹部"或"枪炮"）与非条件性刺激配对的模式，观察条件性反应以及女性阴道脉冲幅度（VPA）的变化。其中，Heather 教授提及的条件反射个体差异问题，我很感兴趣。这不禁使我联想到昨天讨论中学者谈到的性唤起时交感神经系统与副交感神经系统的特性和作用，以及人类客观生理反应和主观心理感受的过程。研究结果显示，尽管条件反射不够强烈但生理反应依然出现，说明研究方向正确。其实，这方面我们要做的工作还很多。

作者文中提及的条件反射个体差异问题很有趣。早在 1966 年，Richard 在性动机研究中就提到了性唤起度及其个体差异的问题。同时，作者观察到的性别差异与性唤起度正交叠加的关系也十分重要。必须承认，有关动物评价性条件反射（evaluative conditioning）和效价联想迁移（associative transfer）的研究，相当困难。因为，我们不清楚它是二阶条件反射（second-order conditioning）的附带现象，还是内在固有表现。因此，当将中性甚至不引人注目的脸谱与非常吸引人的颜值进行配对时，仅有少部分注意力会转移至不引人注目或中性的脸谱中。这是否可用于解释某些校园亚文化中，相貌平平的学生有时候与英俊、漂亮的学生待在一起，以显得更吸引人一些。虽然难以琢磨，但至少是一种性行为策略。

其次，二阶条件反射是否一直存在？我认为，这并不是一种想当然的研究。例如，我们不能将蓝色头发与某人初次性高潮配对，然后观察个人是否对蓝色头发感兴趣。这虽有可能发生、并形成条件性反应，但却不可如此而为之。1966 年，Jack Rachman 研究时曾将"靴子"图片与性爱录音磁带配对，某些男性再次看到这种图片时产生主观和生理性唤起。但是，这种结果却不能被其他研究人员重复。我们不禁会问，是因为性爱录音磁带不同吗？目前，尚不清楚实验过程中研究人员采用的具体刺激及其标准化问题。所有这些，要求研究中我们不仅要有勇气，更需灵感和直觉，以便真正理解理论上界定的人类认知神经系统。

我认为，动物研究文献是丰富的宝藏。目前，各国科学家开展了很多关于欲求性行为（appetitive sexual behavior）巴甫洛夫条件反射的研究，包括我们实验室、Mike Domjan

实验室以及其他学者实验室等。通过动物模型，可控制诸如初次性经历等事件。例如，能够将雄性大鼠初次性经历与杏仁气味雌性大鼠配对，然后了解它们交配场地和伴侣喜好。如果懂得大鼠语言，将发现许多有关大鼠性行为的未知事件，确定大鼠的条件性刺激是什么。当然，人类中亦可进行这类研究，而且还能确定什么是非条件性性刺激，因为这是可操纵的。在动物模型中，我们可以决定动物交配是否射精，或仅是一种阴茎插入（插入后立即拔出）的反馈作用。由于伦理因素，人类研究中不可能如此操作。研究结果对于理解动物的社会行为以及其进化过程具有极其重要的意义。我们观察雄性大鼠的条件性伴侣喜好，即雄性大鼠应该寻找新奇性伴侣，应与"库里奇效应（Coolidge's effect）"预测的一样。但是，事实并非如此。条件反射与雄性大鼠假定的新奇喜好本能之间，似乎已形成某种平衡。条件反射的易感性，如同动物遵循库里奇效应这种生殖定律的本能一样，出生时就已经奠定了万物皆相同，追求新奇的伴侣。但是，雄性大鼠很容易对许多喜好的熟悉线索，如杏仁气味，形成条件反射。为何如此？这与动物的进化过程有关吗？事实表明，动物离开子宫、睁开双眼之时，即开始条件反射。传统文化中我们学到的任何一件事物都是条件反射的过程，包括我们认为一成不变的事件，如具有性吸引的各种刺激。交配本身，也会受到条件反射的调控。例如，我们将穿戴啮齿动物外套的雄性大鼠与性活动配对。实验中，一组动物穿戴外套、另一组动物未穿戴外套。实验结果显示，如果训练中未穿戴外套雄性大鼠穿戴外套后，其交配行为表现正常；训练中穿戴外套的雄性大鼠脱去外套时，其交配行为表现异常，开始交配的时间延长，以及需要雌性大鼠过度诱惑行为（supersolicitational behaviors）。为什么雌性大鼠需要再次诱导刺激？这是由于雄性大鼠的性唤起水平降低的缘故。但是，为何这样？是因为它们已成为恋物癖大鼠吗？其实不然。通常，初次性经历后大鼠随即产生一种期望，条件反射也是如此——由此形成期望值。我们也可将某种外在线索，如灯光与性接纳的伴侣配对。此时，灯光将条件性成为一种性唤起刺激，雄性鸟类因此表现出求偶行为。不仅如此，我们亦可通过另一实验模式，即观察到的巴甫洛夫厌恶性条件反射过程。例如，将一种可导致胃肠不适的气味与性行为配对。此时，将发现那些具有交配动机的雄性大鼠性唤起水平降低。当然，亦可将一种中性气味与挫败的交配行为配对：一旦雄性大鼠阴茎插入就直接将它拉出，反复达5次。或者，将这种气味涂抹在不接纳（表现为打斗而不是交配）雌性大鼠身上。此时，一旦雄性大鼠闻到任何散发这种气味的物体，将阻扰它们交配行为的完成。我们发现，感受到这种气味时雄性大鼠性唤起被抑制，并形成对此气味之外其他伴侣喜好的条件反射。不论雌性大鼠接纳与否，只要散发这种气味，雄性大鼠就拒绝交配。此外，Mike和Anders进行了另一项实验，将场地线索与性奖励配对，即条件性位置偏爱（conditioned place preference, CCP）实验。实验中，选择两侧边特征显著的盒子与交配状态进行配对：一种状态交配但不能射精，另一种状态能够交配和射精。学者发现，只有"阴茎插入＋射精"的方式，才能建立这种条件性位置偏爱反射。在此基础之上，我们对实验中大鼠交配方式进行相应改变：强迫雄性大鼠只有通过努力才能完成阴茎插入行为。选择两种方式分割的步伐房间——单孔或四孔分隔，雌性大鼠可自由通过单孔或四孔，而雄性大鼠不能。在四孔分隔情况下，雄性大鼠阴茎插入交配的时间间隔较单孔情况下短。因为单孔分隔时，雄性大鼠抵达另一侧步伐间时可能堵住单孔，它必须学会后退、让雌性大鼠通过才能完成，这需要花费一定时间。实验结果显示，单孔时雄性大鼠反而更容易性唤起，"交配＋射精"比例也相应提高。研究表明，这种"强制间隔效应（enforced interval effect）"可提高动物性唤起水平。采用这种限制雄性大鼠接近雌性大鼠的方法，雄性大鼠将表现出一种更强的条件性位置偏爱、性唤起水平升高及射精的现象。也就是说，限制接近雌性大鼠时雄性大鼠的性唤起水平升高，无须更强刺激便能够达到射精效果，相对那些"正常"交配方式更具奖励价值，与性唤起中兴奋及奖励的作用一样。同时，这也表明了交感神经系统在性唤起非条件性刺激中的特殊作用。因此，我们认为非条件性刺激以及性奖励机制可能是动物性唤起研究中最重要的环节，它对于我们理解人类性反应特征具有极其重要的借鉴意义。今后，相关研究中需认真考虑以上重要因素，以便动物和人体模型研究更好融合。由于伦理原因，许多动物研究的实验方式不能运用于人体性反应，这也是为什么动物研究文献仍具指导性作用的原因。为此，我认为挖掘、利用动物研究中设计方案和模型构建，更好开展人类性反应条件反射的研究，很有必要。

参 考 文 献

Rachman, S. (1966). Sexual fetishism: An experimental analogue. Psychological Record, 16, 293-296.

Whalen, R. E. (1966). Sexual motivation. Psychological Review, 73, 151-163.

第11章

男、女如何感受：性唤起过程中主观经验的决定因素

心理学创始人之一 James 认为，身体反应和情感经验如同硬币的正反两面（James，1884），当感受到某种情感刺激时身体（内脏）的变化也随之而至。作为对身体变化的感受，情感多在大脑有意识感知及其信息加工后形成。不知晓身体变化时，人体可能处于"智力感知的停滞和中性状态"。最新认知神经学研究结果显示，身体变化是情感反应的一部分，而感觉就是对身体某种状态的感知（Damasio，2003）。

目前，有关身体变化对情感反应的贡献作用以及男、女之间是否存在差异的问题，尚不十分清楚。就性的情感经验而言，James 的理论似乎更适用于男性。回顾分析女性性唤起相关文献报道，发现其主观性感觉水平与生殖器充血反应的变化多不一致（Laan，1995a）。多项研究显示，生殖器充血与个人主观性唤起之间的"个人之间和内在关联性"（between- and within-subject correlation）变化很大，可表现为负相关、无关或正相关的关系。相对而言，尽管方法学和实验模式不同，众多研究结果表明男性生殖器反应与主观性唤起水平之间基本上表现为一种正相关关系。在一项男、女性唤起的比较研究中，学者发现男性生殖器反应与主观性唤起水平之间的关联性，明显高于女性（Decker，1988；Heiman，1977；Steinman，1981；Wincze，1980）。进一步研究显示，女性生殖器反应与主观性感觉水平之间的关联性低于男性及"男变女"变性人的水平（Chivers，2004）。

轶事证据（anecdotal evidence）表明，生殖器反应与主观性感觉之间差异现象，并非仅见于实验室情况。根据治疗师整理的患者报告，尽管女性感觉到阴道湿润，但仍缺乏性唤起的感受或从事性活动的欲望。此外，有学者报道在强奸或其他类型性虐待中，尽管女性十分厌恶，却可能感觉到阴道湿润。甚至，有学者报道这种情况下女性出现性高潮的现象（Levin，2004）。

为此，回顾分析文献中有关男、女生殖器反应和主观性感觉之间差异的各种原因，尽可能找到决定女性性唤起主观经验形成的因素。

一、检 测 手 段

学者提出了许多有关女性生殖器反应与主观性感觉之间关联性较低的原因。其中，最主要的议题是评估阴道血管充血反应时仪器检测方法学上的误差。很大程度上，生殖器反应与主观性感觉之间的低关联性，受到生殖器反应单一检测方法的影响。（Slob，1996）。Heiman 等（2001）比较女性性反应中最常见的、用于评估阴道充血肿胀的阴道光电容积扫描术与盆腔 MRI 方法，发现 MRI 检测时女性生殖器反应与主观性感觉之间的关联性更低。

通常，生殖器反应与主观性感觉之间的差异并不受性感觉评估方式的影响。不论是性爱刺激下直接的"李克特量表（Likert scale）"性感觉评估方法，或是与性爱刺激同时出现的情感强度连续检测，或是与性有关或生殖器感觉的提问，或是性感觉广泛情感的问卷调查，这种差异依然存在。

二、解剖因素或敏感度

James 认为，许多男性似乎能够从生殖器变化中推测自己的性感觉（Sakheim，1984）。性唤起时，男性可借助更多线索评估自己生殖器反应。例如，视觉反馈和触觉反馈（勃起阴茎与内裤摩擦）。相对而言，女性对自己生殖器反应的评估则较困难。这可能与她们生殖器的解剖特点有一定关系。尽管如此，Chivers 等（2004）认为生殖器的性别特征，并不是推断自己性感觉的必要条件。"男变女"变性手术后，尽管缺乏这种视觉和触觉方面的阴茎反馈，"他们"生殖器反应与主观性感觉之间的关联性与正常男性基本相同。即使考虑记忆和学习的作用，研究表明生殖器反馈并不足以解释性别差异。

根据 Damasio 的"躯体标记（somatic marker）"假说，感觉是在大脑内相关区域神经系统参与下，规划或调控人体不断变化"内在"状态的过程。男、女大脑内躯体感觉的不同特征，可解释两性生殖器反应水平与主观性感觉之间的差异。通常，男性大脑内脑岛和前扣带回等组织结构以更强烈方式将生殖器本体感觉（proprioceptive sensation）反射至大脑，或者说其大脑对生殖器的反馈更加敏感。性唤起影像学研究中最具代表性的成果，是学者发现了大脑内脑岛双侧激活的方式（Sumich，2003）。一项比较性爱刺激时男、女大脑活动性别差异的功能 MRI 研究中，学者发现受试者脑岛和前扣带回等结构活性明显增强，表明情感形成过程中身体的状态位图发生了明显变化（Damasio，2003）。但是，这些功能区域的活性变化并未体现出性别差异的特点，仅性爱线索处理时男性受试者丘脑和下丘脑的活性发生了明显改变（Karama，2002）。作者认为，男性下丘脑的活性更强，说明它们更容易被生理性唤起；丘脑的活性更强，表明它们对性唤起的认知维度更高。男性性感觉强度与下丘脑激活的幅度之间似乎存在一种正相关关系，而在女性中的表现不甚明显。因此，也可理解为女性对性刺激的敏感程度不及男性，达到相同水平性唤起时需要的刺激条件更强。例如，在静止性爱图片刺激下，大多数男性生殖器产生反应，而女性几乎无性反应出现（O'Donohue，1985；Laan，1995b）。但是，亦有学者认为，Karama 实验中采用的性刺激之所以不能诱导女性性唤起，是因为作者并未依据女性性唤起特征进行刺激类别的选择。所以，不能排除研究中性爱刺激特征对女性性唤起刺激作用较弱的可能性，以至于出现丘脑和下丘脑活性上的性别差异。不可否认，报告女性的性唤起水平确实低于男性。控制性唤起性别差异后，大脑内功能区域活性的性别差异现象消失。

最近，在一项有关性刺激时男、女大脑活性的研究中，Hamann 等（2004）选择对男、女均具性吸引力的性爱图片，并通过功能性 MRI（fMRI）方式检查受试者的生理性唤起水平。遗憾的是，实验过程中学者仅检查一般身体性唤起，并未检测生殖器的性唤起反应。研究结果显示，性爱刺激时男性大脑杏仁核的活性水平高于女性。由于不能直接比较男、女生殖器反应水平，因而难以确定性爱刺激时男性性唤起水平高于女性的具体原因，是由于解剖因素还是大脑或生殖器的敏感因素。

三、学习和注意力作用

在感知自己性反应方面，女性的学习条件可能不及男性。体验各自身体信号的过程中，男、女的学习经验明显不同。传统文化中，我们通常不会鼓励女孩特异关注自己下部身体的变化。例如，Steiner-Adair 等（1990）曾经提出，对月经事件的羞耻偏见可能形成一种强大的社会习俗，使得年轻女性逃避，甚至不信任自己身体的生理变化信号。就性唤起而言，女性也不愿更多了解自己生殖器方面的变化（Gartrell，1984）。因此，她们很可能缺乏男性那种准确感知性唤起时身体信号的能力。在西方文化中，男性手淫更多见，而女性即使手淫，其频率也往往低于男性（Oliver，1993）。手淫行为很可能是我们准确感受性唤起时身体变化的一种卓越学习过程。事实上，Laan 等（1993）研究发现，经常手淫女性的性唤起与生殖器反应之间的关联性，通常高于那些根本或几乎没有手淫行为的女性。

如果学习经验是决定生殖器反应与主观性感觉之间关联程度的关键因素，那么引导女性关注自己身体变化线索，是否有可能提高她们性反应的一致性程度？Merrit 等（2001）发现，尽管要求女性在性爱刺激时更多关注自己的生殖器反应，它与主观性感觉之间的关联程度仍然较低。Cerny 等（1978）认为，性反应过程中即使女性接收到有关阴道充血、肿胀的信息反馈，二者之间关联性仍然较低，未见明显升高。因此，刻意要求女性关注其生殖器的变化，似乎难以提高她们性反应性的一致性。最近，Laan 等发现，观看性爱视频时结合阴蒂震动这种刺激方式有助于女性达到性高潮。相对单纯性爱刺激而言，尽管性爱刺激＋阴蒂震动可更好地诱导生殖器与主观性唤起，但二者之间的关联性仍然较低（Laan，1995，2002）。随后，学者要求受试者返回实验室训练两次以上（每次间隔数天），每次进行相同的刺激训练方式。在第二次和第三次训练阶段中，女性受试者生殖器反应与主观性唤起之间的关联性明显升高。此时，一种不同的注意力关注模式逐渐形成，即随着对视觉性刺激和实验室环境的不断熟悉，在阴蒂刺激辅助下，女性开始将注意力转移至生殖器反应的自我感觉上，主观性感觉水平也更少受到性爱视觉刺激评估的影响（Laan，1994，1995a）。

四、社 会 愿 望

是否存在这样一种可能性，即女性其实能觉察自身生殖器的反应，只不过迫于社会压力而对自己主观性感觉不够重视，以至于出现性反应成分不一致的现象。比较愿意和拒绝参加性功能研究女性对象的性格特征，学者令人信服地证明：那些女性志愿者表现出更开明的性态度、经历了更少的性内疚、体验到更低的性抑制，并以积极的情感评估性刺激以及活跃的方式参与性活动等（Catania，1990；Morokoff，1986）。由于这些女性志愿者性表达较少受到限制，大多数能够正确评价自己的性感觉。即便有意低估（撒谎），也不可能成为生殖器反应与主观感觉之间差异性的原因。这是因为：首先，生殖器与主观感觉反应成分不一致的现象，是一种全身性表现，女性不可能有意而为之。除非断定所有女性撒谎，并存在其他作用机制；其次，在一项研究中，当观看性爱电影或象征强奸的视频时，大多数女性报告愤怒和抵触情绪，对是否有性唤起感觉很忌讳。事实上，女性在"非自愿性行为"中的封闭情绪，与她们在"自愿性行为"中的回避态度有些相似。此外，在一项有关女同性恋和异性恋的比较性研究中，学者发现性保守女性往往不会报告观看异性恋和同性恋视频过程中水平低下的性唤起（Laan，1995）。最后，问卷调查显示社会愿望评分较高的女性，其生殖器反应与主观性感觉成分之间的一致性多高于评分较低的女性（Brody，2003）。

综上所述，女性之所以难以觉察自己生殖器反应，可能与她们生殖器解剖、敏感度或注意力关注模式等特征有关。当然，女性性反应成分不一致的另一重要原因，是在缺乏有意识认知调控（conscious cognitive control）条件下的女性生殖器反应依然可被激活。

五、生殖器反应的自动激活

学者报道，性爱刺激时健康女性生殖器反应更容易被激活（Laan，1995a）。观看描述性活动的性爱视频时，大多数健康女性数秒钟即可出现阴道充血、肿胀，说明她们的生殖器反应是一种无须有意识认知调控参与的自动反应过程。即使性刺激评估产生消极情感或性唤起感觉诱导作用很低或全无时，生殖器反应依然出现。生殖器反应的强度与刺激的外显性（即性器官和性行为的暴露程度）呈现一种共变的关系（Laan，1995）。不论是健康的年轻女性，还是睾酮缺乏的闭经女性（Tuiten，1994），或是年长的停经女性（Laan，1997，2001），以及性唤起异常的女性（Laan，2003），她们生殖器的自动反应依然如故。

进化角度而言，生殖器高度自动化反应是一种适应性机制。性刺激时无生殖器反应，人类这种高级物种将难以生存。对女性而言，阴道充血、肿胀使得阴道湿润，更有利于性交活动、繁衍后代。适应性角度考虑，实验中性爱刺激其实代表了一种未习得性刺激，是人类与生俱来准备反应的能力。

情感刺激诱导的情感反应，并不需有意识认知过程的参与（Spiering，2005）。例如，潜意识下呈现恐惧图片时，可导致恐惧症患者产生恐惧反应（Ohman，1994）。其实，在刺激被认知和信息处理前，这些刺激已被评估，如好或坏、吸引或危险等。Ohman 等（1993）认为，进化相关刺激必须具备能够被人体快速、前注意分析的特征。如前所述，性刺激很可能就是这类范畴内的一种刺激，能够被人体无意识评估和加工（unconsciously evaluated and processed）。许多研究中，当性刺激以潜意识方式呈现时男性受试者随即表现出其反应特性。当然，女性也具备对这种性刺激进行前注意加工的能力。但是，女性性反应水平时常受到刺激类型的影响，其中性爱刺激的启动效应不及浪漫性刺激。这与Ohman（1993）提出的进化相关刺激能够被无意识加工的观点似乎不一致。对女性而言，浪漫性刺激似乎较性爱刺激更具进化特征。此外，前注意过程也并非完全受到进化过程的调控，一部分还与人体过度学习（overlearning）或条件反射作用有关。

六、自动激活和调节

源于视觉性刺激的性意义是否能顺利进入大脑内记忆系统，成为自动激活的一项先决条件。一系列启动实验的基础上，Janssen 等（2000）提出了人体性反应信息加工的典型模式。其中，两种信息加工旁路特征最明显：第一种旁路，涉及性刺激评估及性反应水平，很大程度上受到自动或无意识调控过程的影响；第二种旁路，则与注意力及其调节作用有关。学者认为，性唤起始于记忆中性意义的激活。后者，反过来激活人体生理反应。此时，个人注意力转移至性刺激，刺激的性意义成为注意力焦点。最终，在自动旁路调控与注意力关注作用的统一调配下，生殖器反应和主观性感觉形成和出现。当一种性刺激兼具性意义和性无关意义（更准确地说，消极情感）时，女性性反应则可能出现性反应过程中成分不一致的现象。其中，刺激的性意义部分激活了生殖器反应。性意义与性无关意义之间的权重，决定了主观性感觉的程度。

因此，这种模型从另一角度阐述女性性反应成分不一致的原因，不再过多强调外周信息反馈作用。当一种刺激仅具备性意义时，大脑评估后生殖器反应和主观性唤起被共同激活（coactivation）；当这种刺激具备多种意义时，包括与性无关甚至消极意义，将导致性反应成分的不一致。研究结果表明，某些情况下性刺激更容易诱导女性产生消极情感。相对男性的积极性情感而言，性刺激时女性的表现可能更复杂。性刺激过程中可诱导女性产生许多与性无关的情感，包括积极和消极情感（Dekker，1988；Everaerd，1993）。

我们认为，性唤起经验是在刺激特性（包括内容和强度）、非条件和条件自主神经系统（ANS）反应的综合作用下，个体针对刺激中"性"意义产生的一种有意识评估。根据其定义，性唤起经验涉及从外显（陈述性）记忆中获取必需的感知内容。性刺激诱导的性意义与性无关意义之间的意识平衡，最终决定了性感觉的强度。通常，持续性反应（包括生殖器唤起和性感觉）需要人体感知以及外显记忆的共同参与。因此，未感知到性刺激情况下生殖器反应能否出现，成为最近一系列研究的目标所在。

七、"男性"和"女性"调节

性反应模型中信息加工的模式可用于男性和女性的研究。正常生殖器反应条件下，刺激中性的意义可自动激发人体生殖器反应。男、女性反应成分之所以表现不同，是由于刺激两种途径的贡献作用不同所致（图 11-1）。第一种途径，是对自动生殖器反应（外周反馈）的感知方式。如上所述，它在男性性感觉中的作用更加明显。女性而言，性感觉的贡献作用更多源于第二种途径，即性刺激中各种意义的综合刺激效果。换言之，女性性感觉的形成，更大程度上受到性刺激中各种意义的综合影响（包括积极和消极情感）。通常，这些性的意义已储存在我们的外显记忆中。

Canli 等（2002）发现，相对男性而言，情感刺激更容易激活女性记忆。学者通过功能性 MRI 检测 12 位女性和 12 位男性受试者观看 96 张中性 - 消极图片时情感唤起的强度。3 周后，对受试者进行一项非预期记忆检查，结果显示，女性受试者更多报道消

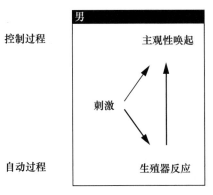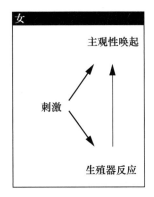

图 11-1　主观性唤起决定因素简易图

箭头粗、细代表不同因素对主观性唤起的相对贡献作用。

极情感唤起内容，即女性受试者对消极图片的记忆效果更深刻。功能性 MRI 检测显示，情感刺激时男、女受试者大脑内左侧杏仁核被激活（LeDoux，1996）。此外，3 周后给予最强情感唤起刺激时，发现女性受试者右侧海马被激活。由于外显记忆位于大脑内新皮质并受到海马的调控（Squire，1992），上述结果表明情感刺激处理过程中女性更容易获得外显记忆。如果这些发现适用于性刺激，很可能找到性刺激激活女性外显记忆的神经学依据，证实不同意义性刺激对女性性感觉的形成产生了重要影响。

我们认为，刺激显性作用（stimulus explicitness）之外其他（刺激或情景作用）信息决定了女性主观性感觉的产生与否。相比之下，生殖器反应外周反馈（即刺激显性作用）对男性性唤起经验至关重要。这种假说，不仅能很好地解释我们观察到的男、女性反应成分不一致的现象，且与 Baumeister（2000）提出的有关人类性行为特点的观点也不谋而合：相对男性而言，女性的性反应水平具有更大"性爱可塑性（erotic plasticity）"（性冲动受到社会、文化和情景因素的影响）。回顾分析现有男、女性行为和态度的研究成果，Baumeister 得出结论：女性性反应和性行为的形成，更多受到社会、文化和情景因素的影响。此外，这种观点与由生物学基础决定的、性反应中女性对情景线索反应更强的理论，并不矛盾。

男、女性活动，不可避免地受到生物和社会文化因素的交互性影响。进化过程中，男性和女性各自生殖目的不同。通常，女性的最低生殖投资（reproductive investment）成本高于男性（Buss，1993）。生殖差异因素影响下，女性的适应性更强。因为，她们生殖投资成本更多，与后代关系更清晰。她们不仅需要维持与婴儿的纽带，还需挑选能够提供必要资源的性伴侣。这一复杂、精细的决策过程，决定了女性更加关注微小线索和情景因素的作用。此外，Bjorklund 和 Kipp（1996）也提出：人类的认识抑制机制，是从控制社交和情感反应的必要性中演变而来的。

八、社交、情景线索和性感觉

根据上述假说，不难想象由于外显性刺激中性别相关的社交和情景因素上的差异，女性主观性唤起经验必然受到更大程度的影响。其实，男、女生殖器反应就是刺激显性作用的一种外在体现，它对刺激的社交和情景因素作用并不敏感。为了验证这种理论，学者在一项实验中通过改变性刺激特性来操纵情景因素（Laan，2006）：33位男性和36位女性受试者分别观看"女性为主的性爱电影"和"男性为主的性爱电影"，每种电影均涉及外显性刺激及相关性活动。与预期相同，观看两种性爱电影时男、女受试者的生殖器反应水平基本相同。但是，观看"女性为主的性爱电影"时女性受试者的主观性感觉水平高于观看"男性为主的性爱电影"时水平。相比之下，男性受试者中则未观察到这种现象。

不仅如此，笔者团队也采用其他方式研究刺激的社交和情景因素作用，如性刺激呈现过程中是否安全或危险、是否涉及长期性关系或临时性关系以及是否需关注与性无关的刺激等。每种情况下，女性主观性感觉的形成均受到更多情景因素的影响。

总而言之，相对女性而言，男性主观性感觉的产生似乎更多受到身体因素的影响。这并不是说身体变化在女性性生活中并不重要，仅表明女性在体验愉悦和兴奋这类身体变化前，需要满足的个性化条件更多。

参 考 文 献

Baumeister, R. F. (2000). Gender differences in erotic plasticity: The female sex drive as socially flexible and responsive. Psychological Bulletin, 126, 347-374.

Bjorklund, D. F., & Kipp, K. (1996). Parental investment theory and gender differences in the evolution of inhibition mechanisms. Psychological Bulletin, 120, 163-188.

Brody, S., Laan, E., & van Lunsen, R. H. W. (2003). Concordance between women's physiological and subjective sexual arousal is associated with consistency of orgasm during intercourse but not other sexual behavior. Journal of Sex andMarital Therapy, 29, 15-23.

Buss, D. M., & Schmidt, D. P. (1993). Sexual strategies theory: An evolutionary perspective on human mating. Psychological Review, 100, 204-232.

Canli, T., Desmond, J. E., Zhao, Z., et al (2002). Sex differences in the neural basis of emotional memories. Proceedings of the National Academy of Sciences, 99, 10789-10794.

Catania, J. A., Gibson, D. R., Chitwood, D. D., et al (1990). Methodological problems in AIDS behavioral research: Influences on measurement error and participation bias in studies of sexual behavior. Psychological Bulletin, 108, 339-362.

Cerny, J. A. (1978). Biofeedback and the voluntary control of sexual arousal in women. Behavior Therapy, 9, 847-855.

Chivers, M. L., Rieger, G., Latty, E., et al (2004). A sex difference in the specificity of sexual arousal. Psychological Science, 15, 736-744.

Damasio, A. R., Grabowski, T. J., Bechara, A., et al (2000). Subcortical and cortical brain activity during the feeling of self-generated emotions. Nature Neuroscience, 3, 1049-1056.

Damasio A. (2003). Looking for Spinoza: Joy, sorrow, and the feeling brain. Orlando: Harcourt.

Dekker, J., & Everaerd, W. (1988). Attentional effects on sexual arousal. Psychophysiology, 25, 45-54.

Dekker, J. (1988). Voluntary control of sexual arousal. Academisch proefschrift, Universiteit Utrecht.

Everaerd, W. (1988). Commentary on sex research: Sex as an emotion. Journal of Psychology & Human Sexuality, 1, 3-15.

Gartrell, N., & Mosbacher, D. (1984). Sex differences in the naming of children's genitalia. Sex Roles, 10, 867-

876.

Hamann, S., Herman, R. A., Nolan, C. L., et al (2004). Men and women differ in amygdala response to visual sexual stimuli. Nature Neuroscience, 7, 411-416.

Heiman, J. R., Maravilla, K. R., Hackbert, L., et al (2001, July). Vaginal photoplethysmography and pelvic imaging: A comparison of measures. Poster presented at 27th annual meeting of the International Academy of Sex Research, Montreal, Canada (see also http: //www.iasr.org/conferences/2001abstracts.html).

Heiman, J. R. (1977). A psychophysiological exploration of sexual arousal patterns in females and males. Psychophysiology, 14, 226-274.

James, W. (1884). What is an emotion? Mind, 9, 188-205.

Janssen, E., & Everaerd, W. (1993). Determinants of male sexual arousal. Annual Review of Sex Research, 4, 211-245.

Janssen, E., Everaerd, W., Spiering, M., et al (2000). Automatic processes and the appraisal of sexual stimuli: Toward an information processing model of sexual arousal. Journal of Sex Research, 37, 8-23.

Karama, S., Lecours, A. R., Leroux, J-M., et al (2002). Areas of brain activation in males and females during viewing of erotic film excerpts. Human Brain Mapping, 16, 1-13.

Laan, E., & Everaerd, W. (1995a). Determinants of female sexual arousal: Psychophysiological theory and data. Annual Review of Sex Research, 6, 32-76.

Laan, E., & Everaerd, W. (1995b). Habituation of female sexual arousal to slides and film. Archives of Sexual Behavior, 24, 517-541.

Laan, E., Everaerd, W., & Evers, A. (1995). Assessment of female sexual arousal: Response specificity and construct validity. Psychophysiology, 32, 476-485.

Laan, E., Everaerd, W., van Aanhold, M., et al (1993). Performance demand and sexual arousal in women. Behavior Research and Therapy, 31, 25-35.

Laan, E., Everaerd, W., van Bellen, G., et al (1994). Women's sexual and emotional responses to male- and female-produced erotica. Archives of Sexual Behavior, 23, 153-170.

Laan, E., Everaerd, W., van der Velde, J., et al (1995). Determinants of subjective experience of sexual arousal in women: Feedback from genital arousal and erotic stimulus content. Psychophysiology, 32, 444-451.

Laan, E., Sonderman, J., & Janssen, E. (1995, September). Straight and lesbian women's sexual responses to straight and lesbian erotica: No sexual orientation effects.Poster presented at 21st annual meeting of the International Academy of SexResearch, Provincetown, Massachusetts.

Laan, E., van Driel, E., & van Lunsen, R. H. W. (2003). Seksuele reakties van vrouwen met een seksuele opwindingsstoornis op visuele seksuele stimuli [Sexual responses of women with sexual arousal disorder to visual sexual stimuli].Tijdschrift voor Seksuologie, 27, 1-13.

Laan, E., & van Lunsen, R. H. W. (1997). Hormones and sexuality in postmenopausal women: A psychophysiological study. Journal of Psychosomatic Obstetrics and Gynaecology, 18, 126-133.

Laan, E., & van Lunsen, R. H. W. (2002). Orgasm latency, duration and quality in women: Validation of a laboratory sexual stimulation technique. Poster presented at 28th annual meeting of the International Academy of Sex Research, Hamburg, Germany (see also http: //www.iasr.org/meeting/2002/abstracts 2002.html).

Laan, E., van Lunsen, R. H. W., & Everaerd, W. (2001). The effects of tibolone on vaginal blood flow, sexual desire and arousability in postmenopausal women.Climacteric, 4, 28-41.

Laan, E. (2006). Sexual and emotional responses of men and women to male- and female-produced erotica: A replication and extension of earlier findings. Manuscript in preparation.

LeDoux, J. (1996). The emotional brain. New York: Simon and Schuster.

Levin, R. J., & van Berlo, W. (2004). Sexual arousal and orgasm in subjects who experience forced or non-consensual sexual stimulation—a review. Journal of Clinical Forensic Medicine, 11, 82-88.

Merrit, N., Graham, C., & Janssen, E. (2001). Effects of different instructions on within and between-subject correlations of physiological and subjective sexual arousal inwomen. Poster presented at 27th annual meeting of the International Academyof Sex Research (IASR), Montreal, Canada (see also http: //www.iasr.org/meeting/2001/abstracts 2001.html).

Morokoff, P. J. (1986). Volunteer bias in the psychophysiological study of female sexuality. Journal of Sex Research, 22, 35-51.

O'Donohue, W. T. & Geer, J. H. (1985). The habituation of sexual arousal. Archives of Sexual Behavior, 14, 233-246.

Öhman, A., & Soares, J. J. F. (1994). "Unconscious anxiety" : Phobic responses to masked stimuli. Journal of Abnormal Psychology, 103, 231-240.

Öhman, A. (1993). Fear and anxiety as emotional phenomena: Clinical phenomenology, evolutionary perspectives, and information-processing mechanisms.In M. Lewis & J. M. Haviland (Eds.), Handbook of emotions (pp. 511-526). New York: Guilford Press.

Oliver, M. B., & Hyde, J. S. (1993). Gender differences in sexuality: A meta-analysis.Psychological Bulletin, 114, 29-51.

Sakheim, D. K., Barlow, D. H., Beck, J. G., et al (1984). The effect of an increased awareness of erectile cues on sexual arousal. Behavior Research and Therapy, 22, 151-158.

Slob, A. K., Bax, C. M., Hop, W. C. J., et al (1996). Sexual arousability and the menstrual cycle. Psychoneuroendocrinology, 21, 545-558.

Spiering, M., Everaerd, W., Karsdorp, P. et al (in press). Unconscious processing of sexual information: A generalization to women. Journal of Sex Research.

Squire, L. R. (1992). Memory and the hippocampus: A synthesis from findings with rats, monkeys, and humans. Psychological Review, 99, 195-231.

Steiner-Adair, C. (1990). The body politic: Normal female adolescent development and the development of eating disorders. In C. Gilligan, N. P. Lyons, & T. J.Hammer (Eds.), Making connections: The relational worlds of adolescent girls at Emma Willard School (pp. 162-182). Cambridge: Harvard University Press.

Steinman, D. L., Wincze, J. P., Sakheim, B. A., et al (1981). A comparison of male and female patterns of sexual arousal. Archives of Sexual Behavior, 10, 529-547.

Sumich, A. L., Kumari, V., & Sharma, T. (2003). Neuroimaging of sexual arousal: Research and clinical utility. Hospital Medicine, 64, 28-33.

Tuiten, A., Laan, E., Everaerd, W., Panhuysen, G., et al (1996). Discrepancies between genital responses and subjective sexual function during testosterone substitution in women with hypothalamic amenorrhea. Psychosomatic Medicine, 58, 234-241.

Wincze, J. P., Venditti, E., Barlow, D., (1980). The effects of a subjective monitoring task in the physiological measure of genital response to erotic stimulation. Archives of Sexual Beha, 9, 533-545.

第12章　生殖器反应、性唤起和高潮的自主调控

除人类以外，性唤起调控对其他生物并不造成问题。对大多数其他生物而言，即使性唤起反应太快或者对"错误"目标产生性反应，也不足以为奇。不仅如此，这些生物性唤起（包括与性唤起相关的生理变化）和射精／高潮的产生与出现，很大程度上不依赖有意识的调控作用。然而，人类性唤起的调控却呈现出完全不同的画面。经验（直接和间接）以及认知能力，对他们与生俱来的性反应水平起到了增强或削弱的作用。相对其他生物而言，人类不仅性唤起对象多变，且其认知和行为调节机制也不拘一格，并以有意或无意方式丰富或削弱着他们的性愉悦。

评估人类性唤起自主调控（voluntary control）的能力，具有重要的理论和临床价值。同时，它也是研究方法学上的挑战。尽管受到性唤起复杂特征的困扰，常见性唤起评估方法（如问卷调查方式）的价值仍不可忽视。反复研究过程中，学者仍不断探索、尝试提高评估人类性唤起水平的能力。通常，学者会考虑到，什么是最好的提问方法？男、女如何正确评估当前和过去性唤起的水平？对人对己，什么时候男、女受试者更可能错误地评估？阴茎体积扫描方法能否降低对问卷调查的依赖性？如若这样，如何应对经常报告的生殖器反应与主观性感受之间的不一致情况，尤其是女性？评估性侵犯时，是否需要担忧受害者能否正确表达性侵过程中性唤起水平？所有这些问题，已不是方法学挑战那么简单了，更重要的是它还涉及性唤起的本质，包括尝试调控的能力。

作为一门临床学科，人类性学是研究各种不同情况下人体如何自主调控性唤起的科学。针对不同"情况"进行研究和治疗，不仅令性学理论更具实用价值，同时也极大提高人们对人体性唤起心理、生理机制的认识水平，指导未来继续努力的方向。有关性唤起调控临床实践中，过早射精（premature ejaculation）和一些被称为"不适宜"性唤起对象（如同性成年人、青春期前儿童）的问题，基本上已成为当前学术交流和讨论的重点。经过反复实践与研究，学者最终达成共识，性唤起研究是一项条件苛刻的复杂性研究，不仅要求实验方法学成熟（methodologically sound）、生态学正确（ecologically valid），还须深刻认识人类性唤起和性高潮调节过程中的心理、生理作用机制。简言之，本文希望从自主调控的角度，正确评估人体性唤起过程中各种复杂变化以及检测性唤起过程中遇到的各样棘手问题，进一步提高对人类性学的认识和理解水平，更好地为科研和临床服务。

目前，绝大部分有关人体性唤起（包括性唤起和性高潮）调控的研究主要以男性作为研究对象，这是由于临床上遇到的过早射精和性唤起对象"不适宜"问题多见于男性患者的缘故。当然，不排除有时候临床上女性性唤起调控问题更多见的现象。例如，一些学者将女性性欲望低下或性高潮功能异常也归类为性唤起调控功能紊乱的范畴。但是，某些学者认为，多数情况下这种女性性功能的紊乱，是非自主（或者说无意识）认知"调控"机制异常的结果（Kaplan，1974）。

不论这次合理争议的最终结果如何，本章将着重介绍性学家和临床医师特别关注的问题，即性功能障碍情况下，个体（主要是男性）如何采用认知和行为方法控制性唤起过程中的时间或方向。

一、特征和治疗

作为一种最常见的性功能障碍，过早射精几乎困扰了 1/3 的男性。评估和界定性功能障碍的难度，超出想象。大多数文献中介绍了一种"操作性定义（operational definitions）"的方法进行评估，主要依据一些自我报告的数据：

（i）阴茎插入至性高潮的时间。

（ii）性高潮的满意度。

（iii）达到性高潮时阴茎抽动的次数。

（iv）性刺激时对性高潮的控制感觉。

尽管这些检测方式涉及许多主观性指标，有时甚至是猜测，但却成为性功能障碍特质评估依据和各项治疗能否有效性的基础。当然，亦有一些学者尝试其他评估模式，如性伴侣评估、性高潮潜伏期客观计时方法或阴茎体积扫描术等（Strassberg，1999）。

目前，性高潮潜伏期的自我报告参考数据中，学者通常采用 4 项应用性标准进行评估：射精控制感、阴道插入至射精潜伏期、射精控制满意度和对过早射精的担忧。尽管各种指标之间存在一定关联，但程度不高，说明各种指标具有相对独立和不可替代的特点。我们评估射精潜伏期时往往采用多变量研究方式。其中，性高潮中射精自我控制感是一项重要指标。研究结果表明，它与性满意度的关系最为密切（Grenier，1997）。

大多数情况下，男性对自己性高潮时间的控制能力非常在意。性交过程足够长时，性伴侣达到性高潮的概率也相应提高，因而成为性活动中双方的迫切愿望。但是，由于男性性活动中更快地达到性高潮，许多男性（包括非过早射精人群）难以通过性高潮时间控制达到双方性高潮的同步。过早射精患者，就更不必谈了。因为，他们性高潮潜伏期平均值仅 2～3min 或更短。对过早射精患者而言，这基本上是一项不可完成的任务。

目前，得益于不同渠道的学习，许多男性逐渐掌握各种认知和行为调控技术，并可通过延迟性唤起方式达到推迟性高潮来临的效果。这种认知技术，常涉及一种注意力分散作用：即关注与当前性行为无关的心理状态或身体感觉。例如，想象性伴侣不太吸引人、罹患某种性病、考虑数学计算问题、想起某位令人尴尬的上司或窘迫的经济问题等，均可能有一定的作用。现在，尚无直接实证依据证明这种方法的有效性。实践中，注意力分散的普遍使用和广泛的轶事证据表明这种方法或多或少具有一定价值，适用于一部分过早射精患者和非过早射精人群。不可否认，男性必须为此"行为"付出一定的代价：事实上，由于这种方法干扰正常性活动中的注意力并使得性高潮延迟出现，以至于性活动的性愉悦程度可能有所降低。为了达到延迟性唤起的目的，只能权衡轻重取其轻了。

但是，注意力分散方法并不是唯一可用于调控性唤起的方式。除此之外，也可采取简单减慢或停止阴茎抽动、拔出阴茎、改变性交姿势、"圆周运动"样抽动、性交前射精、采用一个或多个安全套等方法等尝试。这些都是文献中曾经报道的用于延迟性唤起的方法。

Masters 和 Johnson（1970）、Kaplan（1974）以及其他学者介绍并推广了一种"挤压（squeeze）"（Semens，1956）和"停止 – 开始（stop-start）"的延迟技术，用于治疗临床上各种过早射精患者。在许多个案报道中，临床医师往往选择那些阴道插入或阴道内抽动 2min 左右射精的男性进行这种行为训练。临床和研究数据显示，短期而言这种训练方式具有一定效果。不仅如此，许多"正常"男性也采用这种相关治疗技术进行有计划的治疗。或许，他们希望借此方式达到延迟高潮前性唤起的作用（Grenier，1997）。

那么，"停止 – 开始""挤压"或其他方法延长性交时间的作用机制是什么？是直接延迟高潮来临（例如，减慢或停止性交），还是间接提高了高潮阈值（例如，某些人可在一定数量生理刺激下不射精），具体机制尚不十分清楚。对科学家而言，两种方法之间区别很重要。但是，对那些尝试延长性交时间的男性及其性伴侣来说，他们却只关心最终结果。只要男性能够停止主动性抽动，或至少减缓抽动速度，那么刺激水平的降低就有可能延长他们正在进行的性交时间进程。

在临床上，治疗严重过早射精也常常采用这种降低生殖器刺激水平的方法，患者在学习后多可掌握，包括：

（i）尝试不同的性交姿势以便找到降低刺激的方法（如女高男低位或男、女侧 – 侧位）；

（ii）采用一个或多个安全套；

（iii）涂抹一种减敏剂。

针对以上各种方法我们必须权衡利弊，最后选择一种适合自己的最佳方式。

目前，临床上最新、最具争议的治疗严重过早射精的方法，是药物治疗方式。多年以来，精神病和其他专科医生观察到，长期服用某种药物后可干扰患者性功能的某些方面，多通过降低性反应的水平达到维持勃起时间或者延迟性高潮的作用。例如，盐酸氟西汀（百忧解）这种抗抑郁药（一种选择性血清素再摄取抑制剂），虽能有效延长男性性高潮潜伏期时间，却可能导致患者性高潮的缺失（Rowland，1997；Strassberg，1999）。

现在，文献中报道了许多关于采用抗忧虑药治疗过早射精的成功案例，均通过药物的不良反应达到较满意的治疗效果。此后，采用复杂、双盲和安慰剂对照的研究方式，学者发现这些个案中报道的抗抑郁药（如氯米帕明）确有明显对抗过早射精的治疗作用（Strassberg，1999）。

尽管如此，精神药物治疗过早射精作用却备受争议。当然，这并非由于药物的有效性问题。事实上，服用药物后过早射精患者性交持续时间更长，对性唤起也具有更好的控制感。关键问题在于，尽管药物治疗有效，但同时对患者的性功能产生一定的削弱作用（Tiefer，1994）。有关这种药物有效性的争议（Strassberg，1999），不在本次讨论范围内。

其他争议，主要涉及过早射精的本质问题。大多数学者认为，可能存在一种过早射精亚型人群，他们对生殖器刺激水平的耐受能力（躯体脆弱性）较差、对性高潮的控制感较弱以及对性行为的满意度较低（Strassberg，1987）。目前，我们尚不清楚多少男性依据定义将自己界定为正常和过早射精人群，过早射精患者是否真正缺乏对性高潮的控制力，以及过早射精的真正病因是什么。

毫无疑问，过早射精患者对性高潮来临的控制力明显低于其他男性（Rowland，1997；Strassberg，1999）。目前，仍不清楚的是，这是否就是快速达到性高潮所致的一种知觉副作用，即许多男性（可能是大多数男性）报告期望性交时持续的时间更长。（Grenier，1997）。如果这些男性能够更好地控制自己的性唤起水平，他们为什么不能如愿地延长其性交时间，或者至少超过当前水平？也就是说，他们报告的、相对过早射精患者更高水平的性唤起控制能力，并不意味着他们的控制力更强，也可能仅由于其性唤起阈值更高，能达到"控制力更强的感觉"，以至于性交持续的时间较长而已。

此外，过早射精病因也是学者争议较多的另一议题。Masters 和 Johnson（1970）认为，在人类早期性行为过程中（如手淫或性交），往往为了避免被成年人发现或打断而匆忙、快速性交达到性高潮，从而形成了一种过早射精的潜在倾向。但是，由于早期性经验中诸如此类担忧无处不在，单纯担忧不可能成为过早射精患者特有的个性特征，这种观点也经不起推敲。此后，Kaplan（1974）提出，过早射精患者的心理特质，即不如其他人群能够更好认知自己的身体感受：预感性高潮来临时已经非常迫近，采取措施为时已晚。此时，过早射精患者已无法通过减慢阴茎抽动等方法控制自己的性唤起水平。但是，亦有学者不同意 Kaplan 的观点，他们通过研究令人信服地指出，过早射精患者并非不能正确评估自己性唤起水平（Strassberg，1987），使得这种持续已久的争议，更加扑朔迷离。

近年来，围绕过早射精特性或病因的问题，新的理论和观点不断涌现。其中，许多与个人内在和个人之间有关的心理问题，被认为是过早射精的重要原因，它包括悬而未决的恋母情结（oedipal conflicts）、愤怒不平的个人情感、被动攻击行为（passive-aggressiveness）、表现性焦虑（performance anxiety）和性生活贫乏等。目前，这种观点或假说暂未找到任何实证研究的支持。我认为，对大多数男性而言，性高潮前个人可耐受的生殖器刺激强度，其实就是一种生理因素决定的阈值高低表现，即青春期后男性接收到的各种类型生殖器刺激的综合体现（Strassberg，1994）。与其他人体生理反射（如呕吐反射和膝关节反射）一样，性高潮反射呈现刺激作用强度正态分布的特点，处于分布下限的男性表现为过早射精，而处于分布上限的男性则可能表现为性高潮异常，即射精抑制。在临床上，发现大多数过早射精病例存在这类特征，不因时间和性伴侣的变化而改变。而且，这些过早射精患者手淫时也较正常对照组更快达到性高潮（Strassberg，1990）。

撇开过早射精病因不谈，诊断为过早射精的男性患者在生殖器刺激水平低下时即可达到性高潮，并感到对性唤起水平缺乏控制力。曾经，我接诊一位过早射精患者在伴侣脱去内衣后立即出现性唤起。性反应过程中对性唤起缺乏控制的能力，并不表示过早射精患者没有这种愿望。即使那些性高潮潜伏期时间在平均范围（或稍高）的男性，也时常表达想更好控制自己性唤起水平，以便性生活持续时间更长。某些无勃起功能障碍男性之所以偶尔使用"万艾可（伟哥）"，也是期望在性高潮／射精后继续维持阴茎勃起状态。显然，性唤起水平的控制并非仅过早射精患者关心的问题，其他正常男性也会如此（Rowland，2000）。

二、其他人群性唤起的调控

学者发现，除过早射精患者外还存在其他几种类型男性人群，性唤起调控也同样具有重要的临床意义和研究价值。具体地说，好些男性和一些女性因为性唤起的主要目标问题而烦恼（或感到很不舒服），希望寻找（或以其他方式受到）能帮助他们控制性唤起的干预方法，如：①降低对当前对象的性唤起水平；②增加对其他对象的性唤起水平。这两种情况多见于同性恋和恋童癖。需要提醒的是，将这两种类型人群在此一并讨论并不表示我们会同等视之。

1．性取向

性取向（sexual orientation）的灵活性（可塑性）一直是学者关注的问题。某些情况下，一些男性和女性（具体比例不清楚，男性更高）寻求帮助，或者在他人极力鼓动下，尝试改变自己"性／浪漫兴趣"的成年对象，而这些"性／浪漫兴趣"的对象往往是相同性别的人群。性学家和临床医生对这种性取向转变的可能性或如何转变，提出了不同意见，多与性取向转变的可能性有关。同时，也与同性恋的起源、发生及其临床常态密切相关。目前，由于时间关系，不能在此详细讨论现有的、许多有关性取向转变的病因学理论，或回顾分析相关的研究结果，而仅探讨与性唤起调控相关的轶事和研究证据。具体地说，他们／她们如何成功地转变为对相同性别人群的性唤起水平降低、对不同性别人群的性唤起水平升高。

遗憾的是，依据本次讨论范围的界定、方法学的要求甚至性取向的定义，尚未找到一些设计良好、交叉对照的性取向转变的研究（Diamond，2003a；Veniegas，2000；Strassberg，2003；Zucker，2003），而仅有一些转变成功或失败的个案报道（Diamond，2003b；Kinnish，2005；Spitzer，2003；Shidlo，2002）。

对性取向本质的认识，使得评估、制定性取向转变成功与否的标准更加困难。评估过程中，应该检测哪些指标，性行为、浪漫吸引、性幻想，仅这三项或还有其他？最近，Kinnish 等（2005）研究显示，在性取向转变过程中这些维度的各自变化并无明显关联。那么，是否所有维度改变才可称为成功性取向转变？其实，维度数量改变与成功性取向转变之间的关系，就是维度的改变达到何种程度时才具临床意义（例如，7 分制评分中达到1 分，能否判断性取向转变？）的问题。而且，维度的改变需要维持多长时间，才被认可是稳定的性取向转变？一些学者认为，个体自我报告的性取向转变结果并不足以为信，必须有生殖器体积扫描术数据支持的性行为"真正转变"。

由于性取向转变方法的复杂性，性学家和临床医生对什么是真正意义的性取向转变，尚未达成共识。也可以这么说，即使提供了最令人信服的性取向转变可能性和用于支持转变的数据，也难以断定最终性取向转变成功，特别是那些早期性生活中对原有"性兴趣"对象认识强烈和深刻的人群（Haldeman，1994）。多年以来，男同性恋人群不断遭受到世俗的训话、说教，甚至电休克等待遇，使得他们倍感内疚、伤心或前途渺茫。尽管学者不断尝试控制性唤起目标的方式进行性取向转变的治疗，但被证明多不切实际。虽然有学者报道成功转变同性恋的性行为模式（Splitzer，2003），但最终发现完全转变他们/她们性幻想和性欲望目标，非常困难或几乎不可能（Shidlo，2002）。同样，对于异性恋人群而言，这种性取向转变的难度也不亚于同性恋。从这种角度考虑，不难想象控制过早射精患者的性唤起水平，至少与性唤起目标一样困难。目前，学者基本达成共识，成功性取向转变非常困难，并不是所有人能够完成这种转变。对于那些尚未确定性取向成功转变的，必须具备更多的实证依据。

2．恋童癖

对性侵儿童的男性恋童癖（pedophilia）罪犯评估和治疗而言，性唤起的控制问题显得非常重要。例如，一旦找到对青春期前儿童离经叛道的"性兴趣"，便成为性犯罪认定的最有力证据之一（Serin，2001）。

准确评估恋童癖的"性兴趣"对象很重要，由于许多男性性侵嫌疑犯总是歪曲表达自己异常的性反应类型，使得评估工作变得异常困难。阴茎体积扫描术能够客观检测恋童癖的性唤起水平，不再依赖嫌疑犯不诚实的个人报告（Simon，1991）。但是，学者报道即使这种"客观"的性唤起检测手段也存在一定局限性（Barker，1992）。我们知道，男性阴茎勃起组织受人体自主神经系统调控。多年以来，学者多倾向性认为，尽管阴茎勃起是一种完全非自主反应过程，但由于大脑高级中枢内神经旁路的存在，使得阴茎充血、肿胀的调控如同人体其他自主调控的反应一样（例如，眨眼反应），一定程度上也受到自主愿望的控制。

研究结果显示，在无任何歪曲表达"性兴趣"对象动机的前提下，阴茎体积扫描术（PPG）能够有效、准确评估恋童癖患者的个人报告与其外在性行为之间相关性（Strassberg，1987）。尽管如此，有学者指出：①实验室条件下，许多男性（1/3或更高）能够干扰（能力达50%）性唤起时阴茎体积扫描术评估结果（Mahoney，1991）；②无任何外在性刺激下，极少数男性能够自我诱导轻度、部分性唤起（Hatch，1981；Manoney，1991；Quinsey，1978）。这可能就是为什么在鉴别恋童癖与非恋童癖时，阴茎体积扫描术容易出现混杂性结果的原因（Barbaree，1989；Rice，1991；Simon，1991；Wormith，1986）。

尽管性刺激时男性掩饰（或控制）PPG对其性唤起的评估效应似乎与他们自身的能力无关，但其他几种变量可影响这种掩饰效果（Mahoney，1991；Mcanulty，1991）。例如，某些情况下，学者发现个人性反应经验（Freund，1988）和性刺激类型（如音频与视频刺激）似乎能够左右男性的调控能力（主要通过对偏爱刺激性唤起的抑制），使得恋童癖嫌疑犯能够掩饰他们"性侵犯"的真正特征（Card，1990；Golde，2000；Malcolm，1985）。而且，许多男性发现，抑制性唤起的难度与时间成反比，即抑制时间越长其难度越大。因而，阴茎体积扫描术的效度，时常是开始较低、随后升高（Mahoney，1991）。

当询问如何抑制自己性唤起水平时（如阴茎反应），大多数受试者回答采取尽可能回避性刺激的方法（可能时移开视线），或者使用竞争性幻想或认知的方式。这些策略与那些"正常"男性对象尝试通过强有力自主控制性唤起达到延长性交时间的方法，有着异曲同工之妙。因此，尽管阴茎体积扫描术是否准确评估恋童癖的作用尚不能确定，但研究人员和临床医师在实践中采用这种方法时仍具有重要的意义。

即使男性受试者能够成功抑制 PPG 评估中"易激惹"目标（如儿童）时性唤起，这种"成功"的意义仍不明确。也就是说，面对"易激惹"目标时男性成功抑制阴茎勃起，是否是对目标性欲望、性唤起水平控制能力的反映，还是一种依据自己感觉行事的可能性？是否真正控制了性唤起，或是仅控制了阴茎勃起？这两件事情的性质是否一样？诸如此类问题，不胜枚举。目前，这些仅是众多悬而未决的、有关阴茎体积扫描术在评估性犯罪中运用的部分问题。

另一种利用控制性唤起治疗恋童癖的方式，是通过改变性唤起目标进行性取向转移的治疗。也就是说，大多数性犯罪的治疗，主要通过鼓励、引导、威胁或其他说服方式，使恋童癖患者不再对儿童感"性兴趣"，而将其性幻想目标更多转移至成年人。目前，各种行为治疗技术包括性高潮条件反射重建（orgasmic reconditioning）、厌恶疗法（aversion therapy）、内隐增敏法（covert sensitizaton）和手淫满足（masturbatory satiation）等。

现在，尽管尚无充分实证数据支持，但许多轶事证据表明以上各种方法均具一定效应（Foote，1981）。多年以来也一直尝试这些治疗手段，将同性恋转变为异性恋。当然，实证数据仍较缺乏。

目前，最有效（仍然不完美）降低恋童癖患者对青春期前儿童的"性兴趣"的方法，是药物和手术去势（睾丸切除）治疗（Prentky，1997）。最大程度降低恋童癖患者的睾酮水平，似乎并不能明显降低恋童癖患者对青春期前儿童的"性兴趣"。同样，也不会提高恋童癖患者对一种适宜目标的"性兴趣"。相反，将导致恋童癖患者性功能丧失或性欲望低下。必须承认，通过激素诱导"控制"患者异常性唤起的方法，仅在睾酮水平显著低下时发挥作用。

三、结　　论

长期以来，性学家和临床医师已经充分认识到正确评估个人性取向和性唤起水平的重要性。反复研究发现，尽管性唤起构建看似简单和易懂，但性唤起评估过程却显得相当复杂和困难，特别是在尝试评估个体能够多大程度上控制他或她的性唤起。

以上，列举了几种相当常见临床情况下，有关个体（通常男性）控制性唤起水平或改变性唤起目标的研究。同时，也介绍了许多与评估相关的评价困境。显然，部分由于性唤起评估困境的原因，许多有关性唤起调控的基本问题仍未得到解答。同样，性唤起控制有效性评估的难度与在所有其他研究和实际过程中遇到的困难有诸多相同之处，再次说明正确评估性唤起的重要性。

参 考 文 献

Barbaree, H. E., & Marshall, W. L. (1989). Erectile responses among heterosexual child molesters, father-daughter incest offenders, and matched non-offenders:

Barker, J. G., & Howell, R. J. (1992). The plethysmograph: A review of recent lit-erature. Bulletin of the

American Academy of Psychiatry and the Law, 20, 13-25.

Card, R. D., & Farrall, W. (1990). Detecting faked penile responses to erotic stimuli: A comparison of stimulus conditions and response measures. Annals of Sex Research, 3, 381-396.

Diamond, L. M. (2003a). Reconsidering "sexual desire" in the context of reparative therapy. Archives of Sexual Behavior, 32, 429-431.

Diamond, L. M. (2003b). Was it a phase? Young women's relinquishment of lesbian/bisexual identities over a 5-year period. Journal of Personality and Social Psychology, 84, 352-364.

Five distinct age preference profiles. Canadian Journal of Behavioural Science, 21, 70-82.

Foote, W. E., & Laws, D. R. (1981). A daily alternation procedure for orgasmic reconditioning with a pedophile. Journal of Behavior Therapy and Experimental Psychiatry, 12, 267-273.

Freund, K., Watson, R., & Rienzo, D. (1988). Signs of feigning in the phallometric test. Behavior Research and Therapy, 26, 105-112.

Golde, J. A., Strassberg, D. S., & Turner, C. M. (2000). Psychophysiologic assess-ment of erectile response and its suppression as a function of stimulus media and previous experience with plethysmography. Journal of Sex Research, 37, 53-59.

Grenier, G., & Byers, E. S. (1997). The relationships among ejaculatory control, ejaculatory latency, and attempts to prolong heterosexual intercourse. Archives of Sexual Behavior, 26, 27-47.

Haldeman, D. C. (1994). The practice and ethics of sexual orientation conversion therapy. Journal of Consulting & Clinical Psychology, 62, 221-227.

Hatch, J. P. (1981). Voluntary control of sexual responding in men and women: Implications for the etiology and treatment of sexual dysfunctions. Biofeedback and Self-Regulation, 6, 191-205.

Kaplan, H. S. (1974). The new sex therapy: Brief treatment of sexual dysfunctions. New York: Brunner/Mazel.

Kinnish, K. K., Strassberg, D. S., & Turner, C. M. (2005). Sex differences in the flexibility of sexual orientation: A multidimensional retrospective assessment. Archives of Sexual Behavior, 35, 173-183.

Mahoney, J. M., & Strassberg, D. S. (1991). Voluntary control of male sexual arousal. Archives of Sexual Behavior, 20 (1), 1-16.

Malcolm, P. B., Davidson, P. R., & Marshall, W. L. (1985). Control of penile tumescence: The effects of arousal level and stimulus content. Behaviour Research and Therapy, 23, 273-280.

Masters, W. H., & Johnson, V. E. (1970). Human sexual inadequacy. Boston: Little, Brown.

McAnulty, R. D., & Adams, H. E. (1991). Voluntary control of penile tumescence: Effects of an incentive and signal detection task. Journal of Sex Research, 28, 557-577.

Prentky, R. A. (1997). Arousal reduction in sexual offenders: A review of anti-androgen interventions. Sexual Abuse: Journal of Research & Treatment, 9, 335-347.

Quinsey, V. L., & Carrigan, W. F. (1978). Penile responses to visual stimuli: Instructional control with and without auditory sexual fantasy correlates. Criminal Justice & Behavior, 5, 333-342.

Rice, M. E., Quinsey, V. L., & Harris, G. T. (1991). Sexual recidivism among child molesters released from a maximum security psychiatric institution. Journal of Consulting and Clinical Psychology, 59, 381-386.

Rowland, D. L., Cooper, S. E., Slob, A. K., et al (1997). Dissimulation in phallometric testing of rapists' sexual preferences. Archives of Sexual Behavior, 28, 223-232.

Rowland, D. L., Strassberg, D. S., deGouveia Brazao, C. A., et al (2000). Ejaculatory latency and control in men with premature ejaculation: An analysis across sexual activities using multiple sources of information. Journal of Psychosomatic Research, 48, 68-77.

Semens, J. M. (1956). Premature ejaculation: A new approach. Southern Medical Journal, 49, 453-457.

Serin, R. C., Mailloux, D. L., & Malcolm, P. B. (2001). Psychopathy, deviant sexual arousal and recidivism among sexual offenders: A psycho-culturally deter-mined group defense. Journal of Interpersonal Violence, 16, 234-246.

Shidlo, A., & Schroeder, M. (2002). Changing sexual orientation: A consumers'report. Professional Psychology, 33, 249-259.

Simon, W., & Schouten, P. (1991). Plethysmography in the assessment and treat-ment of sexual deviance: An overview. Archives of Sexual Behavior, 20, 75-91.

Spector, I. P. (1990). Incidence and prevalence of the sexual dysfunctions: A critical review of the empirical literature. Archives of Sexual Behavior, 19, 389-408.

Spitzer, R. L. (2003). Can some gay men and lesbians change their sexual orienta-tion? 200 participants reporting a change from homosexual to heterosexual orientation. Archives of Sexual Behavior, 32, 403-417.

Strassberg, D. S., (1994). A physiologically based model of early ejaculation: A solution or a problem? Journal of Sex Education and Therapy, 20, 215-217.

Strassberg, D. S. (2003). A candle in the wind: Spitzer's study of reparative therapy.Archives of Sexual Behavior, 32, 451-452.

Strassberg, D. S., deGouveia Brazao, C. A., Rowland, D. L., et al (1999). Clomipramine in the treatment of rapid (premature) ejaculation. Journal of Sex & Marital Therapy, 25, 89-102.

Strassberg, D. S., Kelly, M. P. Carroll, C., & Kircher, J. C. (1987). The psychophysiological nature of premature ejaculation. Archives of Sexual Behavior, 16, 327-336.

Strassberg, D. S., Mahoney, J. M., Schaugaard, M., et al (1990). The role of anxiety in premature ejaculation: A psychophysiological model. Archives of Sexual Behavior, 19 (3), 251-257.

Tiefer, L. (1994). Might premature ejaculation be organic? The perfect penis takes a giant step forward. Journal of Sex Education and Therapy, 20, 7-8.

Veniegas, R. C., & Conley, T. D. (2000). Biological research on women's sexual orientations: Evaluating the scientific evidence. Journal of Social Issues, 56, 267-282.

Wormith, J. S. (1986). Assessing deviant sexual arousal: Physiological and cogni-tive aspects. Advances in Behavior Research and Therapy: An International Review Journal, 8, 101-137.

Zucker, K. J. (2003). The politics and science of "reparative therapy." Archives of Sexual Behavior, 32, 399-402.

评　　论

Walter Everaerd:

在此,有幸与诸位讨论 Donald 演讲中提及的,也是自己非常感兴趣的问题。其实,男性身上反映的许多问题,都与对情感缺乏控制与调节有关。在我看来,情感强度的功能之一体现在对某些行为的去抑制作用。Frank Beach 曾经指出,性唤起其实起到激发个体生理反射的作用,如阴茎勃起反射和性高潮反射。言下之意,情感状态的高、低与我们行动的付诸有一定关系。但是,我们对情感之后行动的表现却关注甚少。那么,什么启动了性唤起向行动的转变过程?这不仅与作者文中提及的问题有关,也涉及性欲倒错反常性行为的形成,是日常生活中十分普遍的话题。例如,性侵犯案件中某些受害者的情感恢复较快,另一些则需要相当长时间恢复,甚至完全不能自拔。依据 Bjorklund 和 Kipp 观点,男、女在情感反应的控制能力上可能存在一定差异,早期阶段,女性似乎很善于掩饰自己情绪的流露,能更好控制和调节自己情感。其实,这是一种进化效应,由于其任务是融入团体生活,女性必须在进化过程中学会控制自己的情感。相对而言,男性是将自己的情感付诸行动,进化的结果是他们变得性格更加外向。尽管不太确定,但我始终认为情感的调节和控制非常重要。这就是为什么遇到性侵犯问题时我们往往显得无能为力,受害者的治疗过程也是困难重重。

对于 Ellen 的演讲,我也谈谈一些有关情感反应和客观检测方法的观点。人体性反应过程中,生理性唤起与主观感觉或经验之间不一致的现象,一直是学者感兴趣的问题。最近,John Morris(2002)提供的某些线索,转变了我们的观点。最初,正如 Ellen 指出的,尽管我们不太清楚大脑中性反应模块具体如何工作,William James 认为性反应时我们感受到的是外周性唤起的一种直接信息反馈。但是,这种将情感看作外周生理性唤起直接反映的模型,难以解释女性性唤起的经验,可能是模型过度强调外周生理性唤起的贡献作用。Morris 提出的最新概念神经系统理论,看似复杂却得到许多影像学研究的支持。作者认为,感觉信息或外周性唤起信息反馈至大脑内脑岛时,首先形成对身体内各种变化的初始印象,然后再与记忆中信息进行整合。目前,虽然我们不清楚这些信息最终如何变得有意识的,但至少确定有意识形成前某一关键环节必不可少。可以肯定的是,某种情景下经验的形成是汇聚至大脑内众多数据的构建过程,而大脑内脑岛在此数据分析过程中发挥了重要作用。认知学理论提出,不论信息构建与否都必须预留部分时间,使得大脑额叶皮质的"工作记忆(working memory)"元件能够有效进行信息加工和处理。其中,几种关键信息有助于性唤起经验的形成,如刺激、刺激关注度以及杏仁核激活后躯体和自主神经系统反应等。

　　由此可见，人体主观性感觉经验上的差异，可能是由于不同源头信息的贡献作用不同所致。如今，大脑内"海马作用贡献"的研究进展，有助于我们更好地理解这种主观性感觉经验上的差异。最初，我们采用"心理物理学（psychophysics）"模式，通过感官活动及其变化观察人体如何和何时感受事件变化的过程。但是，这种研究模式在实际应用的过程中，存在不少困难：首先，技术上难以确定感官事件及其操作方式，性活动也是这样；其次，个人能否区分这种感觉，很大程度上受到情景（语境）因素的影响。例如，感知心率变化的实验中，男性的感知能力多超过女性。但是在解释清楚的情况下，女性亦可达到男性的水平。可见，人体的感知能力受到许多因素的影响。

　　此外，很长一段时间内我们一直尝试通过记忆对情感事件的贡献作用解释主观经验差异的现象。目前，我们正在研究情感事件的记忆作用，即情感事件编码和检索过程中是否存在男、女性别差异和大脑功能单侧性特点。我们知道，人类大脑内负责视觉、空间和语言等区域的功能存在显著性别差异。例如，女性的语言表达能力超过男性，男性的空间感知功能强于女性。最新研究结果显示，情感事件记忆中也存在这种性别差异，这一点对于我们理解男、女性反应过程中主观经验上的差异非常重要。性刺激时大脑内功能区域激活的过程中，Karama 等（2002）发现，虽然观看性爱影片时男、女丘脑和下丘脑区域均被激活，但男性丘脑和下丘脑的活性水平高于女性。通常，丘脑和下丘脑是大脑内"性二型"区域，在生理性唤起和性行为中发挥重要作用。研究显示，男性下丘脑活性与性唤起之间呈正相关时，性刺激下男、女大脑内神经系统反应的差异性更加明显。为了研究大脑内情感记忆神经系统的性别特征，Canli 等（2002）采用不同效价和强度的图片刺激，观察受试者积极和消极情感以及情感强度的表达，以此了解男、女性反应过程中情感的作用及其差异特征。同时，结合功能性磁共振（fMRI）扫描观察受试者大脑内涉及情感记忆功能区域的变化。记忆研究中，一个众所周知的事实是，人类对情感事件的记忆能力往往超过与情感无关事件的。因此，认知实验中，作者采用"元记忆（meta-memory）"（内部心理活动的记忆）方式对个体受试者的记忆能力进行认知能力水平评分：忘记、熟悉和记住。其中，知晓的感觉与记住的效果，不能等同而语。采用这种情感操作方式，作者如愿观察到记忆表现以及男、女之间区别，女性对情感事件的记忆能力稍强于男性。也就是说，从一种崭新的角度，我们发现女性能以更精细方式编码图片的记忆过程。正是由于男、女大脑内不同区域参与编码记忆，使得二者情感表现有所不同。其中，与情感记忆密切相关的大脑内杏仁核区域被激活，男性右侧杏仁核激活明显、女性左侧杏仁核激活明显，左侧杏仁核与大脑内语言功能的关系更密切。不仅如此，当我们观察大脑内海马和皮质变化时，发现女性受试者激活更明显，表明其可能采用一种"外显（表述性）记忆"的方式编码图片内容，记忆能力更强。至此，我们似乎找到了男、女性反应过程中主观经验不同的原因，可能源于大脑内区域编码和记忆各自性经验的差异所致：面对性刺激时，男、女获取信息的方法以及构建主观经验的方式明显不同。

参 考 文 献

Bjorklund, D. F., & Kipp, K. (1996). Parental investment theory and gender differences in the evolution of inhibition mechanisms. Psychological Bulletin, 120, 163-188.

Canli, T., Desmond, J. E., Zhao, Z., et al (2002). Sex differences in the neural basis of emotional memories. Proceedings of the National Academy of Sciences, 99, 10789-10794.

Karama, S., Lecours, A. R., Leroux, J-M., et al (2002). Areas of brain activation in males and females during viewing of erotic film excerpts. Human Brain Mapping, 16, 1-13.

Morris, J. S. (2002). How do you feel? Trends in Cognitive Sciences, 6 (8), 317-319.

讨　论

John Bancroft：

今天上午收获颇丰。性发育一直是我非常感兴趣的议题。长期以来，许多学者在这方面进行了深入和广泛的探索，对当前研究具有启发性意义。Ramsey 作为一名教师，曾经与 Kinsey 博士有过密切合作，但是，在采访青春期男孩性发育问题时，因未得到家长许可被停职反省（Ramsey，1943a，1943b）。尽管如此，Ramsey 仍然收集到一些非常有价值的性发育资料。作者发现，尽管许多情况下男孩能够阴茎勃起，似乎与性无明显关系，是一种非特异性性反应。经历这一非特异性阶段后，男孩生殖器反应才逐渐变得与性刺激特异性相关。这一问题值得继续深入探讨。显然，人体性反应的形成和完善与条件反射的建立密切相关，即生殖器反应与条件刺激之间相互关系是性反应形成过程中的重要环节。同时，受到 Heather 演讲启发，我想进一步强调"唤起"与"生殖器反应"之间的区别。我们发现，即使无性唤起，男性亦可出现阴茎勃起反应。因此，我强烈建议不再使用"唤起"一词描述生殖器反应，可直接采用"生殖器反应"来表达。当且仅当，这种性唤起与大脑内去甲肾上腺素系统的激活密切相关时，方可使用"唤起"一词。这就是我给出的合理性建议。

Heather Hoffmann：

John 谈到的第一个问题是非常关键的，即性反应过程中条件反射的建立。我们发现，年轻对象性反应过程中条件反射的作用似乎更明显。

James G. Pfaus：

雄性大鼠模型研究表明，动物行为方式的掌握具有一种"先到先得"的特点。但是，这并不是说所有动物行为一经出现便无可塑性可能，它仅表明初次经验的重要性。通常，首次交配时雄性大鼠即可射精，人类却未找到能与之比拟的早期性行为表现。我们中大多数可曾记忆：十岁之初，首次体验到性唤起经验时懵懵懂懂的感觉；初次手淫，惊喜之余便能将感受到的愉悦与外部刺激、图片或图像联系起来。不论初次性交经验对未来性行为的贡献作用如何，我们都可从中获得大量宝贵的性活动信息。我认为，青春期的来临明显早于人体促性腺激素释放至垂体的时刻，也早于女性排卵、男性精子游动和阴毛生长的时间节点。紧随着，男、女第二性特征相继出现，并处于一种持续、动态的发展过程中。一旦我们明显感受到生殖器反应及其愉悦感，人体便启动了一种奖励机制。随着经验的不断积累，我们更加熟悉、领会了"性"的真正意义。所有这些过程，构成了我们早期性经验，个体的性别、颜值、毛发以及肤色等因素决定了性欲望的产生与否及强烈程度，并形成了我们喜好的性伴侣类型。不仅如此，人类性活动也呈现鲜明的个性化特点，我们不必选择一种固定的男上女下性交体位，完全可选择保留自己性活动特点而不必随波逐流。因为，我们本来就是现实生活中个性特点鲜明的一群人，即使存在文化背景的约束，也难以阻挡个体差异化的进程。

Raymond C. Rosen：

在此，欲进一步探讨条件反射模型研究中，"完成反应（consummatory responses）"与非条件性刺激（UCS）或非条件性反应（UCR）的关系。早期研究中，包括 McGuire、Carlyle、Young 和其他许多学者的研究，学者一直认为手淫（特别是男性）过程中性高潮和射精这种完成反应对性反应条件反射的形成非常必要。动物或人体模型中，学者对这种完备行为进行了深入的研究。一旦性刺激后完备行为（consummatory behaviors）出现，即可起到增强条件反射的效果。完备行为的反复表达，对于性反应过程中条件反射的建立必不可少。我想知道，完备行为出现的频率是否对条件反应的强度有所影响。也就是说，完备行为次数有限时，完成反应是否难以形成，条件反应强度也相应减弱？

Heather Hoffmann：

其实，这就是非条件性刺激的强度问题。条件反射模型中，Kantorowitz 曾将完成反应作为非条件性刺激进行研究。由于条件反应（尽管令人兴奋）的建立至少需 2～3 个月的时间，因而难以比较不同研究之间反应强度。

James G. Pfaus：

通过动物模型可更好研究完成反应的作用。反复对比条件反射作用，我们发现动物非条件性刺激不是阴茎插入，而是射精和射精后与雌性动物的亲密接触。事实上，在与散发杏仁气味的雌性动物媾和过程中，如果雄性动物仅有阴茎插入而无射精行为时，将表现出对散发杏仁气味雌性动物的厌烦情绪。因此，射精后阶段是一种将"性奖励（sexual reward）"与诱导性活动的周围环境关联起来的特殊状态。早在 18 世纪，Stendhal 就注意到，如果男、女恋人性高潮后仍然彼此亲密依偎，便可形成一种作者称之为纽带的喜好。他们将因彼此的个性特征紧密相连，这种特征也会成为其他人的喜好。那么，这一关键阶段是否与催产素和 / 内啡肽释放有关，尚不十分清楚。可以肯定的是，由于其作用不可替代，已成为一种完备的非条件刺激。另一方面，雌性动物的性奖励可转变为控制它们交配启动和次数的能力，Paredes 在这方面的研究很有借鉴意义（Paredes，1997，1999，2001）。如果雌性动物的完备行为受阻，虽仍可交配和怀孕却难以表现出对交配场所或伴侣的喜好。而且，将涂抹杏仁气味作为雄性大鼠与雌性大鼠步伐交配的必要条件时，雌性大鼠也表现出对散发杏仁气味雄性大鼠的喜好。由此可见，性行为条件反射研究中，确定非条件性刺激非常重要。由于伦理原因，人类性反应研究却不可如此而为之。

Michael C. Seto：

Heather，能否进一步解释性反应学习过程中"准备（preparedness）"的概念。在各种类型性欲倒错研究中，我们发现不论性欲倒错犯罪还是一般患者，其性取向的形成绝非偶然，却无统一规律可循。我想知道，根据你们条件反射研究，如何理解准备的概念，即某种特定倒错型"性兴趣"是否也是一种准备状态。

Heather Hoffman：

通过 Garcia 模型，可看出"非条件性刺激 - 信息反馈（US-FB）"的关联性超过"条件刺激 - 非条件刺激（CS-US）"，因此，有可能非条件性刺激本身就是某种预备刺激。这也是为什么，作为一种非条件性刺激，文中提到的"腹部"刺激较"枪炮"刺激关联性更强的缘故。

James G. Pfaus：

有关人类性腺何时发挥作用、青春期何时出现、性刺激何时诱导性唤起的问题，我是这样理解的，9～10 岁，人体性发育开始。此时，虽可能与同性别人群朝夕相处，却觉得孩提时代最好朋友的"腹部"可爱。成年后，则不再对男孩的"腹部"感兴趣。但是，当作为一个成年人对小男孩表现出不该有的兴趣时，很可能被判有罪而锒铛入狱。那么，你是否能够摆脱早期经验的影响？某种程度上，这与吸毒的情况非常相似：尽管你可以戒毒，但吸毒用具或某些特定环境诱导兴奋状态的事实，却永远无法抹去。因此，我始终认为，首先以彻底方式改变人类大脑神经系统活性的事件，将获得相当高的联想强度（associative strength）。此后，尽管一种刺激也能够建立条件反射，但其诱导效价可能较低。那些最早植入大脑沟回深处的事件，将对我们的影响至深。

Raymond C. Rosen：

听起来，你是在强调"初级与准备（primacy versus preparedness）"的概念。

James G. Pfaus：

是的，我认为首要阶段是性级联反应，即准备阶段中不可分割的一部分。

James H. Geer：

Heather，为什么研究设计时，你们选择未配对的条件性刺激而不是随机的条件性刺激？

Heather Hoffmann：

Martin 曾经指出，上述情况下随机对照方式可能效果不理想，特别是视频性刺激时会更加困难。动物模型中，我们的确发现未配对、具有外显效度条件刺激的效果更佳。由于随机对照可能出现条件性性唤起，因而 Martin 提出不能将随机对照方式作为第一选择。第二项研究中，我们也观察到这种现象：采用类似随机对照方式时，发现未配对组别中出现条件反射。

James H. Geer：

请问，你提到条件性刺激的基线展示法，是在受试者条件反射之前开始吗？

Heather Hoffmann：

是的，5 张幻灯片采取基线展示的方式，每张呈现 2 次。

James H. Geer：

是否有数据显示，这种研究模式较条件反射方式更加困难？

Heather Hoffmann：

可能需要反复多次实验而已，每张幻灯片仅需展示 2～3 次。这种情况下，潜在抑制作用不可能出现。

James H. Geer：

很好。

Heather Hoffmann：

实际上，之所以选择基线展示与测试展示的比较方式而不是探针的方法，是因为条件反射形成前某些幻灯片可诱导性唤起，特别是专为男性受试者准备的女性幻灯片。

James H. Geer：

如果不能找到一种单纯的条件性刺激，就总是一个问题。但是，如果性唤起一开始就出现，也是条件反射吗？我想你理解我的问题。

Heather Hoffmann：

是的，你所言极是。但回顾性研究发现，约半数研究中采用一种称为更有准备的刺激，即那些与影片配对的裸体图片。

Tillmann H. C. Krüger：

就两位男性受访者报告多次性高潮的问题，我想请教 Don 或者 Heather 教授。其中，一位男性受访者报告多次性高潮，但并非开始就这样，而是在 18 岁时出现的。由于性唤起能力非常强，射精也随之而至。某次性高潮后，受访者尝试维持性唤起状态并保持阴茎勃起，且能如愿维持高水平性唤起状态。询问成功原因时，他谈到了某种学习的作用。请问，你们如何解释这种认知过程？这又是什么类型学习作用？我认为这一议题非常有趣，研究发现这些受访者心理、生理和内分泌反应发生了一些相应的变化。

Donald S. Strassberg：

事实上，研究中我们也时常遇到这种情况。目前，尚不能确定这是学习的作用，还是与性反应不应期有关。我们知道，任何人都存在可检测的、因人而异的性反应不应期阶段。当然，青少年性反应不应期时间较短，以至于能够达到多次性高潮。也就是说，某种程度上，他们可维持阴茎持续勃起状态，继续从事性交活动。你所提及的男孩最初不具备、且随后通过某种学习获得的能力，可能属于这种情况。尽管不清楚男孩如何学会这种技能，但我相信有些人即使进入成年阶段，其性反应不应期依然短暂，能够达到多次性高潮或具备达到多次性高潮的潜能。

Tillmann H. C. Krüger：

例如，"坦陀罗（Tantra）"技术中就介绍了一种通过学习达到多次性高潮的方法。

Donald S. Strassberg：

未曾听说过。有时，一些书籍或商业录像夸大可教会男性维持性高潮长达 1h，我始终不相信。曾经，有学者谈到采用一种类似"手淫条件反射重建（masturbatory reconditioning）"的技术，尝试对性犯罪罪犯进行治疗：选择治疗对象喜好的性刺激，尝试手淫。然后，尽可能早在达到性高潮前引入另一种可引起其注意的替代性刺激，以期达到改变他们关注目标的效果。目前，这方面研究数据为数不多，通过现有数据进行分析难以得出令人信服的结论。研究显示，即使我们积极转变罪犯的性唤起目标，也不能真正通过这种技术使其关注目标与性高潮产生关联。这可能是由于原有性唤起和（或）喜好刺激与性高潮的关联时间较长（可能数十年）而难以改变的缘故。因此，这么短时间内实现上述目标是不现实的。可想而知，如果反复、不断地尝试手淫条件反射重建的技术，即便数年之久也可能失败而归。

John Bancroft：

一项早期研究显示，不论接受睾酮激素替代治疗与否，视觉性刺激时一些性腺功能低下男性阴茎勃起反应水平并无明显差异，而性幻想时睾酮替代治疗男性勃起反应更明显（Bancroft，1983）。其实，这就是此前提及的阴茎硬度和维持时间效应。遗憾的是，Davidson 团队未能重复这种实验结果（Davidson，1983）。当前，尚无足够实验数据回答睾酮在性幻想反应中作用，有待进一步研究阐明。

Roy J. Levin：

John，这是否由于实验中仅采用一种方法检测阴茎勃起水平的缘故？

John Bancroft：

是的。

Roy J. Levin：

这是为什么你们得到这种反应结果的原因？

John Bancroft：

我们发现，如果检测阴茎勃起硬度的同时观察反应持续时间，视觉性刺激时性腺功能低下和性腺功能正常男性生殖器反应存在差异，性幻想条件下却不然。这是一个值得思考的问题，有待今后男性性腺功能低下研究中进一步观察睾酮在性幻想反应中的作用。

Roy J. Levin：

这里，继续与诸位分享性反应中学习的作用。当问及初次性交感觉时，大多数人性高潮的感觉并不是非常满意。由此可见，性高潮所带来的愉悦感觉和体验并非自然出现，也是一种学习的过程。回顾性文献报道发现，谈及初次性交感受时大多数人总是体验不到愉悦感，经过特殊学习曲线后才逐渐将性高潮与愉悦感觉联系起来。

Kevin McKenna：

请问诸位教授，性条件反射的建立取决于大脑内哪一部分功能区域的作用，海马还是小脑？

James G. Pfaus：

性条件反射研究中，我们发现大脑内海马仅在气味条件反射中被激活。这种情况不仅见于雌性动物，雄性动物也是如此。当气味与性奖励关联时杏仁核虽然被激活，但不及海马明显。此外，在任何情况下动物只要身体移动，小脑亦被激活。但是，我们不清楚这种激活是由于移动本身，还是涉及大脑内其他运动相关的结构区域。

Kevin McKenna：

目前，是否有学者开展与小脑病变相关的研究并观察它对条件反射的影响？

James G. Pfaus：

当前，我们尚未开展这类研究。如有可能，下一步将涉足这类病变的研究。尽管 Kippin 进行了某些尝试，效果却不尽如人意。我仍相信条件刺激的信息加工位于大脑的梨状皮质，也是初级嗅觉中枢所在。由于这一结构细长，设计病理模型比较困难。

Serge Stoléru：

猴模型中，Rolls 进行了有关操作性条件反射的研究（Rolls，1999）。作者发现，猴眼窝前额皮质在调节刺激和反应中发挥非常重要作用。例如，当刺激权变关系改变时，动物的眼窝前额皮质将负责这种新型权变关系的学习，如奖励－惩罚机制的转变过程。

Brian Mustanski：

这类问题，已逐渐引起学者的重视。在 Heather 的演讲中谈到的条件反射个体差异问题，有助于我们理解临床上性反应异常现象。Michael 曾经指出，强迫症（obsessive-compulsive disorder）患者条件反射建立的速度，超过正常对照人群（Tracy，1999）。研究显示，在性相关和性无关的条件反射建立中，性欲倒错患者和正常对照人群之间存在显著区别。换言之，性欲倒错的形成与否，可能与不同个体之间性条件反射建立的个体差异有关。对此，我十分好奇。不知道是否有学者开展这方面研究。

同时，作为一名行为遗传学者，我对这种个体差异形成的原因也很感兴趣，如 Ellen 谈到的性反应过程中主观性唤起与生殖器反应之间的差异。那么，二者之间关联程度有个体差异吗？如果确实存在，其原因何在？意义如何？我们既可通过一些相对简单的实验模式，如观察个性特征的差异性变量来预测生殖器反应与主观性唤起之间的关联程度，亦可采用更复杂的实验模式，如兄弟姐妹的设计方法进行观察。行为遗传学角度而言，双胞胎的方法可能效果更好。某些学者可能认为招募兄弟姐妹进行性学研究非常困难，双胞胎几乎不可能。有趣的是，在与这类特殊人群的广泛接触中，我发现他们对此类问题非常感兴趣并愿意参加。目前，我们已经开展双胞胎的性学研究，志愿者参与率较高（Mustanski，2003）。其中，双胞胎的参与率较独生子（女）高。非孪生兄弟姐妹（nontwin siblings）参与时，我们可在数据分析中将方差进一步细分为家庭内部和家庭之间的方差。这样，不仅可通过家庭因素（遗传或环境）解释方差的变化，同时可控制家庭之间其他变量（如社会阶层）的影响。由此，能够合理解释性反应中生殖器与主观性唤起之间的差异，甚至研究个性与吸毒之间的关系（Dick，2000）。请问，研究性反应个体差异时能否采用这种模式，以便更好解释个体差异现象及其原因。

James H. Geer：

实验中，部分困难体现在性相关研究的选择方式上。这里，我们主要讨论"个人之间关联性（between subject correlations）"，它反映个体差异的效果不及"个人内在关联性（within subject correlations）"。实验结果显示，研究对象内在关联性（我们仅采用一次）的效果明显高于研究对象之间关联性的。这种角度而言，尽管 Ellen 给出更多合理解释，仍不能将方法学上差异与独立变量差异区分开来。

Ellen T. M. Laan：

是的，大多数研究中采用研究对象之间关联性的方法，但并非全部。一项研究中，我们选择"内在关联性"的方法，与 Geer 报道的实验方法相似（1983）。四种不同情况下，要求女性受试者关注性反应时生殖器变化。我们发现，仅两种情况下女性受试者主观感受与生殖器反应水平的关联性较高：即性刺激的强度改变时。也就是说，刺激强度变化可改变受试者"内在关联性"，这种解释较为合理。目前，越来越多的文献报道性反应个体差异的研究，但尚无针对男性对象的实验。

James H. Geer：

是的，选择"内在关联性"研究模式的数量非常少，主要针对"80"后和"90"后人群。

Brian Mustanski：

一旦实验中出现"内在"与"之间"关联性的显著分离，说明个人之间关联性方式不能检测个体差异。一项饮酒与安全套使用的相关研究中，个人"内在关联性"的结果完全颠覆了人们对饮酒与安全套使用的观点（Leigh，1998）。有学者甚至断言，个人之间关联性几乎不能与个人内在关联性的作用相提并论（Tennen，1996）。显而易见，持续检测主观性唤起的实验模式，就是计算个人内在关联性的最好方式。

James H. Geer：

十分正确。

Alessandra Rellini：

实际上，我们也采用了这种研究方式（Rellini，2003），并结合阴道脉冲强度（VPA）方法检测性爱视频时受试者主观性唤起水平。研究结果显示，女性主观性唤起水平与VPA之间关联性强。

Brian Mustanski：

你是指个人内在关联性吗？

Alessandra Rellini：

是的。不仅如此，借助"分级线性模型（hierarchical linear modeling，HLM）"，我们得以分析个人内在和个人之间关联性结果。首先，通过HLM连续检测VPA与每位女性主观性唤起的相关性和回归性。然后，利用反应曲线中个体斜率计算任一具体变量是否存在差异。当分析个体之间差异时，结果明显（Rellini，2003）。此前，在与Laan交谈中我们认识到，男、女之间性反应差异，是不争的事实。但是，也许存在这种可能性，即差异明显的男女之间由于反复方差分析的弱化作用，使得这种差异不明显。因此，我们认为女性其实能够准确感知生殖器充血反应，只是个体之间差异较大而已。

Julia R. Heiman：

其实，此前我们已讨论性反应中个体差异的问题。需要提醒的是，我们切记不能因为性反应中女性难以知晓自己身体的生理变化，就匆忙得出结论。因为，许多学者已通过"李克特量表（Likert scale）"方法证实女性VPA与主观性唤起水平之间存在良好相关性。因此，我认为研究的重点在于什么时间点相关性缺乏，哪些因素导致身体与主观经验之间相关性转变。目前，我们尚不能给出所有答案。其次，关联的对象是什么，是性唤起报道与VPA之间的关联，还是生殖器反应感知与VPA之间的关联。我们必须清楚，这是两种不同类型的主观经验和信息。当然，还有其他需要鉴别的方面。例如，性刺激时受试者生理性唤起与情感性唤起之间的差异。

Alessandra Rellini：

询问这类问题时，我们要求女性报告她们是如何主观感受性唤起的，并不是生殖器充血肿胀或VPA的变化，因为已有学者完成这类研究。一旦发现女性受试者主观感受与生理性唤起明显关联，找到随时间变化的女性主、客观生理变化时，再将性功能异常患者（女性性唤起障碍FSAD）和正常对照组进行比较。一旦上述实验能够重复，便可讨论实验结果的意义。通常，性功能障碍患者主观感受与生理性唤起之间的关联性较弱。但是，由于受试者数量以及方法学问题，现在尚不能给出满意的答复。

Donald S. Strassberg：

Masters 和 Johnson 曾经预测，哪些女性性交时最可能达到性高潮。学者认为，青少年时期有过手淫达到高潮经历的女性，性伴侣刺激时更容易达到性高潮。我想知道，是否有学者注意到手淫女性主观感受和生殖器反应之间的相关性，即手淫达到性高潮的经历是否对女性性反应产生重要影响。

Ellen T. M. Laan：

两项早期研究结果表明（Laan，1993），与无手淫经历女性相比，频繁手淫女性个人之间关联性更高，即那些手淫女性能够更好感觉自己生殖器反应（我们未能重复这种实验结果）。此外，学者提出的性高潮一致性问题，也非常有趣。Stewart Brody 认为，性交时性高潮表现更一致的女性，其主观感受与生理性唤起之间的相关性也更高。对此，我却不以为然。我认为，只有手淫（而非性交）时性高潮更一致的女性，才可能表现出这种相关性更高的特点。具体原因，尚不十分清楚。

John Bancroft：

关于手淫，我们曾经进行一项大学生手淫经历的回忆性研究。其中，男性受访者报告青春期前后很短一段时间窗（window of time）内开始手淫，女性受访者时间窗范围较广：初潮前数年至其后较长一段时间内开始手淫（Bancroft，2003）。不难发现，手淫在人类生长发育过程中具有非常普遍性特点，它可能是成年人性反应个体差异的原因之一。

Erick Janssen：

在此，我想请教大脑专家一个问题。目前，我们讨论了许多性反应过程中生殖器反应感知或察觉的作用。那么，生殖器内各种变化的感知，是否真正涉及信息的反馈机制？或者，它仅是大脑内负责生殖器反应功能区域的激活，以至于男性较女性更容易激活、一些女性较另一些女性更容易激活等。

Kevin McKenna：

这是个好问题。尽管不太容易，我们仍可通过阻断性反应的干预性研究验证这一假设。Ellen 性反应模型研究结果表明，性反应过程中男性能够更好关注自己生殖器反应。那么，阻断男性生殖器反应时会发生什么？虽然这种实验操作难度非常大，却仍有可行性。例如，通过男性性功能障碍患者治疗前、后的对比实验，即一种情况下的性无反应与另一种情况下的性反应进行对比。但是，我不清楚这一方法能否应用于女性，以及对反应的感知是否性反应的关键因素。干预性研究，也许能够为我们找到答案。

Ellen T. M. Laan：

这方面，Meredith 完成的研究非常有趣。实验中，她评估"男变女"变性人生殖器反应与主观性唤起之间的个人内在关联性。其中，生殖器反应数据，通过 VPA 检测获得。这些特殊人群的生殖器反应与主观经验之间关联性与正常男性的基本相同，但明显高于女性生殖器与主观经验之间的关联性。由于"男变女"变性人外生殖器已被切除，说明这些男性的高水平关联性，并非仅受到外生殖器对大脑信息反馈的影响。也许，这种"外周反馈旁路（peripheral feedback pathway）"他们已铭记于心。已然，我们不能继续采用生殖器外周反馈方式激活大脑内相关功能区域的理论，解释男性生殖器反应与主观经验之间的高水平关联性。这方面而言，"男变女"变性人大脑仍表现出男性特征。

Walter Everaerd：

Erick，你提到了一个非常重要，也是研究中经常遇到的问题，即知晓情感反应与产生情感反应之间的区别。当问及受试者某种感受时，我们从未确定哪些是情感反应的表现、哪些是情感反应的感受。可以肯定的是，我们能将情感反应表现与感觉旁路中发生的变化区分开来，从中找到情感反应的贡献作用。这一点，很清楚。

James G. Pfaus：

Erick 的问题，其实涉及行为如何变得敏感或自动化的，以至于感觉信息输入缺失情况下性反应依然出现。早在 1942 年，Frank Beach 就在长篇论文中指出，对于无性经验雄性大鼠而言，准备交配时感官刺激是必不可少的（Beach，1942）。学者通过大鼠失明、失聪和失嗅的方式，寻找哪种感官刺激对无性经验雄性大鼠的交配十分重要。同时，大鼠体内放置一金属块以达到阴茎去神经化的作用，阴茎去神经后观察到大鼠交配行为消失。20 年后，他的学生 Whalen 在研究中，允许雄性大鼠骑跨、插入，即一种实际阴茎刺激或阴茎反馈，但却不让大鼠射精。最后，允许大鼠射精时，它们表现出正常的交配射精行为，包括正常射精潜伏期，尽管此前它们从未真正射精。相比之下，如果在这些大鼠阴茎上涂抹利多卡因（而不是阴茎去神经化），它们将难以插入和射精。严格地再次训练后，大鼠才表现出正常的交配行为。因此，阴茎反馈对大鼠交配反应的建立，非常重要（Whalen，1961）。现在学者发现，在学习如何交配和关注伴侣的过程中，雄性大鼠清楚知道自己即将射精，因为它发出了一种 50 千赫的、雌性大鼠能够感应到的叫声。显然，通过感觉反馈和预期，大鼠知道即将发生的事件。对有性经验的雄性大鼠而言，即使阴茎涂抹利多卡因仍可交配射精，并未表现出任何明显异常迹象。这似乎表明阴茎的感觉反馈不再那么重要，它们的行为自动化进程如此明显，以至于感觉信息缺失时仍可射精，哪怕是在嗅球切除后。嗅球切除术虽可严重破坏无性经验大鼠的交配，但对有性经验大鼠而言却影响甚微或全无。由此可见，感觉刺激缺乏条件下，经验不仅主导行为的自动出现，且可形成一种维持行为的期望值。

David L.Rowland：

15 年前，我和 Julia 进行一项性功能障碍患者主观性唤起水平的研究。问卷调查中，涉及"总体性唤起（general sexual arousal）""心理性唤起（mental sexual arousal）"和"生理性唤起（physical sexual arousal）"等问项。性功能障碍患者，其总体性唤起水平更接近心理性唤起。换言之，他们更多通过大脑所想而非生殖器所发生，来评估自己的性唤起状态。毕竟，生殖器变化难以与大脑内改变相比拟。这为我们在生殖器无反应情况下评估性唤起，提供了研究思路。即使无生理性唤起条件下，人类亦可产生心理性唤起，这种说法也较合理。日常生活中，这种情况司空见惯：当我们大脑内产生性欲望冲动时，生殖器反应并不一定显露。当然，评估个人性唤起时，还需具体情况具体分析。

Donald S. Straddberg：

前列腺根治性切除术患者也会出现这种情景：尽管这些男性不能通过传统的生殖器反馈形成阴茎勃起，他们中大多数仍可诱导性唤起并达到性高潮。

Erick Janssen：

性反应自主控制，一直是我们兴趣所在，也是许多研究无法回避的议题。考虑到不同研究模型之间的非兼容性（incompatibility），讨论时我们必须关注反应水平的概念。相对高水平生殖器反应而言，低水平生殖器反应更难控制，此时注意力的作用显得相对重要，这与我们和 Barlow 模型的理论一致（Barlow，1996；Janssen，2000）。但是，实验中受试者调节性反应的能力及其应对策略，我们往往难以掌控。某些研究结果表明，通过某种内在方式分散受试者注意力时可改变个人的性反应水平。Everaerd 曾经指出，真正生殖器反应的自主控制，需要受试者确实关注到某种刺激，而不是简单观看显示屏或其中人物。注意力导向作用，远非如此简单。性反应的自主控制，始终是一项富有挑战性和充满趣味性的课题，一度令我痴迷不已。例如，当放映 20 或 30 年代性爱影片时，受试者可随意观看而无反应（最多也是一笑了之）。但是，他们亦可发挥自己想象力，换一种方式对待这种刺激并被性唤起。

　　请问 Meredith，如果实验中发现仅男性受试者性反应类型中表现出某种特异性（与其性取向匹配时出现性唤起），而女性却未出现时，这与自主控制有关吗？当然，不排除这可能是一种非自主行为，或者男、女受试者甚至不知道自己的所作所为。换言之，这可能涉及人类显性和隐性认知的作用。其实，男性并非"应该"会对那些与其性取向不匹配的刺激产生反应，这是否由于他们之前的学习经历才变得如此特异？对女性而言，这一要求是否没有如此严格，或者完全不同？由于注意力的作用非常复杂，我们并不能确定当男性发现性爱影片与其性取向不符时会转移视线（不再观看）。不知你怎么看待这一事件？

Meredith L. Chivers：

　　你提及男性性反应特异性问题，我也思考良久，仍不清楚非喜好类型性刺激时男性性唤起自主抑制是否一种性唤起的特异性表现。我想知道，有意识觉察初始阴茎反应后男性能否自行抑制。为此，我询问"成瘾和心理健康中心"Blanchard 博士有关阴茎测量的经验：如果采用一种超常敏感仪器，能否观察到受试者对非喜好类型性刺激的初始阴茎体积增加至随后减少的变化。Blanchard 博士指出，从未观察到这类反应。通常，面对非喜好类型性刺激时，男性不会表现出任何可检测到的阴茎反应。

　　我发现，与喜好类型性刺激相比，非喜好类型性刺激时男性也会表现出轻度的阴茎反应。这可能是由于我们采用的性刺激方式与 Blanchard 不同：选择性交视频刺激而非静止图片。根据你们的模型，有意识感知非喜好类型性刺激时人体会抑制这种非特异性反应。我们的研究结果却并非如此：非喜好性刺激时男性可能会表现出一种非特异性、低水平的阴茎反应。

　　下一次演讲稿中，我将详细阐述面对喜好和非喜好类型性刺激时，男性是否具备抑制和增强阴茎反应的能力。研究结果表明，我们不能仅以非喜好类型性刺激时男性有意识抑制性唤起的现象，简单地解释男性性唤起表现。我们发现，由于担心名声或被贴上同性恋的标签，正常男性面对"男性－男性"性刺激时会主动抑制性唤起。但是，男同性恋却不会对"女性－女性"性刺激表现出主动抑制性唤起的倾向，这并不妨碍其性取向的归属问题。也就是说，非喜好类型性刺激时有意识抑制性唤起，几乎不可能。不仅如此，即使受到鼓励，正常或男同性恋也不能有意识地增强自己阴茎勃起水平（Adams，1992）。由此说明，典型条件下，男性并没刻意抑制非喜好类型性刺激时生殖器反应。如若这样，他们可在性动机足够条件下停止不必要的精力抑制，以换取更高水平的生殖器性唤起。

参 考 文 献

Adams, H. E., Motsinger, P., McAnulty, R. D., et al (1992). Voluntary control of penile tumescence among homosexual and heterosexual subjects. Archives of Sexual Behavior, 21, 17-31.

Bancroft, J. (2002). Sexual arousal. In L. Nadel (Ed.), Encyclopedia of cognitive science (pp. 1165-1168). London: Wiley.

Bancroft, J., Herbenick, D., & Reynolds, M. (2003). Masturbation as a marker of sexual development. In J. Bancroft (Ed.), Sexual development in childhood (pp. 156-185). Bloomington: Indiana University Press.

Bancroft, J., & Wu, F. C. W. (1983). Changes in erectile responsiveness during androgen therapy. Archives of Sexual Behavior, 12 (1), 59-66.

Barlow, D. H. (1986). Causes of sexual dysfunction: The role of anxiety and cogni-tive interference. Journal of Consulting and Clinical Psychology, 54, 140-157.

Beach, F. A. (1942). Analysis of the stimuli adequate to elicit mating behavior in the sexually inexperienced male rat. Journal of Comparative Psychology, 33, 163-207.

Dick, D. M., Johnson, J. K., Viken, R. J., et al (2000). Testing between-family associations in within-family comparisons. Psychological Science, 11, 409-413.

Janssen, E., Everaerd, W., Spiering, M., et al (2000). Automatic processes and the appraisal of sexual stimuli: Toward an information processing model of sexual arousal. Journal of Sex Research, 37 (2), 8-23.

Korff, J., & Geer, J. H. (1983). The relationship between sexual arousal experience and genital response. Psychophysiology, 20, 121-127.

Kwan, M., Greenleaf, W. J., Mann J., et al (1983). The nature of androgen action on male sexuality: A combined laboratory/self-report study on hypogonadal men. Journal of Clinical Endocrinology and Metabolism, 57, 557-562.

Laan, E., Everaerd, W., van Aanhold, M., et al (1993). Performance demand and sexual arousal in women. Behaviour Research and Therapy, 31, 25-35.

Leigh, B.C., Gillmore, M. R., & Morrison, D. M. (1998). Comparison of diary and retrospective measures for recording alcohol consumption and sexual activity. Journal of Clinical Epidemiology, 51, 119-127.

Mustanski, B. S., Viken, R. J., Kaprio, J., et al (2003). Multivariate behavior genetic analyses of sexual health. Behavior Genetics, 33, 713.

Paredes, R. G., & Alonso, A. (1997). Sexual behavior regulated (paced) by the female induces conditioned place preference. Behavioral Neuroscience, 111, 123-128.

Paredes, R. G., & Martinez, I. (2001). Naloxone blocks place preference conditioning after paced mating in female rats. Behavioral Neuroscience, 115, 1363-1367.

Paredes, R. G., & Vazquez, B. (1999). What do female rats like about sex? Paced mating. Behavioural Brain Research, 105, 117-127.

Ramsey, G. V. (1943a). The sex information of younger boys. American Journal of Orthopsychiatry, 8 (2), 347-352.

Ramsey, G. V. (1943b). The sexual development of boys. American Journal of Psychology, 56 (2), 217-234.

Rellini, A., McCall, K. M., Meston, C. M., et al (2003). The relationship between self-reported and physiological measures of female sexual arousal.Manuscript under review.

Rolls, E. T. (1999). The brain and emotion. New York: Oxford University Press.

Tennen, H., & Affieck, G. (1996). Daily processes in coping with chronic pain: Methods and analytic strategies. In M. Zeidner & N. S. Endler (Eds.), Handbook of coping: Theory, research, applications (pp. 151-177). Oxford, England: John Wiley & Sons.

Tracy, J. A., Ghose, S. S., Stecher, T., et al. (1999). Classical conditioning in a nonclinical obsessive-compulsive population. Psychological Science, 10, 14-18.

Whalen, R. E. (1961). Effects of mounting without intromission and intromission without ejaculation on sexual behavior and maze learning. Journal of Comparative and Physiological Psychology, 54, 409-441.

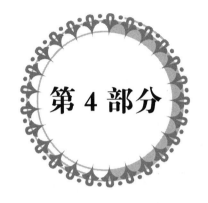

第 4 部分

性动机与性唤起

第13章　源于兴奋的欲望：性动机心理生理学观点

人类性反应主流模型中，学者将性欲望、兴奋和高潮确定为性反应周期中 3 个连续的阶段（美国精神医学学会，《精神疾病诊断与统计手册》，2000）。这种性反应模型的建立，得益于 Masters 和 Johnson（1966）的心理生理研究成果，并融入了精神病学家和性治疗师 Kaplan（1995）的治疗理念，即性欲望的出现早于性兴奋阶段。临床中，Kaplan 发现许多就诊女性患者的性功能异常，多与性活动欲望缺乏有关。由此，Kaplan 提出了性欲望缺失可导致性反应周期中性兴奋阶段激活失常的理论。

在诊治两千多例性欲望低下患者的基础上，Kaplan 得出结论，性欲望病理性降低，主要由于调节正常性动机表达的过程出错。更准确地说，与人体其他需求或动机一样（如饥饿和口渴），性动机或欲望也同样受到大脑内中枢神经系统的调节。神经系统调节机制异常时，必将影响人体正常性欲望的正确表达。与饥饿和口渴等其他动机一样，性欲望也是人体性冲动的表现方式，同样受到身体内环境中特殊感受器信号变化的调节。多年以来，学者主要采用"精神分析思维（psychoanalytic thinking）"方法解释人体性动机。目前，尽管尚无足够证据支持性冲动的产生是人体内平衡机制作用的结果，但性冲动概念仍是人类性反应主流模型中精髓，以及美国第 4 版《精神疾病诊断与统计手册》中性欲望低下的诊断依据。

本章首先讨论弗洛伊德提出的性欲、情欲和冲动的概念。其次，阐述现代动机制论和情感与动机机制之间密切关系，通过最近开展的运动准备、性唤起和行动相关研究，详细论证这种关系。再者，根据当前有关情感与动机的神经生物学知识，进一步认识性唤起和欲望的形成过程。最后，讨论大脑内情感与动机神经回路的相互影响以及多巴胺在动机形成中的作用。与 Kaplan 提出的性反应中性欲望和兴奋各自独立的假说不同，最新情感与动机制论认为，性欲望的产生是对身体和大脑内性兴奋状态有意识感知的结果，表明人体性欲望经验只能经由性兴奋途径而来。

一、性动机冲动模型与诱因动机模型

1. 性欲、情欲和冲动概念

性动机（sexual motivation）是一种用于解释性活动产生的构想（construct），性欲望则是被吸引或接近目标的（主观）经验，或是具有潜在奖励效果的行为。在弗洛伊德时代，性动机往往被看作一种恒力（Everaerd，2001）。对于性欲望，弗洛伊德喜好采用"欲望"一词来表达。他曾经说道，"每种语言中都没有对应'饥饿'的词语，因而科学研究时我们选择了'欲望'一词"。脚注中弗洛伊德解释，德语中欲望一词的含义模棱两可，因为它可表示需求的经验或者满足的体验。因此，弗洛伊德进一步阐释'欲望'一词的意义，考虑到了预备性兴奋的作用以及同时出现的满意度和随之而至的性紧张。欲望，既可以描述某种性紧张的感受（我想要＝"我想"和"我感到冲动"），又能表示某种满意的感觉，包含了性唤起和想要更多以及性满意度。最新动机制论中，就涉及这两个重要的概念："想要（wanting）"和"喜欢（liking）"。

依据弗洛伊德（1964）观点，欲望乃性本能使然。这种本能，是人体与生俱来的能力或行为，它既是兴奋状态的源泉也是兴奋的终点。此变化过程中，本能变得在心理上具有可操作性，并在一定能量配额下引导人体向某一特定方向前行，这就是我们常说的"冲动"。弗洛伊德（1964）指出，欲望并非外部刺激的结果。"与刺激明显不同，本能源于身体内部刺激并以恒力方式作用于人体，我们即使与之抗争也无济于事，这与外部刺激出现时能够抵御的情景完全不同"。因此，弗洛伊德将本能理解为一种推动我们前行的动力，此动力作用下冲动一词应运而生。由此可见，性本能来源于我们身体内部的力量，以一种恒力方式使其作用对象欲罢不能，与外部刺激的情况截然不同。从这种角度而言，欲望是身体内在紧张的结果。与此同时，人体又滋生一种抵御此紧张状态的需求。

目前，关于冲动形成的机制尚不十分清楚。谈及人体性动机调节问题时，Kaplan（1995）往往引用性欲、情欲和冲动的概念。作者将人体性本能的形成部位定位于下丘脑，系大脑内一个能够感知生理缺陷（physiological deficits）和保持内环境稳定的结构。Kaplan指出，通过与"吃"之共性比较，可了解更多"性"的特点。通常，饥饿状态时可激活我们大脑内下丘脑腹正中区域的"食欲中枢"。随后，在这种中枢神经系统生理活性作用下便产生主观饥饿的感觉。目前，关于下丘脑内性动机形成的具体过程不详，暂且理解为一种与性刺激相互作用下可激活人体性欲望的黑匣子。而且，目前亦无性禁欲是否对人体造成不良影响的研究。Beach（1956）曾经指出，性禁欲时，不会产生真正的组织或生物学需求。多数情况下，往往将性禁欲（sexual abstinence）与性剥夺（sexual deprivation）情况下原始冲动的概念相混淆。不难理解，即使被性剥夺，性欲望仍在，只不过此时与生物学或生理学需求之间的关联程度很低，甚至全无而已。此外，性活动时似乎不存在确保满意的生物学需求，它与饥饿和口渴的情况有所不同。最近，Herbert（2001）提出，可将性行为看作是一种身体内在感受"赤字（deficit）"情况下，人体必然的适应或反应方式。作者认为，下丘脑能够通过体内性激素水平监测当前性兴趣和行为状态并做出反应，强调性行为是人体在接受和分析复杂社会刺激后，表现出的一种复杂活动。不论动物或人类，当感受到攫取眼球的性刺激时，可在自身激素水平改变的前提下进入"性"准备状态。

2. 诱导动机

依据冲动模型理论，人们之所以性交是因为感受到性欲望。这与弗洛伊德的观点相同，即人体在恒力作用下寻找情感的突破口。然而，诱导动机制论强调，性动机产生是环境中某种具有性潜能的刺激作用下，激活人体敏感性反应系统的结果（Bindra，1974；

Singer，1987）。一旦这种敏感性反应系统受到激素和神经递质的影响，则有可能在与性刺激的相互作用中将人体推向性活动的旋涡。这种角度而言，性动机的形成并非由于人体下丘脑内赤字信号，而是源自外部环境中具有奖励作用性刺激的吸引。由此，在环境中性刺激及其吸引力的作用下，通过预期奖励机制激活了人体性欲望。

动机与情感的产生机制密切相关。有时，动机与情感之间相互作用如此紧密以至于难以区别二者的具体作用，如同硬币正反两面一样。根据 Bindra（1974）理论，动机是源于机体与环境相互作用的结果。如果没有能够预测奖励或危险的刺激，便无动机形成可言（Schultz，1988）。人类大脑能够特异性感受、应对环境中各种变化，躲避危险或迎接期望的奖励。其实，情感也可视为一种行动效应，不仅协助人体适应外部环境并达到促进或危及生存的作用，也可有助于消除顾虑并引导一种动机状态或行动意向（Frijida，1986；Lang，1993；LeDoux，2001）。在情感伴随的动机状态和行动意向的形成过程中，人体出现一系列生理变化，为下一步行动做好充分准备。

认知神经科学（cognitive neuroscience），科学揭示了情感、随之而至的动机状态或行动意向，以及情感感觉是如何形成的（Craig，2002；Damasio，2003；LeDoux，2001）。实际或想象中的情感刺激，相继激活大脑内情感触发和执行部位，最终导致身体内在器官和骨骼肌系统出现一系列相应的复杂变化。许多学者，包括 Damasio、LeDoux 以及早期 William James（1884）在内，均着重强调这一点：情感的有意识经验，即感觉，是我们感知身体内各种变化的结果。情感之后感觉，是身体和大脑信息反馈的效果。某种程度上而言，感觉就是人体整个"情感机器（machinery of emotion）"的最终产物。

学者认为，性情感状态、性兴奋感觉和欲望产生的机制与其他各种情感的形成过程非常类似，均同时伴有明显的身体反应。最近，功能性影像学研究显示各种情感主观经验的产生，如愤怒、厌恶、焦虑和性唤起等，与大脑内脑岛和眼窝前额皮质等结构的激活密切相关（Craig，2002；Morris，2002；Sumich，2003）。学者研究发现，大脑内脑岛不仅特定参与某种情感的反应过程，还涉及性唤起过程中周围自主神经以及可能情况下躯体神经的激活，并为情感状态的有意识感知提供必不可少的输入信息。

不论实际存在或是想象中的性刺激，信息处理后机体将自动为性活动做好必要准备。当意识到这些反馈至大脑内的各种信息时，将体验到性兴奋和欲望。因此，性欲望并不是空穴来风，缺少诱导性唤起性刺激时便无任何性欲望可言。目前，虽无足够证据断定性欲望和兴奋是各自独立的两项事件，但我们可通过现象学方法对二者进行区分：性兴奋感受，主要表现为生殖器反应的主观经验，以及对这种"性"状态的有意识评估；性欲望感受，则表现为与人体行动意向和性行为意愿有关的主观经验。

情感刺激信息处理后，机体表现出相应生理变化以迎接行动的来临：威胁性刺激时选择回避；吸引性刺激时则表现为欲求行为（appetitive behavior）。一旦欲求行为出现，人体随即发生一系列变化以便为目标做好充分准备，包括躯体运动系统反应、自主神经及内分泌反应，以及特殊的生殖器反应等（Robbin，1999）。最终，所有准备工作完毕，性行为随即出现。以下，通过最近开展的心理、生理研究，继续讨论性反应过程中运动准备、性唤起和行动事项。

二、性唤起和行动倾向

通过对女性对象的观察和研究，Ellen Laan 发现性刺激与生殖器反应之间存在自动关联的特点，即使未察觉到性刺激时，女性生殖器反应依然出现（Laan，1995）。最近，笔者将研究重点转移到情感刺激信息处理过程中躯体运动系统变化的特征上，期望找到合适的检测运动准备的方法，其中之一便是监测这种情况下人体反射幅度的变化。有学者报道，运动准备时脊髓活性升高并表现出较高的反射状态（Brunia，1988）。为此，特异性选择跟腱反射（Achilles tendon reflex）进行检测。尽管这种短反射对情感状态效价（valence of an affective state）不敏感，但在运动准备状态时敏感度增加，且易受到性唤起强度的影响（Bonnet，1995；Brunia，1988，2000）。因此，跟腱反射的变化方式有可能为研究运动准备提供难得的机遇。

Bonnet 等（1995）提出，与中性、低水平性唤起刺激相比，诱导情感唤起的刺激有助于增加跟腱反射幅度。作者认为，人体下肢准备行走、站立或其他活动时，跟腱反射相应地表现出一种内在、无方向性的活动。正是由于这种无方向性运动（接近或逃避刺激）特点，机体能够参与到与欲求或防御动机有关的活动中。作者选择 Lang 等（1988）设计的"国际情感图片系统（The International Affective Picture System）"内各种图片，观察不同效价（积极或消极）和强度（高或低）情感条件下跟腱反射的变化。与预期结果相同，相对中性图片而言，高水平唤起情感图片（积极或消极）刺激下跟腱反射水平明显增强。

与 Bonnet 等提出的假说相似，我们认为情感刺激时机体可自动产生一种行动意向，导致脊髓兴奋性增强和跟腱反射幅度增加，因而，研究不同效价（性欲求和厌恶）和强度性刺激下跟腱反射的变化特点（Both，2003，2005）。实验中，除了跟腱反射幅度，我们还检测生殖器反应、主观性唤起和主观行动意向。

在第 1 项实验中，受试者观看 5min 电影剪辑，内容分别是双方意愿性刺激、诱导焦虑电影、性威胁电影和无情感诱导的中性电影。我们预期 3 种情感刺激将形成不同的主观行动意向，即性刺激将诱导趋近行动意向、性威胁刺激将诱导逃避行动意向。同时，我们预计三种情感刺激下跟腱反射水平增强，中性刺激时跟腱反射水平不超过休息状态。实验结果显示，积极和消极情感均诱导受试者进入运动准备状态，威胁刺激时表现出逃避的愿望，意愿刺激时产生接近目标的想法。性刺激与威胁刺激情况下，跟腱反射水平增加的幅度无明显差异。

在第 2 项实验中，采用不同强度的性刺激。例如，低水平刺激的性爱亲吻、中等水平刺激的亲吻和抚摸、高水平刺激的性交等。依据 Ellen 研究结果（Laan，1995），特异性刺激强度不同时，女性受试者生殖器反应水平会表现出不同程度的差异。与预期结果一样，发现性刺激强度升高时跟腱反射幅度也相应增加，且各种不同强度性刺激下反射幅度差异明显。

研究表明，在情感刺激信息处理过程中，人体产生逃避或接近的行动意向。不论消极或积极情感刺激，都将产生一种情感反应，其中一部分导致行动意向的出现，即一种性动机的表达方式。随着情感反应强度的不断增加，行动意向也更加明显。为了更好理解性刺激时行动意向实际性行为的转变过程，选择观察实验室性唤起诱导条件下性活动的变化情况（Both，2004）。男、女受试者被随机分为中性或性情景刺激组别，分别观看 15min 中性电影和性爱电影。24h 后通过问卷调查方式，询问受试者性行为特点，包括生殖器反应、性唤起主观感觉和接近目标行动意向。研究结果显示，性爱电影刺激时受试者表现出生殖器反应、增强的跟腱反射、报告的性唤起和接近目标意向；观看中性电影时则未见特异性反应。而且，相对未观看性爱电影受试者而言，观看的受试者确实从事更多的性活动。因此，上述研究结果表明性刺激出现时可引导一种行动意向，从而增加实际性行为实现的可能性。

三、神经生物学机制

回顾性研究发现，Bindra 提出的有关情感和动机相互作用的理论与现代大脑神经生物学的观点不谋而合，即感觉信息输入至大脑后将启动自主神经和躯体神经系统调控的运动反应。最初，Bindra 并不十分清楚这种神经生物学机制。随后，Mogenson（1980）提出，边缘系统（limbic systems）和运动系统（motor systems）的功能对接在动机向行动转变过程中发挥了十分重要的作用。最近，Hostege（1998）又提出"情感 - 运动系统（emotional-motor system）"的理论，区分躯体运动系统和情感运动系统。躯体运动系统受大脑运动皮质和脑干调控，此系统作用下调控自主运动。情感运动系统由大脑情感回路部分或与之相关的结构控制，即边缘系统。情感运动系统的调控下，启动特异情感行为（如交配行为）和一般反应（如肌紧张）。

由此，Mogenson（1980）和 Hostege（1998）描绘了一幅边缘系统与情感回路、运动系统与动机回路之间相互作用的蓝图。其中，边缘系统内杏仁核与运动系统之间对接部位位于伏核，它接受杏仁核的直接输入信息和腹侧被盖区的间接输入信息，并与多巴胺系统产生关联。随后，伏核接收到的信息被传递至与运动皮质和脑干相连的苍白球，进一步调控着人体运动反应。情感与运动之间回路的对接，不仅实现了情感向行动的转变，同时也达到满足情感需求的作用。多巴胺，似乎参与了奖励信号和运动反应的启动，在动机回路调控中发挥了重要作用（Kalivas，1999；Phillips，2003）。长期以来，多巴胺一直被学者认为是一种重要的神经递质，负责满意度感觉。但是，大鼠动物模型研究显示，多巴胺与刺激的效价或升值并无明显关联，它主要与动物趋近刺激的意向有关（Berridge，1996）。

此外，Berridge 又详细介绍"喜欢（liking）"和"想要（wanting）"的概念。喜欢，代表对某一刺激的情感反应。对食物产生消极或积极评价时，大鼠和人类均表现出特殊的面部表情，从中可推测情感反应的结果。想要，则表示对某一刺激的趋近意向。这种行动意向往往通过频度和强度方式进行表达。例如，大鼠为获得食物必须付出相应的努力。Berridge 研究表明，多巴胺系统可影响机体"工具性行为（instrumental behavior）"（想要）的实施，而不是面部表情（喜欢）的表达。"想要"与"喜欢"概念之间的差异，有助于我们更好理解动机相关的性功能异常，解释为什么瘾君子会对毒品产生强烈的渴望程度，一旦吸入后却又不甚满意。

动物研究表明，多巴胺对性动机的产生具有明显易化作用（facilitating effects）

（Melis，1995）。人类性动机产生和性唤起形成的过程中，学者也观察到多巴胺的易化作用（Mestin，2000）。通过跟腱反射调控方式检测躯体运动系统的方式，能以敏感方法研究某些多巴胺类刺激神经运动的药物，并观察对人体性唤起和性动机的影响。因此，学者期望了解提高大脑内多巴胺水平的多巴胺兴奋剂能否改变人体性反应水平，特别是其行动意向。同时，也想知道多巴胺可否调控性动机中"想要"的成分，特别是行动意向的策动性（instigation of action tendency），致使性刺激下跟腱反射的幅度更强。其次，依据多巴胺对男性阴茎反应的研究结果（Giuliano，2001；Heaton，2000），学者渴望知晓左旋多巴（levodopa）是否能对生殖器反应产生易化作用，即对人体有意识情感、主观经验和行为意向的形成产生影响。Berridge强调，尽管动机状态的感知与有意识经验形成的潜在动机过程是脱离的，但这一潜在过程中变化足够明显时仍可进入有意识状态，并以主观报告的形式反映出来。以下，将进行多巴胺对性反应影响的性别差异研究。

采用双盲－交叉对照（double-blind crossover）研究方式，受试者（19位男性和28位女性）服用单剂量左旋多巴（100mg）或安慰剂，然后观察大脑内多巴胺水平的变化（Both，2005）。服药50min后预期大脑内多巴胺水平显著变化时，要求受试者愉悦地性幻想、并观看性爱电影。然后，检测受试者性刺激时跟腱反射、生殖器反应、主观行动意向和主观性唤起水平，发现左旋多巴并不能改变受试者生殖器反应、主观行动意向和主观性唤起水平。但是，左旋多巴对跟腱反射具有明显的影作用，不论是性幻想或性刺激情况下，男性受试者跟腱反射均出现明显变化。女性受试者，则未观察到左旋多巴的任何作用。与动物模型研究结果相同，体内左旋多巴浓度升高条件下，性刺激时男性受试者的行动意向更强。左旋多巴对女性受试者的跟腱反射无明显影响，与雌性大鼠动物模型研究结果相同，具体原因尚不十分清楚（Meston，2000）。左旋多巴增强男性受试者性刺激时跟腱反射幅度的事实，说明多巴胺参与动机行为的能量释放过程。跟腱反射的调控方式，提供了一种检测多巴胺对人体性欲求行为影响的敏感方法。至于左旋多巴作用的性别差异（gender difference）现象，尚不能给出确切答案。正如此前观察到的，多巴胺在雌性大鼠性动机研究中得出了自相矛盾的结论。究其原因，可能是由于诱导雌性大鼠发情时使用的激素与多巴胺相互影响所致，表明类固醇性激素与多巴胺之间确实存在相互作用的可能（Balthazart，2002；Becker，1999；Giuliano，2001）。因此，当前研究中显示的左旋多巴效应性别差异现象，可能是大脑内类固醇性激素水平不同的缘故。也许，多巴胺效应取决于体内睾酮水平，因而男性的多巴胺效应更强。未来，研究女性对象性反应中多巴胺作用时，还需要考虑体内激素水平的影响。

四、结　论

笔者将性动机形成的理论总结如下：

性刺激（现有的或想象中的）信息处理自动激发了人体情感系统，出现了以性行动准备为目标的各种身体变化。随着情感状态强度的不断提升，人体行动意向更加强烈。在情感向行动转变中，多巴胺物质发挥了重要作用。多巴胺很可能参与了人体奖励信号（reward signaling）的处理和行为活动的启动。性刺激时身体出现一系列变化，包括一般趋近行为的运动反应和特殊性活动的运动反应，如生殖器平滑肌的松弛反应。很大程度上，绝大部分性刺激的信息处理是一种不自觉和无意识的过程。在身体和大脑信息反馈条件下，人体运动反应进入有意识状态，随即产生性兴奋和欲望的感觉。性感觉的经验是性刺激激活人体性反应系统的结果。性欲望和兴奋的感觉是身体和大脑性兴奋状态的综合体现。由此可见，性欲望的感觉只能来源于人体性兴奋状态。与 Kaplan 的观点不同，笔者认为性欲望并非先于性兴奋，应该是先有性兴奋，再有性欲望。

最近，其他一些学者也提出了相同观点，即性兴奋状态下性欲望产生。因此，学者建议更新、修改当今主流性反应模型（dominant model of sexual response）（Basson，2000；Levin，2001）。性欲望观点的更新，对于临床工作意义重大。首先，从诱因动机模型角度考虑，性欲望低下并非人体本能的异常表现，而是情感 - 动机之间相互作用复杂机制未被激活的缘故。不可否认，在某些情况下性欲望低下可能源于大脑内某种化学物质的缺乏。但是，大多数情况下仍是缺少充满吸引力的刺激。事实上，Kaplan 也意识到这一点。因为，她治疗性欲望低下患者的重要一课，就是一种被称为"欲望增强的性家庭作业，性幻想和亲密接触（fantasy and friction）"。这种"性"家庭作业，可以是性幻想、性爱刺激、手淫，或其他任何行之有效的性刺激。其次，诱因动机模型观点强调刺激评估的重要性，个人既往性奖励经历非常重要。如果患者性奖励经验缺少或全无，或者主要表现为消极经历时，即使服用提高性反应敏感度的药物（雄激素、多巴胺或催情药），性欲望的提升也是无济于事。

总之，笔者期望通过跟腱反射方式研究躯体运动系统的活性，更好地检测人体性反应过程中性奖励的信号传递和行动意向的策动性（instigation of action tendency）。显然，通过未来与性活动策划和调节有关的行为学机制研究，对性动机、性欲望低下以及性欲望亢奋的理解将进一步提高，从而不断完善当今主流人体性反应模型，更好地为科学研究和临床实践服务。

参 考 文 献

American Psychiatric Association. (2000). Diagnostic and statistical manual of mental disorders (text revision). Washington, D.C.: Author.

Balthazart, J., Baillien, M., & Ball, G. F. (2002). Interactions between aromatas (estrogen synthase) and dopamine in the control of male sexual behavior in quail. Comparative Biochemistry and Physiology, 132, 37-55.

Basson, R. (2000). The female sexual response: A different model. Journal of Sex & Marital Therapy, 26, 51-65.

Beach, F. A. (1956). Characteristics of masculine sex drive. In M. R. Jones (Ed.), Nebraska symposium on motivation (pp. 1-31). Lincoln, Neb.: University of Nebraska Press.

Becker, J. B. (1999). Gender differences in dopaminergic function in striatum and nucleus accumbens. Pharmacology Biochemistry and Behavior, 64, 803-812.

Berridge, K. C. (1996). Food reward: Brain substrates of wanting and liking. Neuro-science and Biobehavioral Reviews, 20, 1-25.

Bindra, D. (1974). A motivational view of learning, performance, and behavior modification. Psychological Review, 81, 199-213.

Bonnet, M., Bradley, M. M., Lang, P., et al (1995). Modulation of spinalreflexes: Arousal, pleasure, action. Psychophysiology, 32, 367-372.

Both, S., Everaerd, W., & Laan, E. (2003). Modulation of spinal reflexes by aversive and sexually appetitive stimuli. Psychophysiology, 40, 174-183.

Both, S., Everaerd, W., Laan, E., et al (2005). Effect of a single dose of levodopa on sexual response in men and women. Neuropsychopharmacology, 30, 173-183.

Both, S., van Boxtel, G., Stekelenburg, J., et al (2005). Modulation of spinal reflexes by sexual films of increasing intensity. Psychophysiology, 42, 726-731.

Both, S., Spiering, M., Everaerd, W., et al (2004). Sexual behavior and responsiveness to sexual cues following laboratory-induced sexual arousal. Journal of Sex Research, 41, 242-259.

Brunia, C. H. M., & Boelhouwer, A. J. W. (1988). Reflexes as a tool: A window in the central nervous system. Advances in Psychophysiology, 3, 1-67.

Brunia, C. H. M., & van Boxtel, G. J. M. (2000). In J. Cacioppo, L. Tassinari, &G. Berntson (Eds.), Handbook of psychophysiology (pp. 507-532). New York Cambridge University Press.

Craig, A.D. (2002). How do you feel? Interoception: The sense of the physiological condition of the body. Nature Reviews, 3, 655-666.

Damasio, A. (2003). Looking for Spinoza: Joy, sorrow, and the feeling brain. Orlando: Harcourt.

E. Laan, & S. Both (Eds.), Sexual appetite, desire and motivation: Energetics of thesexual system (pp. 63-93). Amsterdam: Royal Netherlands Academy of Arts and Sciences.

Everaerd, W., Laan, E., Both, S., et al (2001). Sexual motivation and desire. In W. Everaerd, E. Laan, & S. Both (Eds.), Sexual appetite, desire and motivation: Energetics of the sexual system (pp. 95-110). Amsterdam: Royal Netherlands Academy of Arts and Sciences.

Freud, S. (1953). The standard edition of the complete psychological works of Sigmund Freud, Volume VII. London: Hogarth Press.

Freud, S. (1964). The standard edition of the complete psychological works of Sigmund Freud, Volume XXII. London: Hogarth Press.

Frijda, N. H. (1986). The emotions. Cambridge University Press, Cambridge.Giuliano, F., & Allard, J. (2001). Dopamine and sexual function. International Journal of Impotence Research, 13(Suppl. 3), S18-S28.

Heaton, J. P. (2000). Central neuropharmacological agents and mechanisms in erectile dysfunction: the role of dopamine. Neuroscience and Biobehavioral Reviews, 24, 561-569.

Herbert, J. (2001). Sexual behavior as adaptation: Relating brain, endocrine system and the social environment. In W. Everaerd, E. Laan, & S. Both (Eds.), Sexual appetite, desire and motivation: Energetics of the sexual system (pp. 13-32). Amsterdam: Royal Netherlands Academy of Arts and Sciences.

Holstege, G. (1998). The emotional motor system in relation to the supraspinal control of micturation and mating behavior. Behavioral Brain Research, 92, 103-109.

James, W. (1884). What is an emotion? Mind, 9, 188-205.

Kalivas, P. W., & Nakamura, M. (1999). Neural systems for behavioral activation and reward. Current Opinion in Neurobiology, 9, 223-227.

Kaplan, H. S. (1995). The sexual desire disorders: Dysfunctional regulation of sexual motivation. New York: Brunner/Mazel.

Laan, E., & Everaerd, W. (1995). Determinants of female sexual arousal: Psychophysiological theory and data. Annual Review of Sex Research, 6, 32-76.

Laan, E., Everaerd, W., van der Velde, J., et al (1995). Determinants of subjective experience of sexual arousal in women: Feedback from genital arousal and erotic stimulus content. Psychophysiology, 32, 444-451.

Lang, P. J. (1993). The motivational organization of emotion: AffecT-reflex connections. In S. van Goozen, N. E. van der Poll, & J. A. Sergeant (Eds.), The emotions: Essays on emotion theory (pp. 61-96). Hillsdale, N.J.: Erlbaum.

Lang, P. J., Öhman, A., & Vaitl, D. (1988). The international affective picture system.Gainesville: Center for Research in Psychophysiology, University of Florida.

LeDoux, J. (2001). The synaptic self. New York: Viking Penguin.

Levin, R. J. (2001). Sexual desire and the deconstruction and reconstruction of thehuman female sexual response model of Masters and Johnson. In W. Everaerd, E. Laan, εS. Both (Eds), sexual appetite, desire and motivation: Energetics of the sexual system (pp. 63-93). Amsterdam: Royal Netherlands Academy of Arts and Sciences.

Masters, W. H., & Johnson, V. E. (1966). Human sexual response Boston: Little, Brown.Melis, M. R., & Argiolas, A. (1995). Dopamine and sexual behavior. Neuroscience and Biobehavioral Reviews, 19, 19-38.

Meston, C. M., & Frohlich, P. F. (2000). The neurobiology of sexual function. Archives of General Psychiatry, 57, 1012-1030.

Mogenson, G. J., Jones, D. L., & Yim, C. Y. (1980). From motivation to action: Functional interface between the limbic system and the motor system. Progress in Neuroscience, 14, 69-97.

Morris, J. S. (2002). How do you feel? Trends in Cognitive Sciences, 6, 317-319.Phillips, P. E., Stuber, G. D., Heien, M. L. A. V., Wightman, R. M., & Carelli, R. M.(2003). Subsecond dopamine release promotes cocaine seeking. Nature, 422, 614-618.

Robbins, T. W., & Everitt, B. J. (1999). Motivation and reward. In M. J. Zigmond, F. E. Bloom, S. C. Landis, J. L. Roberts, & L. R. Squire (Eds.), Fundamental neuroscience (pp. 1245-1260). San Diego: Academic Press.

Schultz, W. (1998). Predictive reward signal of dopamine neurons. Neurophysiology, 80, 1-27.

Singer, B., & Toates, F. M. (1987). Sexual motivation. Journal of Sex Research, 23, 481-501.

Sumich, A. L., Kumari, V., & Sharma, T. (2003). Neuroimaging of sexual arousal: Research and clinical utility. Hospital Medicine, 64, 28-33.

第14章　性动机模型

丧失动机的动物与尚未激动的动物是不同的……其实它就是一具躯壳！

J.R.Blackburn（1988）

性动机（sexual motivation），是任何时间内可诱导人体产生性兴趣的激发力。它不仅引导性幻想，亦驱动我们寻觅、关注和评估性刺激，同时也调控性唤起和欲望的水平，并由此产生尝试手淫、进行性交及从事其他方式性活动的愿望。性动机概念看似简单、直截，却仍可在其形成过程中几个重要环节出错。作为一种机体的内在动力，性动机常呈现出周期性变化的特点，这可从行为或性幻想的内容中想像得出。因此，高水平性兴趣或行为反映了高水平的性动机，反之亦然。当然，人类性经验中性动机的概念可能更加复杂。当将性动机与模糊和过时的术语如欲望相提并论时，或者将性动机二分为含糊不清的生理与主观性唤起时，或者将性动机用于解释一系列与性能力外在表现有所不同的人体内在动机过程（好似性能力都无动机可言）时，都不可避免对性动机的定义产生歧义。而且，一旦真正理解动机的驱动意义，并准备运用这种概念解释人类性行为的目标时，也会很棘手。因为，人类性行为涵盖了各种不同的性奖励乃至人类得以繁衍的生殖过程。

性动机概念的意义在于它为我们提供了一种理论框架或探索模式，从而更好地理解人类性行为。作为一个具有普遍性意义的学术框架，性动机概念使我们能够在不同分析水平解释动物和人类共同拥有的性行为。尽管动物和人类性行为的外在表现方式明显不同，但这并不妨碍我们投入必要精力、并达成目的。一般性行为模型，几乎都是一些概念特征的构架，学者试图借助这些模型对性行为成分不断提炼，最终找到适用于不同物种或各种情况下性行为的核心变量（Bancroft，2000；Everaerd，1991；Pfaus，1999）。同时，作为一种特殊意义的学术框架，性动机概念应以可验证的方式阐述性行为中各种亚成分作用及其之间相互的关系。从这种角度来说，性行为模型的作用又与流程图（flow diagrams）非常相似，能够标定出时间和空间维度中不同性行为或事件的轨迹（trajectory）（Beach，1956；Toates，1992）。随着我们对性反应中性唤起、欲望、奖励和抑制作用的理解更加透彻，性行为模型的普遍性和特殊性意义也显得越来越重要。此外，为了更好认识性刺激时人类大脑神经系统的激活过程，建立这种学术框架对于研究特殊性反应中不同神经底物之间复杂的作用方式也非常迫切。由此，我们能够从行为的整体角度，理解性行为的作用及其意义。事实上，目前性行为的研究已融入其他许多重要学科理论，包括诱导动机（incentive motivation）（Berridge，1998；Stewart，1995；

Toates，1992）、信息加工（information processing）（Everaerd，1995）、比较神经生物学（comparative neurobiology）（Agmo，2003；Everitt，1991；Pfaus，2003）和进化心理学（evolutionary psychology）（Abramson，1995；Buss，1994；Symons，1979）等。有时候，尽管这些框架理论的预测效果不同，只要模式兼容便能指导我们更好研究动物和人类性行为的特征，不受二者各自不同的交配和阴茎外周勃起机制的桎梏（Bancroft，2000；Pfaus，2001）。同时，如何整合不同领域研究数据，也是性动机普遍性和特殊性意义探索中的一项挑战。

一、早期性动机概念

为了更好理解性动机模型的功能和作用，首先必须了解模型的起源。其实，性动机概念的演变，与一般动机制论非常相似，也处于许多二分法的徘徊中：将动机分为内在状态相关的"推动（push）"或驱动力与外部刺激或诱导相关的"拉动（pull）"；将行为分为欲求与完备阶段；将行为的决定作用分为生物学与社会学因素；将行为形成分为直接与最终的原因；将性策略概念分为一夫多妻（polygamy）与一夫一妻（monogamy）制；将动机分为身体和大脑特殊部位多维层面作用与对人体自身变化有意识感知的结果。因此，性动机本身包含着各种自主性、注意性和评估性"部分"，反映了大脑内既独立、又相互关联的神经系统内错综复杂变化。

古老性文本无论是古印度瓦特萨亚娜的《爱经》，还是中国道教的《房中术》，乃至古罗马奥维德的《爱经全书》，多将性爱行为分为进行前和进行中两部分，并涵盖各种达到或提高性愉悦的特殊方法。性，被理解为对人类生活中社交和个性发展产生深远影响的多元化和互动过程。同时，社交和个性特征反过来又影响个体的性期望值和反应水平。人们无不相信，性动机作用下个人将表现出交配行为以及与之相随的性愉悦。中古时期、宗教变革和工业时代的欧洲，由于崇尚身体的医学查视，性动机的生物决定论日渐盛行。19 世纪后，性器官解剖和生理基本信息、性腺分泌和妊娠知识已经逐渐被揭晓和掌握。此时，西方世界开始将性行为视作实现人类生殖目的的行为，因而掮出了男性性冲动是排出精液的"要求"、女性性冲动是怀孕和哺育后代的"需求"的概念。因此，与源于繁衍后代的性行为不同，手淫、同性恋、恋物癖（fetishism）或兽交（bestiality），多被认为是各种精神疾病的症状和表现。古代思想家反复强调，"性"在许多分析层面具有多元特性，使性活动披上了奇妙和神奇的面纱，难以进行真正的科学研究。为达到此目的，亟须建立一种更简易的模型，以便开展实验、并验证各种理论假说。Albert Moll（1897—1933），便是第一位采用双元理论解释性动机的现代性科学家。作者提出了两种不同冲动概念：生殖器消肿——用于降低性紧张；接触欲——用于靠近、抚摸和性刺激下的互动。任何适宜性刺激均可形成这种冲动并带来不同类型性愉悦。这种二分法与现在流行的二元理论十分相似，将动物接触目标的准备行为（preparatory behaviors）与接触目标后表现出的完备行为（consummatory behaviors）区别开来（Craig，1918；Woodworth，1918）。借助经验学、认知学和生物学理论，西格蒙德·弗洛伊德（1922）和威廉·赖希（1942）详细解释了生殖器消肿和接触欲两种冲动，以及性愉悦的感觉。不论从遗传和健康的角度或是紧张消除后愉悦的观点，性学界对性"需求"的生物学概念一直存在争议。许多生理、心理学家认为性就是一种原始冲动，与动物的饥饿和口渴感觉一样（Milner，1970；Stellar，1954）。但是，包括 Ellis（1915,1933）、Krafft-Ebing（1929）和 Beach（1956）在内的其他学者对此质疑。他们发现性禁欲时并未出现组织损伤、性活动后亦未增强健康。不仅如此，性欲望低下或睾丸切除患者也未见性欲望消失；同性恋性交并不能繁衍后代；人类生殖无望时依然从事异性恋性交活动；手淫或性欲倒错虽不以生殖为目的，但发生率仍然较高。所有这些现象，均难以通过上述简单的理论予以合理解释。而且，尽管学者发现性唤起和欲望时"紧张（tension）"的出现或性高潮时"紧张"的释放均伴随人体自主神经系统和内分泌系统的变化，但也从未见进行科学阐述。Beach（1956）指出"任何人不会因性活动缺乏而死亡"，表明对种族繁衍来说必不可少的"性"，对个体而言却并非如此。而且，作者断言那些被冠以繁衍后代的冲动，其实就是一种基于配偶、伴侣性特征或其他性爱刺激经验反映出来的性欲。金赛研究所学者在有关男性和女性性行为报道中反复强调，人类性欲的概念不断扩展，已不是原来基于繁衍后代的性要求那么简单（Kinsey，1948）。而且，灵长类性行为伦理学研究发现，"性"不再是单纯以生殖为目标的活动，它在我们的社会地位中也扮演了重要角色。由此可见，性行为具备与生殖作用乃至性奖励有关的各种社会和生理功能。性功能模型研究时，必须考虑这些动机变量的作用。

二、当代性动机模型

动机贯穿性行为各个方面，无时无刻影响着人类的性活动。性活动前，性动机已产生。当感受到身体内在激素和神经化学变化时，"冲动"作用下便有了"好色"的感觉，并产生性幻想或寻找潜在性伴侣的愿望。当发现潜在性伴侣或其他外部性刺激、并采取行动时，"冲动"便产生。当我们克服各种障碍和困难不过是为了得到一种性奖励，或者性互动过程中尽可能提高或降低对性刺激的反应性，或者性高潮后尽管性反应不应期存在，我们依然"性"趣盎然时，其实都是一种"冲动"的体现。除此之外，性动机还可能与人体其他动机系统产生某种关联。例如，短暂和高强度紧张情况下，通过交感神经系统抑制人体性唤起和欲望，转移对性刺激的注意力。但是，短暂、轻度紧张情况下却有可能提高性唤起和欲望（如尝试冒险性行为）的水平。当然，就概念而言，性唤起、性欲望、性奖励和性抑制都是性动机复杂作用的结果。为达到有效的预测效度（predictive validity），性动机模型必须以可验证的方式解释这些变量之间的关系。

目前，主要有三种性动机研究模型。第一种是性功能正常和异常模型，强调以性唤起或交配为基础的内在生理过程中性功能正常和异常之间的关系；第二种是性反应模型，阐述与性唤起和欲望形成有关的外在性刺激与生理、心理之间的相关性；第三种则是前两种模型的融合体。在很大程度上，这些模型相互重叠，它们之间区别表现在：第一种模型主要关注内在或外在事件，第二种模型主要关注内在事件，第三种模型则主要关注两项事件的等级。其实，最重要的是模型的本质问题：是二分法性质（如性唤起与表现、欲求与完备行为）还是多因素分析特征。除了 Masters 和 Johnson 提出的人类性反应模型外，人类性行为模型的建立主要源于临床个案研究、轶事报道和问卷调查等形式的回顾性研究，动物性行为模型则与实验室和场景设置下动物交配前和交配中行为的直接观察结果有关。在某种程度上，可从动物模型中获得相对人体模型而言更多的、有关人类趋近性刺激的动机，以及性动机驱动下性交开始和结束的直接知识。

Beach（1956）创建了第一个交配行为的流程图模型。通过对雄性大鼠交配活动中完备行为的交互性分析，学者总结出雄性大鼠性动机的二因素理论。此理论观点认为动物的"性唤起机制"（SAM）启动了交配行为，性刺激存在的条件下，雄性大鼠体内不断升高的生理和心理兴奋度达到了动物的交配阈值。而"插入和射精机制"（IEM）在维持交配过程中启动了射精，雄性大鼠内在状态进一步变化，达到动物的射精阈值。一旦射精出现，又反过来通过信息反馈机制抑制 SAM 和 IEM。此后，Sachs（1978）、Dewsbury（1979）和 Pfaus（1990）等学者对雄性大鼠交配行为中多种相关性进行因素分析，以便更好解释动物交配结构特点。研究表明，交配可进一步细分为概念上不同的且能反映其启动和速度的因素，包括射精前接受的生殖器刺激的数量。有趣的是，Pfaas 采用的因素分析中，欲求行为检测方式与任何完备行为的检测方式无关联。事实上，这种检测方式本身就是一种因素，能解释所有检测个体间方差 5% 的变化。它表明，就统计学和神经学角度而言，欲求行为与完备行为的表现明显不同。

Beach 注意到，就诱导行为而言，IEM 具有相对刻板和物种特异的特征（如雄性大鼠多次骑跨和阴道插入与人类阴茎 - 阴道连续插入的方式不同），而 SAM 则表现出相对灵活并受到学习作用影响的特点。其他学者，则更多关注大鼠和灵长类动物性行为中欲求表现，特别是性趋近行为。通过雄性大鼠与性接纳或活泼雌性大鼠交配的正强化作用，学者对雄性和雌性大鼠的操作性反应，如越过电网、爬障碍箱、直道奔跑、压杆和迷宫学习等，进行了详细的研究（Pfaus，2001）。尽管这些行为本身不是交配，且可在其他强化条件（如食物和水）下被观察到。但是，一旦性正强化作用存在，则有可能转变为条件性性行为。此后，Everitt 等（1987）进一步训练二阶刺激（second-order stimulus）（测试箱内灯光）下雄性大鼠的压杆行为，并与接近性接纳雌性大鼠的行为配对后进行条件反射研究。实验结果显示，雄性大鼠可根据测试箱内灯光的有无来调整自己性行为。相对而言，性接纳雌性大鼠本身并不能起到正强化作用，因为实验中雌性大鼠不能以离散变量的方式呈现。由此可见，动物能够通过初级性刺激（如实际的性伴侣）或次级性刺激（性意义的学习对象），学会许多性反应技能。

一旦将中性目标与性刺激产生关联，动物便可通过学习建立巴甫洛夫条件反射，以至于中性目标存在时条件性兴奋和性唤起出现。例如，雄性日本鹌鹑学会将灯光（条件性刺激）与性接纳雌性鹌鹑（非条件性刺激）关联的技能。最终，这种条件性刺激存在的情况下，雄性鹌鹑表现出求爱行为（Domjan，1986；Farris，1967）。如果将这种非条件刺激再与交配行为关联，那么非条件性刺激存在时雄性鹌鹑交配的潜伏期明显缩短（Domjan，1986，1988，1994）。而且，成年雄性大鼠可通过学习将中性（杏仁、柠檬）气味与交配行为进行关联，从而对散发这种气味的雌性大鼠表现出一种偏好射精的特点（Kippin，2001a，2001b，2001，1998）。同样，雌性大鼠可通过学习将气味与步伐交配行为进行关联（Coria Avila，2005）。不仅如此，与交配行为关联的中性气味（冬青油）可提高雄性大鼠血清睾酮和黄体酮的水平（Graham，1980）。预期性刺激出现时，大鼠表现出性兴奋；预期能够接近性接纳雌性大鼠时，雄性大鼠在实验箱内来回奔跑（Mendelson，1989；Pfaus，1990）等。就某些品种大鼠（Wistar 大鼠）而言，嗅觉线索对性欲求行为的表达很重要，非条件嗅觉线索（unconditioned olfactory cues）存在时动物行为表现水平提高（van Furth，1996）。最后，雄性大鼠可通过学习将某种特殊环境和中性触觉刺激与交配行为进行关联，中性刺激出现时雄性大鼠性唤起水平提高、快速射精（Zamble，1985，1986）。或者，特殊环境下形成与交配相关的条件性位置偏爱（conditioned place preference）（Agmo，1990；Hughes，1990；Mehrara，1990；Miller，1987；Paredes，1997，1999）。事实上，如果在这种特殊环境下再给予一种正强化剂，如阿片受体兴奋剂（阿扑吗啡），雄性大鼠会表现出更频繁的求爱行为（Mitchell，1990）。

Beach 模型建立 10 年后，Masters 和 Johnson（1966）提出了首个人类性反应多因素生理模型。这种"EPOR"模型，强调了性兴奋形成和释放为中心的性反应级联过程：

兴奋期（excitement）：性唤起和欲望时性兴奋水平迅速升高；

平台期（plateau）：实际性刺激时性兴奋水平缓慢升高；

高潮期（prgasm）：性兴奋或紧张感突然释放；

消退期（resolution）：延长的放松阶段。

尽管实际性反应中存在一定个体差异，特别是女性性反应中多次性高潮的特点，这种模型仍适用于男、女性反应的研究。

Beach（1956）和 Masters（1966）提出的性反应模型非常实用。因为它们确定了完备性行为兴奋与抑制不同生理学机制的相互关系与方向。然而，也有极少数情况下，模型并未界定性行为中欲求与完备成分之间的关系。例如，按照 Masters 和 Johnson 的观点，"欲望"就是任何能够增强性兴奋的因素，阴茎勃起就是一种最显著和明确的行为表现方式。尽管 Beach 赞同可从习得性欲求反应（如雄性大鼠迅速冲向性接纳雌性大鼠）中推断性冲动的观点，但当欲求反应（如越过电网追求性伴侣）与交配检测结果无关或睾丸切除后依然出现时，其有效度受到学者的质疑。

最近，Bancroft 和 Janssen（2000）提出了另一种二元模型（dichotomous model）理论。这种模型强调男性性反应的双元控制机制，即性行为的表达是大脑内兴奋和抑制调控机制综合作用的结果。在 Gray（1971，1975）乃至更早 Pavlov（1927）提出的有关神经兴奋与抑制的早期理论中，模型更注重两种机制适应性。例如，性兴奋的适应性，表现为寻找可达到生殖或性奖励目的的性伴侣；性抑制的适应性，则涉及防范威胁性的情景，包括生活中紧张性事件。性兴奋倾向，尤其是抑制特质，被看作一种个人内在倾向："大多数人而言，典型的性抑制水平是以适用性为前提的，以免个体陷入不必要麻烦。性反应中枢抑制倾向性较高的个体，性功能异常（如阴茎勃起反应）脆弱性也随之增加；性反应中枢抑制倾向性较低的个体，从事冒险性行为可能性增加（如安全套使用）"。需要提醒的是，性高潮后，性兴趣相关的非应激旁路亦可发挥性抑制功能，或者在性活动成为一种习惯或常态时起到降低性兴趣的作用。后一种抑制作用（可能由习惯诱导）可能是情景特异的。它仅在某种类型性活动或特殊性伴侣时出现。不仅如此，依据 Solomon 和 Corbit（1974）的"情绪对抗作用理论（opponent-process theory）"，这种性抑制可在不同情况或性伴侣存在条件下起到性活动的去抑制效应。最后，我们认为兴奋 - 抑制二分法与欲求 - 完备二分法是有所不同的。某种程度上，欲求状态与完备状态的神经学表现不同，而性兴奋与抑制变量可同时应用于任何阶段，使个人"准备就绪"却又不能工作，反之亦然。

涉及多因素维度时，模型的复杂性也相应提高。但是，如果可区分不同变量之间相关性，多元模型则能够更好解释实验数据的方差变化。例如，认知模型就被学者用以解释性反应时受试者的文化适应能力和应对经验（Geer，1987）。Margaret（1949）观察到，不同文化背景下男、女交配前和交配中活动方式不同，这种行为的多样性不仅是性反应特质的体现，同时也与生活中各种社会需求密切相关，显现性行为在社会中重要作用。同时，Hardy（1964）提出了性动机的"欲望"理论，更多关注认知 - 情感经验而非生物学机制（如激素水平变化）。Hardy 认为，性行为不再是单纯的生殖目的，个人还追求更高的享乐目标，可在不同文化背景下性情景中实现，包括各种必要的、以获得性刺激为目的的工具性反应乃至生殖器刺激所致性高潮。作者强调，性动机源泉就是基于情感（享乐）变化的一种习得性期望。这些期望，既可源于真实的外在刺激，又能来自想象中的性幻想，且与性满意度的经验相关。而且，性动机可进一步划分为"趋近""回避"和"模棱两可"3 种类型，反映了与某种特殊性幻想、性刺激或性行为相关的积极、消极或混合型情感。同时，学者发现，在某种类型性刺激反复作用下，个人亦可形成一种习性。其中，最初经验往往是印象最深刻的。最后，Hardy 指出，性反应水平还与性刺激时效性相关：那些唾手可得的、较遥遥无期的性奖励更具吸引力，性反应也更强烈。但是，人类性行为的这些特征并不一定适用于动物。当然，将动物性反应研究结果用于推测人类性反应时，亦必须充分考虑不同种类动物之间性行为表达的差异性。与动物模型中实验因素相比，人类性反应由于受到更多基因或内分泌因素的影响，其特征表现也更加独特。

考虑到各种模型之间非兼容性（incompatibility），Whalen（1966）尝试将 Hardy（1964）和 Beach（1956）模型元素进行整合。作者提出，动物和人类性动机可精简为由激素和实验因素构成的共同部分。因此，Whalen 将性行为定义为基本的 6 个要素：

（i）性别认同（sexual identification），或个人扮演的性别角色（gender role）；

（ii）对象选择（object choice），或个人性兴趣导向的人与事；

（iii）性满意度（sexual gratification），或源于性活动的奖励及快乐；

（iv）性唤起（sexual arousal），或性兴奋的瞬时水平；

（v）性唤起度（sexual arousability），或性刺激时个人达到性高潮速度；

（vi）性活动（sexual activity），或基于性幻想内容的直接表现或可推测的性行为。

Whalen 认为性唤起和性唤起度是性动机中最具代表性指标，性唤起是平静与性高潮之间过渡状态，性唤起度则是个体更鲜明的生理特征（与"气质"的概念相似）。例如，当性唤起以一种线性维度方式提升时，某些个体达到性高潮的速度可能超过其他人。那些仅需较低水平刺激便能达到性高潮的个人，相对那些需要更高强度刺激的人，能够表现出更高性唤起度。因此，对性高潮所需性唤起水平知识的认识，有助于更好分析性反应的特征：不仅能更准确评估性唤起度，亦可避免陷入概念混淆的泥潭。动物和人体研究数据显示，射精后个人性唤起和唤起度将以不同速度递减，进一步说明这两种因素的作用机制不同。更重要的是，性唤起水平由某种外在因素决定，如条件或非条件性刺激和期望值；性唤起度则由某种内在因素决定，如激素活性和生殖器感觉反馈。然而，性唤起度也可通过经验的累积不断调整，特别是生殖器感觉反馈获得愉悦信息的效果最明显。Whalen 认为，不能通过"性别认同"或"对象选择"来推测性动机，因为理论上这些性要素与潜在动机变量并无关联。例如，不能通过某人的头发颜色、身材或具有性吸引力的性别特征，推测其"性唤起度"或性邂逅的频率。尽管不同文化背景，甚至不同实验条件下"对象选择"要素存在差异，例如在动物模型中，实验设备驱动犬手淫，使犬对这种设备产生欲求性行为的愿望，但这并不意味着以"性满意"为目的的性动机已发生改变。

在 Beach、Hardy 和 Whalen 性反应模型的研究成果上［其实这些模型也受到 William James（1890）模型的启发和影响］，Byrne 提出了"性行为序列（sexual behavior sequence）"模型（1977）、Barlow 提出了"性功能障碍工作模型（working model of sexual dysfunction）"（1986），主要阐述非条件性（特别是自动激活）与条件性刺激在性唤起、情感和认知过程中的相互作用。学者认为，在性兴奋或抑制信息反馈的基础上，性唤起、情感和认知可形成某种特殊性反应类型。例如，性唤起或生殖器刺激时可增加生殖器血流，而射精却表现为抑制作用。此时，情感反应的效价（如欲求或厌恶）可通过反馈机制进一步影响外生殖器血流的速度。不仅如此，Byrne 还提出了"性欲恐怖－性欲亢奋（erotophobia-erotophilia）"二元论，尝试预测性爱刺激时性反应水平。例如，性欲亢奋的个人主观性唤起水平较高，可在性刺激下形成更高的积极反应。反过来，性刺激又可前馈性地提高性唤起水平。由此可见，人类性行为受到一系列复杂信息反馈系统的调控，某种性刺激存在条件下可通过性唤起、情感和认知之间的相互作用，最终形成特定的性反应类型。

此后，Barlow（1986）提出了 5 因素或维度理论，用于鉴别男性性功能正常或异常。

一是情感因素。性刺激时性功能正常男性表现出更高的积极情感而性功能异常男性则表现出更多的消极情感。

二是性唤起因素。相对性功能异常男性而言，性唤起因素出现时正常男性显现出更高、可控的主观性唤起水平。

三是性表现相关"需求特征（demand characteristics）"。性表现相关刺激的"需求特征"，对性功能异常男性起到分散注意力、降低性唤起水平效果，而性功能正常男性性唤起水平却不受影响。

四是性表现无关"需求特征"。相反，性表现无关刺激的"需求特征"，可分散性功能正常男性的注意力、降低性唤起水平，而对性功能异常男性却无明显作用。

五是焦虑因素。焦虑情况下性功能正常男性仍可被性唤起，而性功能异常男性的性唤起则受到抑制。根据 Barlow 模型理论，感知到某种内在或外在性刺激时将启动人体对性唤起刺激注意力的提升模式，以及奖励（性功能正常男性）或厌恶（性功能异常男性）的情感评估。随后，评估结果又通过反馈机制，进一步提高或降低机体的自主性唤起水平。其中，持续不断的反馈作用至关重要，对性线索的持续关注使性唤起水平迅速升高，启动性反应，相反，对性无关线索的持续关注，将降低性唤起水平，并产生厌恶反应。

因素分析（factor analysis）方法揭示了性唤起、欲望和性高潮中潜在的多元结构。在性爱视频刺激时大脑神经系统活性变化 PET 研究成果上，Stoléru（1999）提出了性唤起的多维度模型，强调感性认知、情感、动机和生理成分之间的相互关系。同样，Toledano 和 Pfaus（2006）也报道了一种描述性唤起和欲望主观经验的 4 因素模型，包括三项积极因素（认知－情感、动机和生理因素）和一项消极因素（厌恶或抑制因素）。这些因素变量的提出，是源于性唤起和欲望调查表（SADI）中有关性唤起和欲望 55 个关联问项分析的结果，这些分析结果可解释所有问项中 40% 以上的个体差异。此外，通过对性高潮经验中各种关联问项的因素分析，Mah 和 Blink（2001，2002）建立了与性高潮经验有关的、感觉和认知的二维模型，将 10 项重要因素归纳为两种维度进行主成分分析：即感觉和认知－情感（cognitive-affective）的维度。其中，感觉维度主要反映了总体身体感觉，包括初现、充满、脸红、射出、悸动和痉挛；认知维度则与上述身体感觉无关，主要涉及愉悦、满意、放松、情感亲近和狂喜。然而，Gould（1981）指出，不能将因素分析方法视为"真实"生活的反映；因为如果加载至因素上的描述符号改变，因素也会相应变化。尽管如此，因素分析方法为简化众多身体变化数据，进而"元分析"提供了便利。而且，这种"元结构"确实具有神经学效度，并与不同的性动机内的成分关联。一定程度上，总体结构在随后重复实验中保持相对稳定。否则，由于描述符号不同，这些因素本身就成为任何动机理论中必须考虑的部分。

Bancroft（1989）提出了"性身心圈（Psychosomatic Circle of Sex）"理论，强调性反应中信息反馈环的作用及其与中枢和自主神经系统信息加工五个维度之间关系。其中，前两个维度主要涉及人体大脑，包括大脑皮质内认知系统和受其调控的边缘与下丘脑系统内的情感作用。在这种情况下，"认知"涵盖了一系列条件反应，如文化信仰和态度、注意力机制、习得性刺激和性反应的习得性抑制等。情感维度的形成，多源于皮质结构与边缘系统/下丘脑结构之间的相互作用。在这些系统的共同作用下，调控脊髓和自主神经主导的性反应：包括位于脊髓的性反射中心、控制阴茎勃起的副交感神经系统和调控性唤起的交感神经系统。根据 Byrne、Barlow 和 Bancroft 模型理论的观点，性唤起（生殖器和外周）的感知足以启动性欲望状态，而对认知反馈信息的诠释最终决定了这种状态的结果：积极或消极。Bancroft 的性反应模型与 Pfaus（1980）提出的理论十分相似，能够解释动物大脑内性反应"模块"在分析和解码各种类型感觉和激素刺激后，如何以量子神经调控（quantum neural control）方式控制动物的欲求行为。

根据诱导动机模型研究成果（Toates，1978），Toates（1992）提出了雄性动物性行为互动的系统理论。学者认为，刺激时性唤起的诱导与否，取决于外部性刺激感觉信息加工的效果和机体神经系统唤起度的状态，即大脑内和外周靶组织的激活以及刺激价值评估产生的正反馈信息。系统理论认为，动物依据既往相似刺激记忆，在体内几种"精密测量仪"的调控下，决定某种刺激的价值或性唤起的水平。而且，各种"精密测量仪"之间亦可通过反馈方式提高或降低性唤起。学者认为，雄性动物的射精机制可激活其抑制反馈系统：通过抑制性唤起和降低刺激效价这两种方式，降低动物的性唤起度。令人意外的是，Toates 想当然地认为，灵长类或其他动物性动机目的在于繁衍后代，并未考虑到性愉悦或其他非生殖目的的性行为。

Toates 系统理论的一个重要特点，是认为信息加工的方式多种多样。当前感觉信息（内在和外部）必须与既往经验在许多分析层面进行比较，即使经验不断变化也要迅速记载以便激活必要的兴奋或抑制系统。学者认为，动物几乎同时可在认知、情感、内分泌和脊髓等水平，对性刺激、性幻想、性玩耍和触觉性刺激等进行信息处理和评估。Everaerd，Geer 及其同事采用这种信息处理理论，特别是与注意力、编码和识别、反应选择和反应形成有关的各种假说，对性反应中性唤起的作用进行更深入研究（Dekker，1988；Everaerd，1995；Geer，1976，1990，1993；Janssen，1993；Laan，1995）。与其他系统分析一样，学者认为这些信息加工过程贯穿于性经验形成之中。人体关注性刺激特征的能力，是先天和后天（条件反射）学习决定的过程，使得他们能够从众多繁杂的外部环境或触觉刺激中进行分辨率和选择。性刺激的编码和识别是一种二阶信息处理过程，某些刺激可能在潜意识水平被人体感知，直至它们达到激活性唤起或兴奋的阈值，才被视为有意识的刺激。动物或人类编码和识别性刺激的机制，可能是先天和预先编程的。因为，发情雌性大鼠的气味即可引起雄性大鼠特别关注，性功能正常男性遇到心仪性伴侣随即出现阴茎勃起。尽管如此，此过程中动物或人类具备的认知机制也是必不可少，以便条件性刺激（如与交配关联的中性气味）出现时可诱导、形成一种阈值性反应（threshold sexual response）。同时，在巴甫洛夫和操作性条件反射记忆的影响下，编码作用使得性行为的效率更高，投入更少注意力即可感知性刺激。有时，为了性反应迅速，个体甚至预先采用一种阈下启动（subliminal priming）方式，然后通过反馈进一步提高对性刺激的注意力。当然，人类亦可根据自身经验，选择不同方式编码性刺激。例如，如果个人性表达的社交方式引导消极或厌恶情感时，此时性刺激只会诱导焦虑而非性唤起。最后，得益于性反应经验，某些情况下性反应更加迅速或有效，这种有效性反应经验的反馈又致使性行为持续提高。理论上，尽管将信息加工概念用于探讨性动机的形成非常有益，但其中某些具体机制的研究，如性刺激时注意力的分散作用、刺激效价的评估或行为反应等，才刚刚起步。

三、整　合

为了更好地理解性反应特点，可将性反应的多因素系统理论与定义性唤起、欲望、奖励和抑制作用的动机和行为级联反应框架进行整合。Pfaus（1996，1999）提出的"诱因序列模型（incentive sequence model）"，能够解释人类或动物（大鼠）复杂性行为序列中特异的信息处理过程（图 14-1）。为了成功交配，所有动物必须做到：对发出性唤起和欲望信号的激素和神经化学变化产生反应；确定可预测潜在性伴侣地点的外在刺激；辨别外在线索（化学感受、视觉、听觉和触觉）和无性意向性伴侣的行为表现，主动寻找或尽力捕获性伴侣，一旦发出请求或接触，即刻追求理想性伴侣。上述每一步骤的顺利完成，均依赖动物对自己内在状态的感知和对外在事物的精确预测。这种预测能力，受到动物既往经验的影响，包括外在刺激与内在刺激之间和刺激与性反应结果之间的关联性，性行为显现出一种"自动性"和有能力特点。模型中，"行为流（behavioral stream）"基本上表现为一种序贯的欲求－交配前－完备行为的变化。其中，欲求和完备行为阶段可相互重叠（详

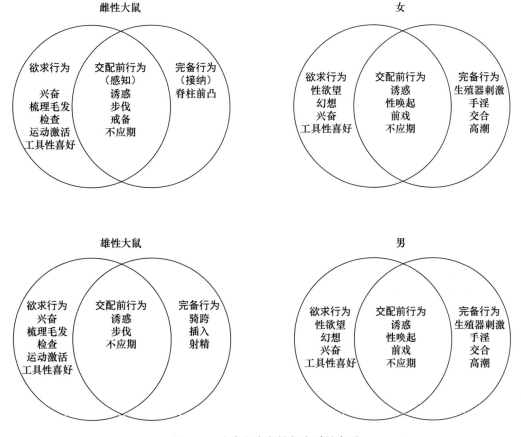

图 14-1　人类和大鼠性行为诱导序列

"行为流"从左向右变化，通过行为的欲求、交配前和完备阶段，这与动物在性刺激时由远向近的互动方式一致。三种类型欲求反应反映了学习的相对程度和必要性。"预备"行为是动物为获得刺激必须做出的习得性反应（如操作性行为、追求等）；"预期"行为是期待刺激时出现的习得性反应，不是刺激获得的必需条件（如以行为兴奋为特征的条件心理运动刺激）；作为一种本能反应，未习得欲求反应也同时存在（非条件性肛门生殖器检查）。一旦交配接触开始，这些行为随即出现，特别是有打斗的交配中（如大鼠交配）。

见维恩图解），而交配前阶段位于重叠的中间部分。通过"行为流"中各阶段行为之间的相互作用，可更好理解决定行为流变化的激素和神经化学系统的作用。更重要的是，模型提供了解释所有动物动机序列中一系列核心事件的机会，使得不同物种动物的性行为均可通过一组常用描述集进行比较，从而确定鸟类、鼠类和人类性欲望表现之间的同源性（homologues）和相似性（analogues）（Pfaus，2003）。反过来，动物进化过程中保留的神经系统也有助于进一步认识人类性行为中某些相似方面。例如，许多物种中，多巴胺可激活动物欲求反应（如条件性兴奋）并为交配提供必不可少的集中注意力（Pfaus，1991）。射精或性高潮，则能激活动物内源性阿片类物质和血清素系统，在性反应不应期维持阶段产生欣快、放松和满意的感觉，或通过反馈机制抑制机体神经系统对欲求和完备性行为的表达。

图 14-2 总结了任何时间节点上驱动人类和动物"净行为输出"的动力。性奖励经验

可产生巴甫洛夫和操作性条件反射期望值（刺激之间和刺激与反应之间的关联性），由此激活性唤起和对性刺激注意力，并与既往成功行为反应整合。同时，类固醇和多肽类激素也可激活性刺激作用下性唤起度和注意力，经验因素提高性活动期望值的类固醇激素水平（Anonymous，1970；Graham，Desjardins，1980）。在这些内在机制、生殖器感觉（如阴道或阴茎血流感知）和外在刺激感受（如潜在性伴侣特征）的共同作用下，最终决定人类和动物"净行为输出"与否。这一过程中，兴奋和抑制反馈作用参与了流程图中所有结构域的调控。例如，男性射精或性高潮性反应中不应期，可能就是反馈信息作用于性唤起状态和注意力神经底物（neural substrates）的结果。当然，我们亦可从流程图中每种驱动力的强度推测性动机的作用。

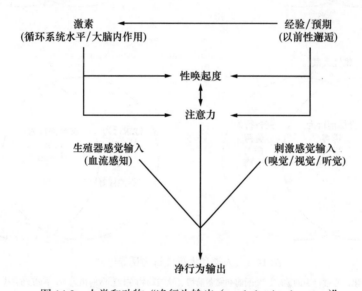

图 14-2　人类和动物"净行为输出（net behavioral output）"

任何时间内，在生殖器感觉和外部刺激对净行为反应的影响过程中，经验、激素激活、唤起度、注意力和刺激信息加工之间的假定关系。兴奋和抑制反馈可随时出现，加强或减弱性反应，由此对性动机产生实时调控。

目前，学者已开始采用神经化学机制阐述性刺激正、负反馈作用。例如，性接纳雌性大鼠存在时雄性大鼠脑内伏核出现多巴胺的相位性释放（phasic release），而交配过程中则表现为多巴胺的紧张性释放（tonic release）（Damsma，1992；Everitt，1990；Mitchell，1992；Pfaus，1990）。然而，射精时刻多巴胺释放又急剧降低并在绝对不应期时保持低水平状态（Blackburn，1992；Lorrain，1990）。学者发现，多巴胺拮抗剂灌注雄性大鼠伏核时，可抑制雌性大鼠存在时条件性性兴奋状态。同时，中脑边缘多巴胺转运降低时亦可进一步降低雄性大鼠性唤起和注意力（Pfaus，1991）。不仅如此，射精时下丘脑外侧区域血清素释放与伏核内多巴胺释放可同步出现，并通过血清素受体活化激活非特异性抑制旁路（Lorrain，1999）。而且，病理研究结果显示，伏核和外侧下丘脑在雄性大鼠性行为调控中形成了一种对立的调节方式：伏核在性唤起过程中发挥兴奋性作用（阴茎勃起和插入），外侧下丘脑在性唤起过程中行使抑制性功能（但对射精具有易化作用）（Kippin，2004）。此外，与动物交配相关的原始气味（如发情气味）和性奖励有关的条件性气味（如杏仁气味）均可激活伏核（Blackburn，1992；Kippin，2003；Mitchell，1992）。由此可见，性刺激时动物脑内调控自主神经系统活性的下丘脑中心、处理情感信息的边缘系统以及运动激活系统之间，形成了一种理想的调节界面。事实证明，内侧视前区对于雄性和雌性大鼠的性行为表达非常重要（Hoshina，1994；Paredes，1997），这种下丘脑结构投射出大量外侧纤维束至腹侧被盖区，后者又容纳着许多调控伏核功能的中脑边缘系统内多巴胺细胞。在内侧视前区 D2 和 D1 受体激活条件下，多巴胺起到易化动物阴茎勃起和射精的作用（Hull，1989），而阿片类物质则抑制雄性大鼠的性行为表达（Band，1990；Hughes，1987，1990）。但是，亦有学者发现，阿片类拮抗剂（如纳洛酮）可阻断雄性和雌性大鼠性奖励中条件性位置偏爱（conditioned place preference）（Agmo，1990；Paredes，2001），说明阿片类物质在条件线索与性奖励关联中发挥了重要作用。腹侧被盖区水平可产生一种整合效应，即阿片类受体激活后抑制 γ- 氨基丁酸中间神经元，从而易化多巴胺细胞放电（cell firing）（Johnson，1992）。事实上，与内侧视前区吗啡灌注时抑制动物交配的效果相比，腹侧被盖区吗啡灌注后可刺激性低迷雄性大鼠的骑跨行为（Mitchell，1990）。此外，内侧视前区纳洛酮灌注时亦可阻断性强化作用（Agmo，1993）。尽管如此，仍不十分清楚性唤起、欲望、奖励或抑制的确切神经旁路。因此，当前人类和动物大脑影像学的研究，不能仅局限于激素状态和性奖励经验如何改变他们的性功能，还应该提供更详细的性反应要素神经调节信息。

四、结　　论

　　尽管付出艰辛努力，学者仍未找到性动机的“大统一理论（grand unified theory）”。也许，寻找某种可在各个分析层面解释所有物种不同方式性行为的理论并不现实。现在，我们力所能及地比较、分析各种不同模型提供的研究数据和结果。无须质疑，每种性动机模型，即使是古老的整体化概念也对当前性反应模型研究起到良好的借鉴作用。而且，对不同物种之间性行为相似性（analogous）和同源性（homologous）的深层次认识，也有助于建立更接近人体性反应特点的动物模型，更好地研究与人类性动机端点相关的大脑内功能区域和神经递质系统（Agmo，2003；Pfaus，2003）。当然，借助这些模型，不仅可验证各种理论假说，亦为临床研究打下坚实基础。需要提醒的是，正确区分性“唤起”“欲望”“奖励”和“抑制”的概念非常重要。动机作用驱使下，这些概念的意义各不相同、却又相互影响。目前，有关大脑内单胺、氨基酸和多肽神经递质性刺激作用的研究已经取得巨大进展，有助于更好理解不同类型刺激对神经元活动的调控作用。未来的挑战，更多在于如何将这类信息与性反应模型理论进行有效整合。基于此目的，利用各种动机模型理论进一步探索人类性行为特征，是非常明智的选择。

参 考 文 献

Abramson, P. R., & Pinkerton, S. D. (1995). With pleasure: Thoughts on the nature of human sexuality. New York: Oxford University Press.

Ågmo, A., & Berenfeld, R. (1990). Reinforcing properties of ejaculation in the male rat: The role of opioids and dopamine. Behavioral Neuroscience, 104, 177-182.

Ågmo, A., & Ellingsen, E. (2003). Relevance of nonhuman animal studies to the understanding of human sexuality. Scandinavian Journal of Psychology, 44, 293-301.

Ågmo, A., & Gomez, M. (1993). Sexual reinforcement is blocked by infusion of naloxone into the medial preoptic area. Behavioral Neuroscience, 107, 812-818.

Anonymous. (1970). Effects of sexual activity on beard growth in man. Nature, 226, 869-870.

Bancroft, J. H. (1989). Human sexuality and its problems. Edinburgh: Churchill Livingstone.

Bancroft, J. H., & Janssen, E. (2000). The dual control model of male sexual response: A theoretical approach to centrally mediated erectile dysfunction. Neuroscience and Biobehavioral Reviews, 24, 571-579.

Band, L. C., & Hull, E. M. (1990). Morphine and dynorphin (1-13) microinjected into the medial preoptic area and nucleus accumbens: Effects on sexual behavior in male rats. Brain Research, 524, 77-84.

Barlow, D. H. (1986). Causes of sexual dysfunction. Journal of Consulting and Clinical Psychology, 54, 140-157.

Beach, F. A. (1950). Sexual behavior in animals and man. Harvey Lectures, 43, 259-279.

Beach, F. A. (1956). Characteristics of masculine "sex drive." Nebraska Symposium on Motivation, 4, 1-32.

Berridge, K. C., & Robinson, T. E. (1998). What is the role of dopamine in reward: Hedonic impact, reward learning, or incentive salience? Brain Research. Brain Research Reviews, 28, 309-369.

Blackburn, J. R., & Pfaus, J. G. (1988). Is motivation modulation? A comment on Wise. Psychobiology, 16, 303-304.

Blackburn, J. R., Pfaus, J. G., & Phillips, A. G. (1992). Dopamine functions in ap-petitive and defensive behaviours. Progress in Neurobiology, 39, 247-279.

Buss, D. M. (1994). The evolution of desire. New York: Basic Books.

Byrne, D. (1977). The imagery of sex. In J. Money & H. Muspah (Eds.), Handbook of sexology (pp. 327-350). Amsterdam: Elsevier.

Coria-Avila, G. A., Ouimet, A., Pacheco, P., et al (2005). Olfactory conditioned partner preference in the female rat. Behavioral Neuroscience, 119, 716-725.

Craig, W. (1918). Appetites and aversions as constituents of instincts. Biological Bulletin, 34, 91-107.

Damsma, G., Pfaus, J. G., Wenkstern, D., et al (1992). Sexual behavior increases dopamine transmission in the nucleus accumbens and striatum of male rats: Comparison with novelty and locomotion. Behavioral Neuroscience, 106, 181-191.

Dekker, J., & Everaerd, W. (1988). Attentional effects on sexual arousal. Psychophysiology, 25, 45-54.

deWaal, F. B. M. (1987). Tension regulation and nonreproductive functions of sex in captive bonobos (Pan paniscus). Nat. Geog. Res., 3, 318-335.

Dewsbury, D. A. (1979). Factor analysis of measures of copulatory behavior in three species of muroid rodent. Journal of Comp. Physiol. Psychol., 93, 868-878.

Domjan, M., Lyons, R., North, N. C., et al (1986). Sexual Pavlovian condi-tioned approach behavior in male Japanese quail (Coturnix japonica). Journal of Comparative Psychology, 100, 413-421.

Domjan, M., O'Vary, D., & Green, P. (1988). Conditioning of appetitive and consummatory sexual behavior in male Japanese quail. Journal of the Experimental Analysis of Behavior, 50, 505-519.

Ellis, H. (1915). Analysis of the sexual impulse: Vol. III. Studies in the psychology of sex. Philadelphia: F. A. Davis & Co.

Ellis, H. (1933). The psychology of sex. New York: Emerson Books.

Everaerd, W. (1995). Information processing approach and the sexual response in human studies. In J. Bancroft,

(Ed.), The pharmacology of sexual function and dysfunction (pp. 175-184). Amsterdam: Elsevier.

Everitt, B. J. (1990). Sexual motivation: A neural and behavioral analysis of the mechanisms underlying appetitive and copulatory responses of male rats. Neuro-science & Biobehavioral Reviews, 14, 217-232.

Everitt, B. J., & Bancroft, J. (1991). Of rats and men: The comparative approach to male sexuality. Annual Review of Sex Research, 2, 77-118.

Everitt, B. J., Fray, P., Kostarczyk, E., et al (1987). Studies of in strumental behavior with sexual reinforcement in male rats (Rattus norvegicus): I. Control by brief visual stimuli paired with a receptive female. Journal of Comparative Psychology, 101, 395-406.

Farris, H. E. (1967). Classical conditioning of courting behavior in the Japanese quail, Coturnix coturnix japonica. Journal of the Experimental Analysis of Behavior, 10, 213-217.

Freud, S. (1922). Beyond the pleasure principle. New York: Albert & Charles.

Freud, S. (1927). The ego and the id. London: Hogarth Press.

Geer, J. H., & Fuhr, R. (1976). Cognitive factors in sexual arousal: The role of dis-traction. Journal of Consulting and Clinical Psychology, 44, 238-243.

Geer, J. H., & Head, S. (1990). The sexual response system. In J. T. Cacioppo & L. Tassinary (Eds.), Principles of psychophysiology (pp. 599-630). New York: Cambridge University Press.

Geer, J. H., Lapour, K. L., & Jackson, S. R. (1993). The information processing approach to human sexuality. In N. Birbaumer & A. Öhman (Eds.), The structure of emotion: Psychophysiological, cognitive, and clinical aspects (pp. 135-155). Toronto: Hogrefe-Huber.

Geer, J. H., & McGlone, M. S. (1990). Sex differences in memory for erotica. Cognition and Emotion, 4, 71-78.

Geer, J. H., & O'Donohue, W. T. (1987). Theories of human sexuality. New York: Plenum Press.

Gould, S. J. (1981). The mismeasure of man. New York: W. W. Norton.

Graham, J. M., & Desjardins, C. (1980). Classical conditioning: Induction of luteinizing hormone and testosterone secretion in anticipation of sexual activity. Science, 210, 1039-1041.

Gray, J. A. (1971). The psychology of fear and stress. London: Weidenfeld and Nicholson.

Gray, J. A. (1975). Elements of a two-process theory of learning. London: Academic Press.

Hardy, K. R. (1964). An appetitional theory of sexual motivation. Psychological Review, 71, 1-18.

Hoshina, Y., Takeo, T., Nakano, K., et al (1994). Axon-sparing lesions of the preoptic area enhances receptivity and diminishes proceptivity among components of female rat sexual behavior. Behavioral Brain Research, 61, 197-204.

Hughes, A. M., Everitt, B. J., & Herbert J. (1987). Selective effects of beta-endorphin infused into the hypothalamus, preoptic area and bed nucleus of the stria terminalis on the sexual and ingestive behaviour of male rats. Neuroscience, 23, 1063-1073.

Hughes, A. M., Everitt, B. J., & Herbert J. (1990). Comparative effects of preoptic area infusions of opioid peptides, lesions and castration on sexual behaviour in male rats: Studies of instrumental behaviour, conditioned place preference and partner preference. Psychopharmacology, 102, 243-256.

Hull, E. M., Lorrain, D. S., Du, J., et al (1999). Hormone-neurotransmitter interactions in the control of sexual behavior. Behavioural Brain Research, 105, 105-116.

Hull, E. M., Warner, R. K., Bazzett, T. J., et al (1989). D_2/D_1 ratio in the medial preoptic area affects copulation of male rats. Journal of Pharmacology and Experimental Therapeutics, 251, 422-427.

James, W. (1890). The principles of psychology: Vol. 1 and 2. New York: Holt.

Janssen, E., & Everaerd, W. (1993). Determinants of male sexual arousal. Annual Review of Sex Research, 4, 211-245.

Johnson, S. W., & North, R. A. (1992). Opioids excite dopamine neurons by hyperpolarization of local interneurons. Journal of Neuroscience, 12, 483-488.

Kinsey, A. C., Pomeroy, W. B., & Martin, C. E. (1948). Sexual behavior in the human male. Philadelphia: W. B. Saunders.

Kinsey, A. C., Pomeroy, W. B., Martin, C. E., et al (1953). Sexual behavior in the human female. Philadelphia: W. B. Saunders.

Kippin, T. E., Cain, S. W., & Pfaus, J. G. (2003). Estrous odors and sexually conditioned neutral odors activate separate neural pathways in the male rat. Neuroscience, 117, 971-979.

Kippin, T. E., & Pfaus, J. G. (2001a). The development of olfactory conditioned ejaculatory preferences in the male rat: I. Nature of the unconditioned stimulus. Physiology & Behavior, 73, 457-469.

Kippin, T. E., & Pfaus, J. G. (2001b). The nature of the conditioned response mediating olfactory conditioned ejaculatory preference in the male rat. Behavioural Brain Research, 122, 11-24.

Kippin, T. E., Samaha, A.-N., Sotiropoulos, V., et al (2001). The development of olfactory conditioned ejaculatory preferences in the male rat: II. Parametric manipulation of conditioning session number and duration. Physiology & Behavior, 73, 471-485.

Kippin, T. E., Sotiropoulos, V., Badih, J., et al (2004). Opposing roles of the nucleus accumbens and anterior lateral hypothalamic area in the control of exual behaviour in the male rat. European Journal of Neuroscience, 19, 698-704.

Kippin, T. E., Talianakis, S., Schattmann, L., et al (1998). Olfactory conditioning of sexual behavior in the male rat (Rattus norvegicus). Journal of Comparative Psychology, 112, 389-399.

Köksal, F., Domjan, M., & Weisman, G. (1994). Blocking of the sexual conditioning of differentially effective conditioned stimulus objects. Animal Learning and Behavior, 22, 103-111.

Krafft-Ebing, R. V. (1929). Psychopathia sexualis (English translation of the 12th German edition by F. J. Rebman). New York: Physicians and Surgeons Book Co.

Laan, E., Everaerd, W., van der Velde, J., et al (1995). Determinants of subjective experience of sexual arousal in women: Feedback from genital arousal and erotic stimulus content. Psychophysiology, 32, 444-451.

Lorrain, D. S., Riolo, J. V., Matuszewich, L., et al (1999). Lateral hypothalamic serotonin inhibits nucleus accumbens dopamine: Implications for sexual satiety. Journal of Neuroscience, 19, 7648-7652.

Mah, K., & Binik, Y. M. (2001). The nature of human orgasm: A critical review of major trends. Clinical Psychology Review, 21, 823-856.

Mah, K., & Binik, Y. M. (2002). Do all orgasms feel alike? Evaluating a two-dimensional model of the orgasm experience across gender and sexual context. Journal of Sex Research, 39, 104-113.

Masters, W. H., & Johnson, V. E. (1966). Human sexual response. Boston: Little, Brown.

Mead, M. (1949). Male and female. New York: Morrow.

Mehrara, B. J., & Baum, M. J. (1990). Naloxone disrupts the expression but not the acquisition by male rats of a conditioned place preference response for an oestrous female. Psychopharmacology, 101, 118-125.

Mendelson, S. D., & Pfaus, J. G. (1989). Level searching: A new assay of sexual motivation in the male rat. Physiology & Behavior, 45, 337-341.

Miller, R. L., & Baum, M. J. (1987). Naloxone inhibits mating and conditioned place preference for an oestrous female in male rats soon after castration. Pharma-cology, Biochemistry, & Behavior, 26, 781-789.

Milner, P. (1970). Physiological psychology. New York: Holt, Reinhart & Winston.

Mitchell, J. B., & Gratton, A. (1992). Mesolimbic dopamine release elicited by ac-tivation of the accessory olfactory system: A high speed chronoamperometric study. Neuroscience Letters, 140, 81-84.

Mitchell, J. B., & Stewart, J. (1990). Facilitation of sexual behaviors in the male rat in the presence of stimuli previously paired with systemic injections of morphine. Pharmacology, Biochemistry, and Behavior, 35, 367-372.

Moll, A. (1897). Untersuchungen über die libido sexualis [Analysis of the sexual libido]. Berlin: Fischer's Medicin Buchhandlung.

Moll, A. (1933). Libido sexualis: Studies in the psychosexual laws of love verified by clinical sexual case histories. New York: American Ethnological Press.

Paredes, R. G., & Alonso, A. (1997). Sexual behavior regulated (paced) by the fe-male induces conditioned place preference. Behavioral Neuroscience, 111, 123-128.

Paredes, R. G., & Baum, M. J. (1997). Role of the medial preoptic area/anterior hypothalamus in the control of masculine sexual behavior. Annual Review of Sex Research, 8, 68-101.

Paredes, R. G., & Martinez, I. (2001). Naloxone blocks place preference conditioning after paced mating in female rats. Behavioral Neuroscience, 115, 1363-1367.

Paredes, R. G., & Vazquez, B. (1999). What do female rats like about sex? Paced mating. Behavioural Brain Research, 105, 117-127.

Pavlov, I. P. (1927). Conditioned reflexes (G. V. Anrep, Trans.). Oxford: Oxford University Press.

Pfaff, D. W. (1980). Estrogens and brain function. Berlin: Springer-Verlag.

Pfaus, J. G. (1996). Frank A. Beach Award: Homologies of animal and human sexual behaviors. Hormones and Behavior, 30, 187-200.

Pfaus, J. G. (1999). Revisiting the concept of sexual motivation. Annual Review of Sex Research, 10, 120-157.

Pfaus, J. G., Damsma, G., Nomikos, G. G., et al (1990). Sexual behavior enhances central dopamine transmission in the male rat. Brain Research, 530, 345-348.

Pfaus, J. G., Kippin, T. E., & Centeno, S. (2001). Conditioning and sexual behavior: A review. Hormones and Behavior, 40, 291-321.

Pfaus, J. G., Kippin, T. E., & Coria-Avila, G. (2003). What can animal models tell us about human sexual response? Annual Review of Sex Research, 14, 1-63.

Pfaus, J. G., Mendelson, S. D., & Phillips, A. G. (1990). A correlational and factor analysis of anticipatory and consummatory measures of sexual behavior in the male rat. Psychoneuroendocrinology, 15, 329-340.

Pfaus, J. G., & Phillips, A. G. (1991). Role of dopamine in anticipatory and consummatory aspects of sexual behavior in the male rat. Behavioral Neuroscience, 105, 727-743.

Reich, W. (1942/1978). The function of the orgasm. New York: Farrar Straus Giroux.

Sachs, B. D. (1978). Conceptual and neural mechanisms of masculine copulatory behavior. In T. E. McGill, D. A. Dewsbury, & B. D. Sachs (Eds.), Sex and behavior: Status and prospectus (pp. 267-295). New York: Plenum Press.

Solomon, R. L., & Corbit, J. D. (1974). An opponent-process theory of motivation: I. Temporal dynamics of affect. Psychological Review, 81, 119-145.

Stellar, E. (1954). The physiology of motivation. Psychological Review, 61, 5-22.

Stewart, J. (1995). How does incentive motivational theory apply to sexual behav-ior? In J. Bancroft, (Ed.), The pharmacology of sexual function and dysfunction (pp. 3-11). Amsterdam: Elsevier.

Stoléru, S., Gregoire, M. C., Gerard, D., et al (1999). Neuroanatomical correlates of visually evoked sexual arousal in human males. Archives of Sexual Behavior, 28, 1-21.

Symons, D. (1979). The evolution of human sexuality. New York: Oxford University Press.

Toates, F. (1992). Motivational systems. Cambridge: Cambridge University Press.

Toates, F., & O'Rourke, C. (1978). Computer simulation of male rat sexual behavior.Medical and Biological Engineering and Computing, 16, 98-104.

Toledano, R. R., & Pfaus, J. G. (2006). The Sexual Arousal and Desire Inventory (SADI): A multidimensional scale to assess subjective sexual arousal and desire. Journal of Sexual Medicine, 3, 853-877.

van Furth, W. R., & van Ree, J. M. (1996). Appetitive sexual behavior in male rats: I. The role of olfaction in level-changing behavior. Physiology & Behavior, 60, 999-1005.

Whalen, R. E. (1966). Sexual motivation. Psychological Review, 73, 151-163.

Winokur, G. (1963). Aspects of sexual behavior: A classification. In G. Winokur, (Ed.), Determinants of human sexual behavior (pp. vii-viii). Springfield, Ill.: Charles Thomas.

Woodworth, R. S. (1918). Dynamic psychology. New York: Columbia University Press.

Zamble, E., Hadad, G. M., Mitchell, J. B., et al (1985). Pavlovian conditioning of sexual arousal: First- and second-order effects. Journal of Experimental Psychology: Animal Behavior Processes, 11, 598-610.

Zamble, E., Mitchell, J. B., & Findlay, H. (1986). Pavlovian conditioning of sexual arousal: Parametric and background manipulations. Journal of Experimental Psychology: Animal Behavior Processes, 12, 403-411.

评　　论

Erick Janssen：

亚里士多德曾经说过，人类所有活动都是为了一个或多个目的：机遇、本性、冲动、习惯、理由、激情或欲望。我认为，这一点总结得非常好。这一观点，说明我们称之为"动机"的东西似乎包罗万象。大多数心理学书籍的引言部分，将动机定义为目标导向行为的研究，令人十分疑惑，究竟谁愿意花费时间和精力去研究这种"无意义"行为。因此，性动机是什么，或不是什么？此前，金赛研究所举办的一次性学理论研讨会中，尽管与会者对性动机的意义产生争执，仍然认为它可能与性冒险行为有关。那么，什么是性冒险行为呢？对此，专家也迷惑不解。今天，我们也遇到了同样问题。性动机是否性学研究中最重要的构想之一，学术界也一直争论不休。有一点可以肯定的是，性动机至今仍是最令人费解的议题。

关于动机，亚里士多德提出了自己的独特见解。例如，他认为原因一词的含义过于宽泛，因而提出了4种形式的具体原因并进行界定和区分，包括质料因（material cause）、形式因（formal cause）、动力因（efficient cause）和目的因（final cause）。其中，激素相关的"推动（push）"力，可视为一种质料因；安全性，可能涉及一种形式因；性感电影，或其他"拉动（pull）"因素，可能是一种动力因；对于目的因，进化心理学家自认为最有发言权。不仅如此，亚里士多德还对动机的原因列出了7种更具体的因素。尽管结论看似武断，其实是缜密概念分析的结果："每个人每项行动，均与其自身或其他原因有关。当然，如果不是自身原因则可能是偶然或必然原因。必然因素，又有可能源于强迫或自然因素。因此，所有行动如果非个人原因，则可能是偶然或自然或强迫因素所致；所有源于男性自身原因的行动，可能是理性或非理性的渴望因素。理性渴望是对善的向往，例如一种愿望：除非是善事，否则不会产生愿望；非理性渴望则包括两种意义，愤怒和欲望（Roberts，1924）"。

由此可见，亚里士多德对我们现在称为"内在"和"外在"动机的类型，进行了详细界定和区分，并提出了学习、激励、喜欢与想要的作用，甚至涉及情感"优先控制"的理念。更重要的是，亚里士多德强调了定义的重要性，也就是学者所说的"必须认真考虑各种可能性并给出清晰的定义，即便这种定义可能不完全正确"。我想知道，一个世纪以后，我们对动机的定义以及动机的研究是否达到更清晰的程度。本章学者进行的两项研究均具卓越性、原创性和发人深省的优点。同时，又提出了许多有待继续思考的深刻问题。下一步研究前，必须对这类问题给出明确的答案，包括动机与欲望之间、"推动（push）"因素与"拉动（pull）"因素之间、欲望与性唤起之间，以及更普遍的，情感与动机之间的关系。

首先，谈谈对动机与欲望之间关系的理解。按照 Stephanie、Walter 和 Ellen 观点，性动机是一种用以解释性活动的构想。性欲望则是一现象学词语，涉及某些与性行为有关的、有意识的主观经验。什么是性欲望？其实它就是人们性交的原因之一。因此，性欲望就是动机，一种性的动机，但还有其他性动机并不涉及内在、性本身的"真正"性欲望。当然，性欲望也是一种行动倾向：想要干什么及喜欢干什么。提及性欲望时，我们时常想到的是一种积极情感状态。也就是说，性欲望是一种感觉良好的愿景。但是，它是否总能让人如其所愿呢？有时当你对性伴侣的表现感到沮丧，或者观看与自己价值观不同的性感视频时，性欲望是否依然强烈或你仍愿分享这一经历？换言之，消极情感时我们是否仍然可感受到性欲望，或是程度上有什么不同吗？同时，当我们问及性欲望问题时，随访对象又是如何理解的、会想到什么。

性动机模型，常涉及"推动"因素与"拉动"因素关系的讨论，这在 Stephanie、Walter 和 Ellen 演讲稿中已详细提及。有时，尽管我们可将那些调控性反应的体内因素与诱导性反应刺激的"内在"潜能区别开来，但这两种因素的独特性并非想象中明显，也似乎不能在一种因素缺失情况下观察另一种因素的作用。通常，"拉动"因素意指那些激励和有性诱导能力的刺激。但是，它们究竟是什么，我并不十分清楚。特别是作者文中提及的"有性诱导能力"的表达方式，使我联想到 Masters 和 Johnson "有效性刺激"的循环定义。我们如何知晓一种刺激具有"有性诱导能力"？是因为它能够产生性反应吗？对此，我仍存疑惑；"推动"因素，意指人体性反应系统对刺激的敏感性，不是单凭一种诱导因素就能推算出的，非常接近弗洛伊德的"冲动"概念。当然，我们也似乎不可能一直生活在这种"推动"因素的影响之下。因此，只有正确理解这种"推动"因素作用，才有可能合理评估一种激励或拉动因素的有效性。毕竟，对某人而言具有性诱导能力的刺激或有效激励因素（包括性本身或性高潮），对其他人来说很可能体现不出"拉动"的特性。稍有常识的人，都能够想象得到这一点。

只有充分考虑到人体接收系统的具体特征，或性反应激活的"设定点"（双元控制模型中还包括抑制的设定点，或性反应的终止），才可能真正理解刺激的有效性。这不禁使我想到有关性欲望或唤起的"自发性"特点，以及性欲望或唤起形成中性别差异的作用。我以为，并非真正存在自发的性欲望或唤起。如同任何事物变化规律一样，性欲望或唤起的产生，都是事出有因。之所以被认为具有"自发性"特点，可能是我们并不十分熟悉其产生原因，或个人经历中尚未感受到诱因的存在。但是，不能仅因为我们并不总是知晓性反应的发生，就否定性反应的有意向过程（或非自发性），即使它出现在意识之外。就这种角度而言，"自发性"一词，可能更多反映了性反应过程中不确定性。这也同时说明，在中枢和外周水平上认识人体神经生理系统不同"设定点"功能的重要性，并不是所有性反应都受到人体自主性控制或是有意识的。我相信，这与最近讨论的性别差异在性欲望或唤起形成中作用有一定关系。主导性欲望或唤起的神经生理系统中，男、女性兴奋与抑制的"设定点"可能无明显差异，即"性别间差异（between-gender difference）"小于"性别内差异（within-gender difference）"。男、女之间的差异，主要表现在对待和处理感觉的方式上。我们不能将一种性欲望状态（消极情感时也可能存在）与适当情况下男、女性交的问题相混淆。也就是说，你可能感觉到性欲望，但却没有立刻从事性活动的愿望。虽然有点儿离题，我想要表达的是，性活动中女性并非较男性"被动"，其实男、女双方都是从同一起跑点出发。但是，不排除男性性反应激活"设定点"较女性更低的可能性。因而，某些情况下即使性刺激未被男性敏锐的大脑所察觉而性反应依然出现，使其性反应给人一种"自发性"错觉。

其次，探讨性欲望与唤起的区别时，不能撇开动机与情感的问题。我认为，一并讨论、分析这两个问题，可能更合理。通常，学者更多将性欲望划归为动机状态、性唤起划归为情感状态。有时候，这种方法反而使二者之间关系更加复杂和迷惑不解。毕竟，情感也时常表现出动机明确的行动倾向，如接近/回避、想要/不想要等。此外，当人们感觉到某种性欲望时，我们亦可称为一种情感状态。某种程度上，性欲望与唤起之间的区别反映了我们看待问题的不同方式。我们既可视其为性反应的原因，亦可看作是性反应的结果。Stephanie、Walter和Ellen曾经指出，性欲望与唤起的区别可能并非我们想象中的那么简单。学者更倾向地认为：性欲望是性唤起激活后大脑内产生的有意识的经验（这种先后顺序不能颠倒）。对此，我仍存疑虑。首先，我不确定这种假说是否具有"可被验证"特征；其次，作者提到的性唤起主要是"中枢"性唤起，并未涉及"主观"性唤起中有意识的经验。因此，在更高的性唤起水平，即当性刺激已产生主观感觉以及生殖器反应时，性欲望与唤起之间具体关系，就不得而知了。其实，作者演讲稿中令人印象深刻的是，性欲望与唤起之间可能存在共同激活方式。也许，这是一个语言表达的问题，即大脑内相关神经系统被激活时我们便称之为性唤起，或者中枢性唤起（性唤起中枢激活），成为性级联反应（cascade of sex）的第一步。随之而至的，可能是性欲望、主观性唤起经验以及生殖器反应。目前，尚不确定是否存在这种时间上的先、后顺序。同样，这也适用于Jim的模型。这一点很有趣，它使我想到了Master和Johnson的线性思维（linerar thinking）及其不足之处。那么，满足什么条件时这种假定的"下一步"反应才可能出现呢？它是必要的或是足够的吗？或者说，它们总是要发生的？在动物和人类中，这些性反应的过程相同吗？

最后，谈谈情感反应与跟腱反射的关系。学生时代，Walter已是非常著名的专家。他是第一位提出性唤起和欲望归属于情感范畴的性研究学者，许多学者从其性唤起和欲望的情感理论模式研究中受益匪浅。但是，情感理论学家，似乎并不认同这种观点。我记得，一位德高望重的情感研究学者指出："性"研究并不属于情感理论范畴，而是婚姻类别。然而，大量实验基础上，Walter及其同事却得出了相反的结论，其中跟腱反射研究便是最好的例证。采用设计良好的实验方式，作者得以研究性反应中"行动倾向（action tendency）"，即身体如何为性活动做好行动准备。而且，还通过性欲望的经验，以及实际性行为出现与否，单独观察性动机特征。左旋多巴研究结果显示，这种药物对跟腱反射具有一定影响，而对主观性唤起或性欲望的产生则无明显效果。由此说明，跟腱反射反映的行动倾向或运动准备，无须转变为性欲望或唤起的主观经验。那么，跟腱反射能否用于衡量人体性动机或欲望，或仅能反映中枢性唤起？这一点重要吗？为什么跟腱反射增强并不能转变为性欲望水平的提高？它是否表明，尽管性唤起与欲望相互关联，但关联程度并不高（至少在反应水平），或者这种关联程度与自我报告的敏感性及其他变量有关？它是否表明，跟腱反射水平更多反映了性唤起中"想要"的成分而非性欲望中"喜欢"的成分？或者，是我们在这里庸人自扰？所有这一切说明，仍有许多问题有待解答。

　　探寻亚里士多德足迹，需要走多远才能更准确地定义性唤起、性动机和性欲望的构想，如同我们绘制山川、湖泊和地貌地图一样，可更好地勾勒出性反应中某些重要构想的内容和意义以及一些共性与个性问题，是一项非常有趣和艰巨的工作。我愿倾听并与诸位学者讨论、交流更多有关这类构想的独特见解。当然，也有学者认为我在定义的界定方面投入了太多精力，这一点我供认不讳。有时候，我会躺在床上静静思考：什么是性唤起，其真正意义是什么，一直到我筋疲力尽进入梦乡。我认为，定义只有反复推敲、斟酌才会避免各种混淆和歧义，这并非易事。良好的设计模型，如跟腱反射研究模式，将有助于我们捋清众多思绪，更好理解性动机、性欲望、性唤起和性行为之间相互关系。还是老生常谈：革命尚未完成，仍有许多工作要做。

参 考 文 献

Roberts, W. R. (1924). Rhetorica. In W. D.Ross (Ed.), The works of Aristotle translated into English. Oxford: Clarendon Press.

讨　论

Roy J. Levin:

这里，与诸位讨论有关性唤起与性欲望之间区别。毫无疑问，即使无性欲望出现，我们亦可感受到性唤起：不论是大脑中枢性唤起或是外周生殖器性唤起。当然，我们必须确定这种性唤起的部位。例如，男性射精后其性唤起的部位便在阴茎，而大脑内无任何性欲望可言。因此，确实存在一种无性欲望的性唤起。也就是说，人类可能存在无性欲望的性唤起和无性唤起的性欲望两种情况。在研究模型中，作者并未提及这一点，说明这种说法还不是十分令人信服。我认为，的确有可能存在两种类型性欲望。同时，由于性欲望、性唤起和性刺激之间的复杂关系，以至于有时候真正区分它们之间的关系和作用非常困难。当然，这也是令许多学者感到困惑的一件事情。

John Bancroft：

是的，定义、区分性欲望时我们确实遇到了许多困难。

Roy J. Levin：

我认为，髌骨和跟腱反射是一种脊髓反射，无须通过大脑。那么，多巴胺是通过大脑还是脊髓发挥作用，尚不得而知。大学本科时，我们通常采用以下方式来检测这种反射：诱导跟腱反射后，向上举起双手。感到费力时，跟腱反射将更加明显。生理学家认为，这是由于这种操作方式提高了脊髓而非大脑的兴奋水平，从而导致跟腱反射增强。请问，模型研究中，你们是如何做到强化跟腱反射的？

Stephanie Both:

是的，你所言极是。我们不能确定多巴胺是仅通过大脑发挥调节作用，还是对脊髓产生一定程度的影响。事实上，我们观察到性刺激时（而非其他状态）左旋多巴的作用，表明左旋多巴参与了性刺激信息加工。但是，我们并未发现安静状态下多巴胺效应，说明左旋多巴对脊髓兴奋水平并无影响。

Roy J. Levin：

现在，许多学者发现性活动时脊髓内确实发生了某些变化。Kevin，你是如何看待这一问题的？

Kevin McKenna：

必须承认，性反应就是一种脊髓反射方式。但是，这种反应是在性爱刺激下强化的。这种强化作用发生在大脑，然后下行并影响脊髓反射的水平。

Roy J. Levin：

观看性爱影片时性冲动是否从生殖器产生，然后……

Kevin McKenna:

我不这样认为。多巴胺在大脑内发挥调节作用并产生一种下行效应（descending effects）。

Marcalee Sipski Alexander:

恕我直言，你们并未证实左旋多巴启动脊髓反射。请问，脊髓反射的易化作用是否与交感神经系统激活有关？交感神经系统激活后，可通过肌肉内血流增加的效应，强化脊髓反射。我想知道，人体自主神经系统是否参与这一调控过程，心率是否变化等。

Stephanie Both:

在几项研究中，我们观察情感刺激时跟腱反射的变化。例如，通过观看性感电影和性感图片（呈现时间非常短，仅几秒钟），我们发现，与中性图片不同，观看性感图片可增强跟腱反射的水平。那么，短短数秒性感图片的观看过程中，绝不可能是通过肌肉内血流增加的方式来提高跟腱反射水平。因此，我认为跟腱反射水平的增强可能是通过运动系统活性增强实现的。

Marcalee Sipski Alexander:

情感刺激时，是否激活交感神经系统并导致心率加快？或者，还有其他可监测指标？你们监测心率变化吗？

Stephanie Both:

是的，我们监测心率变化并将其作为药物生物活性指标。与预期相同，服用左旋多巴后，心率加快。

Marcalee Sipski Alexander:

未服用左旋多巴时，情况如何？

Stephanie Both:

虽然两种情况不一样，但服用药物后心率加快并不明显。

Marcalee Sipski Alexander:

但是，心率确有加快？

Stephanie Both:

是的。但不能因为性刺激对心率的易化作用，就表明跟腱反射的强化也是由于交感神经系统活性增强的缘故。在大量跟腱反射与中枢神经系统相关性的研究中，Brunia 最终发现：脊髓运动神经的易化作用源于躯体神经系统的变化，而心率加快则是自主神经系统变化的结果（Brunia，1988）。此外，学者还观察到脑力工作状态时心率降低而跟腱反射增强。由此进一步说明，这种跟腱反射与心率变化的机制并不相同。

James G. Pfaus:

Erick，我认为你提出的有关性唤起和性欲望同时出现的观点，非常重要。这一点，我之前未曾想过。因为，在我脑海里它们是完全不同的两个概念。不仅如此，临床个案研究中对它们的认识和理解也明显不同。例如，我们发现某些无性欲望患者可通过生殖器手动刺激达到性唤起，而另一些性欲望正常个人却难以达到性唤起。为此，Rachel 专门设计了一种"性唤起和欲望问卷调查表"，对性唤起和欲望进行分别询问和调查。实践中，许多研究对象疑惑不解：纳闷为什么同样问题会被问两遍。现实生活中，我们很可能感受到这类情况，即性经验的两方面（性欲望和性唤起）同时出现，并不存在谁先谁后的问题。其中，任何一种状态可先行出现并感染另一种状态。事实上，在无意识倾向至最终性高潮的性级联反应中，所有生理感觉和认知评估都可能信息互通，从而达到提升性兴奋、唤起和欲望的作用。

John Bancroft：

左旋多巴试验非常有趣。然而，我们诠释跟腱反射作用时仍须谨慎。Marca Sipski 提出的有关左旋多巴以间接方式影响跟腱反射的观点，我欣然接受。考虑到大脑内多巴胺的许多重要功能，能否烦请 Kevin 或 Jim 进一步解释多巴胺的功能和作用。根据 Elaine Hull 研究成果（Hull，1998），背侧纹状体和黑质纹状体内多巴胺主要为非特异性运动做准备，这可能就是 Stephanie 所提及的与跟腱反射的关系。腹侧纹状体内，多巴胺对包括性欲望在内的各种类型欲望产生非特异性影响。但是，我一直对性动机概念不甚清楚，有时候甚至难以理解其真正含义。欲望的概念，也是如此。我们之所以感到饥饿，往往是以生理学变化为前提的。饥饿感是否与性欲望有相似之处？我们知道，内侧视前区存在另一种多巴胺系统，至少在男性中这样（在女性中的作用尚不清楚），它似乎起到整合生殖器反应与适宜运动行为的作用，与性反应特异性相关。同时，结节-漏斗部的多巴胺系统对垂体前叶产生一种直接调控方式。那么，多巴胺系统对欲望是如何调整的？不知 Kevin 或 Jim 能否进一步解释。

James G. Pfaus：

严格来说，Elaine 提及的欲望就是欲求行为。因此，对性的饥渴可用"好色"一词来表达，更好体现冲动的感觉。日常生活中，当周围环境中没有令你感到冲动的人和物出现时，会一个人安静地读书。突然间，你可能产生"性交"的想法。这就是 Elaine 所谓的欲望，与口渴、饥饿和恐惧的动机相同，均涉及大脑背侧纹状体内多巴胺系统。随后，背侧纹状体内多巴胺系统活性不断提高，动机转变为行动；接收到更多基底节信号时，将进入运动准备状态，接近或回避性刺激。好色者将会采取目标明确、行动迅速的方式，外出寻找潜在性伴侣。这一目的的完成还涉及注意力的作用，以及一种与中脑边缘系统多巴胺释放有关的促进现象。服用安非他明和可卡因（冰毒）后，研究对象会表现出明显的"前向"行为（过度刺激）特点。给服极低剂量药物并与潜在性伴侣放置一起时，动物不会抱头乱窜而是表现出方向明确的"前向"运动，并与性伴侣交配。由此可见，大脑内冲动或欲望状态之间相互作用、相互影响过程是一种内在表现。最终，性欲望或冲动是否转变为性行为，取决于外在性刺激的显性作用。

John Bancroft：

既然如此，请问性唤起从何而来？它与性欲望的关系怎样？因为这里我们谈到了去甲肾上腺系统及其相对非特异性特点，它与多巴胺系统之间是如何关联的？

James G. Pfaus：

通常，性唤起的去甲肾上腺素激活部位可能位于外周、脑干和下丘脑水平，而多巴胺活动多位于中脑边缘系统的内侧视前区、下丘脑前部和边缘终端水平。性刺激时性唤起，可激活这些多巴胺系统并引导注意力的方向。下丘脑内，多巴胺可能负责调控两种神经系统之间平衡，即负责勃起的副交感神经系统与负责射精的交感神经系统：最初，下丘脑前部以下行回路方式激活副交感神经系统；随着交配的持续，内侧视前区多巴胺神经激活了交感神经系统，导致射精。这样，形成一整套由大脑和脊髓共同参与的性级联反应过程。目前，动物模型中性唤起的去甲肾上腺素激活机制，并不如对多巴胺注意力机制研究深入。由于性反应过程中去甲肾上腺素调节作用也非常重要，这一点让人感到遗憾。

Serge Stoléru：

我对作者提出的冲动模型与诱因动机模型的二分法理论不甚理解。尽管同意作者观点：当有性诱导能力刺激出现时，即可诱导性唤起。但是，对无任何刺激便无任何性唤起的说法，却难以接受。例如，性幻想时便无任何刺激存在，却仍有性唤起出现。因此，我觉得这种诱因动机制论仍然无法回避这一事实：性诱导或性刺激，也可内在表达或能被记住并以回想方式再现。

Stephanie Both：

的确，性刺激存在时性动机即可出现。但是，性刺激不一定是外在的，亦可是一种想法或幻想。对性幻想而言，我们难以确定是在不知不觉中想到的、对某种事物的反应。当然，确有可能是性刺激激活了性幻想或记忆。

James H. Geer：

尽管如此，我们必须知道性幻想从何而来，或者说什么刺激了性幻想？否则，将进入一种"无限回归（infinite regress）"的推理方式。

Stephanie Both：

我认为，许多事件均可刺激、产生性幻想，如嗅到一种气味、看到一件事情或感受到一种身体变化等。

James H. Geer：

这种解释听起来很合理，但在实际运用时却较为困难。

Raymond C. Rosen：

此次研讨，学者提到了 4～5 个关键性的议题，它们是如此重要，我想在此逐一讨论。讨论前，与各位同仁一样对 Stephanie 完成的卓绝研究工作深表敬佩。第一个问题是关于跟腱反射的"外在效度"。也就是说，我们是否能够断定跟腱反射可有效预测性行为（接近/回避）。即使能够证明这种预测性，表明它可有效预测性欲望，也是一项烦琐的工作。第二个问题，尽管是一个概念问题，我认为仍有必要证明行动倾向的"外在效度"。第三个问题是外在刺激与内在刺激之间的差异，什么是刺激的真正特性。第四个问题是神经化学和多巴胺的（neurochemistry）问题。我认为，不能将升高的多巴胺活性等同于性冲动。最明显的例证，便是"睡眠驱动"的作用。"睡眠剥夺（sleep deprivation）"足够强大时，可覆盖其他所有驱动状态（如排尿冲动）并表现为强有力的驱动效应。此外，由于多巴胺的抑制睡眠、促进性唤起特点，它可能本质上在易化主动行为而非调节驱动的状态中发挥更重要作用。

Walter Everaerd：

目前，学者开展了大量行为事件意象效果与外在刺激真实策动作用之间相关性的研究。研究数据显示，意象也具有与外在刺激相同的激活作用，这已不再是什么谜团。

Raymond C. Rosen：

非常同意。我认为很有必要进一步研究幻想刺激、外在刺激、视觉刺激、触觉刺激等刺激在性反应或性行为中的作用。相对而言，花费更多精力去定义那些与外在／内在刺激相关的性欲望或动机，可能无功而返或意义甚微。我以为，这并不是一个富有成效的努力方向。

Walter Everaerd：

问题关键在于，Serge 必须证明大脑内确实存在能够唤起性反应的生理变量。否则，说明可能存在其他的调节方式。也就是说，性反应之前，大脑内必须首先产生与性有关的想法，如认知。

Erick Janssen：

这令我想到了某些学者提及的"自发性幻想"说法。关键问题，并不是这种意象是否具有与外在刺激相同的作用，而是什么启动了性的级联反应，什么首先诱导了性幻想？是外在因素（如气味）还是其他事件？当它发生时，我们如何预测？为什么某些人会产生、而另一些人却没有？这些问题，至少在我看来似乎更具挑战性。

Serge Stoléru：

我认为继续探讨诱因动机模型与冲动模型之间的关系，很有意义。其中，仍有一些真正问题有待我们解答。例如，未被抑制时，是否存在一种可激发性活动的下丘脑紧张度？确实存在时，我可能不会称之为冲动，而会选择与诱因不同称谓，只要它涉及内在推动作用即可。也可理解为某种内在推动因素，并不一定需要一种诱因来表达。

Walter Everaerd：

最近，在查阅许多与性欲亢进及颞叶手术相关的文献资料时，我发现这种手术具有去抑制作用，它不仅涉及性行为，亦可影响到其他奖励行为。

Serge Stoléru：

我认为，这种去抑制作用不存在特异性问题。颞叶抑制作用降低时，性行为得到解放，包括其他行为系统，这是比较清楚的问题，不在本次讨论范围内。

Lori Brotto：

我认为，讨论、定义性欲望构想过程中遇到的某些问题，部分可能与语言表达有关。性构想确实存在，这似乎已无异议。但是，在词语运用、言语表达和交流过程中却存在核心问题把握不准的可能性，出现词不达意的现象。在这方面，我们已经积累了一些初步的经验。有时候，讨论性欲望时研究人员与受访对象之间还可能出现指代不同的现象。采用自由访谈模式与女性受试者交流，了解她们对性欲望和唤起的理解程度并进行问卷调查评估时，我们发现评估方式对评估结果具有重要影响。正确理解性欲望的频度和强度时，女性受访者性欲望与性唤起之间相关性评分较高。但是，直接问及这些构想概念时，她们却难以正确描述性欲望和性唤起，这充分说明语言表达的重要性。其中，一些人感受到问卷调查中性欲望与性唤起之间细小、却相当重要的差异，另一些人却根本感受不到。这种情况不仅见于女性性功能障碍患者，性功能正常女性人群也不例外。因此，如果研究人员仅依据定量式问卷调查方式评估性欲望和性唤起以及治疗效果时，可能难以真正确定问卷调查的构想效度（construct validity）。同时，问卷调查时语言运用的局限性，也妨碍受试者对完整性欲望体验的理解水平。作为一名研究人员，我深刻体会到准确描述性反应中各种构想词语表达的重要性，以及准确认识女性性反应体验的迫切性。最近，有学者采用定性和定量结合的数据分析方法，为正确评估性唤起迈出了重要一步（Tolman，2001）。

Cynthia Graham：

现有定性数据显示，女性往往难以鉴别性唤起与性欲望之间差异。此外，临床资料表明，性欲望与唤起共存的可能性很大。而且，那些主诉性唤起障碍患者多伴有性欲望缺失。现实生活中，许多女性并非不能或不愿意去享受性爱，只不过是由于男、女关系、社会或文化等因素的影响而丧失了机会。因此，这并非能力或性欲望缺乏与否，而是机遇把握、性伴侣默契以及男、女关系和睦的问题。

Kevin McKenna：

我同意。许多情况下，性刺激和性情景乃性欲望之源。但是，我不确定，没有外在刺激、冲动或类似情况下，是否完全无性欲望可言？也许，我们无须其他词语来表达，仅需想到人类与生俱来的好色本性即可，这就是性唤起。激素水平变化时，性唤起就可能以某种形式出现在我们大脑中，指引我们寻觅性刺激。目前，尽管仍难以理解性唤起从何而来，但确信它肯定受到某种力量的驱使。Stephanie，你文中最后说道：只有性刺激存在时才有可能形成性欲望。对此，我疑惑不解。不知能否进一步解释。

Stephanie Both：

是的，我提到"性欲望源于性兴奋"。要表达的是，作为一种"想做爱"的主观经验，性欲望的出现必须有性兴奋。无性兴奋时，将出现 Walter 所提及的情感"低冷"而非"高热"的情况。性欲望"强烈"时，还需有与之对应的大脑和身体的情感反应。

Serge Stoléru：

我认为，语言表达的准确性对于科研工作非常重要。本次研讨会，进一步推动了性欲望一词的科学定义，对此我深感欣慰。对从事性心理生理研究人员而言，提及"性欲望"一词的真正意义时（不论是口述还是文笔），需要尽可能达到词语理解上的共识，避免模棱两可的歧义。此外，就 Cynthia Graham 提到女性难以区分性欲望与性唤起的问题，我是这样理解的：性欲望可能仅是性唤起的一部分，性唤起则被认为至少是在"四维空间（four-dimensional space）"（认知、动机、情感以及外周维度）内形成的，这一空间内，单个或数个维度的坐标值作用不明显，每一时间点内想到的性唤起都呈现一种"面貌"。单一维度时，性唤起的印象趋于扁平，多维度时将呈现出"丰满"的感觉。因此，我们必须认真评估某个人、某一时间点性唤起的具体"面貌"仅有自主神经系统坐标变化时的单调状态与所有四种坐标共同出现、参与时的丰满表现。基于此点，我提出自己对性欲望的理解，供诸位学者批评指正。我认为，性欲望是性唤起状态或性活动的心理表现形式，实现后可作为一种奖励。换言之，当某种人际关系得以达成或某一行动得以实施，满足人体主观期望值时令人向往的性奖励也随之而至。这就是我想到的，有关性欲望一词的真正含义。

David L. Rowland：

虽然对 Hull 和 Spence 开展的经典性学研究已记不清楚，但仍很高兴回顾作者提出的原创性概念，并在此研讨会上继续探讨而不是采取盲目弃旧从新的态度。其实，欲望就是一种动机构想。"动机"概念的整体思路在于解释相同信息输入量条件下，为什么会出现输出量或性反应频度和强度上的差异。只要我们不清楚可以解释输出量或性反应频度和强度变化的具体外在和内在刺激，动机构想就有其存在的价值。回顾经典性学研究中动机构想理论时，发现学者倾向性认为性欲望是一种动机状态，如同饥饿一样。那么，什么是饥饿呢？毋庸置疑，欲望也是一种动机构想，可用来解释某些时候我们为什么"要吃"，而另一些时候"不吃"，某些时候我们为什么"吃得多"，而另一些时候"吃得少"，诸如此类问题。无论如何，最终我们还需确定性动机的来源，即内在和外在的刺激，这也是早期心理学家研究目的为理解动机构建的基本过程，以便最终不再受到这一构想和词语的羁绊。需要强调的是，这里我并不是进行心理学基础培训，而是介绍这些词语的出处和意义。

James G. Pfaus：

很高兴，你提到了饥饿的概念。我记得，Shere Hito 曾经说过："性活动相当于五次中餐（热狗和蛋糕）的热量"。动机角度而言，如果将性欲望、冲动、唤起和兴奋理解为"静态实体"，将难以认识到性本身动态的事实。有时候"性"活动很匆忙，有时候却又较拖沓；有时候"性"活动奇妙无比，有时候却又平淡乏味。这就是生活，一种对性的真实感受。理想动机模型必须考虑到这种现实情况，如同药物成瘾性研究一样。模型设计时，必须考虑足够可塑性以便多种行为变量及时表达，并允许性刺激及时耐受或敏感化。通常，人类"性唤起度"会随着生命的进程而发生改变。18 岁时性唤起度达到最高峰，80 岁时虽很低但还是能感受到。而且，性唤起度的起落并不是一种线性变化过程。因此，"性欲望"构想的表达，也必须体现出这种随机性和非线性变化的特点。

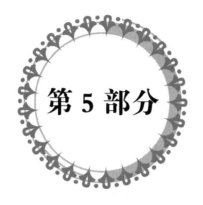

第 5 部分

性功能与性功能障碍

第15章

性功能障碍、性心理生理及精神药理学研究

性疾病的药理学治疗，一直是性学研究和临床治疗中学者感兴趣的议题。随着 20 世纪 90 年代中期 5 型磷酸二酯酶（phosphodiesterase type-5，PDE5）抑制剂和其他促性功能药物的相继发现，药理学治疗随即引起学者高度关注。目前，除了现有 PDF5 抑制剂（如西地那非、他达拉非、伐地那非）外，多巴胺兴奋剂（如阿扑吗啡）、中枢和周围 α- 受体拮抗剂（如酚妥拉明）、促黑素（melanocortin）激动剂（如 PT-141）和许多其他药物，也正在研究之中。现在，美国已经批准了三种用于治疗男性性功能障碍（ED）的特异性药物（西地那非、他达拉非、伐地那非），预计未来将有更多药物被批准。除 ED 用途以外，PDE5 抑制剂还在实验条件下用于治疗其他男性和女性性功能障碍。这些广泛应用的新型药物明显改变了临床上干预、治疗性功能障碍的传统模式，使得非专业医生的选择手段更丰富、基础治疗更普及。过去数十年，性功能障碍的基础性和应用性研究突飞猛进，很大程度上得益于对性功能障碍生理机制的深入认识和药剂工业资金的大力投入。许多专家预言，未来药剂业不断发展必将产生重要和深远的科学和社会学影响（Bancroft，2000；Bass，2002；Rosen，2002；Tiefer，1996，2002）。

实验心理生理方法调查药物对性功能影响的研究，是众多受惠于药剂学发展的领域之一。西地那非之前，虽有学者采用实验室方式评估促性功能药物在男、女性反应中作用（Rosen，1991，1993），但早期研究结果往往难以令人信服，主要是由于实验设计或方法学的局限性以及药物疗效的不确定性。随着西地那非这种代表性药物的广泛使用，实验心理生理技术在新药研发和潜在治疗机制探索中发挥了关键作用。本次演讲，主要关注最近开展的各种特殊实验室研究方法及其临床应用优、缺点。

实验心理生理研究潜力巨大，至少在三个最近涌现的男、女性功能障碍特殊领域中发挥重要作用。首先，"概念验证（proof of concept，POC）"研究模式，由于研究时受试者数量较少，它已越来越多地用于新药在男性（Boolel，1996；Munoz，1994）或女性（Laan，2001；Rosen，1999）中初始疗效的观察。这类研究的目的，旨在启动大规模和昂贵临床试验前，观察药物对性唤起生理或主观指标的初始效果；其次，在药物预定剂量与性唤起生理或主观指标选定方法之间建立一种"剂量－反应"关系，以便于临床试验中药物剂量的选择；再者，亦可作为某一具体药物作用机制或治疗时效研究中的药动学或"替代指标（surrogate endpoint）"。例如，最近学者采用视觉性刺激（VSS）时阴茎硬度和肿胀的实验室评估方法，了解 PDE5 抑制剂治疗的起始和持续时间（Eardley，2002）。这种概念验证研究方式，已通过更自然的检测方法得到印证。每项应用不仅提供充分的例证，亦显示具体研究的优、缺点。

尽管如此，实验心理生理研究中某些关键性概念和方法学议题亟待解决。例如，Rosen 和 Beck（1988）指出，由于性心理生理研究可能存在"外在效度"的潜在局限性，学者会担心男、女性功能障碍药物治疗的临床效果。具体地说，生殖器血流变化或实验室模拟"现实"条件下性反应中主观性唤起的预测效果如何？实验室中检测到的性反应水平变化或提高达到什么程度时，才可判断为"临床有效"？应该采用怎样外在标准进行评估？能否比较实验室条件与更自然的"家庭"情况下药物疗效？这些基于实验设计的生态学效应或外在效度的问题都无法回避，必须认真对待和积极处理。另一项关键问题，是做到充分的"实验控制"方法与合理的"抗平衡设计（counterbalanced design）"，它对于心理生理研究中样本量较少和需要反复检测的特点，尤其重要。在实验中，学者往往采用双盲、安慰剂对照和对抗平衡的实验模式。尽管如此，这类性心理生理研究时仍难以避免数据偏差的现象，实践应用过程中也不例外。

在反复总结和不断完善基础上，学者采用上述实验模式顺利完成男、女性学和药理学研究。其中，女性研究中发现了一些特殊问题，即研讨会中许多学者经常提及的性唤起主观与生理（客观）指标之间差异性问题，一度成为女性实验室性唤起心理生理研究中非常普遍和相当棘手的难题，特别是性反应药物疗效评估时尤为突出。考虑到药物服用后女性性反应中主观和生理变量之间不一致情况，必须认真思考女性性反应中不同成分的作用。早期，Rosen 和 Beck（1988）认为主观性唤起是判断女性性反应的最终裁决要素或必要条件。尽管某种药物在基础药理学或生理学水平有效，但其最终疗效必须以女性主观性唤起水平的改变为依据。男性中，性反应成分不一致的情况罕见，这是由于他们性唤起生理与主观指标之间关联性更高的缘故。此外，女性心理生理实验室研究中另一常见问题，是女性性功能正常或异常规范化数据相对缺乏，且缺少行之有效的药物。与 PDE5 抑制剂对男性勃起功能障碍的治疗效果不同，大多数至今使用的女性类药物对生殖器或主观性唤起的疗效甚弱或不肯定。由于缺乏明确疗效的证据，女性心理生理实验室研究结果，还有待学者进一步诠释。

尽管存在上述诸多担忧，心理生理方法已在男、女性功能障碍精神药理学治疗实验室评估中发挥了重要作用，不仅成为当前性心理生理研究领域的趋势，也可能是未来努力的方向。本次演讲主要讨论传统心理生理方法，如生殖器血流检测（光体积扫描术和水银应变计体积扫描术）、阴茎硬度评估（阴茎勃起测量仪）以及其他各种认知或主观性唤起的评估方法。当然，会议中亦有学者提到影像学或其他更先进的检测外周、中枢性唤起的评估方法（Stoléru，Heiman）。遗憾的是，这些方法并未用于评估各种药物对男、女性功能障碍治疗精神药理的评估。未来，它将是性功能障碍调查中一个重要领域。

一、男性心理生理实验研究

1．地来夸明

早期心理生理研究，主要关注 α 受体拮抗剂对清醒和睡眠时男性勃起功能的影响

（Bancroft，1995）。最近，学者注意力已逐渐转移至 PDE5 抑制剂、多巴胺和促黑素兴奋剂的精神药理学效果方面。目前，Bancroft 及其同事正在研究一种 α_2 肾上腺素能受体拮抗剂（地来夸明）对男性勃起功能的影响。在一项设计良好的概念验证研究中（Bancroft，1995；Munoz，Beard，1994；Munoz，Turner，1994），学者检测这种药物在性刺激条件下对勃起功能正常与障碍男性阴茎肿胀、夜间阴茎勃起功能（NPT）的影响。由于肾上腺素能抑制作用，学者认为地来夸明（delaquamine）对雄激素依赖的性唤起表达具有明显疗效，如 NPT 和性幻想等。在此，主要介绍研究设计方案和心理生理学方法，暂不讨论实验结果（地来夸明疗效）。

12 位健康和 24 位勃起功能障碍男性参与实验，把心因性勃起功能障碍患者和 NPT 检查时阴茎周径增加至少 25mm、维持时间至少 5min 的正常男性纳入标准。实验过程中，静脉注射地来夸明，药物最低血浆浓度 50ng/mL、最高血浆浓度 150ng/mL。

第一阶段采用双盲、安慰剂对照和受试者对比设计方案，评估性爱刺激时药物对勃起功能正常男性和勃起功能障碍患者（Munoz，1994）性功能的影响。检查内容包括阴茎硬度仪检测的阴茎周径以及性唤起主观指标。

第二阶段采用三向、双盲、安慰剂对照交叉设计方案。除上述内容外还包括多导睡眠图，如脑电图（electroencephalography，EEG）、肌电图（electromyography，EMG）和眼电图（electro-oculography，EOG）。连续 3d 评估睡眠实验结果，睡眠变量包括总体睡眠时间（分钟）、睡眠有效率（熟睡时间百分比）、总体快速动眼期和第一次快速动眼潜伏期。勃起反应变量包括：最大阴茎周径改变长度（至少 10min）、阴茎周径增加 15mm 时最长持续时间、阴茎周径增加 30mm 时最长持续时间、60% 以上阴茎坚硬最长持续时间、阴茎周径增加 15mm 以上睡眠百分比和 60% 以上阴茎坚硬睡眠时间。

数据分析时，以年龄中位数分割点（47 岁）指标将勃起功能障碍男性分为年轻组（32.2 岁）和年长组（53.8 岁）。研究结果显示，性功能正常男性、年轻和年长勃起功能障碍（ED）患者中，"地来夸明"对刺激诱导性唤起和 NPT 的治疗效果明显不同，性功能正常男性表现出自发性勃起增强和主观性唤起水平增加，不仅出现在性刺激之前且性刺激后维持阴茎持久勃起。同时，受试者收缩压和心率也出现相应增加；年轻 ED 患者，"地来夸明"疗效相对温和、收缩压和心率一定程度增加。年长 ED 患者，未见明显疗效或血流动力学改变。因此，Bancroft（1995）认为，随着 ED 患者年龄增加，药物疗效逐渐降低。年轻 ED 患者，表现出总体中枢 α_2 紧张度依然升高，表现出相应阴茎勃起反应和血流动力学变化特点。

除了上述令人兴奋研究结果，作者还展示了最好的药物疗效概念验证方式的评估。各种方法学优点尽在其中，包括：①双盲、安慰剂对照评估方式；②精确的药物剂量和血浆浓度；③不同类型勃起刺激，如性幻想、性爱电影和 NPT；④各种伴随指标，如血压、睡眠评估和主观性唤起水平等。此外，作者对不同年龄段 ED 患者"地来夸明"药理学作用进行详细分析，强调不同年龄段"地来夸明"药代动力学和药效学特点。需要指出的是，尽管这类研究具有一定优势，但其中许多设计特点并未在随后其他研究中完全重复。

2．前列腺素 E1

注射性 α 受体拮抗剂和前列腺素，是最先、有效用于治疗男性 ED 的药物。外源性前列腺素 E1（PGE1）可松弛阴茎小梁螺旋动脉和海绵体动脉平滑肌（Hedlund，1986）。PGE1 受体位于男性阴茎海绵体组织内，PGE1 可在组织内迅速代谢分解。受体密度及亲和力与临床反应高度相关，说明受体结合可能是 PGE1 作用的重要机制。无须或仅需最低水平性刺激，这种促勃起药物便可发挥效应。由于 PGE1 不稳定，临床上多采用前列地尔α- 环糊精包合物方式，即前列腺素 E1 与环糊精形成的一种稳定包合物。

采用心理生理学方法，学者研究药物剂量反应和最低临床有效剂量。例如，如果就诊时患者勃起能力评估偏低，会导致实际性活动中剂量使用偏高，从而增加药物不良反应风险（阴茎异常勃起）。相反，就诊时勃起能力评估偏高，则可能出现实际性活动中剂量使用不足，导致不必要挫败和焦虑。因此，前列地尔使用前，最好进行药物剂量的评估。

为更好观察前列地尔药物有效性和最低剂量，Goldstein（2000）选择 894 位 ED 患者进行实验。勃起功能障碍患者发病时间半年以上，且发病原因多为血管、神经或血管神经混合因素，采用三种不同开放实验方式在 41 个临床中心完成药物观察的研究。实验组 1 剔除糖尿病患者，实验组 2、3 纳入糖尿病患者。所有患者同时接受安慰剂对照。首次药物注射，前列地尔 5g（组 1）或 10g（组 2 和 3）。通过 2～4 次就诊进行药物剂量测定，组 1 允许剂量 1～20g、组 2、3 允许剂量 1～40g。采用"阴茎纵弯试验（penile buckling tests）"评估阴茎勃起硬度（图 15-1），确定药物初始有效端点。实验中，患者仰卧位，通过标准重力计检测阴茎轴向力量。轴向力量达到 1kg 时阴茎能够承受而不弯曲为试验结果阳性（成功）、阴茎不能承受而出现弯曲则为试验结果阴性。通常，在药物注射 30min 后开始试验，每次实验间隔 10～15min。或者，根据研究人员经验，做相应调整。

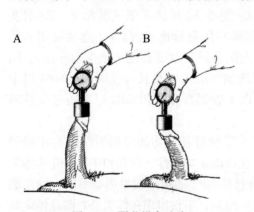

图 15-1　阴茎纵弯试验

A. 阴茎纵弯试验阳性：1kg 轴向负荷未导致阴茎弯曲；
B. 阴茎纵弯试验阴性：1kg 以下（0.5kg）轴向负荷导致阴茎弯曲。

实验设备使用方便，未出现不良事件。安慰剂注射后，难以达到性交要求的阴茎硬度。前列地尔注射后，71% 的患者 60min 内至少可达到一次阴茎弯曲试验阳性，也有 58.28% 的患者 20min 内连续三次阴茎弯曲试验阳性。0～40g 剂量前列地尔注射过程中，药物最低有效剂量变化明显。10g 剂量时，42% 的组 1 和 24% 的组 2＋3 患者达到一次阴茎弯曲试验阳性；20g 的剂量时，75% 的组 1 和 40% 的组 2＋3 患者达到一次阴茎弯曲试验阳性；40g 剂量时，70% 的组 2＋3 患者达到一次阴茎弯曲试验阳性。阴茎疼痛报道率为 30%，阴茎异常勃起率（勃起超过 4h）低于 2%、局部阴茎出血率为 3%。

与 Bancroft（1995）方法学相比，此项研究设计方案和方法学是否合理，有待商榷。首先，Goldstein（2000）虽然强调采用阴道性交方式最大程度提高实验生态效度，但摒弃传统的随机双盲和安慰剂对照方式，却对实验结果内在效度大打折扣。此外，尽管某些研究报道（Udelson，1999）阴茎硬度仪实时监测方式预测成功阴茎–阴道性交的效度较差，作者仍然强调阴茎硬度仪在评估阴茎周径变化和"轴向硬度"中的重要性。同时，评估的标准化问题也令人担忧，如阴茎弯曲牵引力大小。由于实验结果主要依靠研究人员主观判断，研究人员和受试者均知晓药物的剂量大小，因此评估结果不可避免受到人为因素影响。当然，作者也提出了一些合理化建议，如运用替代指标评估药物的疗效。尽管如此，作者采用心理生理学方式评估药物疗效的方法，在理论上和实际应用中均具适用性和普遍性意义。总之，研究表明 PGE1 对器质性男性勃起功能障碍的疗效明显。

3．PDE5 抑制剂

作为一种治疗 ED 的药物，PDE5 抑制剂通过选择性阻断阴茎海绵体内 cGMP 降解，恢复和维持阴茎对性刺激的勃起反应（Rotella，2001；Turko，1999）。与 PGE 类药物不同，在缺乏性刺激及一氧化氮释放时这些药物不能启动或维持阴茎勃起。目前，有三种选择性、口服类型 PGE5 抑制剂可用于男性 ED 的治疗：1998 年 3 月被批准使用的西地那非（万艾可）、2003 年被批准使用的他达拉非（IC351，希爱力）及伐地那非（BAY 38-9456）。

（1）西地那非（sildenafil）：目前，西地那非是科学家研究最为深入的一种 PDE5 抑制剂。自使用以来，它已被认为是一种效果明显和耐受良好的、可用于治疗各种不同病因和不同患病程度男性 ED 的药物。在一项西地那非早期研究中（Boolell，1996），学者评估了这种新型口服药物在治疗无明显器质性病因男性 ED 中的有效性和安全性，包括：①采用阴茎体积扫描仪对其有效性的客观评估；②家庭服用药物 7d 疗程后，记录阴茎勃起活动及勃起分级；③总体主观有效性的评估，如你觉得服用药物 7d 后对勃起功能有提高吗？

第一阶段研究采用双盲、安慰剂对照和四向交叉设计方式，连续 2 次实验之间设置 3d "清除期"。患者随机服用安慰剂和 10mg、25mg 或 50mg 西地那非，30min 后接受 2h 视觉性刺激（VSS）。通过阴茎硬度仪检查阴茎充血肿胀及其硬度，评估药物疗效；第二阶段，采用安慰剂对照和二向交叉实验方式，患者服用单剂量（25mg）西地那非和安慰剂治疗 7d，连续两次实验之间设置 7d "清除期"。研究结果显示，与安慰剂相比，服用西地那非后阴茎（基底部和尖端）硬度增加超过 80%，阴茎肿胀在 VSS 刺激后 10～40min 出现，明显短于官方标定的 60min "标签"数据。同时，家庭内服用西地那非后阴茎勃起硬度也明显超过安慰剂作用。

最近，学者研究多倾向采用 VSS 和阴茎硬度仪结合的方法，评估西地那非服用后疗效的起始和持续时间（Eardley，2002），设计模式与 Boolell（1996）类似，包括两阶段实验、双盲和二向交叉以及服药 60min 内观察药物的客观（硬度仪）和主观（患者报道）效果等。

（2）他达那非（tadalafil）：尽管与西地那非作用机制相同，他达那非是一种高选择性PDE5抑制剂，其效果更强、持续时间更长。同样，他达那非最初也主要用于心血管疾病的研究。随后，被发现并应用于男性勃起功能障碍的治疗。在一项早期交叉、概念验证研究中（Porst，2002），学者采用"阴茎硬度仪-VSS"模式在44位患者中验证100mg剂量他达那非药物有效性。与前不同的是，学者通过"阴茎硬度仪-VSS"激发试验，将服药后极端反应（勃起硬度超过80%、持续时间超过10min）和无反应（勃起硬度低于20%、持续时间少于2min）的患者剔除，入选受试者成功完成单盲、安慰剂对照实验。此后，这种基线评估程序已成为此类研究的常态方式。

同时，实验中一些主要评估端点也相应改变：阴茎硬度超过55%的持续时间、通过硬度活动单位（rigidity activity units，RAUs）计算随时间变化的曲线下面积（area under curve，AUC）硬度，以及最大硬度等指标。此外，还采用了一种1～5评分"李克特量表法"，要求患者主观评估其勃起程度：数值1代表无勃起、数值5代表完全硬性勃起。

研究结果显示，与安慰剂相比他达那非药效明显，包括阴茎硬度超过55%持续时间变化、最大硬度持续时间变化、AUC硬度基线平均变化和主观评估阴茎硬度变化。头痛和背痛，是最常见药物不良反应（Porst，2002）。

这种实验提供了一种控制良好、反应明显的他达那非新药心理生理学研究模式，设计大胆、方式新颖、内容有趣。所有因变量（主观和生理）研究结果显示，这种心理生理研究模式在验证药物相对迅速和较为持久的药理学评估中具有重要作用。因此，我们考虑将这种研究方式作为未来早期概念验证的范例。

（3）伐地那非（vardenafil）：作为另一种高效PDE5抑制剂，伐地那非也经历相同概念验证研究过程（Klotz，2001）。Rosen等研究发现，这种药物具有较西地那非更强的安全性和有效性（Rosen，2002）。学者采用了双中心、随机、双盲和三向交叉实验模式，对42位轻度勃起功能障碍患者进行相应研究：三次就诊过程中，患者分别服用安慰剂、10mg或20mg伐地那非（组1）和安慰剂、20mg或40mg伐地那非（组2）。同样，通过基线评估程序和既往西地那非的服药反应情况，挑选受试者进行实验。传统阴茎硬度仪检测，将阴茎（基底部和尖端）硬度超过60%作为初次和二次实验端点（图15-2）。

研究结果显示，伐地那非显现明显剂量依赖效果。与安慰剂相比，各种剂量（10mg、20mg和40mg）均能够显著增强阴茎勃起反应，不论是阴茎硬度超过60%或是RAUs计算AUC值。值得注意的是，伐地那非服用20min后即可显现明显勃起反应。而且，药物不良反应较少，仅1/3的患者出现轻度头痛、鼻塞和面色潮红现象。所有患者，均未因药物不良反应而中断试验。

4．阿扑吗啡

作为一种中枢性药物，阿扑吗啡（apomorphine）主要针对多巴胺D_1和D_2亚受体，与PDE5抑制剂作用机制完全不同。在一项早期实验中，学者采用单盲、安慰剂对照方式对34位患者进行药物有效性的研究：服用阿扑吗啡15min后，如无明显不良反应，患者观看"10min性爱＋5～10min中性＋10min性爱"视频。然后，分别通过"阴茎硬度

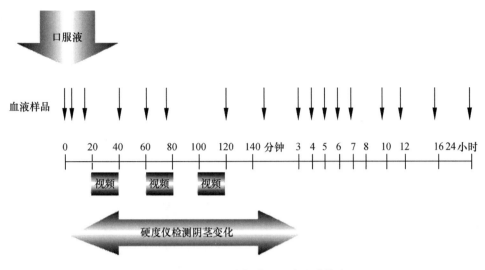

图 15-2　阴茎硬度仪检测试验设计模式

服药 20min 后，分别在三个不同阶段观看 20min 的性爱视频。在零点时间，患者分别服用安慰剂、10mg 或 20mg 伐地那非，抽取血液，了解伐地那非水平。

总分"对患者阴茎肿胀和勃起情况进行评分，通过"视觉模拟量表（visual analog scales，VAS）"评估患者主观反应和情绪变化。

阿扑吗啡给药途径包括口服（10mg、20mg）、含服（5mg）和鼻腔喷雾（1.25mg）。研究结果显示，阿扑吗啡口服后，70% 的患者（12 位）阴茎硬度评分在 16/36 分值以上。不良反应包括恶心、呕吐、出汗、眩晕、视物模糊、心动过缓和脸色苍白，最长持续 40min；阿扑吗啡舌下含服后，29% 的患者（8 位）阴茎硬度评分在 16/36 分值以上。其余 71% 的患者无明显反应，不良反应基本相同；2 例采用鼻腔喷雾患者由于心动过缓而放弃试验。视觉模拟量表（VAS）显示，试验过程中患者心情放松。

但是，上述实验似乎存在某些问题：①单盲设计模式为最主要缺陷，难以控制潜在预期效果或实验偏差；②样本数量不够，不能进行有效统计学分析。除此之外，作者也未进行正规假说检验，仅提供了一些反应数值。

5．促黑素

许多学者，包括 Wessells、Levine、Dorr 和 Hruby（2000）在内，均选择阴茎硬度仪方式调查促黑素（melanocortin）对阴茎勃起功能的影响。研究时多采用双盲、安慰剂对照交叉实验方式，对 18～75 岁勃起功能障碍患者进行药效学研究，将 ED 患者分为心因性或器质性两组，皮下注射促黑素（0.025～0.157mg/kg）或安慰剂，每次注射间隔至少 48h（清除期）。未采用"阴茎硬度仪 -VSS"激发方式，实时监测阴茎硬度变化，包括勃起次数和持续时间。此外，器质性病因组患者还通过"勃起功能国际问卷（IIEF）"，记录性欲望情况。

研究结果显示，与安慰剂相比，皮下注射促黑素后阴茎勃起反应增强，不论是阴茎硬度超过 80% 持续时间还是阴茎肿胀活动单位（TAU）。器质性病因组患者，性欲望评估水平也明显升高（$P<0.01$）。药物不良反应包括恶心、伸懒腰/打哈欠。由于缺乏明确替代指标，难以进行有效统计学分析。在这种情况下，我们认为采用方差模型可能较 t 检验更合适。更近一次研究结果显示，采取鼻腔喷雾给药方式时，患者反应率更高、不良反应更轻（Diamond，2004）。

6. "阴茎硬度仪-VSS" 激发方式总体评估

阴茎硬度仪数据收集系统，是一种广泛应用于 ED 评估的方法，已成为临床试验中药理学"概念验证"有效性的金标准。这种阴茎硬度仪数据系统的显著特点在于，它不仅能够捕获阴茎"径向硬度"亦可监测阴茎基底部和顶端肿胀及勃起生理变化，与此前采用的水银压力计以及 Barlow 测量方法明显不同。但是，学者也注意到这种系统的某些缺陷（Goldstein，2000）。首先，最常见问题是用于评估阴茎"径向硬度"的松紧环。性刺激时，这种松紧环可某种程度上限制阴茎勃起反应，特别是对夜间阴茎肿胀（NPT）的影响。目前，这一问题甚至超过了对药物效果的担忧。其次，是"径向硬度（radial rigidity）"方法测量的问题。当采用阴茎-阴道性交方式作为评估端点时，其精确度不如"轴向硬度（axial rigidity）"。遗憾的是，尽管某些研究采用"轴向硬度"评估方式，却未选择双盲、安慰剂对照模式或标准阴茎弯曲的评估方法。

目前，文献报道了约 10 项采用这种"阴茎硬度仪-VSS"的设计方式。研究结果显示，这种实验方式适用于双盲、安慰剂对照"概念验证"研究，生理与主观指标之间关联性更高（如阴茎硬度超过 60% 的持续时间和主观性唤起指标）。大多数研究通过阴茎硬度测量与药动力学比较，确定药物的剂量效应（Porst，2002）。但是，至今尚无一项研究是一种药物与另一种药物的"头对头（head-to-head）"试验，希望短期内可以弥补这一缺憾。显然，研究过程中精心模型设计必不可少，如双盲、抗平衡设计等。庆幸的是，这一点已引起了多数学者的高度注意。

二、女性心理生理实验研究

迄今为止，除了上述男性 ED 研究外，学者也在女性研究对象中完成了 6 项实验，涉及不同类型药物（如 PDE5、α 受体拮抗剂）、不同方式实验（如单盲、平行/交叉）或不同人群受试者（如 ED 患者与正常对照）。但是，相对男性实验而言，女性药物有效性的研究结果比较模糊，生殖器反应主观和生理指标也十分不一致。如今，随着女性性功能异常发病率不断升高以及卓有成效男性性功能障碍的药物治疗，女性心理生理实验研究重要性也得到科学家的重视。在日益高涨的研究热度驱使下，学者投入更多精力研发各种用于治疗女性性功能异常的有效药物。目前，学者对某些潜在有效的药物制剂进行了深入、广泛评估。以下，回顾性分析各种针对女性性功能障碍药物疗效的研究，并简要讨论参与女性性反应神经调节剂的作用。

1. 性反应神经调节剂

学者研究发现，阴道和阴蒂组织内存在一些神经调节剂和化学物质。在多数情况下，这些参与调节女性生殖器反应的神经化学物质药理学和生理学研究，相对滞后。动物模型和人体研究显示，生殖器内确实存在肾上腺素能（交感神经）和胆碱能（副交感神经）旁路及其调控方式。Giuliano 等（2002）注意到，阴道性反应也是一种血管充血和神经肌肉活动方式，同样受到易化的副交感神经系统和抑制的交感神经系统调节。尽管如此，文献中有关交感神经和副交感神经在女性性反应中作用的报道往往结果不一致。大量动物模型研究显示，女性性反应异常多由于交感神经系统与副交感神经系统之间平衡失常缘故，与男性性功能障碍的机制基本相同（Giuliano，2002）。同时，学者观察到一段时间运动诱导下，不论性功能正常与否，女性表现出一种交感神经系统激活作用的易化现象。而且，人和动物模型已证实交感和副交感神经旁路的作用。（Meston，1995、1996a、1996b）。

乙酰胆碱对阴道血流调节作用不甚明显，因为静脉注射阿托品难以降低女性手淫条件下阴道血流增加（Wagner，1980）。但是，大鼠模型研究显示，静脉注射阿托品后可导致阴道平滑肌收缩，表明乙酰胆碱在阴道收缩中可能发挥一定作用（Giuliano，2001）。同样，学者研究发现肾上腺素能机制在调节阴道平滑肌紧张度中也具有重要作用（Munarriz，2002）。

除此之外，各种非肾上腺素能非胆碱能（NANC）神经递质也在女性性器官内被相继发现，包括血管活性肠肽（VIP）。Ottesen 等早期研究报道，静脉注射 VIP 可导致阴道血流增加和阴道更加湿润（Ottesen，1983、1987）。人类阴道和阴蒂组织内也存在太祖氨酸甲硫氨酸（PHM），Palle 等（1990）研究证明静脉或经阴道注射 PHM 可增加阴道血流。此外，神经肽 Y（NPY，Blank，1986；Jorgensen，1989）、降钙素基因相关肽（CGRP，Hoyle，1986）、肽物质（Hoyle，1986）和垂体腺苷酸环化酶激活肽（PACAP，Graf，1995；Steenstrup，1995）均已在人类阴道组织内被陆续发现。但是，有关这些神经递质体内、体外研究尚未开展，其具体作用也不十分清楚（Giuliano，2002）。

最近，学者开始研究一氧化氮（NO）机制在阴道平滑肌（Munarriz，2002；Ziessen，2002）和阴蒂生理（Burnett，1997）中的调节作用。物种特异体外研究结果显示，一氧化氮合成酶（NOS）存在阴道平滑肌细胞内，特别是阴道近端（Traish，2002）。最近，PDE5 也在阴道组织内被找到（D'Amati，2002）。但是，NO/cGMP 机制在调节阴道平滑肌收缩或松弛中作用尚不完全清楚。有学者研究发现，阴道组织内雌激素或孕酮的有无，对 NOS 的表达具有重要影响（Traish，2002）。其他学者还观察到，经期女性阴道组织内 NOS 水平普遍较低、停经后女性阴道组织内 NOS 几乎不存在（Hoyle，1996）。此外，亦有学者找到了 NO/cGMP 机制在阴蒂内发挥调节作用的直接依据（Burnett，1997；Cellek，1998；Vemulapalli，2000）。与阴道内表现不同，阴蒂内 NOS 的表达明显受到体内雄激素水平影响（Munarriz，2002）。

基于上述目的，科学家不断尝试某些药物用于提高女性性反应水平或治疗女性性功能障碍。这些药物包括：麻黄素，一种肾上腺能激动剂（Meston，1998）；育亨宾和 L- 谷氨酸精氨酸，NO 前体（Meston，2002）；西地那非柠檬酸（Basson，2002；Laan，2002；Sipski，2000）和激素 / 激素前体，如替勃龙（Laan，2001；Modelska，2003）等。

2．肾上腺素能药物

Meston 和 Heiman（1998）在 20 位健康、无性功能障碍女性受试者（平均年龄 25.8 岁）中检测硫酸麻黄素（ephedrine sulfate）（50mg），一种 α 和 β 肾上腺素能激动剂，对主观性唤起和阴道血管充血的作用。通过"性功能减退调查表（Derogatis Sexual Function Inventory，DSFI）"排除女性受试者性功能障碍史，既往抑郁或服用相关药物（避孕药例外）史也不能入选。

实验采用随机、双盲交叉设计模式，分两阶段完成（间隔 1 周）。每次服用硫酸麻黄素（50mg）或安慰剂，30min 后观看"3min 中性＋5min 性爱视频"。通过阴道光电扫描检测阴道血管充血情况，"李克特量表"评估受试者主观性唤起水平。此评估量表包括生理性唤起（6 项）、精神性唤起（3 项）、心率（1 项）、焦虑（1 项）和积极消极情感（各 11 项）情况。其中，主观性唤起内容涉及身体温暖、生殖器潮湿或润滑、生殖器牵动以及与生殖器相关的紧张、兴奋感觉，甚至生理性唤起。

研究结果显示，与安慰剂相比，服用硫酸麻黄素后观看性爱视频（而非中性视频）时出现明显阴道脉冲幅度（VPA）升高（$P < 0.01$）。但是，观看"3min 中性＋5min 性爱视频"时除心率加快外，受试者生理性唤起、精神性唤起、积极、消极情感或焦虑均无明显改变。学者认为，服用硫酸麻黄素后仅在观看性爱电影时阴道血管充血增加，说明麻黄素并非简单通过生殖器外周血管阻力改变起到易化阴道血管充血作用，而是选择性为生殖器反应做好身体"准备"。

实验结果表明，女性受试者服用麻黄素后可显著增加阴道血管充血（仅性爱刺激时），但对她们主观性唤起指标却无明显影响。同时，实验也为我们提供了良好的设计方法，如受试者每天相同时间服药、服药前禁用咖啡、酒精或特殊食物。研究结果表明，交感神经系统，或者更确切地说，肾上腺素能旁路在激活女性生理性唤起中具有重要作用。这一结论，也得到其他学者研究结果的支持（Meston，1995、1996a、1996b）。

在实验中，如果女性主观性唤起指标在服药前、后无明显改变，则说明性功能正常女性性唤起水平的评估并不依赖其生殖器感觉。随后，一项研究显示可乐定（一种 α_2 受体激动剂）对高交感张力女性性唤起具有抑制作用，更有力支持当前实验结论（Meston，1997）。

另外，在一项有关 α 受体拮抗剂对女性性功能障碍影响的研究中，为了解此类药物服用的安全性和耐受性，Rosen 等（1999）在 6 位既往性活动中缺乏阴道潮湿感觉或主观性唤起低下的停经女性（平均年龄 54.5 岁，平均停经时间 4.8 年）进行 6 个月以上酚妥拉明（40mg）试验，以评估 α 受体拮抗剂对女性生理和主观性唤起的影响。通过光电扫描阴道脉冲幅度（VPA）检测受试者服药后阴道血流变化。视觉性刺激（VSS）包括两次 20min 性爱视频，性爱视频前观看 10min 中性视频，以便受试者适应实验室环境。研究结果显示，视觉性刺激时服用药物受试者的阴道血流明显增加。性唤起自我报告中，女性感受到明显生殖器潮湿和激动感觉（$P < 0.05$）以及具有统计学意义的主观愉悦感（$P < 0.1$），详见表 15-1。实验过程中，药物不良反应极少，女性可耐受完成实验。当然，还需进行数量更多、安慰剂对照临床试验，验证上述研究结果。

表 15-1　VSS 刺激下药物对受试者自我报道性唤起的影响

项目	酚妥拉明（40mg）	安慰剂	t 值	P 值
润滑（潮湿）	4.2 ± 1.5	3.0 ± 1.4	-2.91	0.03
刺激（刺痛）	4.5 ± 1.3	3.1 ± 1.3	-2.70	0.04
充血（肿胀）	4.0 ± 1.6	3.5 ± 1.5	-0.59	0.58
主观愉悦感	5.4 ± 1.5	3.4 ± 1.3	-2.11	0.10
主观性唤起	4.2 ± 1.6	3.3 ± 1.2	-1.11	0.32

注：主观性唤起采用 1~10 评分方式。

此外，学者还对其他肾上腺素能药物，如育亨宾及一氧化氮前体进行研究。育亨宾，可通过两种机制提高性反应：首先，选择性阻断 α_2 肾上腺素能受体突触前和突触后部位；其次，阻断突触前 α_2 肾上腺素能受体，增加非胆碱能非肾上腺素能（NANC）神经一氧化氮释放（Simonsen，1997）。而且，Meston 和 Worcel（2002）还在 24 位患有女性性唤起障碍（FSAD）停经女性受试者中，评估育亨宾（6mg）+L-谷氨酸精氨酸（6mg）对主观性唤起和阴道血管充血的影响。研究人员采用随机、双盲、安慰剂对照的三向交叉设计方式，检测安慰剂、单独育亨宾及育亨宾+L-精氨酸服药 30min、60min 和 90min 的效果。根据严格的美国精神疾病诊断-Ⅳ（DSM-Ⅳ）标准判断女性性唤起障碍（FSAD），25 位受试者中包括 19 位自然停经和 6 位手术停经，50% 的女性（$n=12$）接受激素替代治疗（HRT）。一位受试者随访 2 次后失联，最终 24 位受试者完成该试验（平均年龄 53.7 岁）。

实验过程中，选择 4 个时间节点进行评估：服药前、服药 30min、60min 和 90min。每次观看 3min 中性视频+5min 性爱视频。最后阶段，对女性生理和精神性唤起、自动性唤起、焦虑及积极消极情感反应进行主观性评估。每次实验持续 5~14d。然后，计算每次时间节点的阴道脉冲幅度（VPA）。

研究结果显示，治疗后女性 VPA 变化明显，特别是服用育亨宾+L-精氨酸服药 60min 后与安慰剂差异最显著（$P<0.05$）。但是，超过第 3 时间节点后二者差异程度减小（效应大小$=0.44$）。另一方面，在整个时间节点内，单独育亨宾与育亨宾+L-精氨酸之间，或者单独育亨宾与安慰剂之间，VPA 均无明显差异。同时，受试者主观性唤起指标亦未见明显变化。

由此可见，采用 VPA 评估，我们发现育亨宾+L-精氨酸可明显增加女性阴道血管充血状况，特别是服用 60min 时间节点。但是，我们并未观察到女性生理性唤起（如生殖器湿润）、精神性唤起、自动性唤起（如心率）和情感状态的明显变化。总体而言，此项研究实验设计良好、数据可信。

3．PDE5 抑制剂

虽然 PDE5（西地那非、伐地那非、他达那非）已在男性性功能障碍中进行广泛、深入的研究，但它们对女性性唤起障碍的作用，直到最近才引起学者的关注。目前，仅有两项有关西地那非对女性性反应的心理、生理研究。以下，将简要介绍研究的设计模式和结果。

在一项西地那非对女性性唤起障碍和性高潮缺失药物疗效研究中，Sipski（2000）等对19位脊髓损伤（SCI）性功能障碍患者进行西地那非主观和生理性唤起（包括性高潮反应）疗效的观察。采用随机、双盲和安慰剂对照交叉方式，患者服用50mg西地那非或安慰剂后再接受两次"12min视觉性刺激（VSS）"或"12min视觉性刺激（VSS）＋手动阴蒂刺激"方式，中间间隔6min。每3分钟收集一次检测数据并行主观性唤起评分（0~10）。

研究结果显示，西地那非药物临床治疗效果明显（$P=0.07$）。同时，Sipski观察到不同刺激强度下药物效果的变化，特别是VSS＋手动阴蒂刺激时最显著（$P<0.05$）。由于药物的轻度"翘尾效应（carryover effects）"和受试者数量较少，学者未进行平均值比较。分析结果表明，服用西地那非时患者主观性唤起的提升作用最明显（$P<0.001$），性刺激强度最大（VSS＋手动阴蒂刺激）时药物疗效最明显（$P<0.001$）、药物与安慰剂之间差异最明显（$P<0.01$）。

由此可见，对脊髓损伤（SCI）所致性功能障碍女性患者而言，西地那非可在最强性刺激（VSS＋手动阴蒂刺激）条件下显著增加女性阴道血管充血和主观性唤起水平。基于雌激素水平对一氧化氮（NO）影响，研究中学者亦考虑到了月经周期的因素。而且，主观性唤起水平评估同时结合VPA检测，尽可能减少实验结果偏差。尽管如此，由于实验时受试者数量较少及对西地那非药物疗效意见尚不统一，最终研究结果还有待进一步证实。而且，学者亦不清楚药物翘尾效应对实验结果的影响程度。此外，采用VPA检测过程中，受试者实验后常难以返回基线水平，也必须增设其他控制条件。所有这些，都是今后研究中必须解决的问题。

随后，Laan等（2002）报道另一项双盲、安慰剂对照交叉实验结果，即对12位健康、无性功能障碍女性服用单剂量西地那非（50mg）临床效果的观察。尽管样本数量较少，但通过良好设计模式尽可能控制实验结果偏差。12位受试者（平均年龄23.5岁）月经正常或口服避孕药，仅1位因妊娠被剔除实验。受试者参与两次实验过程，包括15min基础值＋50mg西地那非，或安慰剂＋60min中性视频（适应实验条件）＋30min VSS刺激＋15min中性视频。

在120min的试验过程中，每一时间节点通过VPA检测阴道血管的充血情况。最后一次性爱视频后，通过5分制李克特量表评估性唤起水平和阴道湿润情况。此外，通过血液样本评估血浆内药物浓度，采用几种方法检测VPA数据：30min VSS刺激时平均和最大峰谷差（maximum peak-to-trough difference）、服药后每3分钟VPA数值。将服药前2min VPA数值作为基础值。

研究结果显示，西地那非对女性阴道血流影响明显，服用药物（西地那非和安慰剂）后女性受试者最大VPA变化明显，平均VPA亦有上升趋势。最初3min药物作用最明显，随后西地那非和安慰剂反应速度基本相同（图15-3）。尽管阴道血管充血变化差异明显，但女性主观性唤起水平和阴道潮湿感觉在服药前、后并无明显变化。西地那非血浆浓度与VPA的关联性，令人满意（$r=0.40$），而西地那非血浆浓度与主观性唤起水平的关联性（$r=-0.11$）及阴道潮湿感觉的关联性（$r=0.09$）均较低。

本次研究中最令人感兴趣的结果，是药物（西地那非或安慰剂）治疗前、后女性主观性唤起评估水平的变化。尽管不知晓自己服用西地那非或安慰剂，一旦女性受试者认为接

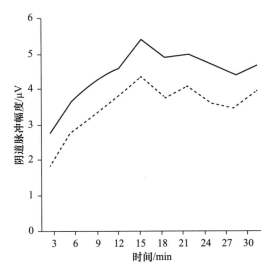

图 15-3　女性西地那非和安慰剂性反应

30min 性爱视频观看过程中，平均每隔 3min 检测一次西地那非（实线）和安慰剂（虚线）的平均阴道脉冲幅度（VPA）。

受西地那非治疗（药物归属），其主观性唤起水平和阴道湿润感觉明显提高（图 15-4）。由于实验设计特点，女性受试者通常难以猜测具体服用药物。其实，这就是一种典型主观评估效果的"安慰剂效应"。尽管效果归属明确，女性也难以分辨服用的是治疗用药还是安慰剂。主观性唤起评估过程中反映出的这种显著安慰剂效应和归因作用，说明采用双盲、安慰剂对照的实验方式评估西地那非疗效非常必要，特别是女性性功能障碍药物疗效的评估。

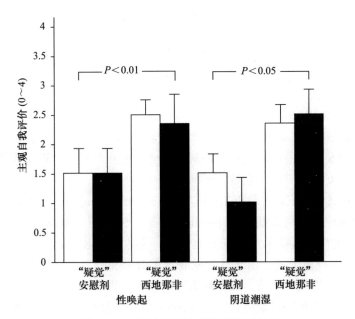

图 15-4　女性安慰剂和西地那非性反应

观看性爱视频 30min 后，女性受试者"疑觉"服用安慰剂和西地那非时平均性唤起和阴道潮湿水平。
空心的梯形图代表服用西地那非后女性平均评分。"疑觉"西地那非与安慰剂治疗女性的性唤起与阴道潮湿差异明显，分别为
$P = 0.01$ 和 $P = 0.05$。

在对 12 位女性受试者进行研究的过程中，Laan 等（2002）发现西地那非并不能提高女性性唤起主观评估水平，并在大型临床试验中重复这一研究结果。随后，Basson 等（2002）对 781 位服用雌激素（577 位）和雌激素缺乏（204 位）女性对象（均存在性唤起障碍）进行为期 12 周西地那非（10mg、50mg、100mg）临床试验。采用双盲、安慰剂对照模式，并纳入"性功能调查问卷（SFQ，2002）""性活动记录""生活满意度调查（LSC）"以及药物疗效问项（GEQ）等检测方法。遗憾的是，尽管此次临床试验样本量足够，研究结果显示西地那非与安慰剂之间的检测指标并无显著差异。即使药物剂量增至100mg，60% 的女性报道仍无明显阴道潮湿感觉，与其他条件下患者主诉的阴道干燥情况相似。

4. 激素 / 激素前体

通常，停经后全身雌激素和雄激素水平降低，导致女性性功能减退。雄激素不足，多与女性性欲望低下有关。过去，激素替代（HRT）治疗主要针对临床症状明显的停经女性。回顾性分析停经女性性功能障碍随机临床试验，仅有一项雌激素-黄体酮治疗（Sherwin，1991）和两项雌激素-雄激素治疗（Sarrel，1998；Shifren，2000）的研究符合上述随机、双盲、安慰剂对照标准。Sherwin 等研究发现，相对单独雌激素和安慰剂治疗而言，雌激素-黄体酮可明显提高女性性功能；同样，Sarrel（1998）报道，与单独雌激素或安慰剂相比，雌激素＋睾酮治疗可明显提升女性性欲望水平和性交频率。但是，女性受试者性高潮、阴道潮湿感觉则无明显改变。遗憾的是，上述实验中受试者的数量较少（$n=20$）。不仅如此，Shifren（2000）研究发现，皮下注射睾酮（300mg/d）可明显提高卵巢切除和子宫切除女性性活动频率和性高潮。当然，学者也观察到主观性唤起指标的显著安慰剂效应。

除传统激素替代治疗，学者对一种兼具雌激素、黄体酮和雄激素特性的复合类固醇药物（替勃龙）进行实验评估。在一项新近完成的心理生理研究中，Laan 等（2001）通过控制良好的交叉实验方式，观察 38 位停经女性服用替勃龙（tibolone）（2.5mg/d）3 个月后阴道血管充血、性欲望和性唤起能力的变化。受试者（平均 54 岁）停经 12 个月以上，身心健康（包括子宫和卵巢）。研究内容包括严格的身体和妇科检查、盆底肌肉和阴道萎缩状况，分别在第 3 和 6 个月进行评估性爱刺激时（性幻想和电影）阴道血管充血情况以及性功能日记内容包括女性及其性伴侣性活动频率、性唤起能力、性幻想频率、性欲望和性唤起水平。此外，受试者还记录各自更年期症状（climacteric symptoms）和不良反应。

每次心理生理评估分别在基础值、3min 性幻想、5min 性爱视频、另外 3min 性幻想和 5min 性爱视频时进行，包括阴道血管充血情况。为达到有效血管充血效应，性爱刺激间隔 6min 以免充血过程被干扰。由于替勃龙兼具雌激素和雄激素特性，学者预测，雄激素效应主要体现在幻想性刺激阶段，而雌激素效应主要表现为阴道血管充血。既往男性实验研究结果表明，相对外在性刺激而言，内在性刺激（如幻想）所致性唤起更依赖于睾酮作用，女性中也可能存在这种相同、独立的中枢神经系统旁路。

本次研究结果显示，与安慰剂相比，服用 2.5mg/d×3 个月替勃龙可导致性幻想频率、性唤起能力增强（如更频繁的性想法、性刺激时更敏感和性吸引力更强）以及略有增加的性欲望（性功能日记）。同时，女性性活动过程中阴道潮湿感觉也更明显（性功能日记）。但是，女性受试者性接纳或性活动的频率，则无明显改变。

阴道脉冲幅度（VPA）检测结果显示，第一次性爱刺激前基线阶段，服用替勃龙女性VPA 数值（峰谷差）已明显升高。说明替勃龙提高阴道血流的作用并不依赖性刺激。比较服用替勃龙与安慰剂后性幻想阶段 VPA 变化，发现服用替勃龙时 VPA 显著升高，但在性爱刺激阶段则未见明显 VPA 差异。性幻想阶段而非性刺激阶段替勃龙与安慰剂对 VPA水平的显著差异性影响，表明女性性唤起的调控更多通过雄激素依赖途径而非雄激素依赖中枢神经系统旁路发挥作用。然而，正如作者所言，替勃龙与安慰剂的差异仍不可忽视性爱刺激对替勃龙的掩盖影响，因为性爱刺激较性幻想的作用更大。需说明的是，替勃龙药物耐受良好，可明显减少更年期症状，常见不良反应作用为身体潮热。

三、结　论

在回顾性分析中，学者通过设计良好的研究模型（双盲、安慰剂对照的交叉实验），运用多种心理生理指标（如主观性唤起、生理反应）在不同患者群或对照组中，对不同类型、不同剂量药物药理学作用进行深入、广泛研究，主要结论如下：

（1）大多数女性研究结果往往不一致，一部分原因是缺乏非常有效的药学制剂，另一部分原因可能是实验方法学或设计模式合理性的问题。与女性研究不同，男性性功能障碍的研究结果高度一致。

（2）精神药理学研究，尤其是男性的，为我们提供了行之有效、经济合理的男性勃起功能障碍研究方式。同时，它也可以用于药物药效学特点的评估，如治疗阴茎勃起的潜伏期或持续时间等。目前，这种实验模式还未成功用于女性的研究。

（3）考虑到女性研究中观察到的显著安慰剂反应，应对女性心理生理研究更好运用双盲和"顺序效应（order effect）"模式。

总之，此领域内学者完成的诸多研究为我们今后全面开展性心理生理实验，提供了十分有益的方法学和模型设计信息。

参 考 文 献

Bancroft, J. (2000). The medicalization of female sexual dysfunction: The need for caution. Archives of Sexual Behavior, 31, 451-455.

Bancroft, J., Munoz, M., Beard, M., et al (1995). The effects of a new alpha andreocepter antagonist on sleep and nocturnal penile tumescence in normal volunteers and men with erectile dysfunction. Psychosomatic Medicine, 57, 345-356.

Bancroft, J., & Wu, F. C. W. (1983). Changes in erectile responsiveness during an-drogen replacement therapy. Archives of Sexual Behavior, 12, 59-66.

Bass, B. A. (2002). Behavior therapy and the medicalization of male sexuality. Behavior Therapist, 25, 167-168.

Basson, R., McInnes, R., Smith, M. D., et al (2002). Efficacy and safety of sildenafil citrate in women with sexual dysfunction associated with female sexual arousal disorder. Journal of Women's Health and Gender-Based Medicine, 11, 367-377.

Blank, M. A., Gu, J., Allen, J. M., et al (1986). The regional distribution of NPY-, PHM-, and VIP-containing nerves in the human female genital tract. International Journal of Fertility, 31, 218-222.

Boolell, M., Gepi-Attee, S., Gingell, J. C., et al (1996). Sildenafil, a novel effective oral therapy for male dysfunction. British Journal of Urology, 78, 257-261.

Burnett, A. L., Calvin, D. C., Silver, R. I., et al (1997). Immunohistochemical description of nitric oxide synthase isoforms in human clitoris. Journal of Urology, 158, 75-78.

Carani, C., Bancroft, J., Granata, A., et al (1992). Testoster-one and erectile function, nocturnal penile tumescence and rigidity, and erectile response to visual erotic stimuli in hypogonadal and eugonadal men. Psycho-neuroendocrinology, 17 (6), 647-654.

Cellek, S., & Moncada, S. (1998). Nitrergic neurotransmission mediates the nonadrenergic noncholinergic responses in the clitoral corpus cavernosum of the rabbit. British Journal of Pharmacology, 125, 1627-1629.

D'Amati, G., diGioia, C. R., Bologna, M., et al (2002). Type 5 phosphodiesterase expression in the human vagina. Urology, 60, 191-195.

Diamond, L. E., Earle, D. C., Rosen, R. C., et al (2004). Double-blind, placebo-controlled evaluation of the safety, pharmacokinetic properties and pharmacodynamic effects of intranasal PT-141, a melanocortin receptor agonist, in healthy males and patients with mild-to-moderate erectile dysfunction. International Journal of Impotence Research, 16, 51-59.

Eardley, I., Ellis, P., Boolell, M., et al (2002). Onset and duration of action of sildenafil citrate for the treatment of erectile dysfunction. British Journal of Clinical Pharmacology, 53, 61S-65S.

Giuliano, F., Allard, J., Compagnie, S., et al (2001). Vaginal physiological changes in a model of sexual arousal in anesthe-tized rats. American Journal of Physiology—Regulatory Integrative & Comparative Physiology, 281, R140-149.

Giuliano, F., Rampin, O., & Allard, J. (2002). Neurophysiology and pharmacology of female genital sexual response. Journal of Sex & Marital Therapy, 28 (Supp.), 101-121.

Goldstein, I., Auerbach, S., Padma-Nathan, H., et al (2000). Axial penile rigidity as primary efficacy outcome during multi-institu-tional in-office dose titration clinical trials with alprostadil alfadex in patients with erectile dysfunction. Alprostadil Alfadex Study Group. International Journal of Impotence Research, 12, 205-211.

Graf, A. H., Schiechl, A., Hacker, G. W., et al (1995). Helospectin and pituitary adenylate cyclase activating polypeptide in the human vagina. Regulatory Peptides, 55 (3), 277-286.

Heaton, J. P., Morales, A., Adams, M. A., et al (1995). Recovery of erectile function by the oral administration of apomorphine. Urology, 45, 200-206.

Hedlund, H., & Andersson, K. E. (1986). Comparison of the response to drugs acting on adrenoceptors and muscarinic receptors in human isolated corpus cavernosum and cavernous artery. Journal of Autonomic Pharmacology, 5, 81-88.

Hoyle, C. H., Stones, R. W., Robson, T., et al (1996). Innervation of vasculature and microvasculature of the human vagina by NOS and neuropeptide-containing nerves. Journal of Anatomy, 188, 633-644.

Jorgensen, J. C., Sheikh, S. P., Forman, A., et al (1989). Neuropeptide Y in the human female genital tract: Localization and biological action. American Journal of Physiology, 257, E220-E227.

Klotz, T., Sachse, R., Heidrich, A., et al (2001). Vardenafil increases penile rigidity and tumescence in erectile dysfunction patients: A RigiScan and pharmacokinetic study. World Journal of Urology, 19, 32-39.

Laan, E., van Lunsen, R. H., & Everaerd, W. (2001). The effects of tibolone on vaginal blood flow, sexual desire and arousability in postmenopausal women. Climacteric, 4 (1), 28-41.

Laan, E., van Lunsen, R. H., Everaerd, W., et al (2002). The enhancement of vaginal vasocongestion by sildenafil in healthy premenopausal women. Journal of Women's Health and Gender-Based Medicine, 11, 357-365.

Meston, C. M., & Gorzalka, B. B. (1995). The effects of sympathetic activation on physiological and subjective sexual arousal in women. Behaviour Research and Therapy, 33, 651-664.

Meston, C. M., & Gorzalka, B. B. (1996a). Differential effects of sympathetic activation on sexual arousal in sexually dysfunctional and functional women. Journal of Abnormal Psychology, 105, 582-591.

Meston, C. M., & Gorzalka, B. B. (1996b). The effects of immediate, delayed, and residual sympathetic activation on sexual arousal in women. Behaviour Research and Therapy, 34, 143-148.

Meston, C., Gorzalka, B. B., & Wright, J. M. (1997). Inhibition of subjective and physiological sexual arousal in women by clonidine. Psychosomatic Medicine, 59, 399-407.

Meston, C., & Heiman, J. R. (1998). Ephedrine-activated physiological sexual arousal in women. Archives of General Psychiatry, 55, 652-656.

Meston, C., & Worcel, M. (2002). The effects of Yohimbine plus L-arginine glutamate on sexual arousal in postmenopausal women with sexual arousal disorder. Archives of Sexual Behavior, 31, 323-332.

Modelska, K., & Cummings, S. (2003). Female sexual dysfunction in postmenopausal women: Systematic review of placebo-controlled trials. American Journal of Obstetrics and Gynecology, 188, 286-293.

Munarriz, R., Kim, N. N., Goldstein, Ⅰ., et al (2002). Biology of female sexual function. Urologic Clinics of North America, 29, 685-693.

Munoz, M., Bancroft, J., & Beard, M. (1994). Evaluating the effects of an alpha 2-adrenoceptor antagonist on erectile function in the human male: Ⅱ. The erectile response to erotic stimuli in men with erectile dysfunction, in relation to age and in comparison with normal volunteers. Psychopharmacology, 115, 471-477.

Munoz, M., Bancroft, J., & Turner, M. (1994). Evaluating the effects of an alpha 2-adrenoceptor antagonist on erectile function in the human male: Ⅰ. The erectile response to erotic stimuli in volunteers. Psychopharmacology, 115, 463-470.

Ottesen, B., Gerstenberg, T., Ulrichsen, H., et al (1983). Vasoacative intestinal polypeptide (VIP) increased vaginal blood flow and inhibits uterine smooth muscle activity in women. European Journal of Clinical Investigation, 13, 321-324.

Ottesen, B., Pedersen, B., Nielsen, J., et al (1987). Vasoactive intestinal polypeptide (VIP) provokes vaginal lubrication in normal women. Peptides, 8, 797-800.

Palle, C., Bredkjaer, H. E., Ottesen, B., et al (1990). Peptide histidine methionine (PHM) increases vaginal blood flow in normal women. Peptides, 11, 401-404.

Porst, H. (2002). IC 351 (tadalafil, Cialis): Update on clinical experience. International Journal of Impotence Research, 14 (Suppl. 1), S57-S64.

Quirk, F. H., Heiman, J. R., Rosen, R. C., et al (2002). Development of a sexual function questionnaire for clinical trials of female sexual dysfunction. Journal of Women's Health and Gender-Based. Medicine, 11, 277.

Rosen, R. C. (1991). Alcohol and drug effects on sexual function: Human experimental and clinical studies. Annual Review of Sex Research, 2, 119-179.

Rosen, R. C., & Ashton, A. K. (1993). Prosexual drugs: Empirical status of the "new aphrodisiacs." Archives of Sexual Behavior, 22, 521-543.

Rosen, R. C., & Beck, J. G. (1988). Patterns of sexual arousal: Psychophysiological processes and clinical applications. New York: Guilford Press.

Rosen, R. C., & McKenna, K. E. (2002). PDE-5 inhibition and sexual response: Pharmacological mechanisms and clinical outcomes. Annual Review of Sex Research, 13, 36-88.

Rosen, R. C., Phillips, N. A., Gendrano, N. C., et al (1999). Oral phentolamine and female sexual arousal disorder: A pilot study. Journal of Sex & Marital Therapy, 25, 137-144.

Rotella, D. P. (2001). Phosphodiesterase type 5 inhibitors: Discovery and therapeutic utility. Drugs of the Future, 26, 153-162.

Sarrel, P., Dobay, B., & Wiita, B. (1998). Estrogen and estrogen androgen replacement in postmenopausal women dissatisfied with estrogen-only therapy. Sexual behavior and neuroendocrine responses. Journal of Reproductive Medicine, 43, 847-856.

Sherwin, B. B. (1991). The impact of different doses of estrogen and progesterone on mood and sexual behavior in postmenopausal women. Journal of Clinical Endocrinology and Metabolism, 72, 336-343.

Shifren, J. L., Braunstein, G. D., Simon, J. A., et al (2000). Transdermal testosterone treatment in women with impaired sexual function after oophorectomy. New England Journal of Medicine, 343, 682-688.

Simonsen, U., Prieto, D., Hernandez, M., et al (1997). Prejunctional alpha 2-adrenoceptors inhibit nitrergic neurotransmission in horse penile resistance arteries. Journal of Urology, 157, 2356-2360.

Sipski, M. L., Rosen, R. C., Alexander, C. J., et al (2000). Sildenafil effects on sexual and cardiovascular responses in women with spinal cord injury. Urology, 55, 812-815.

Steenstrup, B. R., Alm, P., Hannibal, J., et al (1995). Pituitary adenylate cyclase-activating polypeptide: Occurrence and relaxant effect in female genital tract. American Journal of Physiology, 269, E108-E117.

Tiefer, L. (1996). The medicalization of sexuality: Conceptual, normative, and professional issues. Annual Review of Sex Research, 7, 252-282.

Tiefer, L. (2002). Beyond the medical model of women's sexual problems: A campaign to resist the promotion of "female sexual dysfunction." Sexual & Relationship Therapy, 17 (2), 127-135.

Traish, A. M., Kim, N. N., Min, K., et al (2002). Role of androgens in female genital arousal: Receptor expression, structure and function. Fertility and Sterility, 77 (Suppl. 4), 11-18.

Turko, I. V., Ballard, S. A., Francis, S. H., et al (1999). Inhibition of cyclic GMP-binding cyclic GMP-specific phosphodiesterase (Type 5) by sildenafil and related compounds. Molecular Pharmacology, 56, 124-130.

Udelson, D., Park, K., Sadeghi-Nejad, H., et al (1999). Axial penile buckling forces versus RigiScan radial rigidity as a function of intercavernosal pressure: Why RigiScan does not predict functional erections in individual patients. International Journal of Impotence Research, 11, 327-337.

Vemulapalli, S., & Kurowski, S. (2000). Sildenafil relaxes rabbit clitoral corpus cavernosum. Life Science, 67, 23-29.

Wagner, G., & Levin, R. J. (1980). Effect of atrophine and methylatropine on human vaginal blood flow, sexual arousal and climax. Acta pharmacologica et toxi-cological. 46, 321-325.

Wessells, H., Levine, N., Hadley, M. E., et al (2000). Melanocortin receptor agonists, penile erection, and sexual motivation: Human studies with Melanotan Ⅱ. International Journal of Impotence Research, 12 (Suppl. 4), S74-S79.

Ziessen, T., Moncada, S., & Cellek, S. (2002). Characterization of the non-nitrergic NANC relaxation responses in the rabbit vaginal wall. British Journal of Pharmacology, 135, 546-554.

性功能研究，是一项非常复杂的工作。大多数人类疾患的研究中，动物模型运用对于理解人体生理至关重要。然而，当研究性反应时，动物模型却存在着不能沟通和无法真正评估性刺激时动物性反应的局限性。采用心理生理学方法进行研究时，可以科学量化特定生理功能障碍人群，从而更好理解人类性反应过程。

一、介　绍

"残疾"一词，指各种类型人体功能障碍，包括生理和心理性疾患。在此，我们将主要讨论生理疾患，如肌肉骨骼功能障碍、神经功能障碍和心肺功能障碍等。每种类型功能障碍，依据具体病理特征表现出对人体性功能的不同生理影响。表 16-1 列出了与性功能障碍相关的各类生理功能障碍及其具体疾病。

表 16-1　影响性功能的各种疾病

类型	疾病	类型	疾病
肌肉骨骼功能障碍		心肺功能障碍	
	风湿性关节炎		心脏疾病
	骨关节炎		血管疾病
	髋关节置换		肺水肿
	截肢		慢性阻塞性肺疾病
神经功能障碍		精神残疾	
	脊髓损伤		精神分裂
	多发性硬化		抑郁
	脊柱裂		躁郁症
	脑卒中		其他疾患
	外伤性脑损伤		
	脑瘫		
	痴呆		
	神经病变		

就残疾对性功能的影响而言，我们必须考虑到残疾的"共性效应（generic effects）"和"特殊效应（specific effects）"：残疾可导致抑郁、性伴侣反应和残疾相关疲劳等共性效

应，以及瘫痪、肢体丧失以及运动能力丧失或疼痛等特殊效应。不仅如此，还须考虑到，无残疾困扰时应将他们视为一类"性存在"及应有的性功能。通过图解方式具体展示了各种因素对性功能的影响及其相互之间的关系（图 16-1）。

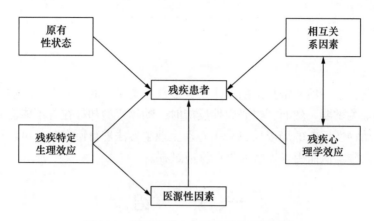

图 16-1　影响残疾个人性功能的各种因素

二、心理生理研究

目前，心理生理技术尚未常规用于残疾患者性功能的研究。而且，由于某些残疾（如髋关节炎）并未导致预期性生理变化，采用心理生理技术研究残疾个体的理由不充分。然而，如果个人的残疾影响到性反应神经调控或与性反应有关的血管因素时，采用心理生理技术来研究残疾对性功能的影响，十分必要。

考虑到各种残疾预期生理效应，针对具体残疾的心理生理技术将有助于更好研究病理情况下血管系统和神经功能变化及其对性功能的影响，如风湿性关节炎、全身红斑性狼疮（SLE）、进展性系统性硬化症等，均可对性功能产生一定程度损害。最近，Bhadauria 等（1995）对 60 位平均年龄 23 岁、患病时间匹配的系统性硬化症、风湿性关节炎和全身红斑性狼疮女性患者，进行了一项问卷调查研究。结果显示，71% 的系统性硬化症女性患者主诉阴道干燥、23% 的患者出现生殖器溃疡和 56% 的患者伴随性交困难。风湿性关节炎和全身红斑性狼疮患者性功能障碍发病率不甚清楚，其损害程度可能较轻。而且，53% 的系统性硬化症女性患者报告，病变一年后性高潮频率和强度逐渐降低。相对而言，对照组仅报告 10% 的性高潮强度降低和 17% 的性高潮频率减少。基于这种特殊病变对性反应影响的可预测性［如心理和（或）反射性刺激所致阴道干燥］，采用心理生理技术研究疾病病变特性对性功能的损害十分有益。此外，实验室条件下亦可较好控制与病变相关的许多医源性因素和混杂的社会心理及个人问题，使研究结果更加令人信服。

心理生理技术，亦可用于研究与性功能障碍密切相关的血管性疾病。尽管伦理因素使得人体相关研究受阻，但学者在兔模型中得到了满意的研究结果，即动脉粥样硬化引起慢性动脉供血不足，动物阴蒂出现海绵体纤维化病变（Park，2000）。这一有趣结果说明，动脉粥样硬化可导致女性血管源性性功能异常。就动脉粥样硬化对女性性唤起障碍影响研究而言，以实验室为基础的心理生理技术是一种最佳方式。

此外，采用心理生理技术研究神经功能障碍对性功能的影响，对于了解这类残疾或疾病对性反应的具体效应也非常有益。最近，学者采用前瞻性和回顾性方式，研究脑卒中对性功能的影响（Korpelainen，1998、1999）。在前瞻性研究中，受试者年龄为 32～65 岁，除脑卒中外无其他神经功能异常、严重失语症、精神或其他疾患；在一项回顾性研究中，受试者年龄为 32～79 岁。研究结果显示，这种残疾对男性和女性性功能均可产生损害作用（如勃起能力降低、阴道干燥和性高潮减弱等），具体情况详见表 16-2。随后，学者对社区内患有创伤性脑损伤（TBI）的 193 位男性和 129 位女性进行一项性功能研究（Hibbard，2000）。与对照组相比，由于身体姿势、身体运动、身体感觉和身体形象等生理问题，TBI 患者报告性起始、性冲动、性活力和性高潮均受到明显干扰。尽管实验设计良好且尽可能控制许多混杂因素影响，但仍受到调查性研究方式的制约。对病因明确患者采用磁共振（MRI）、功能性磁共振（fMRI）或正电子发射断层扫描（PET）等技术进行检查是不错的选择，可确定大脑内特异损伤是否对性反应产生损害效应，进一步认识大脑功能异常对性唤起的影响。

表 16-2　脑卒中前、后男性患者勃起能力和女性患者阴道润滑与性高潮能力

项目	阴茎勃起		阴道润滑		性高潮	
	前	后	前	后	前	后
正常	73（62%）	26（22%）	35（47%）	18（24%）	36（48%）	12（16%）
轻度降低	28（24%）	29（25%）	15（20%）	13（17%）	14（19%）	11（15%）
明显降低	11（9%）	43（37%）	7（9%）	13（17%）	3（4%）	17（23%）
无	3（3%）	15（13%）	3（4%）	9（12%）	6（8%）	13（17%）
不肯定	2（2%）	4（3%）	15（20%）	22（29%）	16（21%）	22（29%）

学者研究发现，多发性硬化（MS）对人类性功能也具有损害作用，往往可导致患者大脑和脊髓功能异常，且不同时间点效果不同。基于此点，当描述某一患者性功能障碍时最好详细记录其神经功能异常的时间变化，这一点非常重要。通常，多发性硬化（MS）女性患者主诉阴道干燥（36%，Hulter，1995）和性高潮困难（58%～74%，Hulter，1984）。但是，由于不能确定这些女性当前神经系统状态，故研究结果还有待进一步论证。

两项新近的研究，提供了更特异的有关多发性硬化（MS）对性反应影响的信息。其中，一项涉及 32 位 MS 女性和 9 位 MS 男性的研究结果显示，脑干和锥体异常与 MRI 观察到的脑部斑块总面积和性高潮缺失明显相关（Barak，1996）；另一项研究发现，14 位主诉性高潮困难的 MS 女性，她们的阴部和皮质诱发电位明显异常或缺失。（Yang，2000）。由于各种神经病变所致神经系统功能异常对性反应的具体影响不完全相同，采用心理生理技术研究多发性硬化（MS）和其他相似神经系统功能障碍对性反应的损害作用很有必要。最近，我们已得到资助，可对这类人群进行更深入的研究。

目前，采用心理生理技术对脊髓损伤女性进行的性功能研究，可能是所有领域内最先进的。其中，我们设计了一种时长 78min 的心理生理检测模式，包括 5 次 6min 基础值测定、4 次 12min 性刺激阶段，用于评估心理和"心理＋手动"刺激方式效果。然后，通过阴道光电容积扫描和阴道脉冲强度（VPA）检测阴道血流状况，并监测心率、血压、呼吸和主观性唤起水平。同时，还观察不同类型脊髓损伤及其具体神经功能异常对性反应不同方面的影响（Sipski，1995，1997，2001）。采用脊髓损伤神经学分类国际标准（美国脊髓损伤学会 2000）能够准确判断神经损伤水平以及脊髓损伤后感觉功能的保留程度（图 16-2）。通常，学者习惯将每一皮节感觉功能分为三个等级：0 分为感觉缺损、1 分为感觉障碍、2 分为感觉正常。我们认为，$T_{11} \sim L_2$ 皮节保留的感觉功能，即交感神经发出至生殖器的神经纤维，与留存的心因性性反应水平密切相关。实验结果详见图 16-3。由此可见，$T_{11} \sim L_2$ 皮节感觉功能保留程度与阴道性反应水平关系密切，即 $T_{11} \sim L_2$ 皮节分值与VPA 变化数值显著相关（$P < 0.001$）。为确定这一相关性是否仅与脊髓损伤程度相关，同时评价 $T_6 \sim T_9$ 和 $S_3 \sim S_5$ 皮节脊髓损伤感觉功能保留程度与心因性生殖器血管充血程度之间相关性。研究结果显示，二者之间并无明显关联。由此说明，$T_{11} \sim L_2$ 皮节感觉功能保留程度，可用于脊髓损伤女性心因性生殖器反应异常的预测。这一研究结果，进一步支持了身体健全女性交感神经系统具有调节心因性生殖器血管充血的观点。最近，我们在男性脊髓损伤研究对象中亦完成了一项系统性研究，发现 $T_{11} \sim L_2$ 皮节的感觉功能保留程度与心因性阴茎勃起水平之间，存在一定关联。

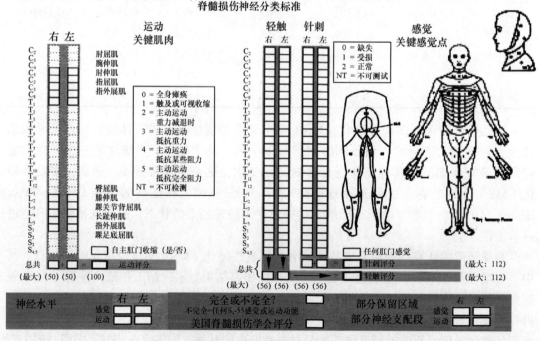

图 16-2　美国脊髓损伤学会标准

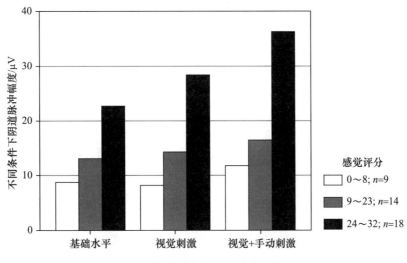

图 16-3　脊髓损伤女性不同条件下 VPA

不仅如此，对于脊髓损伤女性患者性高潮反应障碍问题，也进行了相应的研究（Sipski，2001）。采用自我刺激达到性高潮的方式在 75min 时间内，观察 69 位不同类型脊髓损伤女性患者和 21 位身体健康女性的性反应情况。实验结果显示，100% 身体健康女性可达到性高潮（$P=0.001$）。相比之下，仅 50% 以下脊髓损伤患者具备达到性高潮的能力。而且，涉及 $S_2 \sim S_5$ 节段脊髓病变的下肢运动神经完全损伤的女性，其性高潮成功率（17%）明显低于其他节段脊髓的女性（59%）（$P=0.048$）。不仅如此，这些脊髓损伤女性性高潮的出现时间，也明显滞后于健康女性的（$P=0.049$）。尽管如此，脊髓损伤女性与健康女性性高潮的主观感觉指标却无明显差异。研究结果表明，不仅可通过脊髓损伤具体水平评估女性患者性潜能，亦可更好认识调控健康人群性高潮的神经旁路作用，认识完整骶神经反射弧是性高潮形成条件的一部分。同时，不仅在大鼠模型中观察到了这种相似的尿道－生殖器反射现象，亦在完全下肢运动神经损伤所致骶神经反射异常的男性患者中，观察到这种相同、无明显统计学差异的性高潮潜能降低的实验结果（Sipski，2006）。

此外，Whipple 等观察 T_6 皮节及以下完全脊髓损伤女性患者在阴道自我刺激、子宫颈自我刺激和高敏感区域刺激等不同条件下性反应表现（Whipple，1996）。学者发现，3 位完全脊髓损伤女性能够达到实验室条件下的性高潮。Whipple 推测，这些完全脊髓损伤女性患者之所以具备达到性高潮的能力，可能与其保留的子宫颈至大脑神经反应有关。Cueva-Rolon 建立的阴道刺激时性反应大鼠模型，也支持这一假说（Cueva-Rolon，1996）。为进一步验证这一理论，学者选择 PET-MRI 扫描检测方式观察性刺激时脊髓损伤患者与健康女性大脑内"激活"情况。研究结果显示，自我刺激女性受试者子宫颈时，2 位脊髓损伤患者和 1 位健康女性大脑内"孤束核"（阴道神经在脑干内投射）均出现"激活"现象；而震动刺激（对照）女性受试者足部时，2 位脊髓损伤女性患者大脑内负责躯体感觉的丘脑区域信号未见改变，而 1 位健康女性大脑内丘脑区域信号增强。据此初步研究结果，Whipple 推断子宫颈与大脑之间很可能存在某种直接神经旁路（Whipple，2002）。但是，由于实验过程中作者并未排除女性大脑内信号可能来自其上肢运动的可能性，研究结果的效度有待进一步论证。

针对上述问题我们也开展一些相关研究，采用心理生理技术评估脊髓损伤女性患者性功能变化，观察信息反馈方式对健康、性反应正常女性和残疾、性反应异常女性性功能的影响。研究发现"假反馈"方式可提高健康女性性唤起水平。那么，这种假反馈对脊髓损伤女性患者性唤起水平是否也具有调节作用？为此，我们设计了一种时长42min的实验模式，包括4次6min基础阶段＋3次6min视频性爱刺激阶段。根据女性T_{11}～L_2感觉评分进行分组，将24～32分值的女性与健康女性归为同组，0～23分值的女性归为脊髓损伤组。首次基础阶段，女性受试者休息。随后，受试者每次接受中性或假积极反馈及6min性爱刺激。反馈内容为恭喜，这次反应良好；或者，比较遗憾，这次反应不理想，需再来一次。

研究结果显示，所有女性接受假反馈信息后其主观性唤起水平明显升高。显然，假反馈信息通过认知作用使女性对象主观水平升高，这种作用在健康女性与脊髓损伤女性之间，或在脊髓损伤女性之间并无明显差异。但是，阴道脉冲幅度（VPA）升高却仅见于那些T_{11}～L_2感觉评分24～32分值及健康女性，而T_{11}～L_2感觉评分0～23分值女性则未见明显升高。不可否认，此次研究数据又一次证明交感神经系统在心因性生殖器唤起中的作用。实际上，本次实验结果再次强调，心因性刺激方法对提高感觉功能保留的脊髓损伤女性患者的生殖器唤起水平，具有重要作用。同时，也要重视采用神经反射的方法提高其他女性的性唤起水平。

目前，已有学者通过运动和药物等一些增强交感神经刺激方式，进行提高健康女性性反应水平的研究（Meston，1995，1996a，1996b，1998）。亦有学者采用观看诱发焦虑视频，观察交感神经的刺激作用（Palace，1990）。当然，我们也开展一些类似研究，观察诱发焦虑视频能否提高脊髓损伤女性患者性唤起水平。三种不同条件下观看性爱视频，即性爱电影前未观看任何视频、性爱电影前观看一种游记视频和性爱电影前观看一种诱发焦虑视频。同时，针对上述三种性爱电影观看顺序，设计"平衡抵消（counterbalabced）"模式以便控制可能存在的"顺序效应（order effect）"。与之前相同，根据T_{11}～L_2皮节感觉功能保留情况进行分组评估0～23分值女性组与24～32分值及健康女性组。研究结果显示，两组之间女性主观性唤起水平无明显区别，后两种观看方式时24～32分值及健康女性的VPA明显升高，0～23分值女性VPA仅在最后一种观看方式时明显升高。由此可见，诱发焦虑刺激似乎能够通过交感神经刺激的主动调节作用，增强感觉功能保留的脊髓损伤女性患者生殖器反应水平。

另一方面，针对T_{11}～L_2皮节感觉功能保留得更好女性而言，我们预期焦虑诱发刺激可提高她们生殖器唤起水平。然而，这些女性性唤起水平反而出现降低趋势。此外，基础阶段焦虑诱发刺激时这些女性VPA也明显降低，而基础阶段中性刺激时VPA未见降低。因此，相信交感神经系统对这类女性性唤起的影响表现为一种抑制作用。

进一步研究交感神经系统对性唤起调控中，发现交感神经系统可表现出正、反两面的独特调节方式，说明研究这类神经功能缺陷人群性功能的重要性。也就是说，交感神经刺激可呈现出不同的表现形式，即认知积极的交感刺激、认知消极的交感刺激和认知中性的交感刺激。在 Meston 研究中，交感刺激是通过药物和锻炼的方式实现，即一种认知中性的活动。研究中某些视频内容可能对女性受试者性唤起产生消极认知的影响，而另一些视频内容则可形成积极认知的交感刺激，如禁止性活动时交感神经系统的刺激。

另一项脊髓损伤女性患者性反应的研究中，观察西地那非对女性性功能影响（Sipski，2000b）。试验前 1h，女性受试者服用 50mg 西地那非或安慰剂，实验模式与评估心因性唤起水平的相同：6min 基础值＋4 次 12min 性刺激（2 次视觉性刺激和 2 次视觉＋手动刺激）。19 位完全和不完全脊髓损伤女性患者参与本次试验，各阶段 VPA 和主观性唤起指标检测结果详见表 16-3。服用西地那非后，女性受试者 VPA 数值高于安慰剂组，但二者之间差异无显著性意义（$P＝0.07$）；受试者主观性唤起水平，明显高于安慰剂组（$P＝0.01$）。此外，服用西地那非后，女性受试者血压和心率轻度升高。

表 16-3　西地那非对女性性功能的作用

药物	阴道脉冲幅度 /mm				主观性唤起[†]			
	视觉	视觉＋手动	F	P	视觉	视觉＋手动	F	P
西地那非	21.49±2.6	30.69±3.9	2.3	0.07	3.76±0.4	4.68±0.4	6.41	0.01
安慰剂	20.29±2.8	25.31±3.84			3.50±0.3	4.08±0.4		

注：数值以平均值 ± 标准差表示，以毫米的挠度计算，† 范围 0～10。

三、结　论

尽管完成了上述诸多研究，仍有一项主要议题必须阐述清楚，即残疾和脊髓损伤患者性功能障碍的问题，其重要性甚至超过考虑神经功能障碍对性反应的影响与他们是否报告性功能障碍的问题。尽管许多神经功能障碍患者可能出现性反应水平的改变，但这并不一定说明他们的性功能障碍。性功能障碍的判定，是首先有个人痛苦的诉求。为解决这一问题，我们提出了脊髓损伤女性患者性功能异常最新分类系统，充分考虑到神经功能障碍对性反应的影响，具体内容详见表 16-4（Sipski，2002）。当然，这种分类方法仍有待实践过程中不断完善。

目前，我们正在进行另一类研究，即实验室条件下评估各种拟交感和抗交感神经药物对脊髓损伤女性患者性反应的治疗效果。而且，针对脊髓多发性硬化女性，我们也进行了类似研究，观察这种神经病变对性功能的影响是否与脊髓损伤相同。此外，针对女性神经源性性功能障碍，我们也正在开展一项研究，通过"反射性骶神经刺激（reflex sacral stimulation）"方式，降低这类神经源性性功能障碍女性患者性高潮障碍的发病率。

总而言之，采用心理生理技术评估各种神经异常和身体残疾条件下性功能障碍的研究，仍处于早期阶段。尽管如此，在众多有关人体性功能的研究中，实验室条件下心理生理技术结合详尽解剖学的评估模式，为理解人类复杂性反应机制提供了难得机遇。在脊髓损伤具体神经病变或其他功能障碍女性性功能的研究基础上，我们对健康人群性反应机制的认识也更加深入和全面。

表 16-4　脊髓损伤女性患者性功能分类

功能	反应	标准
A：性功能障碍	存在	性欲望障碍
		性唤起障碍
		性高潮障碍
		疼痛障碍
	缺失	
B：心因性生殖器唤起	完整/正常	SS＝32
		$T_{11} \sim L_2$
	可能	SS＝16～31
		$T_{11} \sim L_2$
	不大可能	SS＝1～15
		$T_{11} \sim L_2$
	不可能	SS＝0
		$T_{11} \sim L_2$
C：反射性生殖器唤起	完整	正常或高反应的球海绵体和肛门反射
	可能	低下或部分完整球海绵体和肛门反射
	不可能	球海绵体和肛门反射缺失
D：性高潮	不可能	无 $S_2 \sim S_5$ 感觉，球海绵体和肛门反射缺失
	可能	所有其他神经损伤

参 考 文 献

American Spinal Injury Association. (2000). International standards for neurological classification of spinal cord injury.

Barak, Y., Achiron, A., Elizur, A., et al (1996). Sexual dysfunction in relapsing-remitting multiple sclerosis: Magnetic resonance imaging, clinical and psychological correlates. Journal of Psychiatry and Neuroscience, 21, 255-258.

Bhadauria, S., Moser, D. K., Clements, P. J., et al (1995). Genital tract abnormalities and female sexual function impairment in systemic sclerosis. American Journal of Obstetrics and Gynecology, 172 (2), 580-587.

Cueva-Rolon, R., Sansone, G., Bianca, R., et al (1996). Vagotomy blocks responses to vaginocervical stimulation in genito-spinal-neurectomized rats. Physiology and Behavior, 60, 19-24.

Hibbard, M. R., Gordon, W. A., Flanagan, S., et al (2000). Sexual dysfunction after traumatic brain injury. Neurological Rehabilitation, 15 (2), 107-120.

Hulter, B. M., & Lundberg, P. O. (1995). Sexual function in women with advanced multiple sclerosis. Journal of Neurology, Neurosurgery, and Psychiatry, 58, 83-86.

Korpelainen, J. T., Kauhanen, M-L., Kemola, H., et al (1998). Sexual dysfunction I stroke patients. Acta Neurologica Scandinavica, 98, 400-405.

Korpelainen, J. T., Nieminen, P., & Myllylä, V. V. (1999). Sexual functioning among stroke patients and their spouses. Stroke, 30, 715-719.

Meston, C. M., & Gorzalka, B. B. (1995). The effects of sympathetic activation fol-lowing acute exercise on physiological and subjective sexual arousal in women. Behavior Research and Therapy, 33, 651-664.

Meston, C. M., & Gorzalka, B. B. (1996a). The differential effects of sympathetic activation on sexual arousal in sexually functional and dysfunctional women. Journal of Abnormal Psychology, 105, 582-591.

Meston, C. M., & Gorzalka, B. B. (1996b). The effects of immediate, delayed, and residual sympathetic activation on physiological and subjective sexual arousal in women. Behavior Research and Therapy, 34, 143-148.

Meston, C. M., & Heiman, J. R. (1998). Ephedrine-activated sexual arousal in women. Archives of General Psychiatry, 55, 652-656.

Palace, E., & Gorzalka, B. B. (1990). The enhancing effects of anxiety on arousal in sexual dysfunctional and functional women. Journal of Abnormal Psychology, 99, 403-411.

Park, K., Tarcan, T., Goldstein, I., et al (2000). Atherosclerosis-induced chronic arterial insufficiency causes clitoral cavernosal fibrosis in the rabbit. International Journal of Impotence Research, 12 (2), 111-116.

Sipski, M. L. (2001). A physiatrist's view regarding the report of the International Consensus Conference on Female Sexual Dysfunction: Potential concerns regarding women with disabilities. Journal of Sex & Marital Therapy, 27, 215-216.

Sipski, M. L., & Alexander, C. J. (2002). Documentation of the impact of spinal cord injury on female sexual function: The female spinal sexual function classification. Topics in Spinal Cord Injury Rehabilitation, 8, 63-73.

Sipski, M. L., Alexander, C. J., & Gomez-Marin, O. (2006). Effects of level and degree of spinal cord injury on male orgasm. Spinal Cord—advance online publication, 27 June 2006; doi: 10, 1038/sj.sc.3101954.

Sipski, M. L., Alexander, C. J., & Gomez-Marin, O. (in press). The effects of spinal cord injury on psychogenic sexual arousal in males. Journal of Urology.

Sipski, M. L., Alexander, C. J., & Rosen, R. C. (1995). Physiological parameters associated with psychogenic sexual arousal in women with complete spinal cord injuries. Archives of Physical Medicine and Rehabilitation, 76, 811-818.

Sipski, M. L., Alexander, C. J., & Rosen, R. C. (1997). Physiological parameters associated with sexual arousal in women with incomplete spinal cord injuries. Archives of Physical Medicine and Rehabilitation, 78, 305-313.

Sipski, M. L., Alexander, C. J., & Rosen, R. C. (2001). Sexual arousal and orgasm in women: Effects of spinal cord injury. Annals of Neurology, 35, 35-44.

Sipski, M. L., Rosen, R. C., Alexander, C. J., et al (2000a). A controlled trial of positive feedback to increase sexual arousal in women with spinal cord injuries. Neurological Rehabilitation, 15, 145-153.

Sipski, M. L., Rosen, R. C., Alexander, C. J., et al (2000b). Sildenafil effects on sexual and cardiovascular responses in women with spinal cord injury. Journal of Urology, 55, 812-815.

Valleroy, M. L., & Kraft, G. H. (1984). Sexual dysfunction in multiple sclerosis. Archives of Physical Medicine and Rehabilitation, 65, 125-128.

Whipple, B., & Komisaruk, B. R. (2002). Brain (PET) responses to vaginal-cervical self stimulation in women with complete spinal cord injury: Preliminary findings. Journal of Sex and Marital Therapy, 28, 79-86.

Whipple, B., Gerdes, C., & Komisaruk, B. R. (1996). Sexual response to self stimulation in women with complete spinal cord injury. Journal of Sex Research, 33, 231-240.

Yang, C. C., Bowen, J. R., Kraft, G. H., et al (2000). Cortical evoked potentials of the dorsal nerve of the clitoris and female sexual dysfunction in multiple sclerosis. Journal of Urology, 164, 2010-2013.

评　论

Julia R. Heiman：

此次学术交流，主要针对临床人群和临床问题。首先，是性反应检测手段。它一直是本次会议的主题，特别是讨论临床人群及其治疗效果时，其重要性更显突出。其次，是治疗效果的界定。单纯统计学意义变化并不足以说明问题，只有达到临床意义上的改变才可能达到期望指标。再次，是研究对象的选择。实验中，不同学者设定的纳入／剔除标准不同，对药理学实验结果产生不同影响。最近，一项西地那非药物研究中，由于诊断方面的问题，筛查女性的剔除率达到80%。因此，这种筛查强度的合理性有待商榷。最后，是当前社会环境及其对研究模式的容忍度。通常，验证药物效果时会选择某种性爱刺激方式，这或许会引起社会非议。观察药物安全性时，我们不仅需要考虑药物对人体的不良反应，同时也必须关注受试者接受性爱刺激的意愿程度。

今晨，Ray Rosen 为我们奉献了一次精彩演讲，特别是有关精神药理学领域内的研究，我倍感兴奋。作者回顾了1994至今各项研究成果，包括 Munoz、Bancroft 和 Beard 等早期研究，针对男性对象采取了设计良好研究模式，过程复杂、目标明确，包括阴茎反应一系列检测。我认为，我们不能仅满足于检测药物临床效果的平均值和（或）最大值反应，还应检测达到某一标准反应的潜伏期。有趣的是，在 Munoz 研究中，将主观指标作为次要结果、阴茎变化指标作为主要结果进行观察和考量。这与印象中大多数男性的研究方式相符：主要检测生殖器变化，其次检测主观性唤起水平。

同时，Ray Rosen 提到了 Goldstein（2000）报道的"阴茎纵弯试验"方式检测阴茎勃起硬度。我认为，这种方法可能较笨拙或实用性欠佳，使用一段时间后有沉重感，临床研究价值不高。

总体而言，Ray Rosen 演讲非常吸引人，特别是研究的设计方案和检测方法。但是，目前此类研究项目资金投入越来越少，检测的数量也不断缩减。现在，尽管这些检测方式可能有用，但并不一定能推动科学研究。

如今，有关女性性功能障碍的研究不断增加，3 年前我们还引以为豪的健康女性研究数据也相形见绌。其实，我们研究重点多为性功能正常健康女性，并非性功能障碍女性。对于这类异常人群的研究，也主要集中在性唤起障碍方面，且很大程度上受到男性西地那非药物有效性的影响。不仅如此，女性性唤起障碍时常难以确诊，尽管《精神疾病诊断与统计手册》中有明确诊断标准，但与性欲望障碍存在明显重叠。那么，无主观性唤起障碍时，生殖器唤起障碍出现的概率是多少？这在《精神疾病诊断与统计手册》生殖器症状的讨论中有所提及，对我们实验室检测女性受试者性唤起水平及其变化，具有重要影响。此外，在女性研究中，激素的作用显得越来越重要。例如，在西地那非临床试验中，雄激素和雌激素水平不足女性受试者对西地那非药物不敏感。此时，也许有人想知道，有多少其他类型化合物（药物）正在研发之中。女性性功能作用欠佳而寻找其他类型促性功能药物，但是，我认为应在研究中反复检测激素水平，了解女性是否正在进行激素替代治疗，反而更重要。

这里，我想进一步探讨受试者自我报告性唤起与阴道反应之间差异性的问题。通常，女性对自己性唤起的评价很重要。如果我们只观察受试者（神经系统完好无损的）阴道变化，她们都不知道治疗后主观性唤起变化，那么治疗意义何在？让女性报告她们是如何性唤起的，比采用一种连续检测性唤起水平方式更重要。尽管在科学上有益，但如果连续检测不能反映女性自我报告性唤起，则临床意义不大。临床研究中，一定程度上依赖患者怎么说来完成实验。这似乎说明提高性唤起的主观检测水平已成为当务之急。此外，反复多次的性唤起主观评估，而不是一次或两次的性唤起主观评估，有助于解决由于观察数量太少而难以获取受试者内在关联性的统计学问题。

目前，Ray Rosen 演讲中提到的主观与生理检测结果之间不一致情况，具体原因尚不十分清楚，可能与药物或方法学因素有关。例如，在脱氢表雄酮（DHEA）研究中，发现受试者主观性唤起水平明显升高而其阴道脉冲幅度（VPA）却无任何变化。但是，受试者性唤起的主观与生理检测结果明显关联。换言之，尽管人类主观和生理反应调节系统不同，生殖器反应与主观性唤起感觉成分分离，但仍可找到女性主观与生理反应之间良好的关联性。

Marca 的演讲，使我联想到实验"外在效度（external validity）"的重要性。性功能障碍药理学研究前，很少学者在论文中提及这种外在效度。这一点必须引起重视，以便找到受试者实验室变化与家庭反应之间的关联程度。有趣的是，Stephanie Both 谈到了药物服用后即刻性反应（immediate sexual response）的检测方法，但它不适用所有药物。在受试者离开实验室 24h 内观察药物的即刻性反应，是一种很好的想法，特别是在某些药物（如激素或多巴胺类）作用持续时间较长的情况下。

另外，需要特别强调的是，Marca 完成的研究非常出色，仅少数学者在这方面取得了令人欣慰的成果。因此，就研究策略和价值而言，我们认为必须关注受试者参与实验的困难性和依从性，以及如何从药物和其他干预措施中受益。Marca 指出，交感神经系统在人类性反应过程中具有独特的正、反两面的调节作用。一项实验中，学者发现，性唤起刺激前给予焦虑刺激，如同其他领域中方式一样，受试者性反应水平提高，而脊髓损伤患者则表现出性反应的减弱。因此，学者推断，依据交感神经激活时不同状态，即认知积极、认知消极和认知中性的方式，可对人体性反应产生完全不同的调节方式。这对于我们正确认识某些脊髓损伤患者性反应过程中截然不同的研究结果非常重要。

参 考 文 献

Goldstein, I., Auerbach, S., Padma-Nathan, H., et al (2000). Axial penile rigidity as primary efficacy outcome during multiinstitutional in-office dose titration clinical trials with alprostadil alfadex in patients with erectile dysfunction. Alprostadil Alfadex Study Group. International Journal of Impotence Research, 12, 205-211.

Munoz, M., Bancroft, J., & Beard, M. (1994). Evaluating the effects of an alpha 2-adrenoceptor antagonist on erectile function in the human male: Ⅱ. The erectile response to erotic stimuli in men with erectile dysfunction, in relation to age and in comparison with normal volunteers. Psychopharmacology, 115, 471-477.

讨 论

Marcalee Sipski Alexander：

目前，我们计划开展若干有关性功能障碍的药物临床试验。其中，正在进行的是一项观察震动刺激（过去多用于生殖目的研究）在降低男性患者"性痉挛"中的研究。其实，这已完全超出当前研究领域，只不过报道震动刺激可降低患者性痉挛。因此，观察经过一段时间刺激后男性性痉挛水平是否降低、性高潮能力是否提高。过去，这类研究主要针对男性人群。此次，我们通过临床实验观察震动刺激和阴蒂负压吸引在提高脊髓损伤和多发性硬化女性患者性高潮之间的差异。由于临床上女性性唤起障碍（FSAD）和女性性功能障碍（FSD）患者的人数不断增加，也同时观察这种性刺激的治疗效果，并尝试家庭内观察的研究方式。但由于时间的关系，不便在此赘述。

Kevin McKenna：

Marca，你们开展了一些非常有趣的实验，特别是多发性硬化患者性功能的研究，我十分好奇。之前这类研究中，有关脊髓病变的实验结果有些含糊不清。相对而言，你们进行了很好的特征性描述。我想知道，你们是如何对这些异常人群的病变程度进行分类的。是采用磁共振（MRI）的检查方式吗？可想而知，对于这种复杂类型的疾病，工作难度一定不小。

Marcalee Sipski Alexander：

其实，我们采取了一种阶梯模式：首先，研究 T_6 水平以上脊髓损伤患者；然后，研究 T_6 水平以下脊髓损伤患者。研究显示，两组患者实验结果基本相同。当然，我们想到了 MRI 检测脊髓病变的方法。但是，由于当前技术尚不成熟（放射科医生建议），我们更多选择美国脊髓损伤学会（ASIA）标准进行评估。不可否认，正如某些学者所担心的，这种 ASIA 标准用于评估感觉功能才刚刚起步。实际上，对于多发性硬化患者我们倾向采用定量感觉检测方式鉴别感觉异常，同时了解运动功能变化及其对性功能的影响。我认为，目前磁共振（MRI）多用于大脑破坏和损伤研究中。预计 5～10 年后，磁共振将用于此类人群疾病的检测。

Donald S. Strassberg：

Ray，我想请教几个问题。首先，实验前你们采用何种"入选／剔除"标准挑选志愿者，以及这种标准对实验总体结果的影响。具体地说，当一项典型实验室研究中约 1/3 的男性受试者对阴茎体积扫描（PPG）检查无反应时，该如何处理？我不清楚当一位勃起功能障碍男性患者对 PPG 检查无反应时，会对研究结果产生什么影响。因此，我想知道哪些男性志愿者不能入选实验研究。其次，能否介绍西地那非对选择性 5-羟色胺再吸收抑制剂（SSRI）所致性唤起障碍的治疗效果。

Raymond C. Rosen：

Don，你提出了两个非常好的问题。个人认为，就性无反应问题而言，似乎对女性受试者影响更大，对男性不明显，Julia 也提到这点。实验入选/剔除标准为选择轻至中度勃起功能障碍男性，将器质性病因患者剔除，如糖尿病和前列腺术后患者等。此外，只要男性在实验中对性爱刺激表现出最低水平性反应，就选择纳入。不可否认，这多少成为研究的不足之处。因此，我认为研究结果不适用于严重勃起功能障碍患者。实验中，少数男性可能对视觉性刺激无反应或出现明显抑制现象，多由于他们对媒体中这类刺激已餍足。数年前，我们可能会将这部分少数男性剔除。现在，已不再如此。你可能觉得它会是一项影响实验结果的因素，事实上却并非如此。即使存在上述诸多影响因素，"他达拉非"临床试验外在效度，依然令人满意。此外，在家庭内药物观察研究中，基本上未对男性受试者功能障碍程度进行严格筛选。尽管如此，上述实验结果包括药物起始时间、持续作用时间等重要数据，仍可重复验证。

Don 提出的第二个问题，即西地那非对 SSRI 所致女性性功能障碍的治疗作用，答案是肯定的。George 及其他学者研究证明，包括西地那非在内的 PDE5 抑制剂，可有效逆转 SSRI 所致女性性功能障碍。其具体机制尚不十分清楚，最可能原因是 SSRI 影响氮能神经活化、导致一氧化氮耗竭，PDE5 抑制剂可有效逆转或抵抗这种变化。

John Bancroft：

在此，与诸位分享一个"性无反应"的有趣案例，即在实验室条件下对性爱刺激无勃起反应现象。临床中，曾遇到一位强迫性上网症患者，每天可能花费数小时网上搜寻性爱视频、手淫。招募进行实验时他表现为完全"无性反应"状态，对提供的性爱刺激完全不感兴趣。因此，我想知道网上搜寻特殊类型性爱刺激习惯达到何种程度时，将不再对实验室性爱视频产生勃起反应。

Roy J. Levin：

那些对性爱刺激"无性反应"的个体，对震动刺激会产生反应吗？

John Bancroft：

我们没有尝试过。

Roy J. Levin：

那么，他们是否仅对视觉性刺激（VSS）无性反应？

John Bancroft：

是的。

Roy J. Levin：

我认为这可能是一种特殊现象，不妨尝试震动刺激方式。

John Bancroft：

好的。

James G. Pfaus：

文献报道，排卵周期中女性性活动表现出明显特点，排卵时最强烈，随后迅速下降。因此，对接受激素替代治疗的女性患者进行临床试验时，是否了解她们激素水平以及排卵周期状态。尽管做到这一点较困难，但对于分析研究结果具有重要指导性意义。另外，我想知道 PDE5 抑制剂是否会出现耐药情况。临床工作中，我们发现许多男性过度服用西地那非，即使那些无勃起困难男性也随身携带"以防万一"。请问，PDE5 抑制剂出现耐药性时，能否推荐更新和有效的药物？

Kevin McKenna：

目前为止，所有研究中尚未发现这种耐药情况。

James G. Pfaus：

无耐药？那很好。

Marcalee Sipski Alexander：

这里，我也与诸位分享一例服用西地那非药物的特殊病例：一位脊髓损伤患者"自行"服用西地那非后去酒吧观看贴身舞表演，由于异常性反应而出现"阴茎折断（fractured penis）"现象。我认为，这位患者完全没有必要服用西地那非。之所以提及这一病例，只是对"无性反应"现象发表一些个人观点。其实，相对上述"阴茎折断"而言，"无性反应"现象更为多见。我觉得 Ray 提出的"无性反应"概念，很有指导性意义。通常，实验时，每 3 分钟询问一次主观性唤起（情感和生理）感觉。整个过程中，我们发现一些男性和女性受试者根本无性唤起出现，不论是阴茎或阴道，还是其他部位，均表现出"无性反应"特征。当问及参与临床试验原因时，才了解到他们十年已无性生活。因此，我认为将这些志愿者剔除实验，很有必要。因为，除了实验室条件下观察到的生理表现，这些志愿者的心理状态显然发生了某种变化。这些情况下，研究结果易出现偏差。

Donald S. Strassberg：

请问，研究中剔除那些"无性反应"受试者是否会导致勃起功能障碍组与正常对照组之间实验结果差异。

Roy J. Levin：

首先，回答关于月经周期与性反应的问题。研究结果显示，月经周期中两个时期女性性欲望增强或期望性活动，可称为排卵效应（ovulation effect）或围月经现象。现实中，许多女性月经中和月经后性活动频率增加。因此，月经周期中确实存在两个特别时期。

Ellen T. M. Laan：

目前，尚无研究证据表明阴道脉冲幅度（VPA），这一临床试验中主要检测指标，在月经周期中受到影响。

Julia R. Heiman：

需要指出，为了降低研究结果差异性，许多临床试验中我们尽可能选择某一特定月经周期时段女性进行研究，即使服用避孕药也不剔除。但另一问题又出现：我们能否据此实验结果总结其他月经周期时段女性的反应？

Roy J. Levin：

对于实验设计中纳入 / 剔除标准的重要性，我无须补充。John 提及的"无性反应"案例非常有趣，我认为这种特殊现象可能涉及多因素作用，如视觉性刺激时的社会习性因素，也需考虑。

Erick Janssen：

但是，你们为什么将他们从实验中剔除呢？

Roy J. Levin：

任何时候，受试者对实验室条件下刺激均无性反应时，我们将无法评估其性功能，势必影响实验结果。事实上，在一项早期西地那非临床试验中，我们并未剔除这些"无性反应"受试者，以至于实验结束时无反应率很高，严重影响评估。

Erick Janssen：

实验前，这些男性是否已经接受某种方式治疗？

Roy J. Levin：

是的，早期情况确实如此，一些志愿者可能多次参与临试实验。我们也未剔除这些受试者。因此，他们成为所谓的无性反应者。需要强调的是，我认为剔除这些"无性反应"受试者，并不会明显影响研究结果的外在效度。

David L. Rowland：

采用其他方式刺激时，这些"无性反应"受试者可能会出现一定程度的性反应。实验中，我们的确观察到为数不少这类患者在其他类型性刺激条件下出现与典型阴茎勃起反应稍有不同的、5～8mm 的阴茎勃起。我认为，大多数情况下"无性反应"其实是一种实验室诱导的抑制现象。震动触觉刺激时受试者表现出的刺激效应，更可能是一种括约肌收缩作用而非直接的阴茎充血反应。

Marcalee Sipski Alexander：

请问 Julia 和 Ellen，实验中你们反复检测不同女性受试者 VPA 时，是否考虑到月经周期的影响？通常，我们选择月经周期中第 16～21 天之间时段进行检测。尽管如此，具体执行时仍较困难。虽然文献中报道对此并没有硬性规定，我们还是根据课题标书要求严格执行。那么，你们如何看待这一问题？

Ellen T. M. Laan：

药物临床试验中，医学伦理委员会要求尽可能避免女性受试者实验中存在任何妊娠风险。因此，我们仅选择那些绝经前、口服避孕药的年轻女性，采用严格避孕药周期内特定时段进行检测的研究方式。文献报道显示，月经周期并不会明显影响女性 VPA 数值变化，它对女性温度的影响更明显。例如，Koos Slob 等采用热元件检测方式发现黄体期女性阴唇温度轻度升高，并产生几种复杂的顺序效应（order effect）。我不确定，黄体期女性阴唇温度升高是否是性唤起的易化因素。而且，不论女性从事性活动或投入其他情感与否，这一时期女性受试者的身体温度均轻度升高。

Julia R. Heiman：

在药物临床试验中，我们尽可能控制女性受试者月经周期。因为，我们不清楚哪种激素会对何种药物产生重要影响。只要能降低实验结果偏差，我们便不遗余力。具体效果如何，尚不十分清楚。

Marcalee Sipski Alexander：

这确实是一个值得我们深思的问题。即使不一定要这样做，却似乎都在努力为之。

Roy J. Levin：

这里，我想更多谈谈月经周期与 VPA 检测的问题。我认为，我们不能将第 6 天检测的 VPA 数值与第 22 天检测的数值进行直接比较，因为它们并非连续性的变化。因此，如果分别在第 6 天和第 22 天检测到同样的 4mmVPA 数值升高时，两个结果的意义可能不同。我们只能比较同一天检测的数据结果。否则，将严重影响实验结果的外在效度。

Ellen T. M. Laan：

理论上，你的观点可能正确。但实践中我们至少观察到，虽然受试者所处月经周期中天数不同，其 VPA 基础值却明显关联。尽管如此，我们亦反复检测受试者性反应时 VPA 数值的变化情况，力图通过"测验再测验信度（test-retest correlations）"方法找到二者之间关联性。

Erick Janssen：

Ray，我想继续探讨临床试验受试者的剔除问题。此前，你谈到"典型勃起功能障碍患者"，但却将那些高、低性反应水平受试者剔除实验，我感到迷惑不解。你认为剔除这些高、低性反应水平受试者可提高实验结果外在效度的原因，是因为他们是"典型"的性功能障碍患者吗？

另一个问题，与阴茎纵弯试验有关。临床试验中，我们经常遇到端点检测的问题，特别是阴茎勃起方面。阴茎硬度仪之前，学者多采用阴茎周径变化测量方法。经过漫长、激烈的讨论，学界基本接受阴茎硬度作为检测端点的观点。其实，这就是检测端点的预测效度问题。起初，对于这种勃起硬度的"实验端点"，我们并不知道"多硬便足够"的标准。有趣的是，最开始使用阴茎硬度仪时，学者往往采用 100% 的硬度标准，以代表一种"完全"勃起。经过反复验证，逐渐将原有 100% 硬度标准下调至现在 60% 的标准。如今，专家认为阴茎硬度仪检测时 60% 的标准就达到"足够硬"水平。5～6 年前，学者报道阴茎硬度与周径的相关性很高，相关系数超过 0.80，即通过阴茎周径可预测阴茎硬度。如今，尽管阴茎硬度仪的费用较高，但由于方法更简单、有效以至于被更多学者所接受。与阴茎硬度仪检测不同，纵弯试验检测阴茎的轴向硬度而非径向硬度。目前，由于研究数据相对缺乏，我们尚不清楚阴茎轴向硬度达到什么程度时才视为一种理想状态。但愿你们知晓这种力量的大小。此时，我想到了 Gorm Wagner 报道的图表。作者指出，随着年龄的增长，男性保持硬性勃起的能力逐渐降低，阴茎进入阴道所需的力量也不断增加。只有年龄增长与勃起能力减弱同时出现时，勃起功能障碍问题才显得更加突出。其实，这并不是阴茎勃起检测作为绝对实验端点的争议，而是某种检测方式预测效度的问题。

Brian Mustanski：

实验中性反应和无性反应的问题，使我联想到某些药物滥用（substance abuse）的研究。性心理生理研究中如何对待无性反应问题，与研究不喝酒受试者的饮酒频率十分相似。我们是否也应将他们剔除药物滥用实验？需要告诫的是，一旦这些受试者被剔除，问题也将随之出现。首先，忽视这些人群，实验结果可能不合理；其次，如果将不饮酒受试者"归零"，说明模型设计可能存在问题。因为，引导他们饮酒的原因与影响他们饮酒频率的因素，是不同的。因此，药物滥用研究时学者往往采用一种多因素阈值模型（multifactorial threshold models）（Koopmans，1999）纳入不饮酒受试者，明确模型的假设条件。我认为，药物临床试验时，学者亦可参照这些模型，思考如何对待那些"无性反应"受试者。

参 考 文 献

Koopmans, J. R., Slutske, W. S., Heath, A. C., et al (1999). The genetics of smoking initiation and quantity smoked in Dutch adolescent and young adult twins. Behavior Genetics, 29, 383-393.

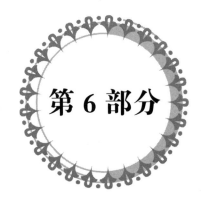

第 6 部分

性别、性取向和倒错型性兴趣

第17章

性活动中认知过程和性别差异

　　本章很有必要先简单回顾资深学者如何变得痴迷于认知研究的。我也是被反复"敲打",才认识到生殖器反应中认知因素的重要性。20 世纪 70 年代,学者对"认知"一词仍较陌生,认知变量的研究刚刚开始被科学家接受。但是,由于无法进行实证研究,一些人仍然忽视认知变量的作用。两项事件加深了我对认知变量在生殖器反应中作用的认识。

　　首先,是 Ray Rosen 在其毕业论文中对男性生殖器反应的轶事报道。Ray 观察到少数研究对象在缺乏外在性刺激条件下仍然出现生殖器反应这一特殊现象:告知受试者一种"听音乐＋简短休息＋观看性爱视频"的实验模式时,休息阶段某些男性受试者在无任何外在刺激条件下出现阴茎勃起。其次,更有说服力的是,当男性受试者被告知如何设身处地地在一种全新实验室条件下想象性活动时,也随即出现阴茎周径增加的现象。也就是说,在完全缺乏外在或生殖器刺激情况下,这些男性受试者表现出生殖器反应的变化。如今,已有更多学者正式报道无任何外在性刺激情况时以幻想为基础的生殖器反应(Heiman,1980;Smith,1987)。对此,除了一种称之为幻想的认知作用外,我们似乎再找不到其他任何合理的原因。当然,亦无任何条件反射或刺激 - 反应学习模式(S-R learning model),可解释这种简单、有说服力的观察结果。显而易见,认知因素在性反应中作用,是一项值得深入研究的课题。

一、生殖器反应与认知变量研究

　　目前,仅少数研究直接调查生殖器反应中认知变量的作用。其中,一项早期研究不仅证实性反应中存在认知变量的影响,而且发现某一具体认知过程确实参与生殖器反应的调节。临床报道显示,性活动中一旦出现对性爱刺激注意力分散以及随后对非性爱刺激关注时,极可能导致某一成功性反应活动的中断。当咨询一些专家心理生理实验中如何研究这种注意力分散作用时,他们多提及 Posner 和 Rossman(1965)设计的研究模式:要求参与实验的受试者接受相同的外在刺激后,以一种不同注意力投入的认知方式处理这些刺激。也就是说,外在刺激的信息输入量相同而信息加工的方式和程度不同。学者发现,男性受试者对性爱刺激的注意力分散度与生殖器反应水平之间有明显关联(Geer,1976)。随后,Haynes 和 Brayer(1985)以及 Elliot 和 O'Donohue(1997)等学者,在女性受试者中重复了上述实验结果,即注意力分散将导致生殖器反应水平降低。上述研究结果清楚显示,认知变量参与了生殖器反应的调节。其中,注意力分散这种认知变量的变化与生殖器反应水平的降低密切相关。

Barlow（1986）报道，注意力分散作用有助于更好地理解某些临床上性功能障碍病例。Barlow 及其同事进一步研究发现，注意力分散所致阴茎勃起功能异常对男性受试者未来性功能表现可产生显著影响（Weisberg，2002）。同时，Barlow 等还发现，以假反馈为基础的期望值亦可影响生殖器的反应水平（Bach，1999）。期待此次研讨会中 Barlow 有更多的研究成果与我们分享。

当然，亦有极少数研究直接检测认知因素对生殖器反应的影响，这以 Eric Koukounas 及其同事的研究最具代表性。实验中，学者分别通过"Tellegen 专注量表"和"Betts 心理意象问卷调查"的方式，观察注意力和情感因素对性反应的影响。与此前研究结果相似，学者报道注意力分散时生殖器的反应水平降低，而关注性爱刺激时生殖器的反应水平升高（Koukounas，1997，1999）。

此外，Walter Everaerd 等也报道了一系列研究，直接观察认知变量在生殖器反应中作用。学者发现，训练受试者以不同方式处理性刺激信息后其生殖器反应水平出现相应改变（Dekker，1989）。一项单独研究中，Janssen 等观察到"启动因子"对人体自主反应的影响。但是，生殖器反应的启动因子研究，令学者感到有一些意外，即与中性条件相比，性爱刺激时性功能正常男性阴茎勃起反应的启动效应反而更低。然而，另一项"行为测量"实验中，通过启动效应学者又观察到了预期的易化作用。由此可见，认知因素与生殖器功能之间的关系十分复杂（Janssen，2000）。

迄今为止，已有许多研究观察到注意力对生殖器反应的调节作用。初看，你也许误以为注意力与分心两种情况可能就是硬币的正反两面，其实不然。要知道，注意力并非简单地等同于"不分心"。因为，影响注意力的变量并不一定对分心产生相反调节。Koukounas 等报道，当受试者观看性爱视频过程中采用一种参与而非旁观的注意力方式时，生殖器反应将更强烈（Koukounas，2001）；Dekker 等（1988）发现，同时关注"性刺激＋性反应"较单独关注性刺激条件下，受试者生殖器反应更明显；Sakhein 等（1984）也注意到，性唤起程度较低时即使关注生殖器线索也难以达到提高个人生殖器反应水平的目的，只有性唤起程度增加时生殖器反应水平才相应地提高。尽管以上各位学者的研究结果并非完全一致，但均说明关注性爱刺激线索可改变个人生殖器反应水平这一事实，表明认知因素在生殖器反应中发挥了重要和复杂的调节作用。

当然，其他一些重视认知因素对生殖器功能影响的研究，值得一提。例如，Wilson 等（1985）报道酒精对男性阴茎勃起反应的影响。按照 Geer（1976）提及的分心模式，作者发现高浓度酒精与高分心程度之间的相关性，即低注意力要求条件下饮酒期望可增加性唤起水平，而高注意力要求条件下实际饮酒量却降低性唤起水平。因此，学者认为不同注意力要求条件下，酒精对性反应可产生了一种差异性效果。另一方面，在研究女性生殖器反应基础之上，Beck 等（1994）发现在不同认知策略引导下，女性受试者可抑制自己生殖器反应。依据上述各种不同研究成果，不难得出认知因素能够影响人类生殖器反应的结论。尽管其中许多问题悬而未决，这一明显事实已摆在面前，不容否认。下一步，将讨论认知作用在性活动中的某些特殊表现。

二、生殖器反应以外认知作用的代表性研究

通过上述对认知心理学中分心模式研究成果的分享，可更好运用其概念和模式进一步了解人类性活动的特点。许多学者已充分认识到性活动中认知因素的研究价值，如Janssen，Treat 等（Janssen，2000；Treat，2001）。这里，不再逐一列举其中众多的研究项目，而是选择一些颇具代表性研究阐述上述观点。为了便于理解，将按照以下几个范畴进行逐一介绍，具体包括记忆、知识组成和信息加工。

1. 记忆

首先，介绍记忆（memory）的研究。众所周知，记忆一直是认知研究的中心议题。信息加工理论表明，记忆中的存储信息可用于指导人类行为的付诸和实施。通常，个人对事件或实物的记忆会受到此前记忆储存情况的影响，即记忆数据同时受到编码内容和储存环境的调控。因此，如果记忆检索时这类因素受到干扰，将导致检索偏差、记忆输出受阻。也就是说，人类性反应过程中性反应调控域内记忆回想，还受到编码内容之外其他因素的影响。为了更好解释这种现象，Castille 等（1989）建立了一种"互变场景"实验模式，即不同场景中变换主题的操作模式：例如，一种情况下主题是"做爱"、另一种情况下主题是"骑马"。其实，具体场景中根本无任何与性行为或骑马主题相关的内容。随后，要求受试者按照场景主题进行回想或记忆回放。实验结果显示，"做爱"主题时受试者回想与性活动无关内容，"骑马"主题时受试者回想与骑马无关内容。学者认为，当受试者事先接受一种与主题无关记忆内容时将对随后记忆回放或回想形成错误的引导，场景内容的偏差使得受试者对场景主题的理解，张冠李戴。因此，又将此次实验称为"旁观者眼中的性活动"，意指模糊不清的性刺激可令受试者产生某种错觉。

在另一项研究中，主要观察男、女之间是否存在性爱记忆的性别差异现象（Geer，1990）。实验中，所有受试者聆听相同性爱故事。其中，包含各种与性、浪漫和中性内容相关的不同语句。随后，受试者再次聆听各种与故事有关和无关的语句，并要求将其区分开来。实验结果显示，男、女之间存在明显性别差异：男性受试者能够准确、快速区分与性相关的语句，而女性受试者能够准确、快速区分与浪漫相关的语句。至于中性语句，男、女之间则无任何性别差异现象。研究结果说明，尽管听到的故事内容相同，男、女对故事内容的记忆却可能存在明显区别。或者说，男、女之间信息加工方式存在某种不同。目前，尚不清楚导致大脑内信息加工性别差异的具体原因。是由于信息编码差异，还是记忆储存不同或是数据检索偏差（retrieval bias）？答案仍未找到。以下，将进一步讨论有关"知识构成"的各项研究。

2. 知识构成

认知心理学中一项中心议题，就是如何最好体现认知系统中"信息组织"的作用。例如，当被问及"你母亲婚前姓什么？"时，大多数人是否能够快速、正确地回答？如何迅速、正确地扫描脑海中数以千计的词汇，然后给出正确的答案？为此，Collins

和 Loftus（1975）提出了网络模型的概念，成为当前广泛运用的知识表征（knowledge representation）研究模式。在这种有关语义构成（semantic organization）模型中，词语被概念化为网络中某一节点，通过词语之间关联表征使这些节点相互联系。因此，当某一单词（如猫）在一种启动模式（priming paradigm）中出现时，猫的词语以及其他所有关联的词语可依次激活。如果第二个单词（如犬）在启动之后出现、并被此前启动词语激活（确有可能）时，那么这一词语的搜寻速度将明显快于它在启动时未被激活的状态。目前，许多研究发现人类认知系统中确实存在这种启动效应。上述模型研究结果表明，某一词语意义的确定，取决于这一词语被关联的程度。

其实，如何界定语义网络模型的表征，也成为认知心理学研究的一项难题。Schvaneveldt（1990）及其团队提出"探索者"模式，解释这种网络模型。其实，探索者就是某种程序，要求受试者对其感兴趣的任意一对单词的相似度进行评估。然后，探索者计算机采用图解数学方式分析这些相似数据，从而探究这些单词集所反映的个人语义网络。令人欣慰的是，Schvaneveldt 成功展示几种不同情况下探索者的实用性。而且，在两项运用探索者的研究中，得以分析性功能结构域的作用。首先，观察性功能结构域中词语的"语义组织"是否存在性别差异。大脑网络角度而言，它其实就是询问男、女之间性感词语意义是否不同的问题。由此，对 4 类范畴词语的相似度进行评估：性感词语、浪漫词语、积极词语和消极词语。研究结果显示，几种情况下男、女之间性感词语的语义网络确实不同。通过检测各自语义网络的相似度，发现某些情况下，女性个体之间网络的相似度高于男性；其他情况下，男性个体之间网络的相似度又高于女性。如果认同"同一词语能够代表不同意义"这一观点，那么同一词语则可在男、女之间产生各自不同的意义，这亦符合相同性别内情感的交流较不同性别之间情感的交流更准确原理。以上数据结果不仅与许多理论假说不谋而合，亦为我们新近提出的理论提供了充分的实证依据。其次，除上述有趣结果外，还发现男性对性感词语、积极词语更敏感，而女性对浪漫词语、积极词语更敏感。通常情况下，大多数男性表现出对某种外显性刺激更主动、而大部分女性对男、女关系词语更感兴趣的现象。随后的一项研究中，观察男、女性取向的词语网络情况。与传统观点不同，研究结果显示，男、女同性恋的词语网络并非与不同性别的相似，而是与相同性别的相似度更高。与异性恋不同，男同性恋对涉及男性生殖器的词语更敏感，女同性恋对与女性生殖器有关的词语更感兴趣。不难理解，认知模型研究男、女性知识储存的差异性提供了有益的研究模式。目前，认知心理学研究中，之所以能够摆脱单纯推测的羁绊，很大程度上归功于上述方法学的实用性。

3．信息加工

大脑神经网络的研究，自然令人想到性信息加工（information processing）中性别差异的问题。数据报道显示，男、女在性知识储存方面确实存在某种区别。这是否由于二者之间性信息加工的差异所致？带着这一疑问，进行一项简单的认知研究项目："词语确定作业（the lexical decision task）"，受试者观看一行字母并辨别这行字母是否英语单词。由于实验错误率很低，将单词的确定时间作为因变量。初次词语确定作业研究（Geer，1996），观察到了一种"性内容诱导延迟（sexual content induced delay，SCID）"现象，即女性辨别性感词语的速度慢于男性。但是，辨别男、女关系词语时女性的速度又超过男性。中性词语的确定时间，男、女之间无明显区别。进一步研究发现，当将性感词语分为社会可接受方式与社会不可接受方式时，性内容诱导延迟的效果更明显（Geer，1991a）。Everaerd 等完成的有关性内容诱导延迟研究成果，加深了对性内容诱导延迟作用中制约和调节因素的认识和理解。学者报道，性内容诱导延迟作用似乎在诱发情绪反应的早期信息加工阶段发挥作用。随着性反应系统的激活，性刺激启动效应则以传统启动刺激的方式，易化单词辨别的确定时间（Spiering，2002）。一篇未发表报道中，Spiering 等认为男、女对性知识的认知过程基本相似，二者之间区别主要体现在性信息的情感处理过程中。作者对性内容诱导延迟现象的研究结果与 Massaro 和 Cowan（1993）的观点非常相同，即信息加工过程深入至更精细的子过程（subprocesses），随即对现象进行剖析。

　　为更好解释更精细的信息加工子过程，将讨论更多学者报道的性活动认知研究。通常，认知研究将态度分为外显和内隐范畴（Greenwald，1998）。外显与内隐之间的差异，已广泛用于认知心理学研究。正如 Kihlstrom（1987）所言："当前认知心理学研究，揭示了人体无意识心理结构的作用和有意识经验、想法及行动的过程"。其实，这就是记忆和学习的神经生物功能（Schacter，1998；Squire，1992；Kihlstrom，2000）。亦有学者认为，可采用二维方式研究两种态度的不同作用。外显态度可看作一种调控或有意识过程的外在表现，而内隐态度则表现为自动激活评估调控下的行动或判断，不以个人对因果关系的意识为转移。而且，内隐态度反映了个人不愿承认的自动态度和（或）情感。为此，Greenwald 建立了一种"内隐态度测试（Implicit Attitude Test，IAT）"方法，研究内隐态度的作用，并对这种内隐联结测试在辨别内隐态度中的有效性提供了令人信服的证据。基于这种研究模式，能更好调查男、女在对待性活动内隐态度上的性别差异。幸运的是，我们发现性活动时女性不仅更多表现为某种消极的外显态度，而且对待性内隐刺激时也时常显现出一种自动或消极的内隐态度（Oliver，1993）。这一研究结果，进一步拓宽了对 Everaerd 有关性活动过程中外显和内隐现象的认识（Spiering，2002）。显而易见，通过以上众多学者有关认知心理学的各种研究，为进一步认识人类性活动特征提供了大量有益的实证依据。

三、更好地运用认知心理学

　　在此，继续讨论如何运用认知心理学理论和模式进一步研究性唤起过程中性别差异的问题。尽管文献记载了传统信息加工方式研究性唤起的方法（Geer，1996），采用当代主流认知心理学理论进行研究依然重要。因此，很有必要介绍一些有利于当前性学研究的各种认知心理学概念。当然，这些概念并不一定是当前最全面和最重要的，仅是这一时期内我们研究的心得与体会。以下，通过认知心理学中 5 个富有成效方面与诸位进行讨论和交流：调控与自动加工的区别；注意力分散和认知抑制作用；当前信息加工资源的监测；语义记忆及其图示和脚本的作用以及认知神经学新兴领域。需要强调的是，尽管这些领域研究工作已取得初步成效，但随着更新颖研究模型和方案的建立，仍有继续深入研究的价值。此外，由于这些不同领域内许多原理和概念相互重叠，以至于有时候它们之间差异不明显而难以给出准确的定义。

1. 控制与自动加工过程

许多学者已认识到传统认知研究过程中控制与自动加工二分法的意义（Posner，1975；Schneider，1977）。通常，自动加工过程是一种无意识信息处理方式，启动后强制性运行且很少干扰其他活动（如资源处理）；相对而言，控制过程通常被认为是有意识的感知活动，处于调控之下且可以修饰，因而需要一定处理资源。

与控制和自动加工密切相关的两重要理论议题，主要涉及两种过程如何相互作用和怎么检测的问题。Jacoby（1991，1998）在其"加工解离模型（process dissociation model）"中详细解释了控制与自动加工两种方式之间互不干预的特点，某些情况下二者协调一致，其他情况下又作用相反。因此，当人有意识关注诱导一致自动反应环境内线索时，其实就是二者之间相互协调特点的体现。或者，当人有意识转移对环境内线索关注时，又表现出二者之间的竞争状态（Geer，1976）。更重要的是，Jacoby（1991）认为：没有任何一种任务或行为的完成是单一信息加工的结果。换言之，任何行为反应都是控制与自动加工综合作用的产物。因此，为正确评估某一任务或行为过程中二者的相对贡献，必须分别在控制与自动加工作用一致或竞争的条件下进行具体地分析。基于此逻辑，不能在单一信息加工方式中刻意检测"控制"或"自动"的作用。相反，必须依据指导或方法设定一个对任何过程皆有限制的状态，并与另一种无限制的状态进行比较后，再对二者进行正确评估。之所以反复强调这一点，目的在于提醒诸位，在自动或控制过程的研究中，如果认为两种过程互不作用，只会过早地降低"可能性树（tree of possibilities）"的搜寻工作。

调控与自动加工的关系不禁令我联想到"斯特鲁普测试（Stroop task）"中干扰效应，即当要求受试者回答有颜色意义字体的颜色时，若字体颜色与自意义不同（如红色字体被印为蓝色），则会降低其回答速度。这就是说，字体颜色回答这种相对不熟练的调控过程受到了单词阅读这种相对熟练的自动过程的干扰。Lindsay 和 Jacoby（1994）指出，字体颜色回答和单词阅读是两项各自独立过程，这一点毋庸置疑。但是，这并不代表每一任务反应时间仅与信息过程有关。其实，字体颜色基线测试速度就是调控方式（如色块或各种颜色的中性词语）反应时间的索引过程，这些刺激本身可与字体颜色的回答相互影响。因此，不能在单一信息加工条件下对某项任务的表现进行直接判断，除了操纵环境因素或指导可在理论上改变自动和调控之间平衡变化因素之外，还必须在二者之间建立一种相互协调和对立竞争的状态。最后，在求解一组简单代数方程后，完成对各种信息加工作用相对贡献的评估。

文献报道显示，人类性唤起过程中主观评估与客观生殖器反应之间时常出现分离现象，这也说明自动与调控加工方式的不同特点。Laan 等（1994）研究发现，尽管在观看"男性所拍"和"女性所拍"性爱电影时女性客观生殖器反应表现基本相同，但观看"女性所拍"性爱电影时其主观评估水平明显升高。因此，学者认为自动生理反应出现是性刺激感知激活内隐记忆的结果。相对而言，主观评估水平由于受到外显记忆信息多种来源的影响，因而表现出与生理反应分离的现象。

根据 Jacoby（1991）提出的"加工解离模型"理论，说明分析性活动中主、客观反应不一致现象时，至少需要比较两种不同情况（自动与调控加工之间一致和竞争状态）下自动与调控加工的相对贡献，以便更准确地评估人体性活动中主观经验或生理反应。例如，可要求受试者进行主观评估的同时关注其生理反应，达到自动与调控加工方式之间一致；再者，要求受试者进行主观评估时忽略其生理反应或回想其他与性唤起无关的生理信息，形成一种自动与调控加工方式之间的竞争状态。理论上，这两种状态的有效结合可用于评估性活动主、客观反应中调控与自动加工的相对贡献。因此，尽管有学者认为性活动的主观反应水平主要取决于调控加工，这并不妨碍我们在调控和自动加工的共同作用中，评估二者对性反应水平的相对贡献。

2．分散和抑制的调控作用

认知调控概念不仅强调注意力分散和认知抑制的作用，亦指出二者之间细微的不同。注意力分散，或分散的注意力，指某种线索的认知资源转移至其他目标。例如，当我们正在聚精会神地阅读书籍时却突然倾听他人交谈这种情况。思维压制（thought suppression）是一种认知抑制的研究模式，指个人有意识思考某一概念或线索以便抑制它对行为的影响（Wegner，1994）。实践中，可要求个人不去思考某一主题内容（如睡觉或性活动），而仅需口头或非口头汇报这种想法什么时候出现的，即可达到思维压制目的。奇怪的是，一定条件下对某一概念的压制反而使得这种概念更易于被理解，且对行为产生影响。这种意想不到的效果，在心理高压或精神高度负荷情况下更容易出现。为此，Wegner（1994）提出了一种涉及两种过程的模式来解释，即与个人心理内容和刺激相符的操作过程（operating process）和与个人心理内容和刺激不符的监察过程（monitoring process）。监察过程主要作为一种警告系统，表明个人难以达到某种理想目标。理论上，操作过程需要各种注意力资源投入而监察过程无须意识参与。因此，精神高度负荷或心理高压情况下监察过程"胜出（win out）"，产生与个人目标不一致的行为。

Wegner（1994）报道，某些情况下注意力明显分散时入睡目的更容易达到。例如，一些人被要求听一段录音带，它可强烈地引导他们尽快入睡，而其他人录音带中则没有这种诱导。此外，一些人还听一种平静音乐，另一些则听一种躁动音乐，使他们分别达到一种高、低精神负荷状态。实验结果显示，聆听平静音乐时入睡要求（相对无要求而言）确实能够使受试者快速入睡，说明操作过程中受试者能够寻找与目标相符的刺激且快速入睡。相对而言，聆听躁动音乐的受试者在入睡要求下（相对无要求而言）也难以快速入睡。因此，学者推测，躁动音乐所致精神高度负荷情况下，操作过程由于被"征税（taxed）"，因而监察过程对个人行为产生明显影响，使人想起无法入睡的刺激。操作过程不太可能检测到即将来临的注意力分散，因而无法控制。

事实上，此前 Wegner 及其同事（1990）已将思维压制方式应用于性唤起研究。实验时，要求受试者在 3～4min 内想象与性或其他事件相关内容：一段时间内表达对性的想法、另一段时间抑制对性的想法（阶段 1）；然后，一段时间表达对舞蹈的想法、另一段时间抑制对舞蹈的想法（阶段 2）。其实，性想法抑制阶段想到的仍是性内容，只不过次数更少、时间更长。实验中采用皮肤电导水平而非生殖器反应检测受试者性唤起水平。研究结果显示，性想法的表达和抑制阶段，受试者皮肤电导水平均升高、二者平均值无明显差异。而且，皮肤电导水平恢复 30min 内（阶段 3），如果受试者再产生令人兴奋的想法，皮肤电导水平仍然升高。如果想到的是天气或舞蹈这些不那么激动的内容时，皮肤电导水平不再升高。

那么，Wegner 思维压制（1990）的研究及其注意力分散（1994）理论意义何在？首先，性想法的表达和抑制均可引导性唤起，至少在最初几分钟；其次，根据注意力分散理论中操作过程和监察过程的独立特点，精神高度负荷或心理压力情况下如果我们仍然有意尝试提高或维持性唤起时，则有可能出现适得其反结果。相应地，精神高度负荷或心理压力情况下如果我们尝试抑制性唤起，反而可能出现意想不到地提高性唤起水平的结局。那么，认知研究人员开展的注意力分散和认知抑制的研究，是否与 Bancroft 和 Janssen 等（2000）性学研究人员完成的性抑制研究中的抑制作用存在重叠现象，成为研究热点。

3．信息加工资源的监测

如今，记忆研究中一项重要议题主要涉及意识在行为中的作用。具体地说，当前行为如何受到过去行为和经验的影响。因此，行为影响因素的研究有助于更好诠释性反应特征及其调控作用。通常，如果一种刺激曾被信息加工，再次出现时其信息加工将更加迅速，一种被称为启动效应的现象（Schacter，1987）。但是，学者时常将这种易化作用归功于记忆之外其他因素，如刺激清晰度（例如，这种性感词语更清楚、明确）。当然，也可出现另一种情况，一种新颖刺激，由于记忆而非当前信息加工条件，其信息加工的速度非常迅速（Whittlesea，1990）。需要强调的是，一个人在任务中的表现，特别是那些十分顺利的，往往被归因于对行为影响最显著的资源。

同样，另一种与性唤起研究相关的背景是，人们什么时候在相同境遇或经验中体验到积极或消极情感。也就是说，把这些主观感觉归因于什么。显然，它与个人或性伴侣及其生理反馈有关，包括个人自己的想法或表现。此外，个人生理和主观反应也与这些多因素有关。这些归因过程、可影响性反应过程中个人的主观经验和（或）生殖器反应，以及二者之间可能不一致的现象。因此，如果关注人类性唤起的来源，最好将"源监测（source monitoring）"作为性唤起表现的研究模式，验证各种假说的实用理论模型（Johnson，1993）。

4．语义记忆、图示和脚本的作用

通常，语义记忆（semantic memory）指概念性知识的表达，它包括爱与嫉妒概念之间的关联和图示与脚本这种更摩尔的知识单位的关联（Bower，1979；Schank，1977）。如前所述，检测和比较"联想网络"的能力，有助于更好地理解性唤起和浪漫概念表达中许多有趣的性别差异现象。不仅如此，Gagnon 和 Simon（1973）观察到与性行为和性邂逅（sexual encounter）相关的脚本的重要性。此外，Geer 及其同事甚至比较异性恋交往中男、女之间不同的表达方式（Geer，1990）。

但是，这些脚本知识如何激活并应用于一次真正的性邂逅，或者一次视觉或口头描述的性邂逅信息加工过程，尚不十分明确。当然，脚本所致期望值偏差必然对性唤起水平产生影响。对于异性恋邂逅，男性可能欣然接受，而女性则心存芥蒂，反之亦然。目前，学者并不清楚这种"期望违背（expectation violation）"是否与性唤起心理生理检测方式有关。研究中，可调整脚本行动与期望的相符或偏离情况，从而更好理解期望值偏差对个人主观和生理性唤起的影响。

5．认知神经科学

20 世纪 90 年代，被美国心理学会称为"大脑的十年"。尽管性功能心理生理研究已开展数十年，直至最近才将最新的神经影像学技术应用于此领域。电子发射断层扫描（PET）、磁共振成像（MRI）、功能性 MRI 和脑电图事件相关电位（ERPs）等技术，已成为当前研究的主要手段，并用于心理研究的不同方面，包括认知、社会和临床心理学等。各种崭新方法的不断涌现，使学者探查大脑内许多重要结构和性唤起中生理反应及主观经验相关信息加工的想法成为可能。本次研讨会，便是最好的见证，即认知神经科学（cognitive neuroscience）提供了深入研究性唤起中主观和生理反应之间相关性（或缺乏关联）的机遇。本书第 1 章中，学者就谈到了神经科学在性学和认知心理学研究中的学术价值。

四、结　　论

回顾以上众多学者重要研究成果，很有必要着重强调几项问题，具体如下：

首先，毫无疑问认知变量能够影响人体生殖器反应，并在某些方面体现出男、女之间性别差异。然而，需要强调的是，生殖器反应并非仅受认知变量的调控。忽视生物和实验变量的重要性是愚蠢的，而忽视性反应过程中条件反射和强化的作用则可能是更严重的错误。

其次，性反应研究中性学研究人员可能由于未关注到认知科学的作用而倍感内疚。其实，认知科学只是性反应研究多学科模式中的一种，其他重要学科还包括计算机学、哲学和神经学等。因此，为更好研究性反应行为我们须借助上述综合学科的力量。不然，将难以全面、系统地认识人类性反应活动的特征。Geer（1991b）曾在一篇报道中将此时代命名为"破寒入暖的性研究"。文中，作者充分认识到这种迅猛发展认知科学的重要性。如今，它已在性心理生理学界产生了深远的影响。

最后，重申认知神经科学的作用。基于激素对性反应的影响，性学研究中学者往往对生物学变量及其事件的作用感兴趣。如今，越来越多研究中学者开始采用认知神经科学新方法观察性反应变化，这已是不争的现实。忽视认知神经科学在性学研究中的崭新作用，只会令我们与落后为伍。通常，对生物学变量作用的关注，很容易想到人类性活动从何而来的问题。一旦认同遗传因素在生理反应中的决定性作用，就不能忽视进化的贡献作用。以生殖成功为目标的进化理论与性行为之间的自然对接，更令我们有理由以融合的观点看待上述问题。目前，尽管基于进化理论的各种推测是否合理尚不确定，但最近已有学者成功验证"进化假学"（Buss，1999），值得我们关注和思考。个人认为，任何性学研究中忽视或低估认知科学和遗传因素的共同作用，不论是生殖器反应或是性活动其他方面，均将自己置身于误判的巨大风险中。

参 考 文 献

Adams, A. E., Haynes, S. N., & Brayer, M. A. (1985). Cognitive distraction in female sexual arousal. Psychophysiology, 22, 689-696.

Bach, A. K., Brown, T. A., & Barlow, D. H. (1999). The effects of false negative feedback on efficacy expectancies and sexual arousal in sexually functional males. Behavior Therapy, 30, 79-95.

Bancroft, J. & Janssen, E. (2000). The dual control model of male sexual arousal: A theoretical approach to centrally mediated erectile dysfunction. Neuroscience and Biobehavioral Reviews, 24, 571-579.

Barlow, D. H. (1986). Causes of sexual dysfunction: The role of anxiety and cognitive interference. Journal of Consulting and Clinical Psychology, 54, 140-148.

Beck, J. G., & Baldwin, L. E. (1994). Instructional control of female sexual re-sponding. Archives of Sexual Behavior, 23, 665-684.

Bower, G. H., Black, J. B., & Turner, T. (1979). Scripts in memory for text. Cognitive Psychology, 11, 177-220.

Buss, D. M. (1999). Evolutionary psychology: The new science of the mind. Boston: Allyn and Bacon.

Castille, C. O., & Geer, J. H. (1989). Ambiguous stimuli: Sex is in the eye of the beholder. Archives of Sexual Behavior, 22, 131-143.

Collins, A. M., & Loftus, E. F. (1975). A spreading activation theory of semantic processing. Psychological Review, 82, 407-428.

Dekker, J., & Everaerd, W. (1988). Attentional effects on sexual arousal. Psycho-physiology, 25, 45-54.

Dekker, J., & Everaerd, W. (1989). A study suggesting two kinds of information processing of the sexual response. Archives of Sexual Behavior. 18, 435-447.

Elliot, A. N., & O'Donohue, W. T. (1997). The effects of anxiety and distraction on sexual arousal in a nonclinical sample of heterosexual women. Archives of Sexual Behavior, 26, 607-624.

Gagnon, J. H., & Simon, W. (1973). Sexual conduct: The social sources of human sexuality. Chicago: Aldine.

Geer, J. H. (1991a, August). Erotic, romantic, and neutral words used as primes and targets in a lexical decision task. Poster presented at International Academy of Sex Research meetings, Barre, Ontario, Canada.

Geer, J. H. (1991b, July). The information processing approach in helping understand sexuality and its disorders. Invited paper presented at International Congress: Stress, Anxiety and Emotional Disorders, Braga, Portugal.

Geer, J. H., & Bellard, H. (1996). Sexual content induced delays in unprimed lexical decisions: Gender and context effects. Archives of Sexual Behavior, 25, 379-395.

Geer, J. H., & Broussard, D. B. (1990). Scaling heterosexual behavior and arousal: Consistency and sex differences. Journal of Personality and Social Psychology, 58, 664-671.

Geer, J. H., & Fuhr, R. (1976). Cognitive factors in sexual arousal: The role of distraction. Journal of Consulting and Clinical Psychology, 44, 238-243.

Geer, J. H., & Manguno-Mire, G. (1996). Gender differences in cognitive processes in sexuality. Annual Review of Sex Research, 7, 211-245.

Geer, J. H., & McGlone, M. S. (1990). Sex differences in memory for erotica. Cognition and Emotion, 4, 71-78.

Greenwald, A. G., McGhee, D. E., et al (1998). Measuring individual differences in implicit cognition: The implicit association test. Journal of Personality and Social Psychology, 74, 1464, 1480.

Heiman, J. R., & Hatch, J. P. (1980). Affective and physiological dimensions of male sexual response to erotica and fantasy. Basic and Applied Social Psychology, I, 315-327.

Jacoby, L. L. (1991). A process dissociation framework: Separating automatic from intentional uses of memory. Journal of Memory and Language, 30, 513-541.

Jacoby, L. L. (1998). Invariance in automatic influences of memory: Toward a user's guide for the process-dissociation procedure. Journal of Experimental Psychology: Learning, Memory, and Cognition, 24, 3-26.

Janssen, E., Everaerd, W., Spiering, M., et al (2000). Automatic processes and the appraisal of sexual stimuli: Toward an information processing model of sexual arousal. Journal of Sex Research, 37, 8-23.

Johnson, M. K., Hashtroudi, S., & Lindsay, D. S. (1993). Source monitoring. Psychological Bulletin, 114, 3-28.

Kihlstrom, J. F. (1987). The cognitive unconscious. Science, 4821, 1445-1452.

Kihlstrom, J. F., Mulvaney, S., Tobias, B. A., et al (2000). The emotional unconscious. In G. H. Bower, J. P. Forgas, J. F. Kihlstrom, & P. M. Niedenthal (Eds.), Counterpoint: Cognition and emotion. New York: Oxford University Press.

Koukounas, E., & McCabe, M. (1997). Sexual and emotional variables influencing sexual response to erotica. Behaviour Research and Therapy, 35, 221-230.

Koukounas, E., & McCabe, M. (2001). Sexual and emotional variables influencing sexual response to erotica: A psychophysiological investigation. Archives of Sexual Behavior, 30, 393-408.

Koukounas, E., & Over, R. (1999). Allocation of attentional resources during habituation and dishabituation of male sexual arousal. Archives of Sexual Behavior, 28, 539-552.

Koukounas, E., & Over, R. (2001). Habituation of male sexual arousal: Effects of attentional focus. Biological Psychology, 58, 49-64.

Laan, E., Everaerd, W., van Bellen, G., et al (1994). Women's sexual and emotional responses to male and female-produced erotica. Archives of Sexual Behavior, 23, 153-169.

Lindsay, D. S., & Jacoby, L. L. (1994). Stroop process dissociations: The relationship between facilitation and interference. Journal of Experimental Psychology: Human Perception and Performance, 20, 219-234.

Manguno, G. M., & Geer, J. H. (1998). Network knowledge organization: Do knowledge structures of sexual and emotional information reflect gender or sexual orientation? Sex Roles, 39, 705-729.

Massaro, D. W., & Cowan, N. (1993). Information processing models: Microscopes of the mind. Annual Review of Psychology, 44, 383-425.

Oliver, M. B., & Hyde, J. S. (1993). Gender differences in sexuality: A meta-analysis.Psychological Bulletin, 114, 29-51.

Posner, M. I., & Rossman, E. (1965). Effect of size and location of informational transforms upon short-term retention. Journal of Experimental Psychology, 70, 496-505.

Posner, M. I., & Snyder, C. R. R. (1975). Facilitation and inhibition in the processing of signals. In P. M. A. Rabitt & S. Dormec (Eds.), Attention and performance: Vol. 5. New York: Academic Press.

Sakheim, D., Barlow, D. H., Beck, J. G., et al (1984). The effect of an increased awareness of erectile cues on sexual arousal. Behaviour Research and Therapy, 22, 151-158.

Schacter, D. L. (1987). Implicit memory: History and current status. Journal of Experimental Psychology: Learning, Memory, and Cognition, 13, 501-518.

Schacter, D. L., & Buckner, R. L. (1998). On the relations among priming, conscious recollection, and intentional retrieval: Evidence from neuroimaging research. Neurobiology of Learning and Memory, 70, 284-303.

Schank, R. C., & Abelson, R. (1977). Scripts, plans, goals, and understanding. Hillsdale, N.J.: Erlbaum.

Schneider, W., & Shiffrin, R. M. (1977). Controlled and automatic human information processes: I. Detection, search, and attention. Psychological Review, 84, 1-66.

Schvaneveldt, R. W. (1990). Pathfinder associative networks: Studies in knowledge organization. Norwood, N.J.: Ablex.

Smith, D., & Over, R. (1987). Does fantasy-induced sexual arousal habituate? Behaviour Research and Therapy, 25, 477-485.

Spiering, M., Everaerd, W., & Elzinga, E. (2002). Conscious processing of sexual information: Interference caused by sexual primes. Archives of Sexual Behavior, 31, 159-164.

Squire, L. R. (1992). Memory and the hippocampus: A synthesis from findings with rats, monkeys, and humans. Psychological Review, 99, 195-231.

Stroop, J. R. (1935). Studies of interference in serial verbal reactions. Journal of Experimental Psychology, 18, 643-662.

Treat, T. A., McFall, R. M., Viken, R. J., et al (2001). Using cognitive science methods to assess the role of social information processing in sexually coercive behavior. Psychological Assessment, 13, 549-565.

Wegner, D. M. (1994). Ironic processes of mental control. Psychological Review, 101, 34-52.

Wegner, D. M., Shortt, J. W., Blake, A. W., et al (1990). The suppression of exciting thoughts. Journal of Personality and Social Psychology, 58, 409-418.

Weisberg, R. B., Brown, T. A., Wincze, J. P., et al (2002). Causal attri-butions and male sexual arousal: The impact of attributions for a bogus erectile difficulty on sexual arousal, cognitions, and affect. Journal of Abnormal Psychology, 110, 324-334.

Whittlesea, B. W. A., Jacoby, L. L., & Girard, K. (1990). Illusions of immediate memory: Evidence of an attributional bias for feelings of familiarity and perceptual quality. Journal of Memory and Language, 29, 716-732.

Wilson, G. T., Niaura, R., & Adler, J. L. (1985). Alcohol, selective attention and sexual arousal in men. Journal of Studies on Alcohol, 46, 107-115.

评　　论

Raymond C. Rosen：

很荣幸，作为这篇论文的讨论者发表自己拙见，其中一个重要原因是在我的整个学术生涯中，一直得到 Jim 的指导。Jim 和 Walter 能将此领域发展为性心理生理学中一个非常吸引人和最具挑战性的领域，实在是难能可贵。我认为，在将性心理生理学与认知神经科学保持一致并不断融入先进理念的意义上，Jim 的研究工作为我们树立了榜样。其实，本次会议之初，我就提出了一个普遍性议题：如何将认知科学或认知心理学的普通理论应用于性活动或性唤起过程中特殊表现的研究。这种工作的挑战性在于，我们需要解释性反应与认知心理学中其他表现的不同和相同之处。例如，性刺激处理方式上，二者有何不同？或者性刺激的记忆或注意力过程有何区别？若无任何差异，我倒认为结论非常有趣，值得深思。另一方面，除了差异性，我们还需考虑二者相同之处。

Jim 的论文结束时谈到了大脑内网络连接（network linkages）十分有趣，特别是作者报道的认知神经科学中广泛运用的方法学，并为我们列举几个特别有趣的例子。在此，想请教作者两个简单问题。首先，我们能否根据实例所涉及基本原理进行推断或推测？例如，实验结果是否提示某种表现其实是一种生物学现象；或者，男、女大脑本身就"预备"着这种差异？我们是否知晓，这种网络连接的不同是由于男、女大脑生物学上的差异，还是一种文化和社会学习因素上的区别？其次，我想问，与其他"性别相关"活动或行为相比，在对待性刺激处理方式上男、女是否也表现不同？例如，运动或养儿育女方面能否重复上述研究结果。其实，这也是此次研讨会一直贯穿的主题，即研究外在效度的问题。因此，我一直担心，与其他研究一样，Jim 和 Walter 的工作是否也存在着人为或想象模式的可能性，缺乏"真实世界"的应用性。实验室条件下，解析和检验性反应中的现象，或许是一种理想方法。但是，若想对"现实世界行为"进行概括，就须了解更多与实际行为模式有关的预测效果或外在效度。请问 Jim，不知道你们或其他团队的研究，能否让我们对影响实验室之外行为的因素进行预测？这可能是我们需要进一步探讨的核心问题。

第18章 性取向心理生理学研究

性取向心理生理评估，始于 20 世纪 50 年代，其目的是客观评估非典型性兴趣。当时，捷克斯洛伐克军队为了避免招募男同性恋士兵，特聘请弗洛伊德博士设计一项客观评估新进招募人员性取向的方法。学者发现，通过喜好和非喜好刺激时阴茎体积变化，可评估男性的性喜好（sexual preference）。随后，弗洛伊德将上述研究成果进一步扩展，并对成年男性的性别喜好（性取向）和年龄喜好（恋童癖）进行客观评估。

20 世纪 70 年代，随着阴道光电容积检查方式出现，学者开始对女性性唤起与性取向之间相关性进行调查（Geer，1974；Sintchak，1975）。直至 80 年代，两项相关研究直接检测性唤起与性取向之间关系，发现女性同样能够表现出与性取向一致的性唤起（Steinman，1981；Wincze，1984）。然而，最近学者报道，就性反应特异性而言，如性取向，男、女之间仍存在"性差异（sex difference）"，说明性取向模型假定的性诱惑、性反应和性取向各种因素之间的强关联性，仅可能在男性中观察到，不适用于女性人群（Chivers，2005）。

本章将系统回顾男性、女性和男变女变性人（变性女人，以后这样称呼）性取向心理生理研究成果。然后，讨论性取向中性差异问题，进一步加深对男、女性反应特点的认识，尤其是女性性活动方面。

一、性取向评估注意事项

性取向评估，很大程度上受到性取向构想的界定，以及性反应与性兴趣之间关系相关研究特点的影响。性取向一般定义看似简单，即男性和女性的性兴趣，但可靠的性取向评估还需正确理解性取向如何表达，与性行为、性幻想、性诱惑和性自认（sexual identity）的关系及其评估情况，特别是女性的（Mustanski，2002）。

目前，最常见用于性取向自我评估方法是金赛评估量表，采用一维（unidimensional）的 7 分制评估方式对与性取向有关的性诱惑、性幻想和性行为进行评估。分值较高时说明同性恋的可能性大，分值较低则提示异性恋的可能性高（Kinsey，1948）。通常，由于男性的性诱惑、性幻想和性行为之间关联性较强，采用上述变量区分男性性取向更具可行性（Diamond，1993）。女性而言，由于性幻想与性诱惑之间关联性（Bailey，2000）以及性行为、性诱惑和性幻想之间关联性（Laumann，1994）均较低，因而难以通过上述变量进行正确评估。这也说明，女性性取向各种指标之间不一致程度超过男性。

同样，自我报告"性自认"也不能准确代表女性的性取向。当某位女性声称自己为同性恋时，仅表明她与其他女性有过性接触，或者一位女异性恋不会对她产生性幻想。因此，采用性自认（如异性恋、双性恋或同性恋）标准对女性性取向进行评估的可行性较低，这也是女性性取向指标（性幻想、行为和吸引）之间关联程度较低的缘故。男性而言，通常不存在这种困惑。这主要与男性性行为、性幻想、性诱惑和性自认之间关联程度较高有关。因此，针对女性对象进行这类研究时，除了自我报告的性自认因素外，研究人员还需检测女性受试者性取向的多项指标。

二、性心理生理学方法评估性取向

通常，个人在喜好性目标或性活动中表现出一种性刺激下更强烈的性反应。因此，学者认为性唤起可能是性取向的另一种表现形式。这涉及"范畴特异性（category specific）"的问题，即性唤起很大程度上受到个人喜好范畴内性目标或性活动特异性的影响。就性取向而言，这种范畴特异性为我们界定了一种与性刺激中"性别"特异性相关的性唤起类型。非喜好性别类型性刺激时，个人将表现出"低至无"的性反应；喜好性别类型性刺激时，个人则表现出"最强"的性反应。尽管如此，这种性唤起与性取向模型并不能准确反映女性性唤起与性取向之间的关系。随后，将继续讨论这一点。

1．男性

如前所述，弗洛伊德（1963）建立了一种客观评估男性性喜好的阴茎测量方法。根据裸体男性或女性幻灯片刺激（同时配有场景音乐）下受试者阴茎反应情况，弗洛伊德得以正确判断入伍中同性恋和异性恋新兵。在反复重复试验结果基础上，弗洛伊德又提出了依据不同性别性刺激条件下阴茎反应变化区分同性恋和异性恋男性的理论（Freund，1973，1974）。而且，这种理论也得到其他学者研究的进一步支持，证明性取向与生殖器反应之间确实存在明显关联性。因此，根据男性对象表现出的范畴特异性性唤起类型，并将生殖器反应作为一种性诱惑的相关指标，可客观评估男性的性取向（Barr，1971；Langevin，1983；Sakheim，1985）。

除上述弗洛伊德采用的幻灯片性刺激方式外，学者还选择了"女性－女性（女同性恋）"和"男性－男性（男同性恋）"性交刺激方式，进行了令人信服的性取向区分和界定（Chivers，2004，2005，2006；Mavissakalian，1975；Sakheim，1985）。通常，"女性－女性"和"男性－男性"性交电影适用于同性恋，而"女性－男性"性交电影则适用于异性恋。因此，观看异性恋性爱电影时生殖器反应水平变化，并不能用于区分男同性恋和异性恋。男性自我报告的性唤起也显示出一种"范畴特异性"特点，非喜好性刺激条件下男性并无性唤起表现（Chivers，2004；Mavissakalian，1975；Sakheim，1985；Steinman，1981）。

同时，少数学者研究男双性恋（bisexual）是否存在"双性恋"性唤起方式，即对男性和女性性刺激均可产生生殖器反应和主观性唤起。MaConaghy 和 Blaszczynski（1991）观察 20 位非典型性喜好男性（如恋童癖、暴露癖、性虐待和恋物癖）对男、女裸体幻灯片性刺激的生殖器性唤起表现。研究结果显示，男双性恋对男性和女性类型性刺激均产生性唤起表现。但是，不清楚这一结论是否适用于那些并无非典型性喜好的男双性恋。为此，Tollison 等（1979）调查男异性恋、双性恋和同性恋观看男、女裸体幻灯片和"男性－男性"及"女性－女性"性交电影时生殖器反应和主观性唤起变化。学者发现，男双性恋和同性恋生殖器反应对性刺激非常敏感，而自我报告的主观性唤起却与其"性自认"特征不一致。因此，难以仅通过上述性刺激时生殖器反应的变化，区分男双性恋和同性恋。相对而言，男异性恋的生殖器反应和主观性唤起与其"性自认"特征一致。最后，Chivers 等（2005）进一步研究男异性恋、双性恋和同性恋对"男性－男性"和"女性－女性"性交电影刺激的性反应变化。研究结果显示，男双性恋并未表现出"双性恋"生殖器反应的特点。尽管男双性恋可对女性和男性类型性刺激产生主观性唤起，但他们中大多数仅对某种性别性刺激表现出更强生殖器反应。男异性恋和同性恋则表现出一种性刺激特异范畴内生殖器反应和主观性唤起共同变化的特征。由此，我们认为男双性恋主观性唤起并不存在明显"性自认"特征，而其生殖器反应仅对某一种性别性刺激反应强烈，并非两者皆同。

男性性心理生理研究中另一困惑，是男性有意识控制其性反应水平的问题。学者报道，动机驱动下某些男性能够调控自己生殖器唤起水平（Adams，1992；Freund，1963）。然而，这一理论并不能解释性刺激下"范畴特异性"的性反应，是男性有意识调控性唤起的结果。因为，不论男异性恋还是同性恋，均不能在非喜好性刺激条件下有意识提高自己性反应水平，即使动机的驱动力再强大。正如 Adams 研究结果所示，非喜好性刺激条件下男性并不能抑制其生殖器反应。即使动机驱动下男性有抑制性反应的意愿，也不以其主观意志为转移。尽管非喜好性刺激下有意识抑制性反应的理论，不能解释范畴特异性性反应，但在性刺激信息加工早期这种性抑制作用仍有可能出现，如喜好和非喜好性刺激的自动或无意识评估阶段（Janssen，2000）。

2. 女性

那么，女性是否也与男性一样存在着"范畴特异性"性唤起表现？20 世纪 80 年代，学者开始对女性性取向进行性心理生理学评估。初始研究结果显示，女性自我报告性唤起和生殖器反应可能存在"范畴特异性"特点。然而，进一步研究表明并非如此。最近，已有学者对最初研究结果提出异议，认为尽管女性自我报告性唤起具有"范畴特异性"特点，生殖器反应中却不存在。

最初，Schmidt（1975）观察实验室相同和不同性别性刺激条件下女性受试者自我报告性唤起和第 2 天手淫、性高潮及性活动的变化。不同类型性刺激时，女性受试者性反应并无明显差异。实验条件下，所有女性报道高水平性唤起，以及相应性活动和性高潮水平，无论是采用相同或是不同性别性刺激，反应都基本相同。Schmidt 指出，"这些数据……可能是由于成年男性对相同同性别性刺激的抑制作用更强和（或）'双性恋'女性能力更高的原因"（p361）。随后，一项酒精对性反应的预期研究中，Wilson 和 Lawson（1978）检测女性性刺激时女异性恋性唤起反应，尽管学者未直接比较"女性－男性"和"女性－女性"类型性刺激时女性受试者性唤起水平，实验结果显示，两种情况下女性生殖器反应水平具可比性。同时，Blackford（1996）检测观看男性－女性性交和女性－女性口交视频时女异性恋、双性恋和同性恋主观性唤起水平，女性报告的性唤起反映了她们的"性自认"。此外，Chivers（2000）研究发现，与异性恋和同性恋相同，女双性恋在观看涉及"男性－男性""女性－男性"和"女性－女性"性交视频时她们也表现出一种"范畴非特异性"性反应的特点。

20世纪80年代，开展了两项研究直接比较性唤起与性取向之间的相关性。其中，Steinman（1981）检测8位女异性恋和8位男异性恋受试者在"男性－男性"、"女性－男性"和"女性－女性"类型性交视频刺激下主观性唤起和生殖器反应变化。学者发现，女性在"女性－男性"类型性交刺激时主、客观性反应水平变化最明显。但是，学者并未详细报道各种不同范畴性刺激时性反应变化情况，包括平均值和标准差，因而难以计算效应量大小。实验数据核实显示，"女性－男性"类型性刺激时女性受试者主、客观性反应水平并非明显高于"女性－女性"类型性刺激时水平，其生殖器反应水平也并非明显高于"男性－男性"类型性刺激时水平。在主、客观性反应水平上，男性则表现出明显"范畴特异性"反应特点。另外，Wincze 和 Qualls（1984）也进行了一项实验，调查8位女同性恋和8位男同性恋的性反应表现。作者报道，与"女性－男性"和"男性－男性"类型性刺激相比，观看"女性－女性"类型性刺激视频时女同性恋的主观性唤起和生殖器反应水平更高，因而认为性喜好范畴内性刺激时同性恋生殖器和主观性唤起反应最强。通过检测女同性恋喜好和非喜好性刺激之间效应量的差异性变化，发现女同性恋自我报告性唤起水平存在"范畴特异性"，而其生殖器反应特异性却不十分明显。同时，尽管女同性恋主观性唤起存在"范畴特异性"特点，但不及男同性恋水平，且生殖器反应效应也低于男性。此外，实验数据显示，团体性行为（group sex）这类特殊性刺激（内容和性别不固定）出现时，女同性恋生殖器反应水平最强烈，超过"女性－女性"类型性反应，具体原因尚不十分清楚。

最近，Laan 等（1995）观察23位同性恋和异性恋女性观看并描述各自性活动性爱电影的主观性唤起和生殖器反应水平。但是，作者并未观察到性取向对她们主观性唤起和生殖器反应水平的影响：不论是那些自我声称还是金赛评估量表划分的同性恋及异性恋，她们仅在"女性－男性"类型性爱电影时表现出最高性反应水平，再次说明女性似乎不存在特异性性反应。

考虑到上述错综复杂的研究结果，我们进行一系列研究以期更好阐述女性性兴趣与性唤起之间的关系，对实验中观察到的现象做出正确解释。采用金赛评估量表方法，从社区中招募20位女同性恋和23位异性恋。然后，观察她们对"男性－男性""女性－男性"和"女性－女性"类型性爱电影的生殖器反应和主观性唤起变化。与 Laan（1995）研究相似，我们同样观察到这种"范畴非特异性"特点：上述性刺激下所有女性表现出应有的生殖器反应，相互之间无明显差别。仅自我报告的性唤起，显现出某种程度上"范畴特异性"特点。男性性唤起研究文献报道（Mavissakalian，1975；Sakheim，1985），为更好区分性唤起水平，最好选择那些能够激发性唤起的外显性性刺激，如单纯女性刺激（经典的女性－女性交配）或单纯男性刺激（经典的男性－男性交配）。由此，得以观察女性性取向与性唤起之间的关联性：单纯"女性－女性"性刺激时性反应评分减去"男性－男性"性刺激时性反应评分后，再与金赛性吸引量表评分进行比较，发现性取向对生殖器影响的效应较低（$r=0.26$），而对自我报告性唤起影响的效应稍高（$r=0.42$）。如果将相互关系转变为效应值，则会发现，相对性吸引可解释7%以下的生殖器反应和 18% 以下自我报告性唤起的变化。最后得出结论，女性性反应表现出一种非特异性特点。

在此基础之上，我们期望能够解决既往有关女性性反应非特异性的各种争议。考虑到女性性心理生理学研究中常见"确认偏倚（ascertainment bias）"（Morokoff，1986），志愿者招募时尽可能降低各种偏差，力求准确反映女性性反应特点。实验中，检测 29 位年轻、性经验相对缺乏的女异性恋性反应表现，进一步证实女性生殖器反应的非特异性特点。不仅如此，发现自愿与拒绝参加试验女性之间的性反应变量（男性性伴侣的数量、手淫频率、手淫时性高潮频率、喜好的性活动频率和情趣用品使用频率）与"范畴特异性"无明显关联。因此，我们认为当前研究结果适用于其他女性。

为什么性反应非特异性仅见于女性而非男性？另一种解释，认为它与性刺激特性有关，即夫妻性爱电影并不足以引起不同性反应。实验中，采用相同刺激，我们观察 46 位男性生殖器和自我报告性唤起反应。通过比较男、女性唤起类型，了解我们选择的性刺激是否能够诱发男性范畴特异性性反应。结果，男性表现出范畴特异性生殖器和主观性唤起，排除了刺激不能诱导女性特异性性唤起的可能性，男性－男性与女性－女性刺激的性唤起水平与金赛性吸引评分之间的相关性很高，生殖器性唤起相关系数 $r=0.88$，自我报告性唤起相关系数 $r=0.92$。男性性取向可解释 77% 的生殖器反应和 88% 的主观性唤起，与女性明显不同。因此，选择的刺激可引导男性范畴特异性性反应，表明女性中非特异性性反应并非因为刺激问题。

最后，有学者提出尽管能有效检测女性性唤起，但其构想效度（construct validity）不及男性生殖器检测水平。为此，Lawrence 等（2005）采用阴道光电容积检测方式观察 11 位"男变女"（6 位男同性恋、5 位男异性恋）变性女人（transsexual women）和 72 位天然女人（natal women）性反应。研究结果显示，所有变性人表现出"范畴特异性"生殖器反应和主观性唤起。其中，6 位男同性恋变性人对男性类型性刺激（相对女性而言）更特异，5 位男异性恋变性人对女性类型性刺激（相对男性而言）更特异。因此，得益于阴道光电容积检测方式构想效度的有效性，能够检测变性女性性生殖器反应特异性的特点。

有一点需要强调的是，男变女变性人与女性在性反应上依然存在"性差异（sex difference）"，即尽管这些男性选择另一种性别，其性反应特征仍然与我们在"生物学男性（biological males）"中观察到的性反应特点相同。正因如此，我们将这种现象定义为"性差异"而非"性别差异"。为什么出现这种"性差异"现象，学者认为可能有两种原因。首先，与男性中观察到的不一样，"天然女人"性反应与其自我报告的性兴趣不一致。其次，Laan 和 Everaerd（1995）认为，女性生殖器反应具有自动性特点。现正证明，性别以外其他线索诱导女性性反应。观看男、女性交视频时对女性性唤起以及自动生殖器反应的影响可能与女性自我报告性唤起，或与其相对性吸引（对女性和男性）不一致。Chivers 等（2005）发现，当男、女异性恋观看反常性活动电影时（如雄性和雌性倭黑猩猩的阴茎－阴道性交视频），仅女性对这种非人类性行为刺激产生轻度生殖器反应，男性则未见任何生殖器反应。另一项研究中，这一实验结果得到重复，即采用人类性刺激时 18 位男异性恋表现出特异性性反应，18 位女异性恋则表现出非特异性性反应。至此，3 组"天然女性"中观察到性反应非特异特点，2 组"生物学男性"中观察到性反应特异性特征。最后得出结论，性反应特异性（如性取向）中存在"性差异"。

尽管对女性性反应回顾详尽（Chivers，2004，2005；Laan，1995；Steinman，1981；Wilson，1978；Wincze，1984），关于性刺激特性与女性性反应非特异性的问题，仍存有疑惑。虽然所有研究均采用夫妻性活动视频这类性刺激，但每项研究所描述的性别与性活动混淆。因此，依据众多学者研究结果，尚不能得出女性性反应系统不能对喜好性别性刺激产生差异性反应的合理结论。因为女性性唤起特异性仅与性别特征相关，而不是性活动中的性别特征。2003 年 7 月在金赛性心理生理学会议上有机会深入探讨此问题，解开性别线索和性活动线索在女性性反应中作用的疑团（Chivers，2006）。通过选择单独、裸体男性或女性从事非性活动（运动）或性活动（手淫）的性刺激方式，得以观察性别刺激（男性或女性）和性活动刺激（运动、手淫或伴侣性交）时，20 位女同性恋和 27 位异性恋以及 17 位男同性恋和 27 位异性恋自我报告性唤起与生殖器反应水平。实验结果显示，女同性恋对单纯女性和男性的性活动刺激表现出"范畴特异性"性反应。其中，单纯女性类型性刺激时生殖器反应水平更明显，单纯男性性刺激时生殖器反应水平并非明显高于对照组反应水平。由此，得出两个重要结论：①生殖器反应非特异性现象仅见女异性恋，不包括女同性恋。主要对相同性别产生性兴趣的女性，确实表现出一种"范畴特异性"性反应特点，而对异性产生性兴趣的女性中，则不存在。②其他时期（Laan，1995；Chivers，2004）学者观察到的女同性恋性反应非特异性现象，可能由于性活动刺激效应削弱了她们"范畴特异性"性反应特征。此时，外显性性活动中自动生殖器反应，往往掩盖了女性性反应特异性表现。但是，即使外显活动背景下，喜好性别线索存在时足以引起男性强烈的生殖器反应（Chivers，2005）。基于以上研究结果，我们认为由于视觉性别和性活动特征相对效力（relative potency）上的差异，男、女形成各自不同的性唤起反应类型。

三、其他性取向心理生理评估方法

除了上述针对性反应过程中"性差异"特征所采用的传统性心理生理学方法外，学者还采用其他方法观察男、女在喜好和非喜好性刺激条件下性反应神经学变化。大脑影像学研究显示，男异性恋和同性恋对男性和女性裸体图像表现出范畴特异性的激活方式，女异性恋中则不存在（Bailey，2006；Wallen，2006）。

当然，亦有学者采用认知模式，如"显示时间""选择反应时间"等指标研究人类性兴趣，观察性反应过程中"性差异"现象。Wright 和 Adams（1999）报道与 Chivers 和 Blanchard（2006）相同的研究结果，观看男、女裸体图像时男同性恋和异性恋与女异性恋对性反应方式不同，女异性恋中不存在。Gaither（2004）亦发现相似性反应结果：观看男、女裸体图像时，男异性恋显示时间、选择反应时间存在性差异，女异性恋中亦不存在。

此外，采用脑电图（EEG）检测性刺激时人体性反应变化研究中，学者发现喜好与非喜好性别类型性刺激时男性性反应方式不同，女性同样表现出非特异性特征。例如，一种脑电图反应方式，即"关联性负变（contingent negative variation，CNV）"，能够反映愉悦刺激期望值，男性表现出喜好性别类型性刺激条件下特异性变化而女性中亦未出现（Costa，2003；Costell，1972）。同时，学者报道，喜好（男性）和非喜好（女性）性刺激条件下女异性恋均显现出 CNV 水平升高，而男异性恋仅在喜好性刺激条件下 CNV 水平升高。

四、讨　论

范畴特异性性反应，是一种更具男性特征的表现。回顾性分析显示，对成熟女性或男性感兴趣的男性，其性取向与性反应之间关联性明显。此外，非典型性取向男性中，如恋童癖或恋物癖患者，也观察到这种范畴特异性性反应（Freund，1997）。

然而，女性性反应系统却是以不同方式构成的。女性性反应非特异性特点说明，性唤起并不是女性性兴趣的主导因素。因为，她们对喜好和非喜好性刺激均可产生性反应，只不过对一种性别的性兴趣更强烈而已。最近，女性性兴趣研究模型显示，与男性更特异的性兴趣相比，女性性兴趣似乎表现出更多变的特征（Peplau，2000）。因而，与男性相比，女性性取向的心理和行为方面，表现出更多的可变性。

（i）男性报道了更特异的相同性别或不同性别性反应经验（Kinsey，1948，1953；Laumann，1994；Rust，1992）。

（ii）男性自我报告性诱惑与实际性行为之间相关性更高和更积极（Bailey，2000）。

（iii）男性的性自认也较女性更具时间稳定性（temporal stability）特点（Diamond，2000a，2000b，2003；Kinnish，2005；Savin-Williams，2000）；男性性诱惑的分布具有双峰（bimodal）特质，即特异性地针对相同或不同性别。相对而言，女性性诱惑则表现出单峰（unimodal）特征，其性诱惑力特异性也相对低下（Bailey，2000）。

（iv）女性对相同性别性诱惑的初次感知，常源于她对另一女性的情感依恋；而男性对相同性别或不同性别的性唤起，更多是性吸引的结果（Bell，1981；Savin-Williams，2000）。

（v）性反应特异性（如性取向），是性心理学中一种重要方面，男性往往表现相同的特征，而女性的特异性水平低下。与男性相比，女性性诱惑、性自认、性态度、性行为以及性唤起特质体现出一种内在灵活性，可能与女性交配心理学中可塑性更大的特点有关。（Baumeister，2000；Chivers，2005）。

Baumeister 等（2001）认为，女性性活动中观察到的灵活性很可能与其性冲动水平较低有关。这种低水平性冲动，使得外在因素可能对女性性活动方向和表达的影响更大由于性冲动水平更稳定，男性性行为不易受到外在因素调控和影响。相应地，这种高水平性冲动也形成男性性反应和性诱惑力特异性特点。其实，高水平性冲动意味着对性反应的感知更强、对性刺激的反应更特异、对性满意度兴趣更高，以及理论上性邂逅的次数更多。就男性而言，范畴特异性性唤起特点，进一步加深他们对那些感受至深的性经验的兴趣，对个人性喜好的形成极其重要；对女性来说，由于她们的平均性冲动水平较低以至于对生殖器反应的感知能力较弱，性反应特异性特征不明显，性交体验也难以得到有效的引导和加强。因此，女性性喜好的形成不可能完全取决于外在性刺激条件下性反应水平，它同时还受到许多其他因素的影响，如文化素养、浪漫情怀等（Baumeister，2002；Diamond，2000a，2000b）。

那么，如果性冲动水平达到男性水平，女性是否也可形成这种范畴特异性性唤起？间接研究证据显示不可以。Lippa 等（2006）报道，自我报告性冲动水平提高时，女同性恋、男同性恋及异性恋对喜好性别的性兴趣更强，而性冲动水平提高时女性性恋对男性和女性的性兴趣也更强。实验结果说明，性冲动并非直接与性反应特异性相关。相反，性冲动可能激活女性体内的一种倾向（predisposition），一般情况下它并不表达（对其他女性的性反应），而是在引导对相同或不同性别的性吸引中出现。

最初研究结果表明，主要对相同性别感到性兴趣时，单纯女性和男性类型性刺激下女性确实表现出一种范畴特异性的性反应。因而，性反应非特异性更多见于女异性恋而非同性恋（Chivers，2006）。如果这一研究结果得到证实，说明女同性恋、男同性恋及男异性恋之间性反应方式相同，很可能受到一种共同的发育因素的影响，如分娩前雄激素水平（Mustanski，2002）。

同时，性反应非特异性特点也表明视觉性刺激中性别特征并不能足以决定女性性反应方式。那么，性刺激的"性"特征究竟意义何在？有些学者认为，性的真正意义来源于性线索信息加工过程及其随后激活的生理和心理性反应（Van Lunsen，2004）。然而，学者并未详细描述诱导性反应的性线索或特征。通过以上对人类性心理生理学中性差异和性取向差异的介绍，为更好理解诱导特异性性反应的性刺激类型提供了思路，认识到性刺激特征对男、女性反应差异性形成的重要性。例如，Chivers（2006）认为，性活动中女性对所有性刺激均可产生性反应，而男性对喜好性别的性刺激更明显，与非喜好性刺激之间形成了鲜明对比。采用与性取向研究相似的实验模式，性心理生理学家对性刺激如何显得更具"性"魅力，以及性反应的个体差异、性取向如何形成等问题，有了更深入的认识和理解。

五、结　论

性活动中，男、女在许多方面表现不同，性反应特异性便是这些"性差异"中的一种。一般而言，男性往往表现出范畴特异性的性反应，而女性则不然。如果 Chivers 和 Blanchard（2006）关于女同性恋范畴特异性性反应的结论成立，采用性心理生理方式客观评估女性性兴趣，在理论上是可行的，前提是研究人员选择的性刺激比夫妻交配电影中的性活动线索更少。

同时，性唤起特异性研究结果表明，人类性反应的诱导也是"性二型（sexually dimorphic）"的，以至于在视觉性刺激生殖器反应中，男性对性别特征的反应更强烈、女性对性活动特征的反应更明显。而且，Chives 和 Blanchard（2006）提出，女性性反应系统（至少在异性恋女性中）并没有针对不同性别产生不同性反应。其他研究方法，如大脑影像学、EEG 和性取向行为学研究等也支持这一观点：即男性和女性的性反应和性吸引系统是以不同方式构建的。

注：之所以采用"性差异（sex difference）"而非"性别差异（gender difference）"一

词的表达方式，是因为我们在"生物学男性"中观察到范畴特异性性唤起方式，不论其性别选择如何（如变性女人）。

参 考 文 献

Adams, H. E., Motsinger, P., McAnulty, R. D., et al (1992). Voluntary control of penile tumescence among homosexual and heterosexual subjects. Archives of Sexual Behavior, 21, 17-31.

Bailey, J. M., Dunne, M. P., & Martin, N. G. (2000). Genetic and environmental influences on sexual orientation and its correlates in an Australian twin sample. Journal of Personality & Social Psychology, 78, 524-536.

Bailey, J. M., Safron, A., & Reber, P. J. (2006, July). Neural correlates of sexual arousal in heterosexual and homosexual men. Invited presentation for the 32nd meeting of the International Academy of Sex Research (IASR), Amsterdam, the Netherlands.

Barr, R. F., & McConaghy, N. (1971). Penile volume changes to appetitive and aversive stimuli in relation to sexual orientation and conditioning performance. British Journal of Psychiatry, 119, 377-383.

Baumeister, R. F. (2000). Gender differences in erotic plasticity: The female sex-drive as socially flexible and responsive. Psychological Bulletin, 126, 347-374.

Baumeister, R. F., Catanese, K. R., & Vohs, K. D. (2001). Is there a gender difference in strength of sex drive? Theoretical views, conceptual distinctions, and a review of relevant evidence. Personality and Social Psychology Review, 5, 242-273.

Baumeister, R. F., & Twenge, J. M. (2002). Cultural suppression of female sexuality. Review of General Psychology, 6, 166-203.

Bell, A. P., Weinberg, M. S., & Hammersmith, S. K. (1981). Sexual preference: Its development in men and women. Bloomington, Ind.: Alfred C. Kinsey Institute of Sex Research.

Blackford, L., Doty, S., & Pollack, R. (1996). Differences in subjective arousal in heterosexual, bisexual, and lesbian women. Canadian Journal of Human Sexu-ality, 5, 157-167.

Chivers, M. L. (2003). A sex difference in the specificity of sexual arousal. Unpublished doctoral dissertation. Northwestern University, Evanston, Illinois.

Chivers, M. L. (2005). Leading comment: A brief review and discussion of sex differences in the specificity of sexual arousal. Sexual and Relationship Therapy, 4, 377-390.

Chivers, M. L., & Bailey, J. M. (2000). Genital and subjective sexual arousal in heterosexual, bisexual and lesbian women. Poster presented at the 26th annual meeting of the International Academy of Sex Research (IASR), Paris, France.

Chivers, M. L., & Bailey, J. M. (2005). A sex difference in features that elicit genital response. Biological Psychology, 70, 115-120.

Chivers, M. L., & Blanchard, R. (2006). Do women have a "sexual" orientation? Insights from sexual psychophysiology. Invited paper for the 32rd meeting of the International Academy of Sex Research (IASR), Amsterdam, the Netherlands.

Chivers, M. L., Rieger, G., Latty, E., et al (2004). A sex difference in the specificity of sexual arousal. Psychological Science, 15, 736-744.

Costa, M., Braun, C., & Birbaumer, N. (2003). Gender differences in response to pictures of nudes: A magnetoencephalographic study. Biological Psychology, 63, 129-147.

Costell, R. M., Lunde, D. T., Kopell, B. S., et al (1972). Contingent negative variation as an indicator of sexual object preference. Science, 177, 718-720.

Diamond, L. M. (2000a). Passionate friendships among adolescent, sexual-minority women. Journal of Research on Adolescence, 10, 191-209.

Diamond, L. M. (2000b). Sexual identity, attractions, and behavior among young sexual-minority women over a 2-year period. Developmental Psychology, 36, 241-250.

Diamond, L. M. (2003). What does sexual orientation orient? A biobehavioral model distinguishing romantic love and sexual desire. Psychological Review, 110, 173-192.

Diamond, M. (1993). Homosexuality and bisexuality in different populations. Archives of Sexual Behavior, 22, 291-310.

Freund, K. (1963). A laboratory method for diagnosing predominance of homo or hetero-erotic interest in the male. Behaviour Research and Therapy, 1, 85-93.

Freund, K., Langevin, R., Cibiri, S., et al (1973). Heterosexual aversion in homosexual males. British Journal of Psychiatry, 122, 163-169.

Freund, K., Langevin, R., Cibiri, S., et al. Heterosexual aversion in homosexual males: A second experiment. British Journal of Psychiatry, 125, 177-180.

Freund, K., Seto, M. C., & Kuban, M. (1997). Frotteurism and the theory of court-ship disorder. In D. R. Laws & W. O'Donohue (Eds.), Sexual deviance: Theory, assessment, and treatment (pp. 111-130). New York: Guilford Press.

Gaither, G. A. (2004, November). Test-retest reliability and discriminant validity of Choice Reaction Time and Viewing Time as measures of sexual interest. Paper presented at the 46th annual meeting of the Society for the Scientific Study of Sexuality (SSSS), Orlando.

Geer, J. H., Morokoff, P., & Greenwood, P. (1974). Sexual arousal in women: The development of a measurement device for vaginal blood volume. Archives of Sexual Behavior, 3, 559-564.

Janssen, E. (2002). Psychophysiological measures of sexual response. In M. W. Wiederman & B. E. Whitley (Eds.), Handbook for conducting research on huma sexuality (pp. 139-171). Mahwah, N.J.: Erlbaum.

Janssen, E., Everaerd, W., Spiering, M., et al (2000). Automatic processes and the appraisal of sexual stimuli: Toward an information processing model of sexual arousal. Journal of Sex Research, 37, 8-23.

Kinnish, K. K., Strassberg, D. S., & Turner, C. W. (2005). Sex differences in the flexibility of sexual orientation: A multidimensional retrospective assessment. Archives of Sexual Behavior, 34, 173-184.

Kinsey, A. C., Pomeroy, W. B., & Martin, C. E. (1948). Sexual behavior in the human male. Bloomington: Indiana University Press.

Kinsey, A. C., Pomeroy, W. B., Martin, C. E., et al (1953). Sexual behavior in the human female. Philadelphia: Saunders.

Laan, E., & Everaerd, W. (1995). Determinants of female sexual arousal: Psycho-physiological theory and data. Annual Review of Sex Research, 6, 32-76.

Laan, E., Sonderman, J., & Janssen, E. (1995). Straight and lesbian women's sexual responses to straight and lesbian erotica: No sexual orientation effects. Poster presented at 21st annual meeting of the International Academy of Sex Research (IASR), Provincetown, Massachusetts.

Langevin, R., Stanford, A., & Block, R. (1983). The effect of relaxation instructions on erotic arousal in homosexual and heterosexual males. Behavior Therapy, 6, 453-458.

Laumann, E. O., Gagnon, J. H., Michael, R. T., et al (1994). The social organization of sexuality: Sexual practices in the United States. Chicago: University of Chicago Press.

Lawrence, A., Latty, E., Chivers, M. L., et al (2005). Measuring sexual arousal in postoperative male-to-female transsexuals using vaginal photoplethysmography. Archives of Sexual Behavior, 34, 135-145.

Lippa, R. A. (2006). Is high sex drive associated with increased sexual attraction to both sexes? It depends on whether you are male or female. Psychological Science, 17, 46-52.

Lippa, R. A. (in press). The relation between sex drive and sexual attraction to men and women: Cross-cultural findings for heterosexual, bisexual, and homosexual men and women. Archives of Sexual Behavior.

Mavissakalian, M., Blanchard, E. B., Abel, G. C., et al (1975). Re-sponses to complex erotic stimuli in homosexual and heterosexual males. British Journal of Psychiatry, 126, 252-257.

McConaghy, N., & Blaszczynski, A. (1991). Initial stages of validation by penile volume assessment that sexual orientation is distributed dimensionally. Com-prehensive Psychiatry, 32, 52-58.

Morokoff, P. J. (1986). Volunteer bias in the psychophysiological study of female sexuality. Journal of Sex Research, 22, 35-51.

Mustanski, B., Chivers, M. L., & Bailey, J. M. (2002). A review and critique of the evidence for a biological basis of human sexual orientation. Annual Review of Sex Research, 13, 89-140.

Peplau, L. A., & Garnets, L. D. (2000). A new paradigm for understanding women's sexuality and sexual orientation. Journal of Social Issues, 56, 329-350.

Rieger, G., Chivers, M. L., & Bailey, J. M. (2005). Sexual arousal patterns of bisexual men. Psychological Science, 16, 579-584.

Rust, P. C. (1992). The politics of sexual identity: Sexual attraction and behavior among lesbian and bisexual women. Social Problems, 39, 366-386.

Sakheim, D. K., Barlow, D. H., Beck, J. G., et al (1985). A com-parison of male heterosexual and male homosexual patterns of sexual arousal. Journal of Sex Research, 21, 183-198.

Savin-Williams, R. C., & Diamond, L. M. (2000). Sexual identity trajectories among sexual-minority youths: Gender comparisons. Archives of Sexual Behavior, 29, 607-627.

Schmidt, G. (1975). Male-female difference in sexual arousal and behavior dur-ing and after exposure to sexual explicit stimuli. Archives of Sexual Behavior, 4, 353-365.

Seto, M. C. (in press). Understanding pedophilia and sexual offending against children: Theory, assessment, and intervention. Washington, D.C.: American Psychological Association.

Sintchak, G., & Geer, J. H. (1975). A vaginal plethysmograph system. Psychophysiology, 12, 113-115.

Steinman, D. L., Wincze, J. P., Sakheim, D. K., et al (1981). A comparison of male and female patterns of sexual arousal. Archives of Sexual Behavior, 10, 529-547.

Tollison, C. D., Adams, H. E., & Tollison, J. W. (1979). Cognitive and physiological indices of sexual arousal in homosexual, bisexual, and heterosexual males.Journal of Behavioral Assessment, 1, 305-314.

Van Lunsen, R., & Laan, E. (2004). Genital vascular responsiveness and sexual feelings in midlife women: Psychophysiologic, brain, and genital imaging studies. Menopause, 11, 741-748.

Wallen, K. (2006). Functional imaging evidence of sex differences in response to opposite and same-sexed nudes. Invited paper for the 32nd meeting of the International Academy of Sex Research (IASR), Amsterdam, the Netherlands.

Wilson, G. T., & Lawson, D. M. (1978). Expectancies, alcohol, and sexual arousal in women. Journal of Abnormal Psychology, 87 (3), 358-367.

Wincze, J. P., & Qualls, C. B. (1984). A comparison of structural patterns of sexual arousal in male and female homosexuals. Archives of Sexual Behavior, 13 (4), 361-370.

Wright, L. W., & Adams, H. E. (1999). The effects of stimuli that vary in erotic content on cognitive process. Journal of Sex Research, 36, 145-151.

第19章 倒错型性兴趣心理生理评估

性欲倒错（paraphilias）一词，来源于希腊词语，即超越平常（para）的爱（philia），属于一种非典型性兴趣范畴。非典型性兴趣，顾名思义，普通人群中非常少见的性兴趣。概念上，它可分为两种类型，即非典型目标兴趣和非典型活动兴趣（Freund，1996）。前一种类型中，个人性想法、性幻想和性冲动的目标已不是性成熟的个人；在后一种类型中，与喜好性成熟的人相比，这些人的性活动极不寻常。当目标或活动对性满足至关重要时，便被认为是一种性喜好。

根据最新《精神疾病诊断与统计手册》（DSM-Ⅳ-TR），即加拿大和美国精神健康专业人员采用的初级疾病分类系统，学界对性欲倒错的诊断给出以下标准：①对身体部位或非人类对象产生反复、强烈的性幻想、性冲动或性行为，令性活动中另一方或未经同意（nonconsenting）的个人遭受伤害或羞辱；②性幻想、性冲动或性行为对他人造成有临床意义的痛苦或功能损害（美国精神医学学会，2000）。手册中具体提到了某些常见性欲倒错类型：恋物癖（fetishism）（非生命对象）、摩擦癖（frotteurism）（触摸或摩擦未征得同意）、恋童癖（pedophilia）（青春期前儿童）、受虐狂（masochism）（被羞辱、捆绑或以其他方式承受痛苦）、施虐狂（sadism）（心理或生理上使他人承受痛苦）和异装癖（transvestic fetishism）（穿着异性服装）。目前，精神和行为障碍国际分类（ICD-10）和美国《精神疾病诊断与统计手册》（DSM-Ⅳ-TR）对性欲倒错的界定，有许多相同之处。但是，不论DSM-Ⅳ-TR或ICD-10，均未专门介绍一种特异类型性欲倒错，即强奸癖（biastophilia），意指对未经同意、强迫性行为的异常性兴趣。就概念而言，施虐狂性活动是征得对方同意的，这是它与强奸癖的不同之处（Lalumiere，2003）。就其干扰具有生殖潜能性行为的特点来说，非典型性兴趣往往被视为一种精神错乱（Seto，2002；Spitzer，2002）。

一、性欲倒错和性犯罪

倒错型性兴趣，对许多当代性犯罪理论的构建产生了重要影响（Laumiere，1996；Quinsey，2001；Seto，1997）。许多以儿童受害者为对象的性犯罪，被认为是受到对青春期前儿童性喜好的诱导，而许多强奸犯也被认为是对未经同意、强迫性行为产生了异常性喜好。而且，一些性犯罪可能同时受到恋童癖和强奸癖性兴趣的驱使。因为，学者发现他们对未经同意、涉及儿童的强迫性活动图像，表现出极高的性唤起水平（Chaplin，1995）。同样，许多（尽管不是大多数）被指控猥亵露阴行为的男性，也被认为是受到暴露狂（peodeiktophilia）这类精神错乱状态的驱动。

本文将简单回顾当前评估倒错型性兴趣的常见方法。然后，重点介绍阴茎测量术和勃起反应的心理生理评估方法。与此同时，亦将讨论阴茎测量研究成果在性犯罪理论和临床实践中指导意义，以及未来此领域内研究方向。

二、评 估 方 法

1．自我报告

（1）临床访谈（clinical interviews）：通常，临床访谈方式可了解个人既往性历史。例如，性想法、性幻想和性行为出现的年龄，性交起始时间，性伴侣数量和关系，以及性爱或其他性唤起刺激方式的使用情况。其中，针对性活动提出一些相关性问题，包括与性欲倒错目标或活动相关的想法、感觉、幻想、冲动或行为以及性犯罪情况等。如果承认经常幻想与儿童发生性关系，搜寻与儿童有关视频并通过手淫达到性满足，或反复从事与儿童有关性活动时，这些条件均指证受访对象极有可能是一名恋童癖。此外，临床访谈亦可帮助医生排除性想法、性冲动、性幻想或行为形成的其他原因。例如，尽管强迫症患者有时候也会对骚扰儿童产生自我矛盾的想法，但可通过他们的具体性行为进行区分。

虽然个人自我报告对分析和判断性欲倒错提供了有益信息，但却有可能存在受访者回忆偏差和性行为数据收集中其他认知差异的问题（Wiederman，2002）。在法医鉴定中，由于知晓非法性行为可能面临法律或社会制裁，罪犯时常掩饰其犯罪行为，因而他们的自我报告不足取信。尽管如此，许多性罪犯仍期望为其异常性兴趣的由来和行为的实施寻找合适理由，或最大程度降低其性活动的非法成分，因而往往采用自欺欺人或社会期望的方式，为自己辩解。

（2）问卷调查：目前，学者报道了一些用于评估倒错型性兴趣的问卷调查方法，包括 Clarke 性历史问卷调查修订版（Clarke sexual history questionnaire-revised）（Langevin，2001）和多面向性量表Ⅱ（multiphasic sex inventory Ⅱ）（Nichols，1984）。其中，Clarke 性历史问卷调查修订版主要针对成年受访者，调查传统和性欲倒错性活动，如早期儿童经历、性功能异常、性幻想、性交涉猎等性行为；多面向性量表Ⅱ则主要是为男性、女性和青少年设计的版本，不仅调查传统和性欲倒错性活动，还包括那些不善社交行为和个人经历的评估。

如今，已有不少学者报道有关 Clarke 性历史问卷调查修订版（Curnoe，2002；Langevin，2000）和多面向性量表Ⅱ（Kalichman，1992；Simkins，1989）心理评估属性的研究成果，但是报道中很少涉及性犯罪区分效度和预测效度的实验数据。同时，与访谈内容一样，这些问卷调查也容易受到自我报告偏差的影响。因此，尽管两种问卷调查都包含各自有效量度表，但均不具备测谎能力。一旦怀疑受访者说谎，问卷调查结果不能被取信。

2．行为检测

性犯罪特点：就经验而言，性罪犯表现特点多与倒错型性兴趣关系密切。以儿童受害者为对象的成年性犯罪为例，往往具有性受害者数量多、年龄小、男性对象以及受害者无血缘关系的特点等。具备这些特征的成年犯罪行为，很有可能是恋童癖表现出的一种反常性唤起（Seto，2001）。最近，研究结果表明成年性犯罪与青少年性犯罪之间也存在某些相同特征，可通过行为观察量表判断成年性犯罪中的惯犯（Madrigano，2003；Seto，2003，2004）。

　　强奸犯中是否混杂强奸癖患者，尚不能给出定论。但是，当罪犯表现出以下特点时，强奸癖患者可能性较大。具体表现为性受害者数量多、同时表现出其他反常性兴趣（如暴露癖）、性侵犯过程中过度使用暴力、羞辱受害者以及恣意地选择受害对象（如受害者年龄跨度大、相互之间关联性差）等。

　　尽管如此，采用行为观察量表进行评估时也可能存在某些不足，如初次性犯罪时不能通过性历史了解其倒错型性兴趣的水平。为此，Seto 和 Lalumiere 设计了一种量表以区分那些性犯罪中的惯犯和初犯（Seto，2004）。

3．心理生理检测

1）测谎仪

　　测谎仪（polygraphy）是一种在受试者回答有关行为表现具体问题过程中，检测、评估其心率、血压、皮肤电导水平和呼吸等指标变化的心理生理学方法。因此，测谎仪不能直接评估个人性兴趣，只能确定其自我报告性兴趣的真实性。通常，测谎仪测试方法有两种类型：准绳问题测试法（control question test）和犯罪情节测试法（guilty knowledge test）。在准绳问题测试中，受试者会被问及有关行为表现的"相关问题"（如性犯罪历史或单独与儿童相处的危险性活动）和一些有关中性话题的"准绳问题"。一般情况下，欺骗状态下个人对相关问题的反应水平超过准绳问题的反应水平；犯罪情节测试中，受试者会被问及据说只有研究人员和罪犯才知晓的、有关犯罪具体细节的问题。通常，受试者对犯罪信息"相关问题"的反应水平超过"准绳问题"的反应水平。性犯罪测谎仪评估过程中，控制问题测试的使用频次较犯罪知识测试得多。目前，美国半数以上劳教所都采用测谎仪监控社区内性罪犯（缓刑和假释）的治疗情况和监管依从性（English，2000）。在不同版本控制题测试中，罪犯往往会被问及有关他们过去犯罪情况、官方未知的受害者、性想法和幻想以及当前行为表现等问题。一些研究表明，测谎仪测试时罪犯会报告较官方知晓更多的受害者和犯罪情况（Ahlmeyer，2000；Emerick，1993；Hindman，2001）。遗憾的是，当前针对测谎仪特异方法学的研究比较缺乏，测谎仪测试的准确性仍存在很多争议。尽管实践经验已认可犯罪情节测试的外在效度，但它对监控性罪犯治疗和依从性的帮助不大。因此，即使实践中反复运用，测谎仪测试的准确性尚未完全建立和确定。

　　另一方面，由于测谎仪特有的"假渠道技术（bogus pipeline technique）"功能，测试过程中受试者尝试增加个人信息透露度也是有可能的（Rose，1993）。由于受试者相信测谎仪无论如何都能检测到欺骗行为，因而会吐露更多的相关信息。尽管如此，某些受试者仍可做出"虚假供述"或由于测试过程中高度紧张而被指认欺骗，形成两种对立结果。从职业和伦理角度而言，当我们做出某些基于测谎仪结论的重要决定时（如再次监禁），必须慎重。

2）显示时间

目前，性犯罪心理生理检测中一项不十分显眼的技术，即“显示时间（viewing time）”测试，充满前景。有时候，也称之为“视反应时（visual reaction time）”。其检测结果与从社区中招募的无性犯罪志愿者自我报告性兴趣和阴茎测量十分吻合。基本“显示时间”检测方法，主要通过展示一系列有关两种性别儿童和成年人的不同图片，包括各种衣冠整齐、半裸和全裸人体，在受试者观看每组图片时间及一些相关问题或针对图片若干属性发表意见，并按照自己节奏观看下一组图片。其实，受试者并不知道他们观看每张图片所花费的时间，才是检测的关键指标。

许多研究显示，这种不被受试者察觉的“显示时间”与志愿者自我报告的性兴趣也非常吻合（Quinsey，1993，1996）。“显示时间”可区分以男性儿童受害者为对象的性犯罪与其他非男性儿童受害者的性犯罪（Abel，1998）；或者，结合问卷调查结果，区分以男性儿童受害者为对象的成年性犯罪与其他非男性儿童受害者的性犯罪（Harris，1996；Abel，1994，2001）。然而，Smith 和 Fischer（1999）报道，在一项青少年性犯罪和非性犯罪志愿者研究中，仅通过“显示时间”方式（无问卷调查内容）并不能重复上述研究结果。Barboza-Whitehead（2001）发现“显示时间”技术亦不能区分那些否认或承认性犯罪的罪犯。目前，尚无文献报道“显示时间”评估方式，不论单独或是与自我报告结合，能够预测性犯罪中的惯犯。

此外，“显示时间”测试技术也存在某些潜在问题：当这种方法广为人知时受试者容易伪装自己。而且，学者亦不十分清楚如何运用非显性视觉性刺激（nonexplicit visual stimuli）方式评估强迫性行为或其他非法性活动的性兴趣。有学者声称结合“显示时间”测试技术和罪犯的自我报告，可评估强奸癖和施虐狂患者的性兴趣。但是，目前缺乏同行评审（peer reviewed）的研究支持，“显示时间”测试技术具备区分或鉴别倒错型性取向的效度。

3）阴茎测量

阴茎测量（phallometry）是一种检测性刺激时阴茎反应的特殊方法，依据刺激对象年龄和性别特征（女孩、男孩、成年女性和成年男性）等兴趣维度的不同，表现出一系列变化。阴茎测量方法最早由弗洛伊德博士创立，对鉴别男同性恋与异性恋具有重要指导意义（Freund，1963）。阴茎测量，主要通过阴茎周径或体积的变化记录性反应过程：周径或体积变化增加表明性刺激下性唤起水平提高。阴茎周径测量装置，是一种置于阴茎中部上方水银应变计，是当前最常见阴茎测量装置。水银压力高低反映阴茎周径变化，校对后可准确评估阴茎勃起反应。与其他心理生理反应，如瞳孔扩张、心率和皮肤电导不一样，阴茎勃起反应是一种性反应特异性表现（Zuckerman，1971）。学者报道，阴茎反应的测量评估方式与上述“显示时间”测试＋自我报告的结果十分吻合（Letourneau，2002）。

不同类型性刺激时性反应水平报告是一种较好的个人性兴趣表达方式，如对青春期前儿童图片的性反应与对成年人图片的性反应。如果对儿童图片的性反应更积极，则说明对儿童的性兴趣度越高。考虑到个人相对反应水平，相对性兴趣度较绝对性兴趣度的信息更有价值。当然，这种性反应水平亦受到许多因素的影响，如男性的年龄、健康状况以及最后一次射精时间。其实，当受试者对儿童图片的性反应表现为阴茎周径增加超过 10mm 时就足以说明问题，它较受试者对成年人图片的性反应表现出阴茎周径增加 5mm 或 20mm

更有意义。研究过程中，常见两种性反应类型：①实验室条件下受试者无性反应，一旦到儿童图片刺激时阴茎性唤起水平升高、达到成年人图片反应的两倍，表现出对儿童的性喜好特点；②实验室条件下受试者无性反应，一旦成年人图片刺激时阴茎性唤起水平升高、是儿童图片反应的两倍，表现出对成年人的性喜好特点。在一项比较性犯罪与非性犯罪性反应特征的实证研究中，我们发现相对性反应水平较绝对性反应水平更有利于鉴别二者之间差异。同样，实证研究显示，与绝对性反应水平相比，相对性反应水平更有利于鉴别二者之间的差异。十分欣慰的是，对于如何构建性刺激内容、设计检测程序和进行数据分析，Lalumiere（1998）和 Quinsey（2001）已为我们提出了良好的建设性意见。

目前，阴茎测量技术已被广泛用于各种检测目的，包括性取向、性功能障碍和性唤起的认知研究等。同时，针对倒错型性兴趣，学者也进行了深入研究。以下，将从区分效度、预测效度和可信度几方面进行详细阐述。

（1）区分效度（discriminative validity）：阴茎测量能够有效鉴别怀疑对象是否对儿童实施性犯罪（Barbaree，1989；Freund，1989），以及区分强奸犯与非强奸犯（Lalumiere，1994；Lalumiere，2003）。学者研究发现，阴茎测量能够区分虐待狂、异装癖和暴露癖（Freund，1996；Marshall，1991；Seto，1996）。文献报道，相对其他研究变量而言，如移情（empathy）、社交技能（social skills）和一般精神病理学方法，阴茎测量技术已成为当前最常见的以性兴趣界定方式辨别性犯罪特征的手段（Quinscy，2001）。

必须承认，任何技术都不可能绝对完美。与其他心理或心理生理测试一样，阴茎测量技术也不例外。有时候，在性犯罪与无性犯罪个人的阴茎测量评估过程中，可能出现重叠现象（Chaplin，1995；Rice，1994）。就个人诊断水平而言，阴茎测量技术的敏感性，即以阴茎测量结果为标准判断性欲倒错犯罪的确定比例，可通过合适分界点设定而建立。然而，目前尚无一种辨别性欲倒错性唤起方式的"金标准"。因为，并不是所有性犯罪都是性欲倒错患者，这种技术仍是一种非常保守的评估方式。考虑到被确定为性欲倒错后对当事人可能造成的非常消极、负面后果，我们对分界点的设定提出了高特异性的要求。这样，可严格控制非性欲倒错性犯罪的百分率，也就是阴茎测量技术的特异性。

与伴侣同意的正常性活动相比，强迫、拒绝性活动中强奸犯的性唤起水平明显升高。因此，通过高水平阴茎测量分界点的设定，可以提高阴茎测量技术在强奸犯鉴别中的有效度。在强奸相关研究中，依据同意和拒绝类型性刺激的特殊性，可提高阴茎测量鉴别强奸犯的敏感性（60%）和特异性（90%）（Lalumiere，2003）。弗洛伊德报道，采用高水平阴茎测量分界点设定方式对 147 例、以无辜儿童受害者为对象的性犯罪进行检测，将儿童和成年人图片作为性刺激时鉴别强奸犯的敏感性和特异性分别达到 60% 和 97.5%（Freund，1991）。由于敏感性常低于特异性数值，性欲倒错性反应的判定性评估显得非常有意义。

随着研究的不断深入，提高阴茎测量技术区分效度的方法也逐渐增多。在一项元分析（meta analysis）中，Lalumiere 和 Quinsey（1993）发现性刺激时增加色情暴力内容可提高其区分效度，敏感性提高至 70%。不仅如此，有学者报道采用标准化分数（standardized scores）计算相对反应指数以及运用基于不同类型刺激反应的差异性指数时，也可提高区分效度（Harris，1992）。此外，增加语义跟踪任务（semantic tracking task）时，即要求罪犯看到暴力或性爱内容时按下按钮的判断方式，亦可降低罪犯的伪装率，提高儿童性犯罪和强奸犯的区分效度（Harris，1999；Proulx，1993；Quinsey，1988）。总之，不论个人诊断准确性水平如何，相对反应（relative responding）对于区分性犯罪以及预测性惯犯，均具重要的借鉴意义。

（2）预测效度（predictive validity）：最近，学者对累计达 5000 例性犯罪的 7 项研究进行了一项元分析，在以儿童为性兴趣对象的检测中，阴茎测量是所有研究变量中单项效果最好的预测性犯罪惯犯的方法。与其他风险因素相比，如犯罪年龄、既往犯罪次数、反社会人格（antisocial personality）等，它与性惯犯的相关性（$r=0.32$）最高（Hanson，1998）。此外，采用效度明确的性刺激进行阴茎测量时，如果受试者表现出对暴力倾向的明显性兴趣，亦有助于预测强奸犯中的惯犯（Quinsey，1995；Rice，1990）。

（3）可信度（reliability）：阴茎测量时，时常出现数据可信度与外在效度之间矛盾现象，令学者好奇。通过传统的"内在一致性"和"测验再测验"分析方式，发现阴茎测量的可信度水平适中（Barbaree，1989；Davidson，1985；Fernandez，2002；Gaither，2001）。尽管阴茎测量有效度受到可信度的影响，其区分效度和预测效度依然令人满意。这种明显的矛盾，表明了两种非排他性可能性（nonexclusive possibilities）：

（i）研究所得区分和预测的效应量（effect size）是效度的保守估计方式，随可信度的增加而提高；

（ii）阴茎测量与传统"纸笔测验（paper-and-pencil tests）"不同，需依据阴茎测量特性选择不同的可信度指标。

（4）阴茎测量中专业和伦理问题：目前，学界对临床和研究中采用阴茎测量进行测试的方式，已达成共识。但是，如何解释研究结果仍有争议。部分原因，可能是由于更多时候学者以叙述方式（与元分析不同）解释实验结果，以及与性侵犯理论相冲突的、倒错型性兴趣的侧重点不同。此外，还受到阴茎测量实践和伦理学的反对意见的影响（Launay；1999；Marshall，2000；Seto，2001）。

其中，一项针对阴茎测量的主要批评，多涉及缺乏刺激类型、研究模式和数据分析的标准问题。Howes（1995）发现，在加拿大和美国完成的 48 例实验室阴茎测量中，不同学者选择的方法学各不相同，包括性刺激的数量和特性、持续时间以及最低性唤起水平等数据，虽然这些在临床中已被普遍接受。

不仅如此，许多实验室也并未采用最佳研究模式和评估方法。显而易见，标准化是阴茎测量方法的必备条件，以便充分保证其外在效度。同时，它也有利于规范化数据的制作和更好解释和报道阴茎测量的结果。幸运的是，我们积累了大量解决这类方法学问题的实证数据，如刺激的数量和种类、阴茎周径或体积测量装置的选择，以及用于解释研究结果的最佳数据转换方式等（Lalumiere，1998；Quinsey；2001）。现在，许多大型临床和研究机构已经建立有关阴茎测量的指导手册（性虐待治疗协会，1993，2001）。

作为一种侵入性（intrusive）操作，如检测过程中男性必须部分脱衣、阴茎上放置设备、实验室技术员记录勃起反应等，阴茎测量技术曾一度受到专家的批评。同时，受试者身体上方还须安置摄像头，尽可能减少由于受试者注意力不集中或设备移动所致测试效果的折扣。虽与访谈或纸笔问卷相比更具侵入性，但这种技术却可提供非常有价值的信息。学者报道，阴茎测量可从否认反常性兴趣的对象中分辨性欲倒错者。而且，由于这种反常性兴趣的相对强度，还可从那些自称为性欲倒错的怀疑对象中筛选性惯犯。例如，两位男性均承认对儿童的恋童癖性兴趣，但其中一人对儿童而非成年人性刺激的反应更强烈，说明此人再次性犯罪的风险更高。

当然，亦有学者提出，阴茎测量技术违背了人类伦理道德：提供以儿童类型图片作为视觉性刺激方式是不道德的。因为，制作性刺激图片时儿童不具备知情同意权（有时候，实验室使用警察收缴的儿童色情图片）；提供非法内容性刺激时，如果涉及儿童性行为或未经同意性活动也是不道德的。因为，这类性刺激对青少年或初次性犯罪可产生严重不良影响。

对于第一项反对意见，可考虑使用音频性刺激方式检测受试者对想象中儿童性行为的相对性兴趣。而且，随着数字图像处理技术的出现，有条件制作模拟真实世界的图片，而不需要真人真事；对于第二项反对意见，笔者认为由于阴茎测量技术仅对已施行性犯罪者具有临床意义，并不适合被怀疑对象。因此，可相对缩小阴茎测量技术的使用范围。例如，监护权纠纷中如果最终指控指向父亲一方时，庭审过程中阴茎测量技术可能缺乏足够的证据力价值。此时，不建议使用阴茎测量技术（Barbaree，1995）。而且，由于性犯罪罪犯已经从事非法性行为，并很有可能与接受治疗的其他罪犯广泛接触。因此，采用阴茎测量技术对这些罪犯进行临床评估并非不道德。目前，虽未广泛开展性犯罪的比较性研究，但 Malamuth 等（1984）报道，与实验室中短暂、合法性刺激对志愿者性行为的影响相似，尽管接收到描绘强奸类型非法性刺激信息，他们也不会受到强奸迷思的诱惑。阴茎测量评估后，这些性犯罪罪犯可能需要接受更多强制性的治疗或监管，灌输对儿童或强奸性行为的反对态度。不得不承认，作为一项检测性刺激时阴茎反应的手段，尽管技术上不够完美，阴茎测量获得的信息还是非常有价值的。

尽管如此，亦有学者认为，就某些性犯罪人群而言，如青少年性犯罪或首次乱伦犯罪，阴茎测量效果往往不确定，也未得到研究结果的支持。然而，Seto 等（2000）采用阴茎测量技术对这些特殊性犯罪进行评估后发现，这种技术依然可鉴别青少年性犯罪和初次乱伦犯罪（incest offenders）。一项研究中，由于年龄匹配因素的限制，作者只能将青少年性犯罪与未涉及儿童性犯罪的年轻成年人进行比较。令人兴奋的是，阴茎测量检测结果显示，以男、女儿童为受害对象的青少年罪犯对儿童图片表现出较成年人更高的性反应水平；另一项研究中，作者根据乱伦罪犯与女性儿童受害者的遗传关联性进行分类为生物学父亲、叔伯或祖父和继父。阴茎测量检测结果显示，与非强奸犯相比所有三组犯对儿童均表现出较高的性反应水平。因而，作者认为正常情况下人类性行为受到一种"乱伦回避（incest avoidance）"机制的制约。但是，如果父亲未参与抚养过程或有恋童癖反常性兴趣，则有可能打破这种机制的羁绊而从事乱伦犯罪。

三、结　　论

性犯罪评估中，必须考虑到倒错型性兴趣的特殊作用。通常，采用自我报告（访谈或问卷调查方式）可评估大多数错乱性兴趣。有时，由于顾忌社会后果或法律制裁，性犯罪罪犯往往最大程度掩饰或否认对儿童或未经同意性活动的反常性兴趣。得益于"假渠道技术"效应，测谎仪技术可提高检测过程中受试者的信息披露度。但是，因缺乏相对科学证据，学者对这种技术的外在效度质疑。相对而言，阴茎测量技术可有效鉴别性犯罪并预测性惯犯。尽管这种技术也存在这样或那样的问题，仍可通过性刺激方式和操作标准化以及数字影像新技术，弥补各种不足。

在美国，由于受到某些因素的制约，阴茎测量技术未能广泛开展，如当前立法（儿童色情制品预防法，1996）禁止任何描述儿童视觉性刺激的性暗示（sexual suggestive）或性显露（sexual explicit）方法。2002 年 4 月，美国最高法院对阿什克罗夫特诉自由言论联盟案件判决后，已经同意使用数字影像技术制作"虚拟儿童（virtual children）"图像，目前，据报道立法者正在制定一项能够通过美国最高法院审核的新法规。随着美国法律的不断完善，本国科学家或可有效运用涉及儿童性活动的录音带进行科学研究（Chaplin，1995；Murphy，1986）。与美国不同，加拿大刑典法对以科学和临床为目的、描述儿童的视觉性刺激内容，提供了法律豁免权（加拿大刑法典，1985）。

除阴茎测量技术以外，"视反应时"和"行为观察量表（behavioral proxy scales）"方法也充满前景，值得进一步研究。本着侵犯性更少、伪装性更低的宗旨，Wright 和 Adams（1994）报道了一种有趣的"选择反应时"技术。实验时，受试者按要求尽可能快地在裸体男性和女性幻灯片（显性和中性的性刺激）中寻找兴趣点，通过这一方法进行测试和鉴别个人性喜好。研究结果显示，男、女异性恋和同性恋志愿者花费更长时间找到喜好性别中兴趣点位置（如喜好男异性恋和女同性恋的女人、喜好女异性恋和男同性恋的男人），说明受试者的性别、性取向和性刺激之间存在一种明显的高阶互动现象。由此，作者认为性唤起并未干扰个人的认知过程。但是，笔者不确定学者是否采用这种"选择反应时间（choice reaction time）"方法检测恋童癖或其他倒错型性兴趣。

此外，采用神经系统记录方式评估性兴趣，也被学者认为是一种非常新颖的方法。最近几项研究中，学者检测不同类型刺激条件下受试者大脑功能区域激活的变化情况（Karama，2002；Park，2001；Redouté，2000；Stoléru，1999）。其中，一项功能性磁共振成像研究结果显示，与对照组相比，恋童癖大脑内前回和右眶额叶皮质区域表现出差异性激活的现象（Dressing，2001）。由于这种功能性磁共振成像能够显示大脑内参与性刺激信息加工功能区域的神经学变化，且与阴茎测量、视反应时和性犯罪历史等方法相比更具真实性，因而受到更多学者的拥趸。需要说明的是，由于技术原因，此类神经影像学技术尚不适用于常规临床实践。

当然，未来倒错型性兴趣的心理生理评估还需不断扩展，并不能仅限于恋童癖和强奸癖。随着对《精神疾病诊断与统计手册》（DSM-Ⅳ-TR）以及精神和行为障碍国际分类（ICD-10）中其他异常性兴趣，如暴露癖和窥阴癖（voyeurism）的评估不断深入，必将对性喜好的病因和发展过程的科学研究产生重要影响。

参 考 文 献

Abel, G. G., Huffman, J., Warberg, B., et al (1998). Visual reaction time and plethysmography as measures of sexual interest in child molesters. Sexual Abuse: A Journal of Research and Treatment, 10, 81-95.

Abel, G. G., Jordan, A., Hand, C. G., et al (2001). Classifica tion models of child molesters utilizing the Abel Assessment for child sexual abuse interest. Child Abuse & Neglect, 25, 703-718.

Abel, G. G., Lawry, S. S., Karlstrom, E., et al (1994). Screening tests for pedophiles. Criminal Justice and Behavior, 21, 115-131.

Ahlmeyer, S., Heil, P., McKee, B., et al (2000). The impact of polygraphy on admissions of victims and offenses in adult sexual offenders. Sexual Abuse: A Journal of Research and Treatment, 12, 123-138.

American Psychiatric Association. (2000). Diagnostic and statistical manual of mental disorders (text revision). Washington, D.C.: Author.

Ashcroft v. Free Speech Coalition, 122 S. Ct. 1389, 1406 (2002).

Association for the Treatment of Sexual Abusers. (1993). The ATSA practitioner's handbook. Beaverton, Ore.: Author.

Association for the Treatment of Sexual Abusers—Professional Issues Committee. (2001). Practice standards and guidelines for members of the Association for the Treatment of Sexual Abusers (3rd ed.). Beaverton, Ore.: Author.

Barbaree, H. E., & Marshall, W. L. (1989). Erectile responses among heterosexual child molesters, father-daughter incest offenders, and matched non-offenders: Five distinct age preference profiles. Canadian Journal of Behavioural Science, 21, 70-82.

Barbaree, H. E., & Peacock, E. J. (1995). Assessment of sexual preferences in cases of alleged child sexual abuse. In T. Ney (Ed.), True and false allegations in child sexual abuse. (pp. 242-259). New York: Brunner/Mazel.

Barbaree, H. E., Baxter, D. J., & Marshall, W. L. (1989). The reliability of the rape index in a sample of rapists and nonrapists. Violence and Victims, 4, 299-306.

Barboza-Whitehead, S. E. (2001). Discriminant validity of the Abel Assessment for Sexual Interest with juveniles who admit versus deny their sexual offenses. Dissertation Abstracts International: Section B: The Sciences & Engineering, 61 (12 D), 6607.

Chaplin, T. C., Rice, M. E., & Harris, G. T. (1995). Salient victim suffering and the sexual responses of child molesters. Journal of Consulting and Clinical Psychology, 63, 249-255.

Child Pornography Prevention Act of 1996, 18 U.S.C. § 2256 (2000). Criminal Code of Canada, R.S.C. 1985, Chap. C-46.

Curnoe, S., & Langevin, R. (2002). Personality and deviant sexual fantasies: An examination of the MMPIs. Journal of Clinical Psychology, 58, 803-815.

Davidson, P. R., & Malcolm, P. B. (1985). The reliability of the Rape Index: A rapist sample. Behavioral Assessment, 7, 283-292.

Dreßing, H., Obergriesser, T., Tost, H., et al (2001). Homosexual pedophilia and functional networks—a fMRI case report and literature review.Fortschritte der Neurologie, Psychiatrie, 69, 539-544.

Emerick, R. L., & Dutton, W. A. (1993). The effect of polygraphy on the self-report of adolescent sex offenders: Implications for risk assessment. Annals of Sex Research, 6, 83-103.

English, K., Jones, L., Pasini-Hill, D., et al (2000). The value of polygraph testing in sex offender treatment.

Washington, D.C.: National Institute of Justice.

Fernandez, Y. M. (2002). Phallometric testing with sexual offenders against female victims: An examination of reliability and validity issues. Dissertation Abstracts International: Section B: The Sciences & Engineering, 62 (12-B), 6017.

Freund, K. (1963). A laboratory method of diagnosing predominance of homo- and hetero erotic interest in the male. Behaviour Research and Therapy, 1, 85-93.

Freund, K., & Blanchard, R. (1989). Phallometric diagnosis of pedophilia. Journal of Consulting and Clinical Psychology, 57, 100-105.

Freund, K., & Watson, R. J. (1991). Assessment of the sensitivity and specificity of a phallometric test: An update of phallometric diagnosis of pedophilia. Psycho-logical Assessment, 3, 254-260.

Freund, K., Seto, M. C., & Kuban, M. (1996). Two types of fetishism. Behaviour Research and Therapy, 34, 687-694.

Gaither, G. K. (2001). The reliability and validity of three new measures of male sexual preferences. Dissertation Abstracts International: Section B: The Sciences & Engineering, 61 (9-B), 4981.

Hanson, R. K., & Bussière, M. T. (1998). Predicting relapse: A meta-analysis of sexual offender recidivism studies. Journal of Consulting and Clinical Psychology, 66, 348-362.

Harris, G. T., Rice, M. E., Chaplin, T. C., et al (1999). Dissimulation in phallometric testing of rapists' sexual preferences. Archives of Sexual Behavior, 28, 223-232.

Harris, G. T., Rice, M. E., Quinsey, V. L., et al (1992). Maximizing the discriminant validity of phallometric assessment data. Psychological Assessment, 4, 502-511.

Harris, G. T., Rice, M. E., Quinsey, V. L., et al (1996). Viewing time as a measure of sexual interest among child molesters and normal heterosexual men. Behaviour Research and Therapy, 34, 389-394.

Hindman, J., & Peters, J. (2001). Polygraph testing leads to better understanding adult and juvenile sex offenders. Federal Probation, 65, 8-15.

Howes, R. J. (1995). A survey of plethysmographic assessment in North America. Sexual Abuse: A Journal of Research and Treatment, 7, 9-24.

Kalichman, S. C., Henderson, M. C., Shealy, L. S., et al (1992). Psy-chometric properties of the Multiphasic Sex Inventory in assessing sex offenders. Criminal Justice & Behavior, 19, 384-396.

Karama, S., Lecours, A. R., Leroux, J.-M., et al (2002). Areas of brain activation in males and females during viewing of erotic film excerpts. Human Brain Mapping, 16, 1-13.

Kennedy, H., & Grubin, D. (1992). Patterns of denial in sex offenders. Psychological Medicine, 22, 191-196.

Lalumière, M. L., & Harris, G. T. (1998). Common questions regarding the use of phallometric testing with sexual offenders. Sexual Abuse: A Journal of Research and Treatment, 10, 227-237.

Lalumière, M. L., & Quinsey, V. L. (1993). The sensitivity of phallometric measures with rapists. Annals of Sex Research, 6, 123-138.

Lalumière, M. L., & Quinsey, V. L. (1994). The discriminability of rapists from nonsex offenders using phallometric measures: A meta-analysis. Criminal Justice and Behavior, 21, 150-175.

Lalumière, M. L., & Quinsey, V. L. (1996). Sexual deviance, antisociality, mating effort, and the use of sexually coercive behaviors. Personality and Individual Differences, 21, 33-48.

Lalumière, M. L., Quinsey, V. L., Harris, G. T., et al (2003). Are rapists differentially aroused by coercive sex in phallometric assessments? Annals of the New York Academy of Sciences, 989, 211-224.

Langevin, R., & Paitche, D. (2001). Clarke Sex History Questionnaire for Males-Revised (SHQ-R). Toronto: Multi-Health Systems.

Langevin, R., Lang, R. A., & Curnoe, S. (2000). The prevalence of sex offenders with deviant fantasies. Journal of Interpersonal Violence, 13, 315-327.

Launay, G. (1999). The phallometric assessment of sex offenders: An update. Criminal Behaviour and Mental Health, 9, 254-274.

Letourneau, E. J. (2002). A comparison of objective measures of sexual arousal and interest: Visual reaction time and penile plethysmography. Sexual Abuse: A Journal of Research and Treatment, 14, 207-223.

Madrigano, G., Curry, S., Fedoroff, P., et al (2003, May). Sexual arousal of juvenile sex offenders: How do they compare to adult sex offenders? Paper presented at the 3rd Annual Canadian Conference on Specialized Services for Sexually Abusive Youth, Toronto, Canada.

Malamuth, N. M., & Check, J. V. P. (1984). Debriefing effectiveness following exposure to pornographic rape depictions. Journal of Sex Research, 20, 1-13.

Marshall, W. L., & Fernandez, Y. M. (2000). Phallometric testing with sexual of-fenders: Limits to its value. Clinical Psychology Review, 20, 807-822.

Marshall, W. L., Payne, K., Barbaree, H. E., et al (1991). Exhibitionists: Sexual preferences for exposing. Behaviour Research and Therapy, 29, 37-40.

Murphy, W. D., Haynes, M. R., Stalgaitis, S. J., et al (1986). Differential sexual responding among four groups of sexual offenders against children.Journal of Psychopathology and Behavioral Assessment, 8, 339-353.

National Research Council, Committee to Review the Scientific Evidence on the Polygraph. (2003). The polygraph and lie detection. Washington, D.C.: National Academy Press.

Nichols, H. R., & Molinder, I. (1984). Multiphasic Sex Inventories. [Available from the authors at 437 Bowes Drive, Tacoma, Wash., 98466-7047].

Park, K., Seo, J. J., Kang, H. K., et al (2001). A new potential of blood oxygenation level dependent (BOLD) functional MRI for evaluating cerebral centers of penile erection. International Journal of Impo-tence Research, 13, 73-81.

Proulx, J., Côté, G., & Achille, P. A. (1993). Prevention of voluntary control of penile response in homosexual pedophiles during phallometric testing. Journal of Sex Research, 30, 140-147.

Quinsey, V. L., & Chaplin, T. C. (1988). Preventing faking in phallometric assess-ments of sexual preference. Annals of the New York Academy of Sciences, 528, 49-58.

Quinsey, V. L., & Lalumière, M. L. (2001). Assessment of sexual offenders against children (2nd ed.). Newbury Park, Calif.: Sage.

Quinsey, V. L., Ketsetzis, M., Earls, C., et al (1996). Viewing time as a measure of sexual interest. Ethology and Sociobiology, 17, 341-354.

Quinsey, V. L., Lalumière, M. L., Rice, M. E., et al (1995). Predicting sexual offenses. In J. C. Campbell (Ed.), Assessing dangerousness: Violence by sexual offenders, batterers, and child abusers (pp. 114-137). Newbury Park, Calif.: Sage.

Quinsey, V. L., Rice, M. E., Harris, G. T., et al (1993). The phylogenetic and ontogenetic development of sexual age preferences in males: Conceptual and measurement issues. In H. E. Barbaree, W. L. Marshall, & S. M. Hudson (Eds.), The juvenile sex offender (pp. 143-163). New York: Guilford Press.

Redouté, J., Stoléru, S., Grégoire, M.-C., et al (2000). Brain processing of visual sexual stimuli in human males. Human Brain Mapping, 11, 162-177.

Rice, M. E., Chaplin, T. C., Harris, G. T., et al (1994). Empathy for the vic-tim and sexual arousal among rapists and nonrapists. Journal of Interpersonal Violence, 9, 435-449.

Rice, M. E., Harris, G. T., & Quinsey, V. L. (1990). A follow-up of rapists assessed in a maximum-security psychiatric facility. Journal of Interpersonal Violence, 5, 435-448.

Roese, N.J., & Jamieson, D. W. (1993). Twenty years of bogus pipeline research: A critical review and meta-analysis. Psychological Bulletin, 114, 363-375.

Seto, M. C. (2001). The value of phallometry in the assessment of male sex offenders. Journal of Forensic Psychology Practice, 1, 65-75.

Seto, M. C. (2002). Precisely defining pedophilia. Archives of Sexual Behavior, 31, 498-499.

Seto, M. C., & Barbaree, H. E. (1997). Sexual aggression as antisocial behavior: A developmental model. In D. Stoff, J. Breiling, & J. D. Maser (Eds.), Handbook of antisocial behavior (pp. 524-533). New York: Wiley.

Seto, M. C., & Kuban, M. (1996). Criterion-related validity of a phallometric test for paraphilic rape and sadism. Behaviour Research and Therapy, 34, 175-183.

Seto, M. C., & Lalumière, M. L. (2001). A brief screening scale to identify pedo-philic interests among child molesters. Sexual Abuse: A Journal of Research and Treatment, 13, 15-25.

Seto, M. C., Harris, G. T., Rice, M. E., et al (2004). The Screening Scale for Pedophilic Interests and recidivism among adult sex offenders with child victims. Archives of Sexual Behavior, 33, 455-466.

Seto, M. C., Lalumière, M. L., & Blanchard, R. (2000). The discriminative validity of a phallometric test for pedophilic interests among adolescent sex offenders against children. Psychological Assessment, 12, 319-327.

Seto, M. C., Lalumière, M. L., & Kuban, M. (1999). The sexual preferences of incest offenders. Journal of Abnormal Psychology, 108, 267-272.

Seto, M. C., Murphy, W. D., Page, J., et al (2003). Detecting anomalous sexual interests among juvenile sex offenders. Annals of the New York Academy of Sciences, 989, 118-130.

Simkins, L., Ward, W., Bowman, S., et al (1989). The Multiphasic Sex Inventory: Diagnosis and prediction of treatment response in child sexual abusers. Annals of Sex Research, 2, 205-226.

Smith, G., & Fischer, L. (1999). Assessment of juvenile sexual offenders: Reliability and validity of the Abel Assessment for Interest in Paraphilias. Sexual Abuse: A Journal of Research and Treatment, 11, 207-216.

Spitzer, R. C., & Wakefield, J. L. (2002). Why pedophilia is a disorder of sexual attraction-at least sometimes. Archives of Sexual Behavior, 31, 499-500.

Stoléru, S., Grégoire, M.-C., Gérard, D., et al (1999). Neuroanatomical correlates of visually evoked sexual arousal in human files. Archives of Sexual Behavior, 28, 1-21.

Wiederman, M. W. (2002). Reliability and validity of measurement. In M. W. Wiederman & B. E. Whitley, Jr., (Eds.), Handbook for conducting research on human sexuality (pp. 25-50). Mahwah, N.J.: Erlbaum.

World Health Organization. (1997). The ICD-10 classification of mental and behavioural disorders: Clinical descriptions and diagnostic guidelines. Geneva: Author.

Wright, L. W., & Adams, H. E. (1994). Assessment of sexual preference using a choice reaction time task. Journal of Psychopathology & Behavioral Assessment, 16, 221-231.

Wright, L. W., & Adams, H. E. (1999). The effects of stimuli that vary in erotic content on cognitive processes. Journal of Sex Research, 36, 145-151.

Zuckerman, M. (1971). Physiological measures of sexual arousal in the human. Psychological Bulletin, 75, 297-329.

评　　论

David L. Rowland：

　　讨论之前，我先谈三点个人感受。①对作者为我们做出如此趣味十足和精彩纷呈的演讲，表示衷心的感谢。②由于并非自己专业，我只能作为一名专业外人士发表观点和看法，难免有失公允。不妥之处，敬请其他学者及时批评、指正。③研究中，学者往往需要依据心理生理数据进行评价，有时候甚至是判决性结论，这让我稍感紧张。对个人而言，这种判决意味着需要承受相应的法律和社会后果。尽管无类似亲身经历，但仍觉得有必要提醒：学界对以阴茎测量数据作为判断性欲倒错的方式，仍有争议。以下，本人将针对Chivers 博士的性取向和 Seto 博士的性欲倒错研究，分别与作者探讨、交流。

　　首先，谈谈 Chivers 和 Bailey 博士的性取向心理生理研究。具体地说，是有关"性取向"的概念和检测方法。通常，性取向研究过程中学者多把这种非常复杂和动态的"生物－心理－社会（bio-psycho-social）"发展过程，概括为简单的"异性恋"或"同性恋"二分法方式。但我们知道，性取向具有多种维度，包括性吸引、性唤起、实际性行为、相同性别与不同性别性欲望和性自认等。我不清楚，为什么学者将所有这些各自不同的元素以一种单一标签的方式进行表达，特别是在人类整个生命过程中它们是在不断变化且具备不同维度层次特点的情况下。我认为，采用这种简单二分法方式对性取向进行研究时，势必难以领会被称为"性取向"多维度特征的精髓。其实，Chivers 和 Bailey论文中已经注意到这个问题，指出尽可能采用各种不同方法评估性取向，因为每种方法都可能存在自身不足。

　　既然如此，我们不禁会问：哪种维度可更好用于性取向的评价，是性吸引、唤起、行为、自认或是其他？我们又如何解释各种维度之间不一致现象？例如，当某人报道自己对相同性别性刺激产生性幻想时，却又从事异性恋活动。或者，个人能否形成一个同时包含所有维度的复合体？为什么双性恋个人，一生只选择一位不同性别的伴侣？不仅如此，根据行为标准判定时某人可能是同性恋，但依据性吸引标准评分时又可能是双性恋。那么，就性取向而言，此人属于哪种范畴和（或）采用什么复合变量能够评估这种表面上看起来并不一致的性取向表现？

　　除此之外，性取向判定过程中还可能受到男、女性取向反映的社会愿望（social desirability）的困扰。例如，通过同性－异性性欲望评分方式，我们发现女性对女性性别刺激表现出更大的性吸引。但是，迫于社会压力这位女性仅与另一位对她而言性唤起水平较低的异性伴侣维持性关系。这种情况下，社会道德规范迫使她在性行为和性吸引之间做出了违背个人性吸引度的选择。此时，作者提出的同性恋和异性恋二分法方式，似乎难以解释这种现象。

其次，再与诸位学者探讨性唤起的评估方式，即我们评估时更多依赖生殖器反应还是自我报告的问题。许多研究结果表明，某些亚型男性和女性在缺乏明显主观性唤起条件下，仍可形成生理性生殖器反应。也就是说，生殖器反应与性唤起之间存在分离现象。研究过程中，学者对以生殖器反应水平进行心理生理评估的方式给予了更高的评价。对学者的这种倾向性，我持保留态度。是的，我们有充分理由怀疑自我报告评估方式的正确性，特别是涉及性取向这类社会敏感问题时受试者更容易欺骗或谎报。但是，如果假定某位受试者确实不存在自我谎报性唤起水平可能性时，我们将接受哪种方式作为评估性唤起水平更有效的指标：是自我报告性唤起水平还是他或她生殖器反应水平？目前，虽然我不能给出肯定的答案，但觉得很有必要进一步讨论。问题关键在于，为什么仅选择生殖器反应水平作为评估性取向的方法。

最后，想请教 Chivers 和 Bailey 关于男性中观察到的"范畴特异性性唤起"问题。具体地说，不同性别性刺激可诱导男异性恋性唤起，相同性别性刺激诱导男同性恋性唤起。相对而言，女性（不论是同性恋还是异性恋）可能对男性和女性性刺激均产生性唤起反应。这一结果提示，同性恋男、女的性唤起方式不同或甚至表现出一种并行的特征。尽管男、女之间性唤起反应差异有助于我们区分男性和女性同性恋，但我发现学者对二者之间差异性原因的解释方式，却有些牵强。事实上，女性更容易对非特异性（男性或女性）性刺激产生性唤起反应。这一特征是否表明女性人群中相同性别配对（same-sex pairings）的比例更高，或者，至少高于我们在男性人群中观察到的比例？换言之，如果我们难以通过男性和女性方式性刺激区分女性的性唤起反应类型时，是否表明女性更容易对相同性别性刺激产生性唤起？但是，为什么它又与人群中同性恋女性的比例（相对男性同性恋）不一致呢？

对于 Seto 博士的倒错型性兴趣心理生理评估研究而言，我认为作者论述全面、逻辑清晰，将"刺激－反应"的理念充分融入性欲倒错研究中。例如，恋童癖患者对描述儿童图片表现出性唤起，强奸犯对描述暴力场景产生性唤起等。尽管这种逻辑十分缜密，但似乎缺少对性欲倒错倾向进行可靠性评估的金标准。各种不同方法，如问卷调查、测谎仪、视反应时等，都存在自身局限性。因此，尽管 Seto 博士对阴茎测量方法倾注了更多的心血，但当我们回顾性分析阴茎测量相关数据时却并非总能得到满意的结果，如惯犯的预测度，甚至阴茎测量方法本身也不十分完美。通常，当缺乏一种行之有效的评估方法时，我们往往被迫求助现有手段中其他一些相对欠缺的方法。但是，这有可能置自己于危险境地。而且，由于这些方法使用频次不断增加，有可能还被冠以"可信"和"客观"方法的美誉。不得不承认，有时候有方法（哪怕是糟糕的）可寻总比没方法可用好。如若这样，我们是否考虑到，分类错误（特别是假阳性）时，哪怕是一次便有可能造成难以估量的严重后果？因此，我们不能单从"有胜于无"的角度考虑问题，而须做到宁缺毋滥。一旦分类错误出现，其后果将难以被接受，必然对个人造成严重的不良影响。当然，我很想知道 Seto 博士是如何看待这一问题的。正如 Seto 博士在文中所指出，采用保守分界点设定和提高特异性水平，以便最大程度降低分类错误率。那么，怎样出错率可被接受呢？3% 的假阳性率可以吗？换位思考，如果你或我是被测试者哪怕是 3% 的出错率也不能被接受。

而且，如果你或我由此成为那些出错或假阳性者，便更不可能被原谅。

　　另外，仍有两个与性唤起有关的问题，我依然困惑不解。首先，我很想知道，对于"非"性欲倒错男性而言，一种异常性刺激（对性欲倒错患者而言正常、对正常人群而言异常）将形成怎样性唤起。虽然文献中可能有相关报道，但在此提醒有助于读者更好理解性吸引、性唤起和实际性行为之间的相互关系。当然，之所以这样提问，也是因为现实生活中不只是性欲倒错男、女才有丰富的性幻想。有时候，即使正常人性幻想内容是与社会行为规范不符的异常性情景或性伴侣，也无可厚非。不仅如此，大多数人群中这些性唤起内容往往被保留下来。之所以这样，是因为这些性唤起内容仅停留在幻想阶段，并未表现为真实生活中的性活动。其次，Chivers 博士引用 Wincze 和 Qualls 研究结果，指出同性恋女性在团体性活动中表现出更高的性唤起水平。这是否意味着，与其他群体相比，同性恋女性更喜好从事这种团体性活动？我们是否可以推断，同性恋女性中出现的为何如此与如何表现之间，是否也存在着某种关联性？不仅我会这样想，其他许多人也会这么做。但是，作为研究人员，我们必须从性欲倒错患者的性吸引、性唤起与性行为之间的表现寻找内在关联性。由此，我不得不问"非"性欲倒错人群中我们观察到的性吸引、性唤起与性行为之间一致性程度如何？对于性欲倒错患者而言，这种一致性又达到何种程度？

　　最后，我对作者文中提到的女性性欲倒错问题，很感兴趣。那么，你认为当前女性性欲倒错研究的缺乏，是由于其发病率低下的缘故吗？或是，因为女性性欲倒错无明显可寻的生殖器反应特征且不适宜心理生理学评估？或是，女性会如实告知自己性欲倒错性取向而无须进一步研究评估？或是，我们尚未找到一种正确评估女性性欲倒错的方法？此次研讨会的一项中心议题，也是 Chivers 博士和 Seto 博士论文中贯穿的思想，就是寻找男、女性反应活动中的相同之处。目前，既然许多研究已经为我们指出了男性和女性性反应主要区别所在，摆在我们面前的挑战就是：搞清楚什么时候运用"性特异性模型（sex-specific models）"、什么时候运用"跨性别模型（cross-sex models）"来解释人类性反应和性行为的特征。

讨　　论

Kevin McKenna：

这里，想请教 Meredith 和 Michael 有一些问题，特别是性唤起的特异性。就性唤起心理生理检测方式而言，似乎还有其他一些很有用的方法，如眼运动。这种眼运动检测方法非常简单，主要通过检测受试者观看目标及其持续时间达到试验目的。由此，了解个人观察兴趣目标时注意力分散度。目前，文献报道了许多眼运动调控对潜意识（subconscious）、无意识（nonconscious）水平影响的研究。这对性唤起中主观报告和客观生殖器检测来说，是非常有益的补充。通过对比受试者观看生殖器与其他部位的时间，了解他们真正性兴趣所在。我认为，这种方法不仅经济实惠，且操作简易。

James H. Geer：

就 Ray 提出的问题，我简单发表自己观点与看法。Ray 曾问到，除性反应外，我们是否能够观察到其他（如运动等）方面的性别差异。作者提出这一问题，我尚不十分清楚。目前，我们尚未发现性反应其他方面性别差异的表现。例如，研究中我们采用有关厨房范畴对照词语时，未发现男、女在使用涉及厨房设备词语过程中存在任何性别差异的现象。同时，对于作者提出的生物与文化因素对大脑神经网络是否产生不同影响的问题，我是这样理解的：语言，一种与人类大脑功能密切相关的表达方式，属于文化范畴产物。我们之所以能够学习英语、法语、德语或西班牙语等不同类型语言，正如文献报道的，是由于人类具备这种与生俱来的语言中枢。但是，我不知道能否通过语言能力来判断大脑性反应网络的不同。果真如此，将是一件非常令人兴奋的事情。所以，我对此并不抱乐观态度。现在，唯一能肯定的是，通过对这种神经网络的检测，我们能够一定程度上有效预测个人性取向和性自认特征，尽管它尚未应用于临床实践。展望未来，将是一项非常有趣的实践工作。

Walter Everaerd：

我认为，Ray 提及的问题与性差异（而非性别差异）有关。一项启动研究中，我们检测性刺激过程中男、女的认知时间。我们发现，排卵前（preovulatory）女性对这些性刺激更加敏感，排卵后（postovulatory）女性对生殖相关刺激的反应时间延长。男性中，未观察到这种现象。因此，所谓的性别差异，可能是由于男、女激素和内分泌因子水平不同决定的。

Heather Hoffmann：

某种意义而言，这是一项靶特异性问题，或者个人倾向问题。虽不十分肯定，它很可能涉及人类某种学习机制的调节作用。借此我们能够更好回答男、女性反应差异是如何或怎样形成的。

Meredith L. Chivers：

必须承认，这是非常有趣的现象，也是我们正在思考的问题。最近，Roy Baumeister 报道了性反应差异与性冲动的关系，或性冲动概念的研究成果。学者发现，男性的性冲动水平确实高于女性。也许性唤起的易感性与高水平性冲动有关。所以，一般情况下，女性不像男性那样能很好感知自己生理性唤起，生理性唤起也不可能成为性反应学习过程中重要的影响因素。所以，即便性刺激不同，女性也感受不到明显的性唤起差异。研究数据显示，男、女之间生殖器唤起水平无明显差异，提示以学习过程参与调控为特点的、人类性喜好的形成，不可能仅由生殖器唤起这种相对静态因素所决定。由于原因复杂，目前性喜好形成的真正机制尚不十分清楚。其实，不同类型性刺激时生殖器唤起的微小差异及其非特异性反应方式，对女性而言是一种适应性机制。例如，作为非特异性和自动生殖器唤起产物，阴道湿润就起到性交时保护女性生殖道的作用。尽管如此，我不清楚这种学习模式是如何参与调控性刺激时女性生理反应的。而且，这种因素在女性性反应中的调节作用并不如男性中明显。也就是说，我们能够运用学习模式观察女性主观或认知性唤起经验，但不适用于生理反应。也有可能，生殖器反应能够强化某种性刺激的积极评价，与交感神经系统唤起能够增强性吸引的效果一样。然而，我们尚未开展这类研究。

Heather Hoffman：

是的，这就是为什么我们在女性对象中更难观察条件性性唤起的另一原因，且其性反应水平也更低下。尽管女性亦能够通过学习提高性反应水平，但作用往往不明显。某种意义上，这也体现了男、女之间性反应的差异。

Meredith L. Chivers：

最近，我一直在思考性冲动个体差异对性反应的影响，以及女性如何通过条件性唤起感知自己性反应的问题。假定女性具备这种感知能力，这是否表明她们也可以表现出范畴特异的性反应特点？而且，我很想知道，女性体内血清睾酮水平较高时，例如非常男性化的同性恋女性或男变女变性人，她们是否也能表现出高水平性冲动？同时，她们能否通过某种学习机制的调控，使自己性反应更具特异性特点？得益于普遍较高的性唤起水平，这些女性对她们喜好的性刺激形成条件反射，还是很有可能的。

Heather Hoffman：

男、女之间各自不同的学习机制，也对自己手淫实践产生明显不同的影响。有学者报道，正是由于丰富的手淫实践才使得青春期男孩千篇一律的性唤起反应被贴上了个性化十足的标签。相对而言，由于缺乏这种手淫经验，女孩只能融入她们的性活动中。

Michael C. Seto：

显然，我们正在讨论一些非常有趣的问题。为什么男性性反应中表现出范畴特异性特征，其性欲倒错的原因又是什么？目前，我们仍然不清楚。但是，有一个谜团，甚至说是一个小悖论，一直萦绕在我脑海，即一方面，实验数据显示女性生殖器反应特异性不明显，更多表现为生殖器潮湿反应，或者说女性性反应具有更大的可塑性。另一方面，当我们浏览各种调查报告、临床案例和治疗效果时，发现男性更容易产生非典型性兴趣。因此，我认为找到它们之间的相关性，对于我们研究人类性喜好的形成很有益。

John Bancroft：

对于 Meredith 开展的性取向研究，我很感兴趣。我想，诸位学者对阴道脉冲强度（VPA）在女性性反应中的作用已达成共识。理解正确的话，学者多在实验中通过 VPA 方式检测男变女变性人生殖器反应，即变性术后的个体性反应。也就是说，我们将光度计置于"她们"手术新建阴道中进行检测。那么，这种检测方式意义何在？"她们"接受哪种类型手术？新建阴道组织来源何处？我们预期从这种新近构建阴道中得到怎样的检测结果？

Meredith L. Chivers：

由于并非生理学专家，因而不能对这种人工阴道的组织结构发表专业性意见。但是，我知道现在常见变性手术方法是将阴茎海绵体从阴茎上剥离，然后翻转插入体内形成一种新型阴道。阴道光电容积扫描，则主要检测"阴茎皮肤"血管充血情况，或者总体盆腔血管充血。难以确定检测的具体部位，因而更倾向是盆腔血管的充血情况。

John Bancroft：

问题是，你们是否通过这种检查确实发现一种清晰、合理的脉冲幅度信号？

Meredith L. Chivers：

有一点需要说明的是，Anne Lawrence 是首位提出以此方式检测男变女变性人性反应的专家，这方面经验我们仍然欠缺。尽管如此，我们确实观察到了这些变性人性反应时"新阴道"内的原始信号，但较天然女性水平明显低下。

Roy J. Levin：

回顾性分析两年前完成的男变女变性人阴道光电容积扫描检测结果，我们发现许多与盆腔肌肉收缩有关的伪数据。由于实验结果受到受试者强有力盆腔肌肉收缩的影响，我对半数左右实验数据持怀疑态度。请问，你们是否观察到盆腔肌肉收缩的干扰？多数情况下，这些"男性"的肌肉非常强壮。

Meredith L. Chivers：

必须承认，我们并不是唯一从事这类研究的学者。但是，我们的确也收集了这方面一些原始数据。如果诸位有兴趣的话，可以随时查看这些数据资料。

John Bancroft：

目前，有学者报道一些男变女的新型变性手术方式，通过部分勃起组织构建一种女性阴蒂，表明现在变性手术方式日趋复杂和完美。但是，这可能与你们预期的 VPA 检测结果无明显关系。

Lori Brotto：

数年前，我们也尝试检测男变女变性人生理性唤起。实验中，15 位无术后并发症受试者接受阴道光电容积扫描的检测。当我们分析数据结果时，却发现绝大部分数据可能存在干扰现象，因而不能有效解释研究结果。即使采用更复杂的光谱分析方法，也难以得出合理结论。因此，我认为 Roy 提到的盆腔肌肉干扰问题，非常重要。任何有关此类检测的实验数据，必须在其他实验反复重复的基础上，方可被采信。

Kimberley Payne：

就 Michael Seto 的观点，即女性性反应可塑性和男性性欲倒错问题，发表自己的看法。其实，Baumeister 和 Tice（2000）已专门报道女性性反应的可塑性问题，以及男孩性发育特殊阶段由于受到环境因素的强烈影响，有可能形成性欲倒错。但是，一旦顺利经历这一关键阶段，男性性反应又趋于稳定、并维持至整个成年阶段。

Marcalee Sipski Alexander：

突然间，我想到了与 Geer 和 Meredith 研究密切相关的两个问题。我想知道，VPA 检测方法与男性阴茎测量的相似度如何？先行一项斯特鲁普实验中，我们对男性和女性进行特殊研究：男性受试者先行斯特鲁普测试，然后再行斯特鲁普测试＋手淫。结果发现，斯特鲁普效应阻碍健康男性手淫时勃起反应；相对而言，采用这种研究模式时，女性并未出现斯特拉普效应对 VPA 的影响。手淫时，女性受试者 VPA 数值依然明显增加。因此，我十分好奇，如果对比男性勃起反应与女性 VPA 变化，VPA 所检测到的数据是否更加敏感？这是否意味着，我们比较男、女性反应水平过程中，如果采用阴茎光电容积扫描检测血流变化时，检测到的勃起反应将更加迅速、有效？此外，VPA 数值升高本身就表明阴道已经湿润，这是否提示女性阴道较男性阴茎更容易性唤起？不仅如此，由于阴茎血流增加及充血过程较实际阴茎勃起反应更早、更快，那么我们检测女性 VPA 和男性阴茎体积变化时，其实是在女性生殖器充血循环的起始阶段和男性生殖器充血循环的结尾阶段进行检测。因此，我猜想在 Meredith 研究中，学者也可选择阴茎血流的检测方式了解受试者性反应变化。之所以未采用，是因为现有方法已能满足实验要求。

John Bancroft：

在此，我觉得有必要介绍阴茎脉冲幅度的检查方法。这种方法并非我们想象中那么完美，它只能提供性反应中有关阴茎海绵体变化的某些信息。按照 Roy Levin 观点，这是一种检测阴茎皮肤脉冲幅度的方法。我认为，某些新型研究中，阴茎脉冲幅度的检查方法还是很有益处的。至少，我们可通过阴茎和阴道脉冲幅度的检测，直接比较男性和女性的性反应。

Roy J. Levin：

言之有理。其实，这种方法主要用于检测靶器官血流速度。速度乘以血管直径所得数值，便知晓生殖器的实际血流状态。血管直径不同血流速度也不一样，检测过程中必须特别注意这一点。

Michael C. Seto：

有一点需澄清的是，由于时间原因，我们没有详细讨论方法学的问题。恋童癖研究中，我们也采用体积检测设备观察受试者性反应时阴茎反应。实验中，我们观察各种不同类型性刺激条件下阴茎勃起反应，包括阴茎勃起不坚时体积的轻度改变、至完全勃起时体积的显著变化。有时，即使 1 毫升的阴茎体积变化也不容错过，尽管变化细微仍可观察到，它不同于阴茎坚硬勃起的表现。

Julia R. Heiman：

Meredith 的性取向研究非常吸引人，在此我发表个人体会。在检测方法有效性上下功夫，在认可女性性反应非特异性特征这一事实前，我们还须尽可能找到女性兴趣所在，真实反映女性性反应特征。例如，某一研究中，我们比较浪漫、性爱浪漫和性爱类型刺激条件下女性个体性反应水平。研究结果显示，浪漫类型刺激时女性并未显现明显生殖器或主观性唤起反应，与对照组水平基本相同。数年后，当 Jim Geer 团队采用某种认知方式进行检测时，发现女性受试者更加关注性爱内容中的浪漫成分，与男性关注的目标不同。换言之，尽管我们选择某种预期目的音频材料，女性却可能并非如你所愿，而是经过"过滤"筛选后选择性地倾听。因此，我认为所谓的女性性反应可塑性，或者说非特异性问题，还有待进一步研究和界定。对于 Michael 性欲倒错的研究，我也许会问，这种性别差异特征是否经受不同学者的反复验证，男、女之间性反应特征的意义何在？

Raymond C. Rosen：

我也有同感。对于 Marca 提出的 VPA 检测方式较阴茎勃起反应更加敏感的观点，如同任何假设理论一样，我觉得还需经受住时间的验证。就当前学者研究成果，如男性性反应具有特异性、女性性反应具有可塑性的问题，VPA 检测方式是否因其敏感性特点而能够发现女性性反应的特异性？

Erick Janssen：

我认为，这取决于我们观察对象的性反应水平是早期、较低的性反应水平，还是晚期、更高的性反应水平。

Kevin McKenna：

如果真能找到一种敏感阴茎勃起反应的检测方法，将观察到非显性性刺激下阴茎反应。

Raymond C. Rosen：

但是，作者研究模式是观察不同类型性刺激（如刺激 A 与刺激 B）时性反应的差异。理论上，检测方法越敏感，各种刺激方式下性反应差异性将越明显。

Kevin McKenna：

我以为，这是一个有关阈值与饱和度效应（saturation effect）的问题。

Raymond C. Rosen：

通常，某种检测方法敏感性较差时，将难以显示两种不同刺激条件下性反应的差异。

Kevin McKenna：

多数情况下，这是因为我们不知道 VPA 检测方式的饱和点位置。所以，即使一种检测方法非常敏感，但检测的反应几乎都是一种"全或无（all-or-none）"的类型，只能简单地观察性反应的变化。阴茎测试中，只有刺激明显超过阈值水平时才能观察到这种（阴茎大量充血为特点的充血）性反应变化。因此，如果在阴茎勃起反应和阴道性反应的起始阶段进行检测，只能发现二者性反应水平同时升高现象，而非差异性变化的特点。

John Bancroft：

我认为，不同条件下检测的内容各不相同。当观察勃起反应时，我们检测的是恢复相对缓慢的渐进性过程（cumulative process）；相对而言，VPA 检测的似乎是一种快速变化过程。一项勃起功能异常的男性个案研究中，我们通过海绵体注射罂粟碱诱导阴茎完全勃起后检测阴茎脉冲幅度。漫长检测过程中，定期给予受试者一种性刺激。性刺激时受试者阴茎脉冲幅度降低，而性刺激撤除后阴茎脉冲幅度又恢复，如此周而复始（Bancroft，1989）。因此，我考虑 Kevin 提出的问题：能否通过阻断正在进行的勃起反应，找到勃起反应的阻断方法。事实上，做到这一点非常困难。但是，我们可尝试药物诱导阴茎完全勃起状态下的阻断方式，达到预期目的。我们必须牢记，与阴茎勃起反应不同，性刺激出现和撤除时 VPA 的变化完全不同。我认为这不是敏感性的问题，而是生理反应方式不同。

Tuuli Kukkonen：

通过以上对 VPA 检测方式的讨论，学者似乎在许多方面仍未达成共识。我认为，很有必要寻找检测性唤起的其他方法。例如，Roy 提到了一种超声方式评估性反应过程中男、女靶器官血流变化的方法。最近，我们刚完成一项采用超声方式评估女性性反应的研究。实验结果显示，性唤起时受试者生殖器血流速度明显增加，表明这种超声检测方式的有效性。与 VPA 和阴茎勃起检测方法相比，这种方法亦用于比较男、女性反应水平。因此，我认为选择检测性反应方式时，不能仅局限于上述学者提到的方法。此外，我想请问 Meredith，如果女性性唤起无明显特异性，是否表明我们选择视觉性刺激方式并不十分重要，只要包含性爱内容且能够诱导生殖器反应即可？因此，基本上我们只要选择受试者能够产生性反应的性爱刺激便可达到要求。

Meredith L. Chivers：

是的，我认为如此。但是，为了安全起见，最好选择女性受试者敏感且不会冒犯女性对象的性刺激，女性受试者 VPA 数值也相应升高。

此外，对于其他学者提及的直接比较 VPA 与阴茎勃起反应一事，我认为有一些问题悬而未决，还不能广泛开展。而且，如果直接比较的话，我确实不清楚 VPA 真正意味着什么。其实，我们感兴趣的是男、女性唤起的不同方式。下一步，我正在准备与成瘾和心理健康中心的 Ray Blanchard 博士一起开展一项"VPA ＋阴唇热敏温度计"实验模式，希望各位专家学者能够给予建设性意见。

Erick Janssen：

尽管本人未开展这类研究，却时常听到学者提及这种想法。我们曾经采用阴唇夹检测阴唇脉冲幅度，但并未使用温度计。我很赞同实验过程中采用多种方法的研究模式，针对女性生殖器反应选择不同方式进行检测。除了 VPA 之外，我认为阴唇温度计就是一种不错的选择。

Roy J. Levin：

我毕生致力于女性性反应中阴道润滑的研究。这项检测方式看似简单，实则是一项超出人们想象的、非常复杂的工作。通常，实验时我们只能依靠棉条的吸湿作用从阴道上皮之间腔隙的外侧进行吸引、收集，且仅能在某一固定时间进行检测。尽管如此，我们确实发现女性性唤起时阴道分泌增多的现象。回顾文献资料，尚无这方面量化数据的报道。

James H. Geer：

我们曾经尝试这种温度计检测的实验模式。但是，最终选择放弃。主要原因是实验过程的时间问题：检测启动非常慢、性刺激撤除后持续时间长。现在，尽管实验条件改善明显，温度计仍然反应缓慢。

Markus Wiegel：

根据 Tuuli 观点，如果 VPA 不能区别或鉴别不同性刺激方式下女性性反应，我们更应选择一种适合女性对象的性刺激。与女性不同，当某种性刺激不能诱导男性性唤起时，我们通常可及时发现。根据 Meredith 研究，对于女性，我们没有必要通过生殖器性唤起解释她们主观性唤起与 VPA 检测之间的差异。但是，我却不这么认为。我们应该更仔细地为女性选择一种性刺激，如有可能让她们从一系列刺激中选择一种能够引起她们性唤起的刺激。在此，我对 Meredith 提出一个建议，如果能够通过阴蒂血流与阴道血管充血变化观察性刺激特异性，将非常有趣。

Meredith L. Chivers：

在此，想与诸位进一步讨论阴道光电容积扫描（VPA）检测方法敏感性问题，以及这种敏感性能否发现女性性反应中范畴特异性特点。通常，我们采用某种电影视频性刺激方式，观看时间约 2min。但是，我不清楚这段时间内我们是否仅观察到性唤起的起始水平。那么，如果将观看时间延长至 10～15min 时，会对 VPA 水平产生怎样影响，是维持不变、降低还是升高？

Dong Woo Kang：

讨论 VPA 检测方式敏感性时，必须首先考虑到男、女性反应的差异性特点。例如，对男性阴茎勃起反应而言，最重要的是动脉血流和海绵体充血的变化过程，然后才是与勃起功能相关的静脉阻断。缺少上述条件，阴茎只能部分勃起而难以达到性交要求的硬度。我认为，VPA 这种敏感方式可能更适用于生殖器血管充血变化，对女性性唤起反应并不十分理想。

Erick Janssen：

如果理解正确的话，你谈到了一个与 Serge 提及相似的问题，即如何鉴别阴茎肿胀与硬性勃起之间的差异。其实，我们知道这两种变化是受到人体不同机制调控的。请问，男性和女性生殖器肿胀的调控机制相同吗？

Dong Woo Kang：

确实如此。

Serge Stoléru：

这里，我想再次强调认知作用与性唤起的关系。Geer 博士演讲中提到了性唤起与认知任务的相互关系。如果将性唤起视为因变量，再通过认知任务操纵性唤起时，显示认知作用可降低性唤起水平。我很好奇，能否将这种实验方式逆转，也就是将认知任务作为因变量，通过一种干扰操纵手段观察认知过程是否受到性分心（sexual distracter）的影响。我认为，这种实验模式具有一定生态效度（ecological validity）。因为，生活中这种性分心影响认知任务完成的现象，时有发生。另外，就神经影像学技术而言，我想知道大脑颞叶区域失活意味着什么，它是否能够反映视觉性刺激条件下认知功能的变化，并以此比较男、女性性反应特点。如果可行，将是十分有趣的事情。

James H. Geer：

确实，我认为这种研究方式非常有趣。回顾认知文献资料，已有学者报道这类研究，即通过持续性任务、反应时间任务的完成情况，观察受试者注意力分散对反应时间的影响。实验结果显示，某种性刺激的注意力分散方式确实能够影响受试者性反应时间。据我所知，目前性学研究中尚未开展这类实验模式。

Kevin McKenna：

最近，有学者报道：观看性爱电视节目时人们通常不会转换频道。也就是说，如果某个电视节目中包含许多有关性活动内容时，人们往往不会选择观看其他商业节目。

Jason L. Hicks：

这一现象非常有趣。Walter 和 Ellen 谈到了许多自动生理性唤起反应，我不知道作者是否观察到不同阶段生殖器反应，以及主观性唤起水平的变化。即，性反应早期与晚期阶段，各种次要任务是如何干扰性反应水平的。可以想象，性唤起晚期阶段，维持性唤起需要更高的注意力，而不是早期阶段仅通过某些参数的变化就能发现的。

参 考 文 献

Bancroft, J. (1989). Human sexuality and its problems. Edinburgh: Churchill Livingstone.

Baumeister, R. F., & Tice, D. M. (2000). The social dimension of sex (pp. 127-150). New York: Pearson Allyn & Bacon.

附录一　思　考　题

Roy J. Levin：

有关独立式阴道腔内光电容积扫描所得阴道脉冲幅度（VPA）结果的十个关键问题，有待解答：

VPA：

（1）一种血管充血反应的直线或曲线表现形式？

（2）与其他任何同时检测的方法一样，是一种能够反映血管充血或血流速度增加的信号？

（3）绝对值水平（或百分比）上，是一种真正或实际的阴道血流增加的指标，还是仅为血管充血的指数？

（4）比较同一受试者不同月经周期（第 1 天和第 14 天）中的脉冲幅度，还是不同受试者之间的检测数值？

（5）一种我们能够比较不同受试者脉冲幅度，并得到有意义平均数值的信号？

（6）一种对于月经周期第 1 天与第 14 天来说，4 单位脉冲幅度具有相同意义的信号？

（7）一种我们能够判断 20% 脉冲幅度升高代表什么意义的信号？它与真实血流百分率增加有何关联？

（8）一种反映周围血液循环（小动脉、细动脉、小静脉）血流总体积变化信号？与血流指数（体积变化 / 时间）的意义是否相同？

（9）一种小静脉收缩时脉冲幅度增加的信号？尽管血流速度降低，血流总体积仍增加（动脉输入却无静脉输出或输出降低）；或者，由于绝大部分（80%）血容量聚集周围循环的静脉一侧，脉冲幅度会降低？

（10）一种受试者 A 脉冲幅度 20% 升高较受试者 B 脉冲幅度 10% 升高，更能说明实际血流速度增加的信号？

附录二　原著者简介

J. Michael Bailey：

美国伊利诺伊州埃文斯顿市西北大学心理学教授。Bailey 教授研究主要兴趣在性取向的原因和形成方面。作者认为，当前学界对性取向的意义和现象不够重视。通过与 Meredith Chivers 的共同努力，Bailey 教授发现男、女性取向的意义明显不同。同时，作者出版了一本富有争议的书籍，即《即将成为女王的男人》。

John Bancroft：

美国金赛研究所高级研究员。1969—1976 年被聘请为牛津大学精神病学临床读者，随后加入苏格兰爱丁堡医学研究委员会生殖生物分会并升任行为研究小组负责人，1995—2004 年被聘任为金赛研究所主任。出版了《人类性行为及其问题》一书（1989），同时也是性研究年度回顾杂志的创始编辑（1990—1995）。在过去 40 年，一直致力于性学研究的各个领域，主要兴趣为生殖激素与性行为的关系，生育调控与性行为的相关性，男性性反应心理，月经周期对女性性功能和健康的影响，以及男、女性功能异常和高风险性行为等。

David H. Barlow：

美国波士顿大学心理和精神病学教授。1969 年在佛蒙特大学获得博士学位，出版和发表的论文与论著或论著的章节 500 篇（或种）以上文章及书籍和书籍的部分章节，大部分内容涉及情感障碍的特性和治疗。Barlow 博士获得许多荣誉，包括美国心理学会颁发的心理学应用杰出科学奖。

Stephanie Both：

荷兰莱顿大学医学中心心身妇科和性学科研究员、性学家及临床心理学家。2004 年在阿姆斯特丹大学获得临床心理学博士学位。最初，Both 博士在阿姆斯特丹性健康中心任职，目前在莱顿大学工作。有几年性治疗的经历，其工作重点在性动机的心理生理和男、女性唤起方面。最近，Both 博士研究转移到女性性反应的欲求和厌恶条件反射作用。

Andrea Bradford：

美国得克萨斯大学临床心理学博士生，2004 年获得硕士学位。Andrea 是女性性健康国际学会成员，同时参与性治疗与研究学会、美国心理协会和美国医学作家协会的工作。她的研究兴趣包括女性心理和心理生理健康。

Lori Brotto：

英属哥伦比亚大学临床心理学博士，在华盛顿大学完成生殖和性医学研究。目前，她是英属哥伦比亚大学妇产科助理教授和注册心理学师。同时，她是英属哥伦比亚大学性健康实验室主任，主要关注女性肿瘤术后性功能异常的心理和药物的干预治疗。其研究工作包括个人和夫妻性功能障碍。目前，Brotto 博士负责培训妇科住院医师和英属哥伦比亚大学医学生以及本科生的人类性学课程。获得 Michael Smith 健康研究基金会的学者成就奖，以及加拿大健康研究所的新人研究奖。

Klynt H. Brummett：

2001 年毕业于美国印第安纳大学，2003 年获得瓦尔帕莱索大学临床精神健康硕士学位。现在，他在印第安纳波利斯一家医院从事儿童和家庭健康的治疗工作。

Meredith L. Chivers：

2003 年获得美国伊利诺伊州埃文斯顿市西北大学临床心理学博士学位。Chivers 博士是一位持证心理学家，目前在多伦多成瘾和心理健康中心从事女性健康的博士后研究。同时，Chivers 博士也是西安大略大学心理学部副教授，多伦多大学女性健康研究联盟会员。她是性行为档案杂志编委会成员、性研究国际院成员和加拿大性信息和教育委员会的董事会成员。Chivers 博士主要研究女性性反应、性兴趣和性心理中性差异的决定因素。

Walter Everaerd：

荷兰阿姆斯特丹大学心理学荣誉教授，荷兰阿尔梅勒情绪智力公司顾问。其研究重点为性与情感、情感与记忆等。

Michael S. Exton：

澳大利亚礼来的六西格玛黑带和澳大利亚悉尼新南威尔士大学临床药理学副教授。

James H. Geer：

美国富兰克林和马歇尔大学访问学者。路易斯安那州大学退休后，Geer 博士转移到兰开斯特地区，与富兰克林和马歇尔心理学系建立了学术联系，继续从事性研究。同时，Geer 博士是纽约州立大学、宾夕法利亚大学、纽约州立大学石溪分校的教员。在长达 30 年的性学研究中，Geer 博士对性唤起心理生理和性反应认知作用的研究有很深造诣，并计划从进化角度研究认知变量的作用。

Isaias Noel Gendrano Ⅲ：

美国新泽西医科和牙科大学公共卫生博士，主要关注流行病生物统计学。日前为默沙东公司临床药理部医学项目协调员。其学术研究兴趣包括肥胖、锻炼和性健康的流行病学调查。此前，Noel Gendrano Ⅲ 博士在新泽西医科和牙科大学医学院精神病科从事性功能异常的药物治疗、抑郁和勃起功能障碍的研究以及肥胖型糖尿病患者性健康的研究。

Cynthia Graham：

英国牛津大学临床心理学博士课程的研究指导老师、金赛研究所副研究员和印第安纳大学艾滋病/性病预防中心访问学者。研究兴趣在性行为领域和女性生殖生物学以及性行为性差异方面，一直从事男性和女性性反应的心理生理研究、甾体避孕药对女性情感和性功能的影响、月经周期与情感变化、身体健康和性功能的关系、月经同步现象、男女安全套使用错误和问题以及性行为召回数据的方法学议题。

Julia R. Heiman：

美国金赛研究所主任，印第安纳大学心理、脑科学和临床精神病学教授。Heiman 博士毕生致力于社会心理学-生物医学的综合视角研究人类性反应。最初在长岛研究所和纽约州立大学进行研究，从事性功能障碍的治疗。1981 年，成为华盛顿大学医学院教职员，1987 年与谁建立和指导华盛顿大学生殖和性医学临床，解决男、女性功能异常方面问题。

Heiman 博士主要兴趣在性唤起的心理生理作用、性功能障碍治疗、性功能与健康以及儿童性和身体虐待与性行为的相关方面。Heiman 博士是国际性研究学会主席、《性研究年度回顾》杂志主编（2000—2004）。获得性科学研究学会杰出科学成就奖（2001）、理查德 J. 克罗斯奖（2006）和性治疗与研究学会约翰逊大师奖（2006）等。

Jason L. Hicks：

美国路易斯安那州大学心理学副教授。1993 年，在美国佐治亚大学获得认知 / 实验心理学博士。他的研究主要涉及人类记忆领域：虚妄记忆（false memory）、源记忆（source memory）和前瞻记忆（prospective memory）（延迟意图的记忆）。

Heather Hoffmann：

美国伊利诺伊州盖尔斯堡的诺克斯学院心理学教授。她在纽约州立大学获得实验心理学博士学位，最近访问印第安纳大学金赛研究所。目前，主要研究男、女性唤起过程中学习的作用。

Erick Janssen：

美国金赛研究所教育和研究培训部主任、副研究员，印第安纳大学认知科学、心理学 / 脑科学部副教授。1995 年，在荷兰阿姆斯特丹大学获得博士学位。Janssen 博士研究得到联邦政府的资助，主要关注性心理生理、性兴奋与抑制、情感与性功能、冒险性行为、性功能异常、性与互联网以及亲密关系中性行为。他是《性行为年度回顾》《心理与人类性行为》和《荷兰性学》杂志的编委会成员，以及其他各种杂志的审稿专家。因 2001 年、2003 年在性研究杂志上发表最佳论文，成为获得雨果 G. 贝格尔研究奖的第一人。

Tillmann H. C. Krüger：

医学博士，在瑞士苏黎世大学神经学、瑞士联邦理工学院行为科学部从事临床和研究工作。Krüger 博士研究主要涉及人类性行为神经内分泌学、正常与异常条件下性行为的脑形态学成像和功能。

Tuuli Kukkonen：

加拿大麦吉尔大学临床心理学博士。她的研究内容主要涉及性唤起心理生理评估（温度记录法），包括临床应用的探索以及男、女性唤起差异的直接比较。

Ellen T. M. Laan：

荷兰阿姆斯特丹大学医学中心性学和心身妇产科副教授。1994 年获得博士学位，随后在荷兰皇家艺术和科学院进行博士后研究。她是多个职业学会的成员，一直从事女性性功能障碍的分类和治疗工作。Laan 博士是许多专业性学杂志的编委会成员，其研究主要关注女性性反应的中枢和外周机制，主诉性交痛的妇科肿患者、双性恋和身体健康女性性功能的心理生理评估，以及性治疗效果等。她的研究课题得到荷兰皇家艺术和科学院、荷兰科学研究机构的资助。

Roy J. Levin：

1977—2000 年，被聘请为英国谢菲尔德大学生物医学系生理学读者。其研究领域主要涉及胃肠学和生殖生理。目前，是谢菲尔德性生理实验室波特布鲁克诊所名誉副研究员。1964—2000 年当选生理学会成员，1982 年成为国际性研究学院委员。同时，还是《国际勃起功能障碍研究》杂志、《性医学》杂志、《欧洲性与勃起功能障碍研究通讯》的编委会成员。最近，Levin教授创刊了《性医学》杂志。此外，亦是《性与关系治疗》杂志的科学编辑，撰写了"科学更新"综述。2001—2003年被推选为国际妇女性健康研究董事会的理事。他在人类性反应生理，特别是女性方面撰写了许多文章、综述和书籍的部分章节，出席无数国家和国际会议并发言。2005年夏天，在蒙特利尔，因在性学和性健康研究方面所取得的终身成就，世界性学协会授予他金质奖章。

Kenneth R. Maravilla：

美国华盛顿大学医学院放射和神经外科教授、磁共振研究实验室主任、人类发育和残疾中心神经科学主任。Maravilla博士是《美国神经放射》杂志前副主编，《美国神经放射》杂志、《核磁共振》杂志和韩国《放射杂志》的编委会成员。其撰写或共同撰写了140篇以上文章、出版一本专业书籍以及100篇以上摘要。其研究兴趣包括磁共振影像新技术的革新、发明与临床应用，大脑磁共振成像和高分辨磁共振影像用于外周神经系统的研究。最近，其率先采用磁共振方法对女性性唤起反应进行动态评估，并从事功能性磁共振评估大脑激活相关的女性性反应的研究。

Kevin McKenna：

加拿大多伦多大学本科毕业，美国霍普金斯大学医学院生物医学工程博士，匹斯堡大学医学中心博士后。随后，McKenna博士在西北大学医学院从事教学工作。现在，作者是西北大学医学院生理学和泌尿外科教授，他的研究重点是性功能的神经调控机制（主要关注中枢神经旁路），以及各类疾病中（如糖尿病）性功能异常的研究。

Cindy M. Meston：

美国得克萨斯大学奥斯汀分校临床心理学副教授。1995年英属哥伦比亚大学获得临床心理学博士学位，1996年华盛顿大学医学院完成性学和生殖医学博士后研究。她是女性性健康研究国际学会的前任主席，性研究国际学院正式会员，性科学研究学会会员，美国心理学会会员和加拿大心理学会会员。目前，Meston博士是《性医学》杂志副主编，《性行为档案》和《性与婚姻治疗》杂志编委会委员。在儿童健康与人类发展研究所的资助下，Meston博士主要从事早期儿童性虐待和成年人性功能的研究。

Harold Mouras：

2004年，在法国皮埃尔和玛丽居里大学（简称巴黎第六大学）获得认知神经学博士。博士论文中，作者采用功能性磁共振影像学研究男性性动机的神经关联性。Mouras博士发明了磁共振兼容的阴茎体积扫描术研究大脑与生理性反应的相关性。目前，Mouras博士是日内瓦大学研究人员，主要探索人类生命过程中情感调节的大脑神经机制。

Brian Mustanski：

美国伊利诺伊大学芝加哥分校精神科心理学副教授。印第安纳大学心理学（行为遗传学专业）博士，并在金赛研究所接受正规培训。在美国国家健康研究所和科学基金研究所资助下，Mustanski博士发表和撰写25篇以上学术文章和书籍章节。Mustanski博士主要通过生物进化角度关注人类性功能及其问题（如性功能异常和艾滋病）、性取向遗传学、情感与冒险性行为的关系等。目前，其主持了少数民族青年性行为的纵向和多学科研究。此外，Mustanski博士还致力于精神疾病和少数民族青年人的艾滋病预防。在临床工作中，其擅长性功能异常和强迫症的治疗。

Kimberley Payne:

2006 年，获得加拿大麦吉尔大学临床心理学博士。目前，她在安大略省从事临床实践，同时负责性治疗和神经心理工作，并为性交疼痛女性提供专业服务。

James G. Pfaus:

加拿大肯考迪尔大学心理学教授。1990 年在英属哥伦比亚大学获得生物心理学博士。1995 年被神经科学学会授予行为内分泌学 Frank A. Beach 奖。此前，Pfaus 博士主要研究性行为的神经化学和分子机制和神经内分泌功能，对实验室动物性唤起、性欲望、性奖励和性抑制的单胺和神经肽系统，以及初级和条件性性刺激下性反应的类固醇激素和细胞信号机制很感兴趣，特别是性喜好伴侣的诱导性刺激。目前，Pfaus 博士主要研究男、女性欲望的主观与客观指标检测，探索压力或焦虑情况下人类性功能。他的研究得到加拿大健康研究科学院、加拿大卫生研究基金会、加拿大国家科学和工程研究委员会以及多个制药和生物技术公司的资助。

Nicole Prause:

2006 年，获得美国印第安纳大学心理和脑科学博士。目前是波士顿联合会临床心理的心理学实习生、哈佛医学院精神科临床研究员和波士顿大学助教。她的研究兴趣包括性唤起中（包括性欲望）注意力和情感认知机制以及建立评估"性与情感反应"的心理生理方法。

Alessandra Rellini:

在 Cindy Meston 女性心理生理实验室工作的同时，继续在美国得克萨斯大学奥斯汀分校进行临床心理学培训。作者获得多个奖学金以及加拿大心理健康研究所基金资助，其研究兴趣为有儿童性虐待史的女性性功能。目前，Alessandra 在耶鲁大学进行博士前研究：辩证行为疗法和大脑影像学。预计在 2007 年夏天，Alessandra 将获得博士学位，并完成实习期工作。

Raymond C. Rosen:

罗伯特·伍德·约翰逊医学院医学和精神病学教授、英格兰研究院首席科学家。Rosen 教授主持多项 NIH- 和工业资助的男、女性功能研究课题，主编或共同主编 8 本专业书籍，发表或撰写 200 篇文章和书籍章节。Rosen 博士是《性唤起方式：生理心理作用和临床应用》一书的作者（吉尔福德出版社，1988），国际性研究学院前任主席，第二届性功能障碍国际咨询副主席（2004）。Rosen 博士被美国性教育、咨询和治疗学会授予了终身科学成就奖和约翰逊大师奖，以表彰他在性研究和治疗领域所做出的杰出贡献。同时，他还是 NIH、FDA 和制药业的高级顾问，许多专业机构的成员，《性行为档案》、《性医学》杂志和《性研究年度回顾》等杂志的编委会委员。

David L. Rowland:

Rowland 博士是美国瓦尔帕莱索大学心理学教授，霍普金斯大学公共卫生学院高级研究员，在生殖医学、卫生和方法学领域发表 100 篇以上文章和专题回顾，《性研究年度回顾》等杂志编辑，《性行为档案》《性研究》杂志和《勃起功能障碍研究国际杂志》的编委会委员。最近几年，作者参与了男性性功能障碍评估和治疗标准制定的国家顾问委员会工作。

Stephanie A. Sanders：

美国金赛研究所副主任，印第安纳大学性别研究教授、艾滋病/性病预防乡村中心研究员。她的研究领域涉及行为的性/性别差异，与性传播疾病风险有关的性行为方式，性取向与性行为，女性性唤起，性激素与性行为，出生前药物和激素接触对行为、认知和社会发展的影响，以及女性月经周期的作用等。Sanders教授积极参与许多学术活动并任职，如担任性科学研究学会（SSSS）主席。

Lisa A. Scepkowski：

2001年获得美国波士顿大学临床心理学硕士学位，正在申请攻读博士。现在，她是多伦多大学成瘾与心理健康中心性行为临床部的心理学实习医生，获得2014年由福特基金会赞助、社会科学研究理事会颁发的性研究奖学金，是女性性健康研究国际学会的成员和行为与认知治疗学会的学生会员。她的研究兴趣包括性唤起中认知和情感的作用，性动机心理生理和神经内分泌机制。

Rebecca Schacht：

临床心理学硕士，即将在美国华盛顿大学获得临床心理学博士学位。她的研究重点是性侵犯对女性后续性爱感知和体验的影响。

Manfred Schedlowski：

1957年生于德国汉诺威，曾在比勒菲尔德大学和不伦瑞克大学学习心理学。随后，在德国不伦瑞克医学院医学心理学中心获得博士学位，在澳大利亚纽卡斯尔大学和乐卓博大学脑-行为研究所完成博士后工作。1993年，被汉诺威医学中心聘请为心理学教授。1997年，Schedlowski教授成为德国杜伊斯堡-埃森大学医学心理学主任。2004年，担任苏黎世联邦理工学院心理学和行为免疫生物学教授。他的研究领域主要涉及大脑、神经内分泌系统和免疫系统的联络机制，其研究兴趣包括行为对人体免疫功能的影响及其心理学和生物化学机制，以及健康和病理生理条件下生物化学网络的临床意义。

Michael C. Seto：

加拿大多伦多成瘾和心理健康中心法律顾问和心理健康项目心理学家，多伦多大学精神病学系和犯罪学中心副教授，安大略省警察局和尼亚加拉儿童发展中心行为科学顾问。Seto博士发表了大量性欲倒错和性侵犯方面的文章，其研究兴趣包括恋童癖、儿童性侵犯、儿童色情犯罪、冒险行为评估、精神病和项目评价等。

Marcalee Sipski Alexander：

美国阿拉巴马大学医学院物理治疗和康复学教授，西班牙神经科学研究基金会主席。与Craig Alexander博士制作了"性重现"的视频。她的研究得到美国国立卫生研究院资助，与C. Alexander和R.Rosen一起，研究脊髓损伤患者性反应神经调控。最近，与Lesley Marson博士共同研究多发性硬化女性患者性反应，并在动物模型中验证其研究成果和治疗脊髓病变女性患者性功能异常的新方法。目前，Sipski博士担任美国脊髓损伤学会的主席。

Mark Spiering：

荷兰阿姆斯特丹大学临床心理学工作，2004年完成博士答辩论文"性系统中枢激活"。目前，他的研究兴趣主要涉及性功能基础方面，如性信息、性动机、性差异和性信仰的认知作用。

Serge Stoléru：

法国巴黎第六大学研究员。里昂克劳德－伯纳德大学学士，巴黎笛卡儿大学临床心理学博士。最初，Stoléru 博士主要从事儿童心理学工作，随后成为国家医学和医学研究所（法国国家卫生研究院）全职研究员。最后 10 年，他的研究工作重点为人类性欲望和性唤起的大脑机制。

Donald S. Strassberg：

美国犹他大学任教时间长达 31 年，现是心理学系临床训练的教授和主任。最初，Strassberg 博士研究领域为人类性功能、性功能异常和性欲倒错。最近，Strassberg 博士被聘为性行为档案、性和婚姻治疗和性虐待等杂志的编委会委员。此外，作者还是性与其他关系问题的临床心理学家、美国职业心理学委员会持证医生和阿尔伯特埃利斯学院研究员。

Wendi L. Tai：

美国印第安纳大学本科毕业，瓦尔帕莱索大学临床心理健康硕士，现准备攻读咨询心理学博士。当前，她的研究和专业兴趣包括职业和自我认同发展、多元文化问题和大学生心理健康。

Markus Wiegel：

美国波士顿大学博士生，博士论文为女性儿童性虐待者特征。目前，他是阿贝尔筛选公司的研究助理。此前，他在新泽西医学与牙医大学医学院精神病科从事性功能障碍的药理学研究。此外，Wiegel 还是波士顿大学焦虑和相关疾病中心性研究和治疗项目的助理主任，主要在儿童性虐待、性功能异常和焦虑障碍领域进行研究。

附录三　汉英词汇对照表

5 型磷酸二酯酶 phosphodiesterase type-5

Clarke 性历史问卷调查修订版 Clarke sexual history
    questionnaire-revised

G 点 g-spot

Velten 心境感应程序 Velten mood induction
    procedure

A

阿扑吗啡 apomorphine

B

巴氏涂片 Pap smear

伴随现象 epiphenomenon

饱和度效应 saturation effect

暴露狂 peodeiktophilia

被动攻击行为 passive-aggressiveness

本体感觉 proprioceptive sensation

比较神经生物学 comparative neurobiology

闭合性 encapsulation

边缘系统 limbic systems

贬值系统 devaluation system

变性女人 transsexual women

辨别 discrimination

标准化分数 standardized scores

表面效度 face validity

表现性焦虑 performance anxiety

表象特征 phenomenological features

布氏新生儿行为评估量表 Brazelton Neonatal
    Behavioral Assessment Scale

C

长延时学习 long-delay learning

操作过程 operating process

操作性定义 operational definitions

操作性条件反射 operant conditioning

测谎仪 polygraphy

测验 - 再测验信度 test-retest reliability

肠道和皮肤防御系统 gut and skin defense system

赤字 deficit

冲突解决 conflict resolution

传教士体位 missionary position

词语确定作业 the lexical decision task

刺激反应 stimulus response

刺激 - 反应学习模式 S-R learning model

刺激显性作用 stimulus explicitness

促黑素 melanocortin

催产素 oxytocin

催乳素 prolactin

错觉控制 illusion of control

错误归因 misattribution

D

大统一理论 grand unified theory

单峰 unimodal

单光子发射计算机断层扫描 single photon emission
    tomography

骶反射弧 sacral reflex arc

地来夸明 delaquamine

点探测模式 dot-probe paradigm

动机行为 motivated behavior

动力因 efficient cause

对象选择 object choice

多发性硬化 multiple sclerosis

多面向性量表Ⅱ multiphasic sex inventory Ⅱ

多因素阈值模型 multifactorial threshold models

多元回归分析 multiple regression analysis

E

二级躯体感觉皮质 secondary somatosensory cortex

二阶刺激 second-order stimulus

二阶条件反射 second-order conditioning

二人互动关系 dyadic relationship

二人互动关系因素 dyadic relationship factors

二元模型 dichotomous model

F

伐地那非 vardenafil

法医学鉴定 forensic test

反安慰剂效应 reverse placebo effect

反社会人格 antisocial personality

反射性骶神经刺激 reflex sacral stimulation

反射性行为 reflexive behavior

犯罪知识测试 guilty knowledge test

范畴特异性 category specific

方差分析 analyses of variance

方法学成熟 methodologically sound

非过早射精 nonpremature ejaculation

非兼容性 incompatibility

非孪生兄弟姐妹 nontwin siblings

非排他性可能性 nonexclusive possibilities

非条件刺激 unconditioned stimulus

非条件反应 unconditioned response

非条件完成反应 unconditioned consummatory responses

非条件嗅觉线索 unconditioned olfactory cues

非显性视觉性刺激 nonexplicit visual stimuli

分级聚类分析 hierarchical cluster analysis

分级线性模型 hierarchical linear modeling

分子水平 molecular level

负反馈环 negative feedback loop

副交感神经系统 parasympathetic nervous system

G

概念神经系统 conceptual nervous system

概念验证 proof of concept

高泌乳素血症 hyperprolactinemia

高通气 hyperventilation

高效能要求 high performance demand

睾丸决定因子 testis determining factor

个人内在关联性 within subject correlations

个人内在和之间 intra- and inter-personal

个人之间关联性 between subject correlations

个人之间和内在关联性 between- and within-subjectsubject correlations

跟腱反射 Achilles tendon reflex

更年期症状 climacteric symptoms

工具性行为 instrumental behavior

工作记忆 working memory

功能性磁共振成像 functional magnetic resonance imaging

共同激活 coactivation

共性效应 generic effects

构想 construct

构想效度 construct validity

关联分析 conjunction analysis

广义生物学脆弱性 generalized biological vulnerability

广义心理学脆弱性 generalized psychological vulnerability

轨迹 trajectory

国际情感图片系统 the international affective picture system

过度警觉 hypervigilant

过度学习 overlearning

过度诱惑行为 supersolicitational behaviors

过早射精 premature ejaculation

H

后注意策略 postattentive strategy

缓解效应 mitigating effects

回归分析 regression analyses

活塞运动 piston moving

J

肌电图 electromyography

积极情感 positive affect

激素替代治疗 hormone replacement therapy

即刻性反应 immediate sexual response

挤压 squeeze

脊髓损伤 spinal cord injury

脊柱前凸行为 lordosis behavior

加工解离模型 process dissociation model

假定神经生理系统 putative neurophysiological systems

假负反馈 false negative feedback

假渠道技术 bogus pipeline technique

假正反馈 false positive feedback

监察过程 monitoring process

检索偏差 retrieval bias

渐进性过程 cumulative process

奖励信号 reward signaling

交感神经系统 sympathetic nervous system

交配前 precopulatory

焦虑性担忧 anxious apprehension

脚本驱动想象 script-driven imagery

接近 / 逃避反应 approach/avoidance response

紧张 tension

紧张性释放 tonic release

进化心理学 evolutionary psychology

经典条件反射 classical conditioning

惊跳眨眼 startle eye-blink

精神堕落 mental depravity

精神分析思维 psychoanalytic thinking

精神药理学 psychopharmacology

径向硬度 radial rigidity

净行为输出 net behavioral output

局部大脑血流 regional cerebral blood flow

矩阵大小 matrix size

聚合效度 convergent validity

聚焦注意力 focal attention

K

卡麦角林 cabergoline

开关 off switch

抗平衡设计 counterbalanced design

可访谈性 accessibility

可能性树 tree of possibilities

可信度 reliability

可用性 availability

克 – 布综合征 Kluver and Bucy syndrome

刻面论 facet design

空蝶鞍 empty sella

控制题测试 control question test

扣留行为 withholding behavior

库里奇效应 Coolidge effect

跨性别模型 cross -sex models

快速杏仁核旁路 low road to amygdala

快速序列视觉呈现 rapid visual presentation

窥阴癖 voyeurism

L

拉动 pull

离散分泌 discretion secretion

李克特量表 Likert scales

连续磁共振扫描 serial magnetic resonance

联想迁移 associative transfer

联想强度 associative strength

恋母情结 oedipal conflicts

恋童癖 pedophilia

恋物癖 fetishism

量子神经调控 quantum neural control

猎艳行为 cruising behavior

临床访谈 clinical interviews

流程图 flow diagrams

硫酸麻黄素 ephedrine sulfate

颅相学 phrenologist

路径分析 path analysis

卵巢去势 ovariectomized

乱伦犯罪 incest offenders

乱伦回避 incest avoidance

氯米帕明 clomipramine

M

麻黄素 ephedrine

泌乳反射 milk letdown reflex

泌乳素瘤 prolactinoma

明确或隐晦 explicit or implicit

摩擦癖 frotteurism

摩尔水平 molar level

默认模式 default model

母性行为 maternal behavior

目的因 final cause

目视定位 visual orientation

N

脑磁图 magnetoencephalography

脑电图 electroencephalography

内部稳定归因 internal-stable attribution

内感知意识 interoceptive awareness

内隐记忆 implicit memory

内隐态度测试 implicit attitude test

内隐致敏法 covert sensitizaton

女性性功能障碍 female sexual dysfunction

女性性唤起障碍 female sexual arousal disorder

O

偶然负变异 contingent negative variation

P

排精期 emission phase

排卵后 postovulatory

排卵前 preovulatory

排卵效应 ovulation effect

皮尔森相关系数 Pearson correlations

皮肤电导反应 skin conductance responses

平衡交叉设计 balanced crossover design

评价性条件反射 evaluative conditioning

Q

期望违背 expectation violation

启动模式 priming paradigm

前瞻记忆 prospective memory

前注意加工 preattentively processed

前注意启动模式 preattentive priming paradigm

前注意视觉搜索 preattentive visual search

前注意搜索 preattentive search

潜意识 subconscious

强奸癖 biastophilia

强迫症 obsessive-compulsive disorder

强迫性手淫 compulsive masturbation

强制间隔效应 enforced interval effect

翘尾效应 carryover effects

侵入性 intrusive

倾向 predisposition

情感反应 emotional responses

情感机器 machinery of emotion

情感想法 emotion thoughts

情感 - 运动系统 emotional-motor system

情感中立 emotionally neutral

情感状态效价 valence of affective state

情绪对抗理论 opponent-process theory

情绪斯特鲁普效应 emotional stroop task

球海绵体肌 bulbocavernosus muscle

区分效度 discriminative validity

特殊效应 specific effects

特质状态模型 state-trait model

提取诱发遗忘 retrieval based forgetting

体视学技术 stereological techniques

替勃龙 tibolone

替代指标 surrogate endpoint

天然女人 natal women

条件刺激 conditioned stimulus

条件反应 conditioned response

条件性位置偏爱 conditioned place preference

停止－开始 stop-start

同行评审 peer reviewed

同源性 homologues

头对头 head- to-head

团体性行为 group sex

推动 push

W

外部不稳定归因 external-unstable attribution

外显记忆 explicit memory

外在效度 external validity

外周反馈旁路 peripheral feedback pathway

完备行为 consummatory behaviors

完成反应 consummatory responses

网络连接 network linkages

未经同意 nonconsenting

无限回归 infinite regress

无意识 unconscious

无意识评估和加工 unconsciously evaluated and
    processed

X

行动集 action sets

行动倾向 action tendency

行动意向策动性 instigation of action tendency

行为观察量表 behavioral proxy scales

行为流 behavioral stream

西地那非 sildenafil

习得 acquisition

喜欢 liking

细胞放电 cell firing

细胞水平 cellular level

下行效应 descending effects

下游效应 downstream effects

显示时间 viewing time

现象意识 phenomenal awareness

线性思维 linear thinking

相对反应 relative responding

相对效力 relative potency

相似性 analogues

相同性别配对 same-sex pairings

相位性释放 phasic release

相倚 contingency

想要 wanting

消极情感 negative affect

消退 extinction

效应量 effect size

协变量 covariates

心理物理学 psychophysics

心理性唤起 mental sexual arousal

信息加工 information processing

信心建立 trust building

形式因 formal cause

兴奋－平台期－高潮－消退 excitement-plateau-
    orgasm-resolution

兴奋转移 excitation transfer

性爱可塑性 erotic plasticity

性暗示 sexual suggestive

性别间差异 between-gender difference

性别角色 gender role

性别内差异 within-gender difference

性别认同 sexual identification

性剥夺 sexual deprivation

性差异 sex difference

性动机 sexual motivation

性二型 sexually dimorphic

性分心 sexual distracter

性感觉寻求 sexual sensation seeking

性高潮类型学 typology of orgasm

性高潮条件反射重建 orgasmic reconditioning

性功能减退调查表 derogatis sexual function inventory

性功能障碍工作模型 working model of sexual dysfunction

性功能障碍心态 sexual dysfunctional mentality

性归因风格 sexual attributional style

性行为序列 sexual behavior sequence

性话语 sexual words

性幻想和亲密接触 fantasy and friction

性唤起 sexual arousal

性唤起度 sexual arousabilty

性活动 sexual activity

性级联反应 cascade of sex

性奖励 sexual reward

性禁欲 sexual abstinence

性静默 sexual quiescence

性满意度 sexual gratification

性冒险 sexual risk taking

性内容诱导延迟 sexual content induced delay

性侵犯 sexual aggression

性取向 sexual orientation

性身心圈 psychosomatic circle of sex

性特异性模型 sex-specific models

性系统 sexual system

性显露 sexual explicit

性邂逅 sexual encounter

性心理意象 sexual mental imagery

性瘾者 sex addicts

性欲倒错 paraphilias

性欲低下性功能障碍 hypoactive sexual desire disorder

性欲恐怖 – 性欲亢奋 erotophobia-erotophilia

性自认 sexual identity

嗅觉线索 olfactory cues

溴麦角环肽 bromocriptine

虚拟儿童 virtual children

虚拟行走 fictive walking

虚妄记忆 false memory

需求特征 demand characteristic

选择反应时间 choice reaction time

选择性 selectivity

选择性关联 selective associations

血清素 serotonin

血氧水平依赖 blood oxygenation level dependent

Y

言语焦虑 speech-anxious

眼电图 electro-oculography

厌恶疗法 aversion therapy

验证性因素分析 confirmatory factor analysis

药物滥用 substance abuse

夜间阴茎勃起功能 nocturnal penile tumescence

一维 unidimensional

移情 empathy

异装癖 transvestic fetishism

抑制射精 inhibited ejaculation

易化作用 facilitating effects

轶事证据 anecdotal evidence

意向优势效应 intention superiority effect

因变量 dependent variables

因果归因 causal attribution

因素分析 factor analysis

阴道光电容积扫描 vaginal photoplethysmography

阴道痉挛 vaginismus

阴道帐篷 vaginal tenting

阴蒂高敏感 clitoral hypersensitivity

阴茎测量 phallometry

阴茎折断 fractured penis

阴茎纵弯试验 penile buckling tests

硬度活动单位 rigidity activity units

忧虑 worry

忧虑预期 apprehensive anticipation

有意识 conscious

诱导动机 incentive motivation

诱因序列模型 incentive sequence model

愉悦值 hedonic value

语义跟踪任务 semantic tracking task

语义构成 semantic organization

语义记忆 semantic memory

育亨宾 yohimbine

预测效度 predictive validity

预热时间 warm up period

欲求行为 appetitive behavior

欲求性行为 appetitive sexual behavior

阈下启动 subliminal priming

阈值性反应 threshold sexual response

元分析 meta analysis

元记忆 meta-memory

源记忆 source memory

源监测 source monitoring

运动表象 motor representation

运动系统 motor systems

运动想象 motor imagery

运动准备 motor preparation

Z

真实世界 real world

震动触觉刺激 vibrotactile stimulation

征税 taxed

正电子发射计算机断层扫描 positron emission tomography

知识表征 knowledge representation

知识构成 knowledge organization

纸笔测验 paper-and-pencil tests

志愿者偏倚 volunteer bias

质料因 material cause

中枢单胺类功能 central monoaminergic functioning

中枢模式发生器 central pattern generators

中枢神经系统 central nervous system

轴向硬度 axial rigidity

主动反应 voluntary responding

主观性唤起 subjective sexual arousal

主流性反应模型 dominant model of sexual response

注意力分散模型 distraction model

注意力分散任务 distraction task

准备行为 preparatory behaviors

子过程 subprocesses

自变量 independent variables

自动反应 autonomatic response

自动性 automaticity

自适应功能 adaptive functioning

自我服务 self-serving

自主神经系统 autonomic nervous system

自主调控 voluntary control

总体性唤起 general sexual arousal

纵向研究 longitudinal study

最大峰谷差 maximum peak-to-trough difference

最后区 area postrema

左旋多巴 levodopa

坐骨海绵体肌 ischiocavernosus muscle